植込型補助人工心臓による
治療の進歩とQOLの向上

必携!
在宅VAD管理

[監修] **日本人工臓器学会**

序　文

　わが国における植込型 VAD（implantable ventricular assist device）による治療は，2011 年に 2 種類の定常流式ポンプが心臓移植へのブリッジとして使用されたことが始まりである．その後年々使用例が増加し，最新（2019 年 6 月）の J-MACS レジストリーデータではこれまでに 965 名が手術を受け，3 年生存率は約 85％と良好な成績であることが示されている．Destination therapy も治験を経ていよいよわが国でも開始できる見込みであり，さらに治療成績の向上に伴い，より軽症な心不全患者への VAD の適応拡大も盛んに議論されている．

　植込型 VAD 治療をより発展，普及させ患者の幸福に貢献するためには，現在すでに大半の患者が移行している在宅管理において，ただ単に自宅に戻るだけではなく，高い QOL を維持し通常の社会生活を送ることができるということが非常に重要になってくる．このためには，外科―内科―メディカルスタッフの緊密な連携，最新の知識・情報の共有がいっそう求められることになろう．

　本書は日本人工臓器学会における「在宅人工臓器治療推進ワーキンググループ」での議論を最大限に盛り込み，手術方法や詳細な駆動原理等の記載は最小限に留め，VAD 治療と在宅管理を中心に編集・解説した．そういった意味で，これまでの VAD に関する書籍とは異なり，主として循環器内科医及び補助人工心臓治療にかかわるメディカルスタッフを主な対象とした解説書となっている．執筆者は植込型補助人工心臓実施施設及び管理施設等の経験豊富な 48 名で，いずれも最前線で治療に当たっているスタッフばかりである．各施設でいま行っている在宅 VAD 治療・管理の方法についてできる限り詳しく記述したが，とくに，患者の退院までに行われる日常生活の指導には多くの頁を割いた．VAD 治療はわが国における医療制度，社会制度のもとに行われる医療である．したがって自ずと様々な制限や配慮が必要になる．経験豊富な施設においても様々な試行錯誤のうえで現在の方法が確立されてきたものであり，そういった意味でわが国の現状に即した実践的なテキストになっている．また，VAD の終末期や倫理の問題については，国内での取組みだけでなく，米国の事情を紹介している．社会制度，法制度が異なる中ではあるが，今後のわが国での終末期医療を考えていくうえで興味深い内容となっている．

　今後，人工心臓管理技術認定士（VAD コーディネーター）の果たす役割はますます大きくなっていく．日本人工臓器学会においても VAD コーディネーターの育成は喫緊の課題と考え，取り組んできている．そこで巻末に「人工心臓管理技術認定士」の過去問及び解答，その解説を付した．これまでに行われた人工心臓管理技術認定士認定試験の中から，問題を独自に精選し，これから人工心臓管理技術認定士に挑戦する医療スタッフの知識の確認や習得に供する目的で編集した．VAD 治療さらには心不全治療に従事する医師やメディカルスタッフのお役に立つことができれば幸いである．

　2019 年 10 月

日本人工臓器学会編集委員長
松宮護郎

編集委員　　※章は担当章

松宮　護郎（日本人工臓器学会編集委員長，千葉大学心臓血管外科）
西村　　隆（書籍編集統括，愛媛大学心臓血管・呼吸器外科）

坂田　泰史（1章，大阪大学大学院医学系研究科循環器内科学）
德永　滋彦（2章，JCHO九州病院心臓血管外科）
絹川弘一郎（2章，富山大学附属病院第二内科）
肥後　太基（2章，九州大学大学院医学研究院循環器内科学）
遠藤美代子（3章，東京大学医学部附属病院看護部）
久保田　香（3章，大阪大学医学部附属病院移植医療部）
西岡　　宏（3章，国立循環器病研究センター臨床工学部）
堀　由美子（3章，国立循環器病研究センター看護部／移植医療部）
山中　源治（3章，東京女子医科大学病院看護部）
吉田　　靖（3章，大阪大学先進臨床工学共同研究講座）
西村　元延（4章，鳥取大学医学部附属病院心臓血管外科）
柏　　公一（4章，東京大学医学部附属病院医療機器管理部）
戸田　宏一（5章，大阪大学大学院医学系研究科心臓血管外科）
簗瀬　正伸（5章，国立循環器病研究センター移植医療部）
波多野　将（5章，東京大学重症心不全治療開発講座）
西中　知博（6章，国立循環器病研究センター人工臓器部）
塩瀬　　明（6章，九州大学心臓血管外科）

執筆者　　※執筆順

中谷　武嗣	1章1節, 医療法人清翠会牧病院	
坂田　泰史	1章2節	
戸田　宏一	1章3節1項, 巻末付録「過去問」解答・解説	
松宮　護郎	1章3節2項	
山崎　健二	1章3節3項, 北海道循環器病院先進医療研究所	
吉岡　大輔	1章3節4項, 大阪大学大学院医学系研究科心臓血管外科	
小野　稔	1章4節, 東京大学心臓外科	
絹川弘一郎	2章1・2節	
中村　牧子	2章1・2節, 富山大学附属病院第二内科	
肥後　太基	2章3・4節	
遠藤美代子	3章1節	
堀　由美子	3章2・3節	
山中　源治	3章4節	
黒澤　秀郎	3章5節1項, 東京大学医学部附属病院医療機器管理部	
西岡　宏	3章5節2項	
石井　正晃	3章5節3項, 東京都健康長寿医療センター臨床工学科	
吉田　靖	3章5節4項	
柏　公一	3章6節	
田畑　泰江	3章7節, 東京大学医学部附属病院薬剤部	
天尾　理恵	3章8節, 東京大学医学部附属病院リハビリテーション部	
西郷　友香	3章9節, 東京都健康長寿医療センター栄養科	
久保田　香	3章10・11・12節	
西村　元延	4章1節1項	
斎藤　俊輔	4章1節2項, 2節4項, 福井循環器病院心臓血管外科	
村澤　孝秀	4章1節3項, 東京大学医学部附属病院医療機器管理部	
岸本　諭	4章2節1項, 鳥取大学医学部附属病院心臓血管外科	
岸本祐一郎	4章2節2・3項, 鳥取大学医学部附属病院心臓血管外科	
秋場　美紀	4章3節1・2項, 東北大学病院臓器移植医療部	
朝倉　陽香	4章3節3項, 東京大学医学部附属病院医療機器管理部	
倉島　直樹	4章4節, 東京医科歯科大学医学部附属病院MEセンター	
齋藤　聡	4章5節1項, 東京女子医科大学心臓血管外科	
内海　桃絵	4章5節2項, 大阪大学大学院医学系研究科保健学専攻	
簗瀬　正伸	5章1節	
古賀早也香	5章2節1項, 東京大学医学部附属病院医療機器管理部	
土屋美代子	5章2節2項, 埼玉医科大学国際医療センター　重症心不全・心臓移植センター	
藤野　剛雄	5章2節3項, 九州大学大学院医学研究院重症心肺不全講座	
山本　周平	5章2節4項, 信州大学医学部附属病院リハビリテーション部	
橋本　修治	5章2節5項, 大阪南医療センター臨床検査科	
皆川　健太	5章2節6項, 国立循環器病研究センター臨床栄養部	
木下　修	5章3節, 東京大学医学部附属病院心臓外科	
菅野　康夫	6章1節, けいゆう病院循環器内科	
黒田　健輔	6章1節, 国立循環器病研究センター移植医療部	
大石　醒悟	6章2節, 兵庫県立姫路循環器病センター循環器内科	
弓野　大	6章3節, 医療法人社団ゆみの	
松浦　良平	6章4節, 大阪大学大学院医学系研究科心臓血管外科	
中川　俊一	6章5節, 米国・コロンビア大学成人緩和ケア科	
西村　隆	7章1・2節, 巻末付録「過去問」解答・解説	
本田　博一	7章在宅治療／管理マニュアル実例, 東京都健康長寿医療センター臨床工学科	

必携！在宅 VAD 管理◎目次

序文　日本人工臓器学会編集委員長・松宮護郎……………i
編集委員／執筆者……………v

I章　総説——植込型VADとは

1　VAD開発と臨床応用の歴史……………2
  1-1　世界における人工心臓開発と治療応用　2
  1-2　世界で初めての製造承認は日本　2
  1-3　植込型VADの臨床応用とJ-MACS　4

2　植込型VAD治療の現状……………7
  2-1　ガイドライン作成　7
  2-2　適応基準，実施・管理施設　7
  2-3　植込型VADの実態，高い生存率　9
  2-4　QOL向上の課題　10

3　植込型VADのデバイス概説……………12
  3-1　HeartMate II　12
  3-2　Jarvik2000　16
  3-3　EVAHEART　19
  3-4　HVAD　23

4　植込型VAD治療の社会基盤……………27
  4-1　補助人工心臓治療関連学会協議会　27
  4-2　植込型VADの保険償還条件　31
  4-3　補助人工心臓トレーニングコース　31
  4-4　今後，植込型VAD治療が必要とする社会基盤　32

II章　在宅VAD治療の実際

1　在宅治療への移行……………34
  1-1　退院可能なVAD患者の状態　34
  1-2　自己管理と在宅療養環境　36
  1-3　退院計画　36
  1-4　患者サポート体制　37

2　在宅治療中の内科的治療：投薬，CRT-D……………38
  2-1　VAD関連有害事象に対する内科的治療　38

        2-2 不全心に対する内科的治療   39
   3 緊急再入院が必要な状態とそのタイミング..................43
        3-1 植込型 VAD の成績と課題   43
        3-2 植込型 VAD 装着後の緊急再入院の原因   43
   4 VAD管理施設からVAD実施施設への搬送が必要な状態..................53

Ⅲ章　日常生活の管理及び患者指導

   1 在宅復帰プログラムにおける患者教育..................58
        1-1 在宅復帰プログラムの概要   58
        1-2 院内トレーニング   61
        1-3 院外トレーニング   61
        1-4 多職種連携のための情報共有   63
        1-5 DT に向けての課題   63
   2 ケアギバーの役割と教育..................65
        2-1 ケアギバーの必要性   65
        2-2 ケアギバーの体制構築   66
        2-3 ケアギバーへの教育   68
        2-4 介護者のメンタルケア   70
   3 在宅環境の整備，そのための準備..................74
        3-1 緊急時搬送経路の確認   74
        3-2 電源の確保   74
        3-3 日常生活を安全に過ごせる環境   76
   4 ドライブライン皮膚貫通部管理..................79
        4-1 ドライブライン皮膚貫通部トラブル予防のポイント   79
        4-2 DLI 予防管理   80
        4-3 自己管理指導   90
        4-4 DLI への対応   92
        4-5 DT に向けての課題   96
   5 機器管理のポイント..................100
        5-1   EVAHEART   100
        5-2 HeartMate Ⅱ   104
        5-3 Jarvik2000   110
        5-4 HVAD   113
   6 電源管理のポイント..................119
        6-1 各デバイスの電源   119

  6–2　電源喪失リスクの軽減対策　　122
  6–3　災害対策　　124

7　服薬指導……………126
  7–1　抗血栓薬併用療法　　126
  7–2　心不全治療　　129
  7–3　他臓器障害の予防　　132

8　運動療法：心臓リハビリテーションとしての運動……………134
  8–1　運動療法（心臓リハビリテーション）とは　　134
  8–2　運動療法の実際　　134
  8–3　DTに向けての課題　　138

9　食事療法……………142
  9–1　心臓移植における栄養管理の目的　　142
  9–2　栄養管理目標と実際　　142
  9–3　食習慣管理・合併症予防のための栄養管理目標　　144
  9–4　実際の食事内容の評価及び指導　　149
  9–5　DTに向けての課題　　152

10　就学・復学／就労・復職の進め方：学校，職場との協力……………155
  10–1　就学・復学の体制整備　　155
  10–2　就労・復職の体制整備　　160

11　移動の準備・手続き（自動車・バイク・自転車・飛行機等）……………164
  11–1　車両運転は禁止　　164
  11–2　乗用自動車等への同乗　　165
  11–3　電車・バスでの移動　　166
  11–4　航空機での移動　　166
  11–5　船舶での移動　　167
  11–6　新幹線での移動　　168
  11–7　身体障害者手帳の活用　　168
  11–8　移動時の持ち物　　169

12　旅行の準備・手続き……………170
  12–1　旅行計画と旅行先　　170
  12–2　海外旅行と今後の課題　　172
  12–3　客室環境の確認　　172
  12–4　緊急時対応の実例　　173
  12–5　持ち物の確認　　174
  12–6　旅行先におけるバックアップ体制　　176

Ⅳ章　VAD管理のための在宅モニタリング

1 **心電図モニタリング**……………178
　1–1　心電図モニタリングの必要性　178
　1–2　不整脈発作検出時の対処方法　179
　1–3　PMやCRT-Dを用いたモニタリング　182

2 **抗凝固療法のモニタリング**……………189
　2–1　コアグチェックとは　189
　2–2　コアグチェックの運用方法　191
　2–3　PT-INR異常値発生時の対処方法　194
　2–4　出血性イベント発症時の対処方法　197

3 **全身状態のモニタリング**……………203
　3–1　電話や電子メールによる状態の確認　203
　3–2　ドライブライン皮膚貫通部の画像診断　205
　3–3　インターネットを用いた患者状態，機器駆動状態の確認　208

4 **植込みデバイスのモニタリング**……………214
　4–1　ポンプパラメータ（回転数や消費電力等）に関するモニタリング　214
　4–2　アラームによるモニタリング　217
　4–3　その他（電源，ドライブライン等）　228

5 **在宅モニタリングの現状と将来**……………233
　5–1　これまでの在宅支援の取組みから　233
　5–2　新しい在宅管理用アプリケーション開発の観点から　236

Ⅴ章　外来におけるVAD管理

1 **外来診療体制**……………244
　1–1　重症心不全治療の最大の目的とは　244
　1–2　外来におけるVADチームの役割　244

2 **外来受診時のチェックポイント**……………250
　2–1　臨床工学技士の立場から　250
　2–2　看護師の立場から　256
　2–3　外来診察医の立場から　261
　2–4　理学療法士の立場から　266
　2–5　エコー検査技師の立場から　270
　2–6　管理栄養士の立場から　276

3 **在宅植込型補助人工心臓指導管理料について**……………284
　3–1　C116指導管理料とは　284

- 3-2 算定要件　284
- 3-3 算定できる医療機関とタイミング　285
- 3-4 指導管理料に包括される費用　285
- 3-5 その他（入院中の管理料，報酬の配分，J-MACS）　286

VI章　VAD患者の緩和・在宅・終末医療

1 **VAD患者への緩和ケア**　290
- 1-1 QOL改善のための緩和ケア　290
- 1-2 心不全緩和ケアとは　290
- 1-3 チームで取り組む緩和ケア　293
- 1-4 在宅VAD管理までのサポート体制　297

2 **VAD治療における緩和ケアと臨床倫理**　301
- 2-1 VAD治療における緩和ケアと問題点　301
- 2-2 意思決定支援，方針決定の流れ　303
- 2-3 臨床倫理と方法論　304
- 2-4 治療方針決定における医療連携　307

3 **VAD患者の在宅医療：地域連携，訪問診療の役割**　308
- 3-1 地域連携・在宅医療の役割　308
- 3-2 地域の社会資源の活用　309
- 3-3 在宅医療について　310

4 **VAD治療終末期の課題：意思決定支援，事前指示書に関して**　313
- 4-1 心不全パンデミックとVAD治療　313
- 4-2 VAD患者にとっての終末期　313
- 4-3 ACP導入に必要なこと　316
- 4-4 患者1人ひとりに即した支援のあり方　318

5 **米国における在宅VAD治療終末期の実際**　320
- 5-1 避けられない終末期との対峙　320
- 5-2 VAD患者を受け入れるホスピスプログラムの不足　320
- 5-3 治療の中止（withdrawal）という選択　324
- 5-4 術前のコミュニケーションの重要性　328

Ⅶ章 植込型補助人工心臓管理施設設立のための準備

1 植込型補助人工心臓管理施設とは................332
 1-1 日本版 Shared Care Program を目指して 332
 1-2 補助人工心臓治療関連学会協議会による認定 333
 1-3 在宅 VAD 治療に対する報酬 335

2 植込型補助人工心臓実施施設と連携するには................337
 2-1 多職種による VAD チームを構築する 337
 2-2 継続性をもった在宅管理を行う 338
 2-3 在宅治療／管理マニュアルを作成する 338
 参考●在宅治療／管理マニュアル実例 339

［付録］目指せ！　VADコーディネーター................351
――人工心臓管理技術認定士試験「過去問」セレクト及び解答・解説――

索引／389

  本書に記載している製品及びサービス等の名称は，各メーカ及びサービス提供元の登録商標または商標です．
  なお，本文中には TM 及び ® は明記していません．

I章

総説
──植込型VADとは

1 VAD開発と臨床応用の歴史

1-1 世界における人工心臓開発と治療応用

　1958年米国でAkutsuらが全置換型人工心臓（total artificial heart：TAH）動物実験成功例を報告[1]し，1960年代から国家プロジェクトとしてその開発が進められ，1980年代初頭体外設置型補助人工心臓（ventricular assist device：VAD）が重症心不全治療，心臓移植へのブリッジ（bridge to transplant：BTT）として用いられ，1990年代初頭携帯植込型補助人工心臓（第1世代）が導入された．

　第1世代VADは拍動流が必要とされ，流入・流出弁，容量代償機構で大容積となり，耐久性も課題であった．定常流式（非拍動流式）ポンプは，工業界で広く用いられ，人工弁や容量代償機構を必要とせず小型で長期耐久性を有している．1980年代慢性動物実験により非拍動流式ポンプで長期生存することが示され，1990年代に臨床応用された（第2世代）．2000年代には抗血栓性を向上させた第3世代が臨床応用された（図1）．

　植込型VADによる在宅患者数が増加し，心臓移植適応のない患者の治療（destination therapy：DT）として開始され，REMATCH（Randomized Evaluation of Mechanical Assistance for the Treatment of Congestive Heart Failure）trial[2]でその有効性が示され，現在広く行われている．

　小児用VADはドイツで開発された体外設置型EXCOR Pediatric（Berlin Heart社）が世界的に用いられている．

1-2 世界で初めての製造承認は日本

　1960年代空気圧駆動体外設置型血液ポンプ開発が進められ，1970年代から慢性動物実験が行われ，心臓手術後重症心不全患者に対し1980年東京大学型（以下，東大型），1982年国立循環器病センター型（以下，国循型）が用いられた（図2）．1986年両者の治験が開始され，1990年世界初の製造承認を受け，1994年施設限定で急性心不全に対する適応が健康保険上認められた（図2）．

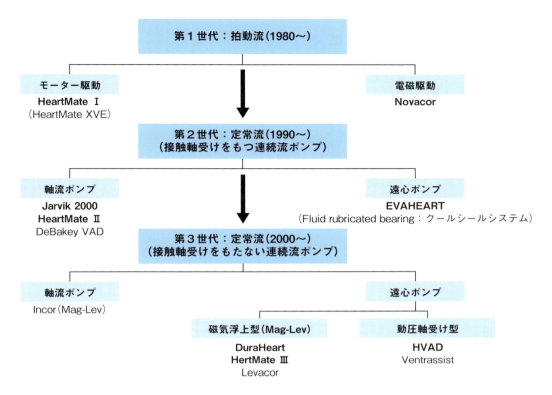

図1　植込型VADの開発と日本における臨床応用
（中谷武嗣．わが国における補助人工心臓治療の歴史．今日の移植 2016; 28: 299-306 より引用）

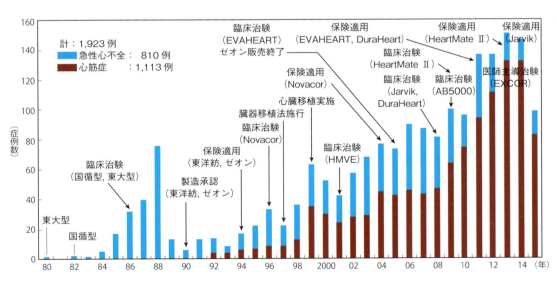

図2　日本における年次別VAD適応症例数の推移（1980～2015年8月）
〔日本臨床補助人工心臓研究会（JACVAS）．2015年度補助人工心臓レジストリーより引用〕

1　VAD開発と臨床応用の歴史　|　3

1-2-1 体外設置型VAD

国循型が最も多く用いられ，2015年8月までに1,036例報告されている．筆者が開発した左室脱血方式が1999年に導入され，補助期間は著明に延長し，BTTとして健康保険で使用可能な唯一のシステムとして長く用いられた．5年以上に及び移植された症例もある．

EXCOR Pediatricは医師主導の治験が行われ，2015年保険適用され，小児BTT例に用いられている．

1-2-2 第1世代植込型VAD

Novacor（WorldHeart社）は2004年BTTとして健康保険で認められた．しかし，認可機器が初期型のためバッテリ等が供給困難となり2006年市場から撤退した．

HeartMate VE（Thoratec社）は2009年に製造承認されたが，市場には投入されなかった．両者とも血液ポンプが大きく，小さな体格の人への適応は困難であった．

1-2-3 第2，第3世代植込型VAD

国産のEVAHEART（サンメディカル技術研究所）は2005年より，DuraHeart（テルモ社）は2008年に治験が開始され，共に2011年に認可された．

その後，Jarvik2000（Jarvik Heart社），HeartMate II，HeartWare Ventricular Assist Device（HVAD：Heart Ware社）の治験も行われ，製造承認されBTTとして用いられている．なお，DuraHeartは市場より撤退した．

1-3 植込型VADの臨床応用とJ-MACS

日本においては国循型が多く用いられてきたが，最近は各種の非拍動流式植込型が多く用いられている．対象疾患は当初急性心不全のみに限られていたが，1992年より心筋症にも適用された（図2）．使用目的は，最近ではBTTが大部分を占めている．最近施行されるわが国の心臓移植例は，ほぼVADによるBTT例である[3]．

VAD治験は60例必要とされ，国循型・東大型は保険適用まで8年を要した．Novacorは，米国で既承認のため6例治験とされたが，BTTとして保険適用されるのに8年を要している．日本でのVAD臨床応用に，時間と経費がかかることが問題となり，デバイスラグ解消のため2006年の「医療ニーズの高い医療機器の早期導入に関する検討会」で選定され，VADの承認の促進が図られた．また，VADの開発・審査を迅速に進めるため体内埋め込み型能動型機器（高機能人工心臓システム）開発ガイドライン及び審査ガイドラインも纏められた[4),5)]．

植込型VAD実施基準が検討され，補助人工心臓治療関連学会協議会が「植込型補助人工心臓の使用に係る体制等の基準案」を纏め，2011年1月に公表した．また，同年よ

り植込型補助人工心臓実施施設及び実施医の認定が開始された．さらに，VAD 装着患者（以下，VAD 患者）の在宅管理充実のため，3 学会 1 研究会により人工心臓管理技術認定士制度が発足した．

　新たな VAD の認可をタイムリーに行うために，市販後調査の充実が課題となった．米国では，INTERMACS（Interagency Registry for Mechanically Assisted Circulatory Support）が開始されたが，日本でも植込型 VAD の性能把握と理解につとめ，リスクとベネフィットを明確化することを目的として，医薬品医療機器総合機構（Pharmaceuticals and Medical Devices Agency：PMDA），関連 6 学会 1 研究会，医療機関，VAD 関連企業により J-MACS（Japanese registry for Mechanically Assisted Circulatory Support）が設立された．2010 年 6 月から国循型 VAD で植込型に準じた BTT 症例での症例登録が開始された．その後，J-MACS 登録を条件に国産 2 機種が製造承認され，2011 年 4 月から J-MACS に報告されるようになった．また，米国開発の 2 機種も対象機器となった（**図3**）．有害事象に関しては定期及び適宜報告し，有害事象判定委員会で検討されている．

　2017 年の J-MACS 報告で初めて competing outcome が公表され，日本では BTT として装着後，2 年以上経過してようやく心臓移植に到達でき，3 年経過しても半数以上が待機中であるというわが国の VAD 治療の状況が世界に示された（**図4**）[6]．

　また，VAD の国際レジストリー（International Mechanical Circulatory Suport Device Registry：IMACS）が設立され，J-MACS も参加し，国際的な検討が進められている[7]．

　VAD 治療における課題の 1 つである終末期への対応に関しては，循環器病の診断と治療に関するガイドライン（2008-2009 年度合同研究班報告）として，2010 年に報告された

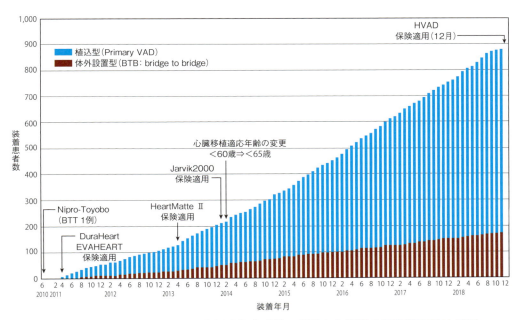

図3　J-MACS における BTT 症例登録患者数の推移と各機種の保険適用開始状況
（2010 年 6 月〜 2015 年 4 月）

（日本胸部外科学会 J-MACS 委員会．J-MACS Statistical Report 2019 年 6 月より改変引用）

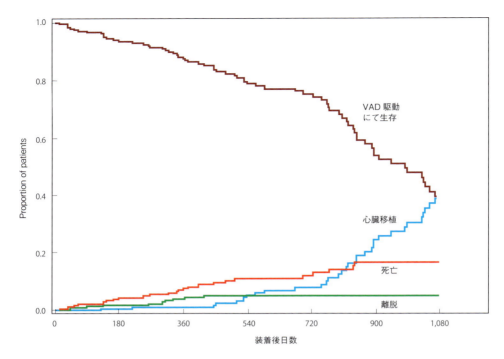

図4 J-MACSにおける植込型VAD患者におけるcompeting outcomeによる分析

〔Nakatani T, Sase K, Oshiyama H, et al. Japanese registry for Mechanically Assisted Circulatory Support: First Report. J Heart Lung Transplantat 2017; 36:1087-96 より引用〕

循環器疾患における末期医療に関する提言の中で,「補助循環における終末期の定義」と,「終末期における治療の継続について」が提示された．その後，この提言をもとに種々の検討が進められている．[**中谷武嗣**]

文献

1) Akutsu T, Kolf WJ. Permanent substitutes for valves and heart. Trans Am Soc Artif Intern Organs 1958; 4: 230.
2) Rose EA, Gelijns AC, Moskowitz AJ, et al. Randomized Evaluation of Mechanical Assistance for the Treatment of Congestive Heart Failure (REMATCH) Study Group. Long-term mechanical left ventricular assistance for end-stage heart failure. N Engl J Med 2001; 345: 1435-43.
3) 中谷武嗣．心臓移植の現状と展望．成人病と生活習慣病 2016; 46: 982-8.
4) 巽 英介，中谷武嗣，井街 宏，ほか．国内外の心不全の動向と我が国における次世代型人工心臓の必要性について：次世代型高機能人工心臓審査ガイドラインワーキンググループからの提言．人工臓器 2007; 36: 6-12.
5) 中谷武嗣．わが国における補助人工心臓治療の歴史．今日の移植 2016; 28: 299-306.
6) Nakatani T, Sase K, Oshiyama H, et al. Japanese registry for Mechanically Assisted Circulatory Support: First report. J Heart Lung Transplant 2017; 36: 1087-96.
7) Kirklin JK, Cantor R, Mohacsi P, et al. First annual IMCS report: A Global International Society for Heart and Lung Transplantation Registry for Mechanical Assisted Circulatory Support. J Heart Lung Transplant 2016; 35: 407-12.

2 植込型VAD治療の現状

2-1 ガイドライン作成

　特発性心筋症，心サルコイドーシスなど特殊な2次性心筋症，冠動脈疾患の終末像としての虚血性心筋症（ischemic cariomyopathy：ICM）による重症心不全に対して植込型VAD装着は有効な治療手段となりうる．日本でも植込型VADが2011年に製造承認，保険適用されて以降，症例数は徐々に増加してきており2013年には日本循環器学会より「重症心不全に対する植込型補助人工心臓治療ガイドライン」が作成されている[1]．

2-2 適応基準，実施・管理施設

2-2-1 INTERMACSを基に作成

　現時点では，健康保険適用は心臓移植までの血行動態の維持・改善を目的としたBTT目的に限られているため，植込型VADの適応は原則として心臓移植の適応と同義となる．すなわち，65歳未満の症例で，可能な限りの虚血の解除，β遮断薬，ACE阻害薬，抗アルドステロン薬等の心筋保護薬の十分な量の導入と一定期間の維持，症例によっては心臓再同期療法（cardiac resynchronization therapy：CRT）や機能性僧房弁逆流に対する非薬物的介入等を行ったうえでもNYHA III度より運動耐容能が改善しない重症心不全症例が適応となる．しかしながら，僧帽弁逆流に対する外科的介入等の侵襲の大きい治療に関しては，心機能の程度によっては耐術困難であることが予想されるため，治療により心臓移植を避けられるのかを熟慮のうえ，その適応は慎重に検討する必要がある．

　近年，VADのレジストリーINTERMACSの中でVADを必要とする重症度とその緊急性についての分類が提唱されている[2]．わが国ではINTERMACSをモデルに作成したJ-MACS（表1）[3]を基準としており，基本的にはレベル1の症例は体外設置型VADの適応，レベル2～3の症例は植込型VADの適応としている．レベル4の症例では，薬物治療困難な不整脈や強心薬アレルギー等の特殊な理由のある症例に限り植込型VADの適応としている．また，とくにICMはその背景として高血圧，糖尿病，腎機能障害の合併が多く，それらの疾患が十分にコントロールされていることが必要である（表2）．植込型VADは患者

表1 INTERMACS（J-MACS）Profiles ——補助人工心臓を必要とする重症度とその緊急性についての分類

レベル	INTERMACS	J-MACS
1	Critical cardiogenic shock	重度の心原性ショック
2	Progressive decline	進行性の衰弱
3	Stable but inotrope dependent	安定した強心薬依存
4	Resting symptoms	安静時症状
5	Exertion intolerant	運動不耐容
6	Exertion limited	軽労作可能状態
7	Advanced NYHA III*	安定状態

* AHA/ACC　Stage A　Stage B　Stage C　Stage D
NYHA　　　　I　　　II III　　IV
INTERMACS/J-MACS　7 6 5 4　3 2 1
心臓移植医学的緊急度　　　　2　　1

〔日本循環器学会／日本心臓血管外科学会合同ガイドライン（2011-2012年度合同研究班報告）．重症心不全に対する植込型補助人工心臓治療ガイドライン，2013: 154 より改変引用〕

表2　植込型VADの除外基準

除外規定	感染症	重症感染症
	呼吸器疾患	重度のCOPD，高度の肺高血圧症等
	循環器疾患	開心術後早期，中等度以上の大動脈弁閉鎖不全症
		治療不可能な腹部動脈瘤や重度の末梢血管疾患，胸部大動脈瘤，心室瘤，心室中隔破裂
	神経障害	重度の中枢神経障害や精神神経障害，薬物中毒またはアルコール依存の既往
	臓器不全	重度の肝臓疾患，重度の出血傾向，高度慢性腎不全，慢性腎不全による透析症例，癌等の生命予後不良な悪性疾患，膠原病等の全身性疾患，インスリン依存性重症糖尿病

〔日本循環器学会／日本心臓血管外科学会合同ガイドライン（2011-2012年度合同研究班報告）．重症心不全に対する植込型補助人工心臓治療ガイドライン，2013: 155 より改変引用〕

自身が在宅で管理を要することもあり，家族を含めVAD管理の十分な理解も要求される．

2-2-2 実施施設，管理施設の認定

　わが国では日本補助人工心臓研究会が認定した施設において認定実施医（植込型補助人工心臓実施医）のみが手術可能である．成人，小児にてそれぞれ実施医が決められている．2019年4月現在，成人において実施医は全国で140名，実施施設（植込型補助人工心臓実施施設）は47施設である．また小児の実施医（小児用補助人工心臓実施医）は35名，実施施設（小児用補助人工心臓実施施設）は13施設である．

　小児はもちろん成人でも，すべての都道府県に実施施設が存在するわけではなく，植え込みには近隣の施設と連携していくことになる．また，在宅にてVAD管理を行うことが多くなったことより，VAD患者を管理する施設（植込型補助人工心臓管理施設）の認定も始まった．2019年4月現在9施設が認定されている．各種講習会の受講記録，管理の経験，緊急時の対応が可能な医療チームの形成，VADを植え込む実施施設との連携等が求められる．

2-3 植込型VADの実態，高い生存率

2-3-1 実施数

実施数は日本のVADレジストリーであるJ-MACS（前項参照）に全例登録されている．2019年6月現在初回装着としての植込型VAD実施数は711例であり，体外設置型の168例が植込型VADへ移行し，計879例の植込型VAD装着が行われたことになる．

2-3-2 臨床的背景（表3）

最初から植込型VADが選択された711例のうち，男性は75%，年齢の平均は約44歳で40代，50代が多いが，10代の症例も5%存在する．疾患別では拡張型心筋症が最も多く全体の66%を占め，次いで肥大型心筋症が11%となるが，これはいわゆる拡張相（end-stage hypertrophic cardiomyopathy：end-stage HCM）症例と考えられる．海外では多いとされる冠動脈疾患に起因するものは11%と日本では少数である．

表3 植込型VADの患者背景

項目（単位）	全体 平均±標準偏差	Primary VAD 平均±標準偏差	BTB 平均±標準偏差
年齢（歳）	43.5 ± 13.2	44.2 ± 13.1	40.6 ± 13.3
身長（cm）	166.9 ± 8.7	166.9 ± 8.9	166.9 ± 8.2
体重（kg）	57.4 ± 11.6	57.6 ± 11.5	56.4 ± 12.0
BMI（kg/m^2） Body Mass Index（ボディマス指標）	20.5 ± 3.3	20.6 ± 3.3	20.1 ± 3.5
BSA（m^2） Body Surface Area（体表面積）	1.64 ± 0.18	1.64 ± 0.18	1.62 ± 0.19

性別	全体例数（%）	Primary VAD（%）	BTB（%）
男	654（74）	535（75）	119（71）
女	225（26）	176（25）	49（29）
合計	879	711	168

年齢区分	全体例数（%）	Primary VAD（%）	BTB（%）
10歳未満	1（0）	1（0）	0（0）
10〜19	49（6）	36（5）	13（7）
20〜29	92（10）	69（10）	23（14）
30〜39	174（20）	135（19）	39（23）
40〜49	233（27）	189（27）	44（26）
50〜59	230（26）	194（27）	36（21）
60〜69	99（11）	86（12）	13（8）
70〜79	1（0）	1（0）	0（0）
合計	879	711	168

（日本胸部外科学会J-MACS委員会．J-MACS Statistical Report 2019年6月より引用）

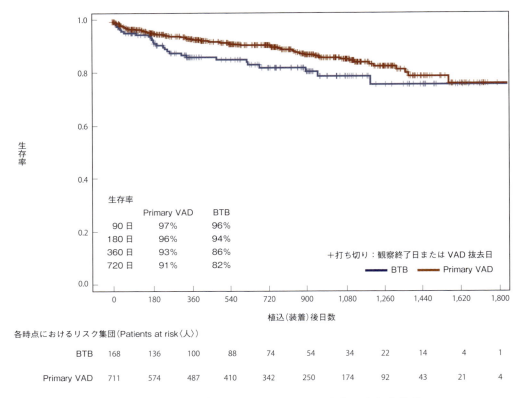

図1　J-MACSレジストリーにおけるVAD患者の生存率曲線
（日本胸部外科学会J-MACS委員会．J-MACS Statistical Report 2019年6月より引用）

2-3-3 成績（図1）

　図1に植込型VAD，J-MACSに同時に登録されている体外設置型VADの生存率曲線を提示する．これは，観察終了日またはVAD抜去日を打ち切りとしているため，心臓移植へ移行した患者も打ち切りに含まれており，実際の生存を示しているのではない．しかし，残念ながら日本では移植登録後2年以内に移植に到達する症例はほとんどないため，少なくとも約2年（720日）の生存率は植込型VADのままでの生存と考えられる．図の通り日本では89％と世界的に見ても十分高い生存率であり，これは現在の植込型VADに関係しているすべての医療者，そして患者とその家族（介護者）の管理努力のたまものと考えられる．

2-4 QOL向上の課題

2-4-1 合併症対策

　J-MACSの報告によると，植込型VAD症例において，720日までになんらかの感染症を合併した患者は53％，神経機能障害は32％，大量出血は24％認められている．これは，

体外設置型VADではそれぞれ60％，36％，25％認められたことと比べると改善されてはいるものの，まだ満足な値とはいえない．植込型VADとなり，多くのデバイスが体内に埋め込まれている一方，電源を確保するドライブラインは依然体外に出ていることが関係していると考えられる．体外から充電可能なデバイスが出現すれば完全植込型VAD開発の可能性も出て，多くの合併症がさらに減少すると考えられるため，今後の開発が期待されている．

2-4-2 目的の変化

前述の通り現在はBTTが植込型VADの目的であるが，2018年4月現在植込型VADの永久使用目的，いわゆるDTの治験が行われている．既に海外では植込型VADのおおよそ50％がDT目的とされていることより[4]，DTが日本でも認められるようになれば，その管理も大きく変わることになる．

DT患者は心臓移植を最終目標としていない．よって，合併症による入院が長期にわたる場合，それは即座に生活の質（quality of life：QOL）の低下のみならず，生きる目的の喪失にほかならない．植え込み後の管理のみならず，右室機能評価など適応症例から選択を慎重に行わなければならない．[**坂田泰史**]

文献

1) 日本循環器学会／日本心臓血管外科学会合同ガイドライン（2011-2012年度合同研究班報告）．重症心不全に対する植込型補助人工心臓治療ガイドライン．2014．http://www.j-circ.or.jp/guideline/pdf/JCS2013_kyo_h.pdf Accessed 21 Feb 2019
2) Stevenson LW, Pagani FD, Young JB, et al. INTERMACS profiles of advanced heart failure: the current picture. J Heart Lung Transplant 2009; 28: 535-41.
3) 日本胸部外科学会 J-MACS 委員会．J-MACS Statistical Report 2017年10月．http://www.jpats.org/uploads/uploads/files/J-MACS%20Statistical%20Report Accessed 21 Feb 2019
4) Kirklin JK, Naftel DC, Pagani FD, et al. Seventh INTERMACS annual report: 15,000 patients and counting. J Heart Lung Transplant 2015; 34: 1495-504.

3 植込型VADのデバイス概説

　日本で2011年に植込型VADが保険適用されて以降，4種類のVADが使用可能となり，1種類が市場から撤退したが，18年12月にHVAD（Heart Ware社）が製造承認され19年から使用可能になり，再び4種類が臨床使用可能となった．現在はさらにHeartMate IIIが加わっている．

　以下に詳しく述べるように，植込型VADは駆動システム，構造，サイズ等にそれぞれ固有の特長がある．各々のVADの特長を理解し，患者背景や病態に応じた機種選択を行うことが肝要である．［松宮護郎］

3-1 HeartMate II

　HeartMate IIは現在世界で最も多く使われている（25,000例以上）植込型VADであり，日本でも移植を前提とした症例に2013年より保険適用となり，18年5月現在までに498例に用いられている．また16年からは7施設でDT適応としての治験が開始されている．

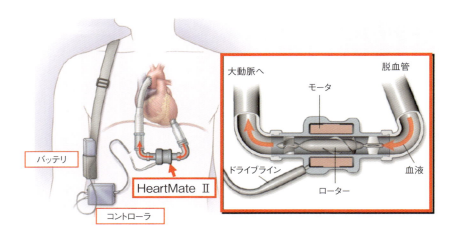

図1　植込型補助人工心臓（HeartMate II）

（Slaughter MS, Rogers JG, Milano CA, et al: HeartMate II Investigators. Advanced heart failure treated with continuous-flow left ventricular assist device. N Engl J Med 2009; 361: 2241-51 より改変引用）

3-1-1 デバイスの構造と特長
（1）血液ポンプ
　血液ポンプは，直径35mm，長さ7cm，重さ400gと小型の軸流ポンプで，内部のローター（羽根車）が高速回転することにより血液を送り出す構造となっている[1]（**図1**）．これに左室心尖部に挿入固定される脱血管と，上行大動脈に吻合される送血管が接続される．

（2）コントローラとバッテリ
　血液ポンプにつながるケーブルは腹壁を通して体外に出し，コントローラに接続され，このコントローラはケーブルによってバッテリ，またはパワーモジュールに接続され駆動が可能となる．コントローラにはバッテリ残量，アラームが表示され，バッテリはリチウムイオン電池でバッテリーチャージャを用いて4時間充電することで6～10時間使用可能である．

（3）パワーモジュール
　コントローラは夜間など非活動時にはバッテリの代わりにパワーモジュールに接続させておく．パワーモジュールはシステムモニタを接続させることで電源供給以外に，pump speed（ポンプ回転数），pump flow（推定ポンプ流量），pulsatility index（拍動指数：PI），pump power（ポンプ出力）を表示させることができ，ポンプ回転数と最低ポンプ回転数の調節，血液ポンプの始動と停止ができる．またコントローラに記憶された血液ポンプの駆動履歴を確認することができる．

3-1-2 植込み手術
　通常胸骨正中切開で行う．ヘパリン投与前に腹壁と腹膜の間にデバイスのためのスペースを作る．正中に近い腹膜前脂肪の層は比較的剥がしやすいが，外側では腹膜が薄く腹横筋の筋膜を落とす層での剥離となる．十分外側尾側の剥離を行い，実際に脱血管をつけた状態のデバイスをおいて脱血管が屈曲することなく僧帽弁の方向を向くことを確認する．

　感染予防のために，ドライブラインは腹直筋前鞘直下を通して右側腹部に出した後，再度腹直筋前鞘直下を通して左側腹部から出すようにしているが，最近日本の症例でのドライブライン断線が多いことが報告されており（498例中29例〈6%〉），ドライブラインの過度の屈曲には注意が必要である．

　体外循環開始後，卵円孔開存（patent foramen ovale：PFO）があれば心室細動下に閉鎖する．Moderate以上の三尖弁逆流（tricuspid regurgitation：TR），とくに術前右心不全が強い場合は人工弁輪を用いた三尖弁輪形成術を心拍動下に行う．まず，デバイスをポンプポケットにおいて人工血管を伸ばした状態でアウトフローグラフト（outflow graft）の長さを決め，上行大動脈を部分遮断してfat bandの位置に人工血管部分を吻合する．

　心尖カフの縫合は，head downした状態で，lima sutureで心尖部を持ち上げ，まず心尖のdimpling触知するところに小切開をおき，フォーリーバルーンを挿入．バルーンを膨らませこれを左室長軸方向に引きつつ，心拍動下に備え付けのcoring deviceで心尖部をcoring outする．この時coring deviceが心室中隔や下壁に切り込まないようにcoring deviceを進める方向は心室中隔と平行となるように注意する．カフの固定には3～0 prolene with felt×12針でマットレス縫合を行う．カフ縫着後，血液ポンプに接続した脱血管を挿入し固定している．

空気抜きはpacingで180bpm程度の心室頻拍状態で中心静脈圧（central venous pressure：CVP）を上げ，head downのまま血液ポンプとアウトフローグラフトの接続部から自己心拍出血を漏れ出させることで行う．アウトフローグラフトを完全に接続した後，アウトフローグラフトを遮断したまま6,000rpmで血液ポンプの駆動を開始しアウトフローグラフトに針を刺して空気抜きを完了する．

次に人工心肺からの離脱を開始し，左室容量を経食道心エコー図で確認しながらpump speedをゆっくりと上昇させ，アウトフローグラフトの遮断を解除する．人工心肺を終了後，ボリューム，カテコラミン，NO（一酸化窒素）吸入等により十分な左心還流血を維持しつつ，経食道心エコー図で心室中隔が左室寄りにシフトしないよう気をつけ，回転数を8,400～10,000rpmに設定する．閉胸に際しては肺，胸壁との癒着を防止するため人工血管部分は必ずGORE-TEXシート等でカバーしている．

3-1-3 術後管理と合併症
（1）循環管理

VAD前負荷のコントロールとしては肺血管抵抗の高い症例では，NO吸入，PDEi（ホスホジエステラーゼ阻害薬：Milrinone〈経静脈投与〉，Sildenafil〈経口投与〉）等を用いることによって右心の後負荷を軽減し右心拍出量を増やす．これはVADの前負荷を増しVAD拍出量を増加させうる．また右心に対しても輸液等で適切な前負荷，またカテコラミンによる収縮能の改善が拍出量増加のためには必要である．

拡張能として問題になるのは術後急性期の心タンポナーデであり，術後2週間目までは常に念頭におく必要がある．動脈圧ラインが入っている場合は脈圧を確認することが重要である．脈圧が低下・消失している場合は，左室が過度に脱血されていることが多く，経胸壁心エコー図にて確認し，その原因である右心不全，肺循環不全，失血，心タンポナーデ等に気をつける必要がある．

（2）抗凝固療法と出血

術翌日，または術翌々日から経口でワルファリン投与を開始する．ワルファリンが効くまでヘパリン持続投与することが多い．慢性期にはワルファリン（目標プロトロンビン時間国際標準比，prothrombin time-international normalized ratio：PT-INR 2.0～2.5）及び抗血小板薬の併用が行われる．

HeartMate IIの虚血性脳梗塞の発症率は0.06回/1患者/1年間と低いが，出血性イベントがやや多いことが指摘されている．とくに消化管出血が多く，原因としてはフォン・ヴィレブランド因子（von Willebrand factor：vWF）の減少[2]，連続流による脈圧低下のためのAV-malformationの発生等があげられている．輸血が必要な消化管出血に対する治療法としては，内視鏡下での処置（クリッピング等）に加えてワルファリンの減量やアスピリン等の抗血小板薬の中止，pump speedを下げて自己拍出による脈圧を増加させる，等のこ

とが推奨されている.

（3）感染対策

ドライブラインが細くなり血液ポンプが小さくなったことにより，VADに関連した感染症，菌血症は減少したが依然として大きな問題である．ドライブライン感染（driveline infections：DLI）予防としては，外科的にはドライブラインをなるべく長く腹壁内を通すようにして，もしもドライブライン出口感染（exit site infection）が起きてもすぐにVADポンプポケットに感染が波及しないようにしている．また出口感染を起こさないようなドライブラインの固定，消毒等の患者教育も重要である．

3-1-4 臨床成績
（1）BTTとしての使用

2005年から06年にかけて行われた米国での多施設研究ではNYHA IVの心臓移植待機患者133名にHeartMate IIが使われた（BTT pivotal trial）[3]．対象患者は平均年齢50歳，虚血性心筋症（ICM）が37％を占め，89％がカテコラミン，41％が大動脈内バルーンパンピング（intra-aortic balloon pumping：IABP）のサポートを受けていた.

成績は，術後6ヶ月で42％が心臓移植に到達し累積生存率75％，1年生存率は68％であった．早期合併症としては4％の症例で機械的右心補助を要した．術後遠隔期の合併症としては脳梗塞−出血が0.08回/1患者/1年間，輸血を必要とする出血（消化管出血等）が0.85回/1患者/1年間，敗血症が0.39回/1患者/1年間起こっている．米国では2008年よりBTTデバイスとして米国食品医薬品局（Food and Drug Administration：

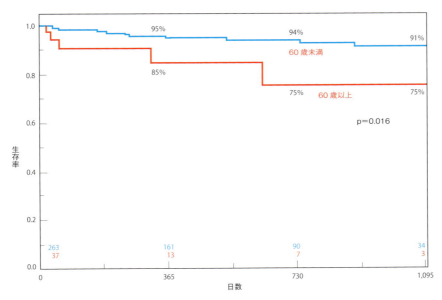

図2　日本におけるHeartMate II植込み手術後生存率

（Yoshioka D, Toda K, Ono M, et al. Clinical results, adverse events, and change in end-organ function in elderly patients with HeartMate II left ventricular assist device-Japanese multicenter study. Circ J 2018; 82: 409-18より改変引用）

FDA）の認可を受けている．

　日本からの最近の報告としては300人のBTT患者において，1年，3年生存率は60歳未満でそれぞれ95％，91％，60歳以上でも85％，75％であった（**図2**）．また年齢因子は生命予後規定因子ではなかったが，propensity matchingさせた解析では60歳以上は60歳未満に比して有意に脳合併症が多かった[4]．

（2）DTとしての使用

　HeartMate IIとHeartMate XVE（拍動流型）のランダム化比較試験が，年齢等の理由で心臓移植の適応にならなかった末期的重症心不全患者200人について行われた[1]．結果，平均年齢は62歳とBTT trialに比して高齢で，患者の77％が術前カテコラミンの持続投与，22％が術前IABP補助を要していたにもかかわらず，86％の患者が平均術後1ヶ月で退院可能となり，従来のHeartMate XVEに比べて感染，脳梗塞の頻度が半減，感染，機器の不具合によるleft ventricular assist system（LVAS）入れ替え再手術の必要性が1/8となり，2年生存率も24％から58％に改善した．

　以上の知見をもとにFDAはHeartMate IIを2010年よりDTを行うVADとして認可し，Medicare（政府によって運営される高齢者医療保険制度）の保険給付も行われている．

［戸田宏一］

3-2 Jarvik2000

　Jarvik2000（Jarvik Heart社，USA）は，1980年代後半から米国において開発が開始された．2000年代前半に欧州で臨床使用が始まり2005年にCEマークを取得した．米国ではpilot studyの後にBTTとしての治験が開始されたが，十分な症例がそろわず治験が未完了で承認を得るに至っていない．

　日本では2008年からBTT使用としての治験が6症例で行われ，2014年1月にBTTとしての使用が開始された．

3-2-1 デバイスの構造と特長

　Jarvik2000は第2世代植込型軸流ポンプである．直径26mm，重量は90gとこれまでのLVASの中で最も小型，軽量なものの1つである（**図3**）．デバイス表面への新生内膜の生成を促すためチタン合金によるマイクロスフェアーコーティングが施されている．インペラ回転軸受け形状は以前ピン型であったが，現在はコーン型に変更され，血栓形成による塞栓症や溶血が減少したことが報告されている．

　デバイスには流入側コンジットがなく，血液ポンプそのものが心尖部より挿入され左室内に収まる．したがって，ポンプポケットを作成する必要がなく，体表面積1.2㎡以上であれば

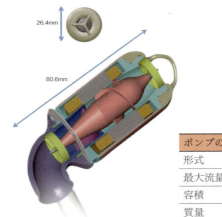

図3　Jarvik2000の構造と血液ポンプ仕様
（センチュリーメディカル社提供）

ポンプの仕様	
形式	定常流型軸流式
最大流量	8.5ℓ
容積	25mℓ
質量	90g

小体格患者にも植え込み可能とされている．

　コントローラに流量モニタはなく消費電力のみが表示される．回転数はダイヤルで8,000から12,000rpmまで1,000rpmごとに増加させることができる．64秒中8秒間7,000rpmに自動的に回転数が下がる設定（intermittent low speed：ILS mode）[5]が装備されている．これは左心室から上行大動脈への血液拍出を促すことにより左室内や大動脈基部の血栓形成を抑制し，塞栓症を予防することを目的としている．

3-2-2 植込み手術[6]
（1）左開胸アプローチ
　本来，左開胸用にデザインされたデバイスであり，胸骨正中切開による心臓手術歴がある場合，再開胸を避けることができるという利点がある．右側臥位とし左第6肋間よりアプローチし，下行大動脈にアウトフローグラフトを吻合する．心脱転が不要のため，オフポンプでの手術も可能であるが，通常は大腿動静脈からの部分体外循環下に手術を行う．

（2）胸骨正中切開アプローチ
　デバイス植込みに加え三尖弁輪縫縮術や卵円孔閉鎖等の付加手術手技を必要とする場合には胸骨正中切開アプローチが必要である．アウトフローグラフトは心尖部から横隔膜上を通り，右心房外側をまわって上行大動脈に至る．

3-2-3 術後管理と合併症[7]
（1）循環管理
　至適回転数の設定は，心エコー図による大動脈弁開放，左室と右室の大きさのバランスの観察が重要な情報となる．過度の脱血を避け，自己心の拍出を維持し大動脈弁を開放させるようにすることが望ましい．下行大動脈に送血管を吻合した場合，大動脈基部及び冠動脈が血栓閉塞した例が報告されており，少なくともILS modeの間には大動脈弁が開

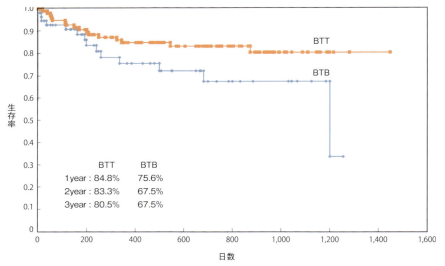

図4　日本におけるJarvik2000植込み患者の生存率
初回デバイス装着患者BTTと他デバイスからの移行症例BTB
(J-MACSレジストリーをもとに作成．センチュリーメディカル社より提供)

放し，大動脈基部の血流うっ滞が解除されていることを確認する．

(2) 血栓塞栓症と抗凝固療法

抗凝固療法は周術期はヘパリンを用いて活性化部分トロンボプラスチン時間（activated partial thromboplastin time：APTT）45〜50秒を目標に管理し，経口摂取が開始されるとワルファリンとアスピリンを投与する．PT-INRは2〜2.5に目標を設定する．しかし，日本での使用成績はデバイス血栓やそれを疑わせる溶血（全患者の2.4％，頻度0.3％/月）の発生頻度は低く，むしろ出血性合併症（全患者の27.7％，頻度7.7％/月）が多いので，抗凝固レベルを強めすぎないよう注意する．

(3) 出血

消化管出血の頻度が高く出血性合併症の35％を占め，とくに小腸に形成される血管拡張病変（angiodysplagia）からの出血が最も高頻度である．Angiodysplagiaの形成機序は明らかではないが，定常流全身循環のために脈圧が減少すること，高速度で回転するインペラによるshear stressがvWF多量体を裁断することによる後天性vWF病が原因と考えられている．出血が繰り返し起こる場合，抗凝固療法を減量せざるをえない．

(4) 感染

DLIは発生するが（全患者の15％，頻度3％/月），縦隔まで進展するような高度の感染はまれである．

(5) 機器管理

インペラの破損や停止，ドライブラインの体内部分の断線など血液ポンプ自体の不具合は報告されていない．血液ポンプ交換に至った報告はあるが，頻度は他のデバイスに比して低い（全患者の6％, 頻度0.7％/月）．

3-2-4 臨床成績

これまで（2018年4月現在）に158例で植込みが行われた．体表面積は半数が1.5m²以下で平均1.49m²，最小1.14m²と小体格患者での使用が多かった．また約半数が再手術症例で，60例（38％）が他のデバイスからの移行（大部分が体外設置型VAD症例，一部他の植込型デバイスの感染に対する入れ替え術を含む）であった．左開胸での手術例は9例（6％）と少なく，大半が胸骨正中切開での手術であった．これまで26例（16.5％）が心臓移植に到達し，2例が心機能回復により離脱．28例が死亡した．生存率曲線を図4に示す．［松宮護郎］

3-3 EVAHEART

EVAHEARTは日本で開発された植込型遠心ポンプで2011年に保険適用された．長期耐久性に優れ出血性合併症の少ない本装置は，チップレスカニューレと組み合わせることにより，DTにおいてよりその有用性を発揮するものと期待されている．

3-3-1 デバイスの構造と特長

なだらかな形状のオープンインペラを持ち，血液ポンプ内部のせん断応力が小さく血液障害が少ない（図5）．また非常にフラットな圧－流量曲線をもち，高い拍動流効果をもつ[8]．

血液ポンプの回転軸には循環水の介在により非接触で回転する動圧軸受が用いられ，長期耐久性に優れている（図6）．コントローラは回転軸のシール機能を維持するクールシールシステムと，2つのメインバッテリと非常用バッテリを搭載し，AC/DC電源に直接接続可能で，全電源喪失事故を起こしにくい．ポンプ性能は同一で約40％小型軽量化したEVAHEART

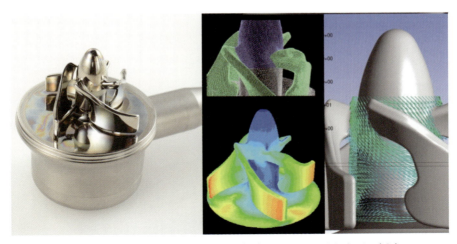

図5　EVAHEART 2のインペラ（左）とCFD解析データ（右）
血液ポンプ内部に血液うっ滞領域やせん断応力の高い部分は存在しない

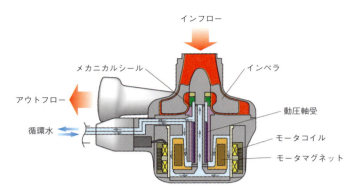

図6　EVAHEART 2 の血液ポンプ構造
循環水の介在により非接触で回転する動圧軸受が用いられている

2が2018年に保険適用された．

　VAD 治療における死因の第1位は脳血管障害であるが，血栓形成の最大危険部位はインフローカニューレチップ周辺であることはよく知られている．この wedge thrombus を完全に解決する手段として新たにダブルカフ・チップレス（DCT）インフローカニューレを開発した（**図7**）．人工弁輪様のデザインで左室内腔に突出することなく心尖部に簡便に縫着できる（**図8**）．チップレスカニューレでは，左室内に血流うっ滞する場所がなく wedge thrombus ができないこと，装着場所の選択範囲が広いこと，入口部が左室内壁に片当りすることがなく sucking が起きにくいこと，等の利点がある．

3-3-2 植込み手術

　胸骨正中切開で行う．小拳大のポンプポケットを左季肋部に作成し，ドライブラインを右側腹部，または反転させて左側腹部で皮膚を貫通させる．左側腹部に出す際はドライブラインの曲率を半径4cm以上とし過度な屈曲を避ける．

　人工心肺を確立した後，上行大動脈に大きめのサイドクランプを掛けアウトフローグラフトを吻合する．ePTFE グラフトを斜切断，補強リングを3～4cm程剥離し，縦切開した上行大動脈に対し，約60度時計方向に回転させて（グラフトヒール→8時，グラフトトー→2

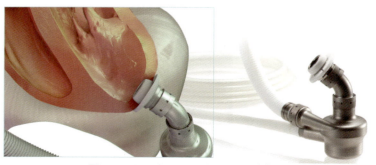

**図7　DCT インフローカニューレを組み込んだ
EVAHEART 2（右）と植込みシェーマ（左）**

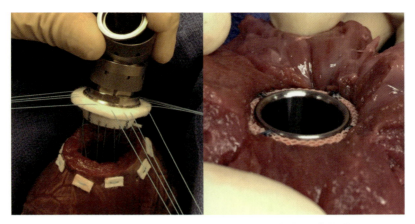

図 8 DCT の大型動物を用いた解剖学的適合性試験所見
DCT インフローカニューレは左室内腔に突出することなく植え込み可能である

時方向に）吻合するとグラフトが kinking せず良い形で吻合できる．
　新たに開発された脱血管，DCT カニューレの性能を発揮するためには適切な逢着手技を行うことが極めて重要である．
① 左室心尖部を専用のコアリングナイフを用いてコアリングする
② 固定用のプレジェット付スーチャー（全 12 針）の針を心外膜から心内膜側へ全層性に刺入しコアリング孔より出す．その際，心筋断面へ針を折り返したり，心筋断面から針を出さないことが重要である
③ 各エバーティングマットレス縫合針を，DCT カニューレのプロキシマルカフ，ソーイングカフ双方に連続性に刺入する．この逢着方法によりカニューレ先端部の左室内腔への突出は最小限に抑えられ，かつ左室壁内膜とファーストカフが密着する形で固定できる（図 8）

　送脱血管を血液ポンプと接続するが，空気抜き作業は心室細動下に行うと容易である．アウトフローグラフト接続の際コネクタねじを緩め，同部位を最上位置に保持してアウトフローグラフトの鉗子を緩め，確実に脱気した後レンチで固定する．除細動にて心拍動を再開，体外循環を離脱し，EVAHEART を 1,500rpm で始動する．経食道心エコー所見を観ながら回転数を 1,700 〜 1,900rpm に調整する．

3-3-3 術後管理

　抗凝固療法に関しては，ワルファリンは術後急性期 3 ヶ月では PT-INR 2.5 〜 3.5（目標値 3.0），慢性期 3 ヶ月以降では PT-INR 2.0 〜 3.0（目標値 2.5）で維持する．抗血小板薬はアスピリン（100mg）1 錠を併用する．

3-3-4 臨床成績・合併症

　現在までに約 210 例に臨床使用された．INTERMACS Level 1, 2 の割合が 60% とより重症例・両心不全症例への適応が多く，1 年生存率 88.4%，2 年生存率 81.1% であった（図

9). 平均補助期間は879日，最長は10年以上で心臓移植に74例が到達した．

近年連続流VADの高いせん断応力によるvWFの障害で，高率に消化管出血が発生することが問題視されているが[9]，EVAHEARTではvWFの障害が少なく[10),11)]，多施設臨床データにおいても消化管出血はまれであった[12)]．

大動脈弁閉鎖不全症（aortic insufficiency：AI）は，脈圧が乏しく大動脈弁が閉鎖位に固定された症例において高率に発症すると報告されている[13)]．脈圧低下により大動脈壁のリモデリングが起こることや，大動脈弁位での圧較差の増大が弁尖逸脱の機序と考えられる．脈圧が高く維持されるEVAHEARTでは，大動脈弁逆流の進行が比較的緩やかであると報告された[14)]．現在までケーブル断線も含めデバイス故障による血液ポンプ交換事例はなく，優れた長期耐久性を示してきた．

3-3-5 体外式EVAHEART（EVAD）の開発

EVAHEARTが分解再組立て可能な構造であることを利用して，体外設置型VADとして用いるコンセプトのEVADが開発されている．インフローカニューレ・アウトフローグラフトは植込型のものを使用し，ポリウレタン製中継管を介して体外に設置する血液ポンプ本体につないで使用する．駆動装置は植込型のものを使用でき，体内植込型に移行する際は，中継管を外して血液ポンプを直接インフローカニューレ・アウトフローグラフトに接続して植え込むことが可能である．

BTTのみならず，bridge to bridge（BTB），bridge to candidacy（BTC）用のデバイスとしても有用と思われる．2019年度中に薬事申請を行う予定である．［山崎健二］

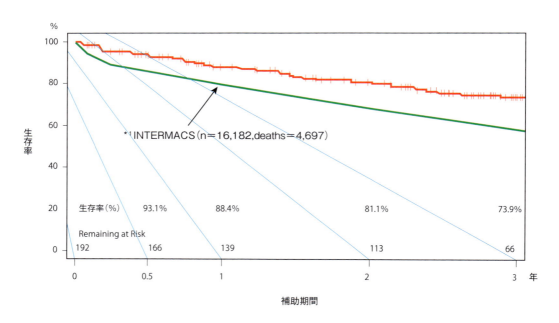

図9　EVAHEART植込み患者の生存曲線
192症例のうち治験18例，市販後174例
（J-MACSレジストリーをもとに作成．サンメディカル技術研究所より提供）

3-4 HVAD

　植込型補助人工心臓システム HVAD（以下，HVAD）は米国，欧州他，50ヶ国以上において累計 18,000 例以上（2019 年 7 月現在）の植込み実績のある磁気浮上型の遠心ポンプによる補助人工心臓で，わが国では 2018 年 12 月に製造販売承認を取得した．

3-4-1 デバイスの構造と特長

　HVAD ポンプは，インフローカニューレと血液ポンプ本体が一体となっており，容積 50㎤，重さ 160g と小型である．また，血液ポンプ内部のインペラ（羽根車）は磁気及び流体動圧浮上原理により軸部と非接触である．血液ポンプは心臓に直接植え込むことが可能であり，心嚢内に留置される（図10）．ポンプ回転数は 1,800 〜 4,000rpm で，通常の設定は 2,400 〜 3,200rpm の範囲である．アウトフローグラフトは直径 10mm で，上行大動脈に吻合される．

　血液ポンプと外部のコントローラをつなぐドライブラインは直径 4.8mm と細く，以前はこのドライブラインが他社製品と比較してやや硬いことが指摘されていたが，日本での市販においては従来と比較して 30％柔らかくなった新しい素材のドライブラインが導入され，この点も改善されている．

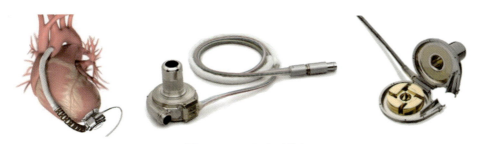

図 10　HVAD システム
（日本メドトロニック社より提供）

3-4-2 植込み手術
（1）胸部正中切開によるアプローチ

　胸部正中切開による植込みが通常の方法である．血液ポンプの装着にあたり，心尖部にマーキングをして装着部を決定し，カフを心尖部に縫い付ける．

　カフは，通常マットレス縫合 12 針程度で固定される．カフの位置は，血液ポンプのインフローカニューレが僧帽弁を向く位置に装着されるのが理想である．カフ装着の後，メスでリング内部の心筋を切開し，コアリングツールで切除する．先にコアリングしたのちに，カフを逢着することも可能である．

　その後血液ポンプを装着し，ネジをロックするまで固定する．血液ポンプを装着した後は，

アウトフローグラフトを血液で満たし，長さを決めて，上行大動脈に吻合する．アウトフローグラフトを遮断した状態で血液ポンプを1,800rpmで駆動させ，アウトフローグラフトに針を刺して空気を抜く．そして少しずつポンプ回転数を上げて，人工心肺から離脱する．

(2) 左肋間開胸によるMICSアプローチ

状態が安定している患者では，左肋間開胸による心尖部カフ及びHVAD本体装着と，右肋間小開胸によるアウトフローグラフト吻合を組み合わせたMICS手術も可能である．

3-4-3 術後管理とDLI

(1) 循環管理

循環管理に関してはHVADモニターにおけるFlow, Power波形を確認することにより，おおよその循環動態の把握が可能なことが特長である．ある程度のpulsatility（PI），流量が維持できるようにポンプ回転数，血管内ボリューム，強心薬等の投与を行う．

抗凝固療法に関しては，ワルファリンでPT-INR2.0～3.0（目標値2.5）で維持する．抗血小板薬はアスピリン（100mg）1錠を併用する．

(2) 感染対策

ENDURANCE Supplemental試験[15]では，術後1年のドライブライン出口感染はHVAD患者群で16.2％報告された．

前述のように，日本でHVADが市販された際により柔らかなドライブラインに変更されたが，他のデバイスと同様に，ドライブラインの安定した固定と，ドライブライン出口の消毒が感染対策として重要である．

3-4-4 臨床試験

(1) 海外

海外でのHVADの臨床試験として，心臓移植待機患者382名に対して行われたADVANCE BTT CAP試験[16]においては，主要評価項目の術後180日生存率は91％，1年生存率が84％であった．

また，DT患者を対象に行われたENDURANCE試験[17]においては，主要評価項目であった術後2年間の後遺障害を伴う脳卒中，死亡，機器交換や緊急の心臓移植の非発生率は，コントロール群に対して非劣性であることを示した．しかし，脳合併症の発生率がコントロール群の12.1％に対して，HVAD群は29.7％と高い結果を示した．

ADVANCE試験とENDURANCE試験の事後解析では，高血圧が出血性脳卒中のリスク因子であることが示され[18]，血圧管理をプロトコルに追加したENDURANCE Supplemental試験においては，主要評価項目（術後1年の神経イベント発生率）を満たさなかったものの，ENDURANCE試験と比較して，全脳合併症の発生率は22.3％から16.9％に減少し，とくに出血性脳卒中の発生率は約50％減少した．

(2) 国内

当院（大阪大学医学部附属病院）では2019年8月までにHVAD22例を経験した

（BiVAD1例を含む）．22例中13例が心臓移植に到達し，経過中の死亡例は2例のみであった．生存率は1年94%，3年87%と非常に良好であった．脳卒中発生回避率は1年84%，3年73%であった．ドライブライン感染回避率は1年88%，3年67%であった．

3-4-5 今後の展開

　HVADは，2017年に米国においてFDAよりDTの承認を取得した．現在，日本においてもDT適応拡大の治験が行われており，将来的に日本においてもDTとしての使用が期待されている．また，海外において，ThoracotomyによるHVADの植込みも行われており，144名の患者を対象に実施されたLATERAL試験[19]においては，2年生存率87%という成績が示されており，日本においても，この低侵襲な植込み術の承認が期待される．

　さらに，HVADは小さなポンプであるため，小児への植込みも期待されている．現在，小児に対するデバイスは体外設置型補助人工心臓しか製造販売承認されておらず，患者のQOL改善のためにもHVADの適応拡大が期待されている．　　［吉岡大輔］

文献

1) Slaughter MS, Rogers JG, Milano CA, et al. HeartMate II investigators. Advanced heart failure treated with continuous-flow left ventricular assist device. N Engl J Med 2009; 361: 2241-51.
2) Crow S, Chen D, Milano C, et al. Acquired von Willebrand syndrome in continuous-flow ventricular assist device recipients. Ann Thorac Surg 2010; 90: 1263-9.
3) Miller LW, Pagani FD, Russell SD, et al. Use of a continuous-flow device in patients awaiting heart transplantation. N Engl J Med 2007; 357: 885-96.
4) Yoshioka D, Toda K, Ono M, et al. Clinical results, adverse events, and change in end-organ function in elderly patients with HeartMate II left ventricular assist device-Japanese multicenter study. Circ J 2018; 82: 409-18.
5) Tuzun E, Gregoric ID, Conger JL, et al. The effect of intermittent low speed mode upon aortic valve opening in calves supported with a Jarvik2000 axial flow device. ASAIO J 2005; 51: 139-43.
6) Westaby S, Frazier OH, Pigott DW, et al. Implant technique for the Jarvik2000 heart. Ann Thorac Surg 2002; 73: 1337-40.
7) Kohno H, Matsumiya G, Sawa Y, et al. The Jarvik2000 left ventricular assist device as a bridge to transplantation: Japanese Registry for Mechanically Assisted Circulatory Support. J Heart Lung Transplant 2018; 37: 71-8.
8) Yamazaki K, Saito S, Kihara S, et al. Completely pulsatile high flow circulatory support with a constant speed centrifugal blood pump: mechanisms and early clinical observation. Gen Thorac Cardiovasc Surg 2007; 55: 158-62.
9) Crow S, Chen D, Milano C, et al. Acquired von Willebrand syndrome in continuous flow ventricular assist device recipients. Ann Thorac Surg 2010; 90: 1263-9.
10) Bartoli CR, Kang J, Zhang D, et al. Left ventricular assist device design reduces von Willebrand factor degradation: A comparative study between the HeartMate II and the EVAHEART left ventricular assist system. Ann Thorac Surg 2017; 103: 1239-44.
11) Ichihara Y, Nishinaka T, Komagamine M, et al. Preservation of von Willebrand factor multimers

and function in patients with an EVAHEART centrifugal-type, continuous-flow left ventricular assist device. J Heart Lung Transplant 2017; 36: 814-7.

12) Saito S, Yamazak K, Nishinaka T, et al. Post-approval study of a highly pulsed, low-shear-rate, continuous –flow, left ventricular assist device, EVAHEART: A Japanese multicenter study using J-MACS. J Heart Lung Transplant 2014; 33: 599-608.

13) Jorde UP, Uriel N, Nahumi N, et al. Prevalence, significance, and management of aortic insufficiency in continuous flow left ventricular assist device recipients. Circ Heart Fail 2014; 7: 310-9.

14) Imamura T, Kinugawa K. Centrifugal pump EVAHEART prevents development of aortic insufficiency preserving pulse pressure. Int Heart J 2016; 57: 127-8.

15) Milano CA, Rogers JG, Tatooles AJ, et al; ENDURANCE Investigators. HVAD: The ENDURANCE Supplemental Trial. JACC Heart Fail 2018; 6: 792-802.

16) Slaughter MS, Pagani FD, McGee EC, et al. HeartWare Bridge to Transplant ADVANCE Trial Investigators; HeartWare ventricular assist system for bridge to transplant: combined results of the bridge to transplant and continued access protocol trial. J Heart Lung Transplant 2013; 32: 675-83.

17) Rogers JG, Pagani FD, Tatooles AJ, et al. Intrapericardial left ventricular assist device for advanced heart failure. N Engl J Med 2017; 376: 451-60.

18) Teuteberg JJ, Slaughter MS, Rogers JG, et al. The HVAD left ventricular assist device: risk factors for neurological events and risk mitigation strategies. JACC Heart Fail 2015; 3: 818-28.

19) McGee EC, Danter M, Strueber M, et al. Evaluation of a lateral thoracotomy implant approach for a centrifugal-flow left ventricular assist device: The LATERAL clinical trial. J Heart Lung Transplant 2019; 38: 344-51.

4 植込型VAD治療の社会基盤

4-1 補助人工心臓治療関連学会協議会

　植込型 VAD の安定した臨床導入のための社会基盤形成を目的として，厚生労働省からの要望で 2007 年 10 月に 6 学会 1 研究会による植込み型補助人工心臓要件策定検討委員会が発足した．5 回の検討委員会の後，植込み型補助人工心臓基準案策定検討委員会に改称されたが，同委員会の決議を経て，2009 年 5 月 10 日に構成学会・研究会による補助人工心臓治療関連学会協議会（以下，協議会）が設立された．

　協議会は，植込型 VAD 治療の普及に伴って，広く社会的ニーズに応えるために，2018 年 4 月までに 8 学会 2 研究会に拡充した（**表1**）．協議会の業務を**表2**にまとめた．

表1　補助人工心臓治療関連学会協議会

①6学会1研究会（発足当時）	②8学会2研究会（2018年4月現在）
日本胸部外科学会	日本胸部外科学会
日本心臓血管外科学会	日本心臓血管外科学会
日本人工臓器学会	日本人工臓器学会
日本循環器学会	日本循環器学会
日本心臓病学会	日本心臓病学会
日本心不全学会	日本心不全学会
日本臨床補助人工心臓研究会	日本臨床補助人工心臓研究会
	日本小児循環器学会
	日本心臓リハビリテーション学会
	日本心臓移植研究会

表2　補助人工心臓治療関連学会協議会の業務

①	植込型補助人工心臓実施施設審査ならびに認定
②	植込型補助人工心臓実施医審査ならびに認定
③	植込型補助人工心臓実施施設更新審査ならびに認定
④	植込型補助人工心臓実施医更新審査ならびに認定
⑤	人工心臓管理技術認定士の審査ならびに認定への協力
⑥	小児用体外式補助人工心臓実施施設審査ならびに認定
⑦	小児用体外式補助人工心臓実施医審査ならびに認定
⑧	人工心臓管理技術認定士（小児体外式）の審査ならびに認定への協力
⑨	植込型補助人工心臓管理施設審査ならびに認定
⑩	植込型補助人工心臓治療の安全性に関する検討
⑪	補助人工心臓治療全般に関わる社会的提言

4-1-1 植込型補助人工心臓実施施設認定基準（表3）

実施施設の認定業務は毎年行われている．実施医が必ず常勤医師として在籍していることが必要である．人工心臓管理技術認定士は看護師，あるいは臨床工学技士のいずれでも取得可能であるが，両者ともにその資格を有していることが好ましい．また，J-MACSおよびIMACSへの参加・協力が必須となっている．

4-1-2 植込型補助人工心臓実施医認定基準（表4）

国内・海外留学のいずれの場合でも，術者としてVAD装着は認められる．施設として新たな植込型VADの装着を行う場合には，すべてのデバイスについて2例までプロクターの立ち合いが必須となっている．

4-1-3 植込型補助人工心臓実施施設更新認定基準（表5）

実施施設の更新は5年ごとに行われる．患者安全の立場から，VAD治療実績と共に成績が審査の対象になっている．また，J-MACSやIMACSへの協力実績も重要となる．評価結果に基づいて適切な勧告をする場合がある．

表3　植込型補助人工心臓実施施設認定基準　　2018.8 現在

①	心臓血管外科を標榜している心臓血管外科専門医認定修練基幹施設で，開心術の症例が年間100例以上ある
②	補助人工心臓の装着手術が過去5年間に3例以上*あり，うち1例ではその後連続して30日以上の管理を行い，その間にベッド外でのリハビリを行った経験がある
③	心臓移植実施認定施設あるいは実施認定施設と密接に連携を取れる施設である．なお，連携とは，適応判定，植込型補助人工心臓装着手術ならびに装着後管理の指導ならびに支援が受けられる条件にあることを意味する
④	補助人工心臓（体外設置型）に関する施設基準を満たし，体外設置型補助人工心臓による緊急時の装着がいつでも施行可能である
⑤	植込型補助人工心臓装着手術実施医基準を満たす常勤医が1名以上いる
⑥	補助人工心臓治療関連学会協議会植込型補助人工心臓実施基準管理委員会が承認した研修を終了している医療チーム（循環器内科を含む医師，看護師，臨床工学技士を含む）があり，人工心臓管理技術認定士が1名以上いる
⑦	補助人工心臓装着の適応を検討する施設内委員会があり，補助人工心臓装着患者を統合的に治療・看護する体制が組まれている
⑧	補助人工心臓装着患者の在宅治療管理体制が組め，緊急対応が取れる
⑨	施設認定を申請する段階で Japanese registry for Mechanically Assisted Circulatory Support（J-MACS）へ参加し，その運営に協力することに同意を示すこと．また，J-MACSへの患者登録の同意取得に適正に対応することに同意を示すこと．さらに，J-MACSが，ISHLT Mechanical Assisted Circulatory Support（I-MACS）Registryに参加することに同意を示すこと
⑩	補助人工心臓治療関連学会協議会植込型補助人工心臓実施基準管理委員会における認定・評価を受けること．なお，評価を受けることの同意，並びに，評価にて重大な問題点を指摘された場合には，管理中の患者に不利益が生じないよう然るべき措置を速やかにとることに同意を示すこと

*なお，遠心ポンプを使用した左心バイパス（ここでは左心脱血－大動脈送血を指す）についても，手術手技上同等と見做すことができるので補助人工心臓の経験として含めることができる
〔日本臨床補助人工心臓研究会（JACVAS）．ホームページ「各種認定・申請」より引用．以下，同じ〕

表4 植込型補助人工心臓実施医認定基準　2018.8 現在

①	心臓血管外科専門医，または日本胸部外科学会指導医，または日本心臓血管外科学会国際会員である
②	日本胸部外科学会，日本心臓血管外科学会，日本人工臓器学会に所属している
③	補助人工心臓治療関連学会協議会植込型補助人工心臓実施基準管理委員会が承認した研修プログラムを受講している．なお，研修プログラムとしては，現在行われている5つの研修プログラム（東京大・東京女子医大共催補助人工心臓研修コース，国立循環器病研究センター・JACVASのコース，西日本補助人工心臓研修セミナー，東北・北海道地区補助人工心臓研修コース，九州・沖縄地区補助人工心臓研修コース）のどれかの参加証明の添付でよい
④	術者または指導的助手として3例以上の補助人工心臓装着手術経験をもつ．原則として日本で補助人工心臓として製造販売承認を受けているデバイスまたは臨床治験デバイスの手術経験とする*
⑤	上記基準に基づき，補助人工心臓治療関連学会協議会植込型補助人工心臓実施基準管理委員会による認定を受けている

*なお，遠心ポンプを使用した左心バイパス（ここでは左心脱血－大動脈送血を指す）についても，手術手技上同等と見做すことができるので補助人工心臓の経験として含めることができる．植込型補助人工心臓の正中切開を伴わないデバイス交換手術は何例実施しても1例のみを手術経験として含めるものとする

表5 植込型補助人工心臓実施施設更新認定基準　2018.7 現在

①	心臓血管外科を標榜している心臓血管外科専門医認定修練基幹施設で，開心術の症例が年間100例以上ある
②	補助人工心臓*の装着手術が実施施設認定後に植込型2例を含め5例ある．なお，bridge to bridge症例で，同一施設で体外設置型補助人工心臓装着及び植込型補助人工心臓への移行を共に施行した場合，装着手術2例と算定することができる
③	植込型補助人工心臓実施認定施設である心臓移植実施認定施設と密接に連携を取れる施設である．なお，連携とは，適応判定，植込型補助人工心臓装着手術ならびに装着後管理の指導ならびに支援が受けられる条件にあることを意味し，この関係を示す書類を添付すること
④	補助人工心臓（体外設置型及び植込型）に関する健康保険上の施設認定を受けている
⑤	体外設置型補助人工心臓による緊急時の装着がいつでも施行可能である
⑥	植込型補助人工心臓実施医の資格を有する常勤医が1名以上いる
⑦	補助人工心臓治療関連学会協議会植込型補助人工心臓実施基準管理委員会が承認した研修を終了している医療チーム（循環器内科を含む医師，看護師，臨床工学技士を含む）があり，人工心臓管理技術認定士が1名以上いる
⑧	補助人工心臓装着の適応を検討する施設内委員会があり，補助人工心臓装着患者を統合的に治療・看護する体制が組まれている
⑨	補助人工心臓装着患者の在宅治療管理体制が組め，緊急対応が取れる
⑩	Japanese registry for Mechanically Assisted Circulatory Support（J-MACS）に参加し，その運営に協力すること．また，J-MACSが，ISHLT Mechanical Assisted Circulatory Support（I-MACS）Registryに参加することに同意すること
⑪	補助人工心臓治療関連学会協議会植込型補助人工心臓実施基準管理委員会における更新認定・評価を受けること**．なお，評価を受けることの同意，ならびに，評価にて重大な問題点を指摘された場合には，管理中の患者に不利益が生じないよう然るべき措置を速やかにとることに同意を示すこと

*原則は保険償還された補助人工心臓の機種であること
なお，遠心ポンプを使用した左心バイパス（ここでは左心脱血－大動脈送血を指す）についても，手術手技上同等と見做すことができるので補助人工心臓の経験として含めることができる．植込型補助人工心臓の正中切開を伴わないデバイス交換手術は何例実施しても1例のみを手術経験として含めるものとする
**植込型補助人工心臓装着例の3ヶ月生存率は50％以上であること，及びJ-MACSへの患者登録の同意取得ならびに入力作業が適正に行われていること．実施施設認定後更新申請までのすべての補助人工心臓経験症例については，別紙により申告すること

4-1-4 植込型補助人工心臓実施医更新認定基準（表6）

　実施医認定の更新のためには，植込型VADに関わる十分な経験と知識を兼ね備えていることが必須となる．数年ごとに植込型VADのシステム更新が行われ，また新たなデバイスが臨床導入されている．そのために継続的な研鑽が要求されている．

表6　植込型補助人工心臓実施医更新認定基準　　2018.8 現在

①	心臓血管外科専門医，または日本胸部外科学会指導医，または日本心臓血管外科学会国際会員である
②	日本胸部外科学会，日本心臓血管外科学会，日本人工臓器学会に所属している
③	実施医認定後5年間に，植込型2例を含む5例以上の補助人工心臓*の臨床経験**を有す
④	実施医認定後5年間に補助人工心臓治療関連学会協議会植込補助人工心臓実施基準管理委員会が承認した研修プログラム***に3回以上参加している．なお，5年間で10例以上の補助人工心臓の臨床経験をもつ場合には，研修プログラムに2回以上参加していればよい
⑤	上記基準に基づき，補助人工心臓治療関連学会協議会植込型補助人工心臓実施基準管理委員会による更新認定を受けること

＊保険償還された補助人工心臓の機種であること
　なお，遠心ポンプを使用した左心バイパス（ここでは左心脱血－大動脈送血を指す）についても，手術手技上同等と見做すことができるので補助人工心臓の経験として含めることができる．植込型補助人工心臓の正中切開を伴わないデバイス交換手術は何例実施しても1例のみを手術経験として含めるものとする
＊＊　所属施設において装着術を施行した症例であること．なお，所属施設が植込型補助人工心臓実施認定施設以外の場合には，所属施設において植込型補助人工心臓装着例の入院あるいは外来での管理を3ヶ月以上行った症例を含めることでもよい．実施医認定後更新申請までの補助人工心臓経験症例については，別紙により申告すること
＊＊＊東京大・東京女子医大共催補助人工心臓研修コース，国立循環器病研究センター・JACVASのコース，西日本補助人工心臓研修セミナー，東北・北海道地区補助人工心臓研修コース，九州・沖縄地区補助人工心臓研修コース

表7　植込型補助人工心臓管理施設認定基準　　2018.8 現在

①	心臓血管外科専門医修練施設（基幹・関連）あるいは日本循環器学会指定研修施設である．
②	1）体外設置型補助人工心臓認定施設，または 2）植込型補助人工心臓実施認定施設と密接に連携を取れる施設で，認定施設と協力して保険償還された植込型補助人工心臓装着患者の管理を入院の場合1ヶ月以上，外来の場合3ヶ月以上行った経験がある＊．なお，連携とは，装着患者の管理の指導ならびに支援が受けられる条件にあることを意味し，この関係を示す書類を添付すること
③	植込型補助人工心臓実施医，心臓血管外科専門医（＃1及び＃2を満たすこと）あるいは循環器専門医（＃1及び＃2を満たすこと）の資格を有する常勤医が1名以上いる
④	管理する植込型補助人工心臓に関する所定の研修を終了している医療チーム（心臓外科及び循環器内科を含む医師，看護師，臨床工学技士を含む）があり，人工心臓管理技術認定士あるいは体外循環技術認定士（＃1及び＃2を満たすこと）が1名以上いる
⑤	補助人工心臓装着患者の在宅治療管理体制が組め，緊急対応が取れる
⑥	補助人工心臓治療関連学会協議会植込型補助人工心臓実施基準管理委員会における更新認定・評価を受けること．なお，評価を受けることの同意，ならびに，評価にて重大な問題点を指摘された場合には，管理中の患者に不利益が生じないよう然るべき措置を速やかにとることに同意を示すこと
⑦	Japanese registry for Mechanically Assisted Circulatory Support（J-MACS）に参加し，その運営に協力することに同意していること．また，J-MACSがISHLT Mechanical Assisted Circulatory support（I-MACS）Registryに参加することに同意していること．なお，J-MACSへの登録業務を申請施設で行う場合には参加後に諸手続きを行うこと．登録業務を申請施設で行わない場合には，認定施設が継続して行うことに同意すること

＊ 管理を経験した植込型補助人工心臓装着例については，別紙により報告すること
[#1] 申請前の3年以内に以下に示す研究会等に1回以上参加していること
　日本臨床補助人工心臓研究会
以下に示す学会における人工心臓・補助循環に関連したセッション
〈日本胸部外科学会・日本心臓血管外科学会・日本人工臓器学会・日本体外循環技術医学会〉
　日本人工臓器学会教育セミナー／日本体外循環技術医学会教育セミナー／
　人工心臓と補助循環懇話会（AHACの会）／Destination Therapy（DT）研究会
[#2] 申請前の3年以内に補助人工心臓治療関連学会協議会植込型補助人工心臓実施基準管理委員会が承認した以下の研修プログラムに1回以上参加していること．東京大・東京女子医大共催補助人工心臓研修コース，国立循環器病研究センター・JACVASのコース，西日本補助人工心臓研修セミナー，東北・北海道地区補助人工心臓研修コース，九州・沖縄地区補助人工心臓研修コース
注）J-MACSへの登録業務を認定後に希望する場合は，J-MACS登録業務に関する所定の手続きを行うこと

4-1-5 植込型補助人工心臓管理施設認定基準 (表7)

　VAD患者が外来通院あるいは救急入院する場合に，実施施設が近隣にない地域が存在する．VAD患者の通院負担の軽減，さらには迅速な診断・治療が必要な場合の対応を目的として，管理病院（施設）システムが2017年より導入された．管理施設では，資格を有する専門医がVAD植え込みの実施施設の担当医と緊密なコミュニケーションを取りながら，植込型VAD患者の治療に当たる．

4-2 植込型VADの保険償還条件

　植込型VADは左心補助を対象にして承認されているために，右心VADとして使用した場合には適用外使用となる．そのために，植込型VADを左心に装着したときに右心補助が追加で必要になる場合には，保険診療上は体外設置型VADを使用せざるをえない．

　植込型VAD治療は，手技料として初日に58,500点，指導管理料（1日につき）として，2日目以降30日目まで5,000点，31日目以降90日目まで2,780点，91日目以降は1,500点となっている．指導管理料の中には，VAD周辺備品の定期交換費用，消毒・衛生材料費，自己検査用血液凝固分析器関連費用や人工心臓管理技術認定士人件費等を含むことが想定されている．管理施設へ植込型VAD患者の外来・入院治療を移管する場合，VAD植込みの実施施設と管理施設の間で協議を行うことにより，管理施設が指導管理料の全部または一部の支払いを受けることが可能となっている．

4-3 補助人工心臓トレーニングコース

　東京大学が2009年2月に植込型VADの実施医ならびに人工心臓管理技術認定士の育成を目的に補助人工心臓トレーニングコースを開始して以来，国立循環器病研究センター／日本臨床補助人工心臓研究会（Japanese Association for Clinical Ventricular Assist System：JACVAS）のコース，西日本補助人工心臓研修セミナーが開始された．さらに地域性を考慮して，2015年から東北・北海道地区補助人工心臓研修コース，2016年から九州・沖縄地区補助人工心臓研修コースが相次いで始まった．このコースは，植込型VADを含めた全機種の講習に加えて，植込み実習を行う包括的なプログラム構成になっている．これらのコース受講は，実施医，管理医及び人工心臓管理技術認定士の資格取得ならびに更新に必須の内容となっている．

4-4 今後，植込型VAD治療が必要とする社会基盤

　2018年10月までに植込型VAD装着数は通算800例を超えた．装着後に社会復帰を果たす患者が増え，公共交通等を用いた移動の機会が大幅に増加してきた．数年以内にDTが認可されると，患者の移動はさらに増加するものと推測される．植込型VADの安全性は改善されてきてはいるが，移動中のトラブルに対応できるシステムの構築が望まれる．管理施設の迅速な育成はこの一助となるものと期待される．また，介護者が不測の事態に陥った状況における安全管理のバックアップシステムの構築も必要であろう．

　最後に，循環器疾患の究極の緩和医療としてのDTが健全に発展するためにも，deactivationの可否を含めた継続的なコンセンサス形成を行うことが肝要である．［小野　稔］

II 章

在宅VAD治療の実際

1 在宅治療への移行

　体外設置型の補助人工心臓（ventricular assist device：VAD）は病院内での使用が原則であり，退院可能なVADは植込型VADのみである．現時点ではbridge to transplant（BTT）適応でVAD治療が実施されているため，退院後も心臓移植待機のために適切な在宅安全管理が行われる必要がある．心臓移植適応がなく，心臓移植を前提としないdestination therapy（DT）としてのVAD治療は，わが国においては補助人工心臓治療関連学会協議会によるワーキンググループ及びDestination Therapy（DT）研究会が中心となり，2014年12月に適切に施行するための指針が提言されているが，DT患者の在宅管理に関してもBTT患者と同様に，「重症心不全に対する植込型補助人工心臓ガイドライン」（2011-2012年度日本循環器学会／日本心臓血管外科学会合同研究班）に基づいて管理される，とされている[1]．

1-1 退院可能なVAD患者の状態

1-1-1 VAD植込み手術後の血行動態

　退院可能となるには循環動態を含めた全身状態の安定が必要である．VAD適応患者の多くはVAD植込み手術前に強心薬や大動脈内バルーンポンプ（intra-aortic balloon pumping：IABP）など補助循環を要しているがVAD装着後はこれらを離脱し術前の臓器障害も改善することが多い．しかし術後も不十分な循環補助状態（低心拍出状態）が続くと臓器障害が改善せず，点滴静注薬を必要とし退院が困難となる．

　また術直後のみならず，術後1～2週間程度で後出血により心タンポナーデを発症することがある．通常の開心術後と違いVADが駆動することで症状の出現が遅れる傾向があり，VADの補助流量が低下してきた場合には，これらを念頭に置いてCTや心エコー図等で精査を行い，外科的処置の必要性を判断する．心嚢液や血腫が見られても心タンポナーデの血行動態とはならない場合もあるが，慎重に経過をみる必要がある．

　VAD植込み手術にかかわらず，開心術の周術期合併症として，手術操作による肺壁側胸膜の損傷により，あるいは患者がもともとブラを有している場合等に気胸を併発することがある．補助流量低下を認める場合は，緊張性気胸も念頭におき聴診や打診，レントゲン，CTで精査する．

術後に生じる心不全は大きく 2 種類に分けられる．1 つは VAD システム（送血管〈アウトフローグラフト〉，血液ポンプ，脱血管等）に不具合が生じて補助流量が十分に得られない状態である（心タンポナーデを含む）．この場合は，左室内腔が拡大し，胸部 X 線像では肺うっ血が著明となる．もう 1 つは右心不全により右心系から左心系に血液が送られない状態である．左室は虚脱しており胸部 X 線像は明るく肺血管影が減少している[2]．VAD 植込み後約 1 ヶ月を目処に右心カテーテル検査を行い，血行動態を評価しておくことは重要と考えられる．VAD の回転数に応じた心内圧や心拍出量，肺動脈圧（肺血管抵抗）を測定し，回転数の決定や利尿薬の調整を行い，退院可能な循環動態であるかを確認する．

1-1-2 感染症

VAD 適応症例は，術前心原性ショックのため肝機能障害や腎機能障害，低栄養状態や浮腫を合併していることが多く，通常の開心術と比較し術後感染症を合併するリスクが高い．VAD 術後に発熱や炎症反応の再上昇を認めた際には退院を急がず，創部，呼吸器，尿路の感染，炎症を疑って各々培養を提出し，血液培養も積極的に行う．

経口抗菌薬投与下，あるいは抗菌薬中止後も感染が十分にコントロールされ，創部の圧痛等が消失したら退院可能である．

1-1-3 神経機能障害（脳梗塞・脳出血）

VAD 装着後の主要な合併症に脳梗塞や脳出血といった神経機能障害がある．脳梗塞は運動麻痺や高次機能障害といった後遺症を併発し，日常生活動作（activities of daily living：ADL）能力を低下させる場合がある．脳出血及び脳梗塞後出血は致死的となることも多く，早急な抗凝固療法の中和を行う等，脳血管障害急性期は入院加療が必須である．脱水や右心不全，高血圧等によるポンプ低流量や，感染症，内服薬のコンプライアンス不良は血栓塞栓症を来しやすくなる．また高血圧は脳出血の要因にもなる．

退院前に，適正な血管内ボリュームと降圧管理，安定したポンプ流量，抗凝固療法が得られていることが望ましい．右心不全や抗菌薬の服用等でプロトロンビン時間国際標準比（prothrombin time-international normalized ratio：PT-INR）が不安定な場合は，自己検査用血液凝固分析器（コアグチェック XS パーソナル）により，退院後も PT-INR を自己測定しワルファリンの調整を行う．

1-1-4 消化管出血

植込型 VAD の中でも軸流ポンプを用いた VAD（HeartMate II）で消化管出血が多く報告されている．内皮細胞における angiopoietin-2 産生の増加による血管新生が消化管の動静脈奇形を惹起する[3]，またせん断応力（shear stress）の亢進によるフォン・ヴィレブランド因子（von Willebrand factor：vWF）の活性型が低下することで消化管出血が増えると考えられている[4]．

消化管出血の併発時は，抗血小板薬・抗凝固薬の減量中止を行う．初回の消化管出

血時や出血量が多い場合，抗凝固療法中止中に血栓形成のリスクが高い症例では，上部消化管内視鏡検査による出血源の精査及び止血術が必要であり，入院加療を要する．

1-1-5 心室性不整脈

VAD が正常に作動している状態で心室細動（ventricular fibrillation：VF）が生じても，多くの場合肺の Fontan 循環により即座に致死的となることはないが，右心機能が低下して心拍出量が低下することがある．

1-1-6 大動脈弁閉鎖不全（aortic insufficiency：AI）

連続流 VAD に特異的な合併症に，新規に生じる大動脈弁閉鎖不全がある．原因は明確になっていないが，VAD 駆動により自己大動脈弁の開放がほとんどない症例に多く，大動脈弁尖に癒合が生じることで逆流の一因となっている可能性も報告されている[5]．II 度程度の AI は心不全症状を呈することはないが，III 度以上になると VAD 駆動下でも心不全症状を呈することがある．

1-2 自己管理と在宅療養環境

　植込型 VAD の機器管理やドライブライン皮膚貫通部の消毒やシャワー浴，日常生活における自己管理（栄養管理，リハビリテーション，体調管理），急変時の対応，在宅治療状態を記録する自己管理表（患者日誌）の記載等が，在宅療養にあたり重要である．
　また自宅に 3P コンセントの設置や浴室にシャワーが設置されていること，トイレ・寝室の構造が VAD 装着患者（以下，VAD 患者）の在宅療養に支障を来さない環境であること，緊急車両が自宅付近まで到着できる環境であること，救急隊員が患者を運び出す際に支障のない自宅の構造であること，いつでも連絡がとれること，自宅から植込型補助人工心臓実施施設ないしは植込型補助人工心臓管理施設まで2時間以内で移動可能であること等，在宅療養環境を整えておくことも退院前に必要である．
　VAD 患者の居住地の所轄の消防署に対しては，VAD 患者が在宅療養を行うことを事前に連絡し，緊急時搬送が必要な場合の協力や，緊急時の電力確保（電源開放）を退院前に依頼しておく．

1-3 退院計画

　VAD 患者の在宅療養に向けて，リハビリテーション，機器管理トレーニング，皮膚貫通

部の自己管理といった院内トレーニングが終了したら，院外トレーニングを行う．院外トレーニングには医療者を伴う外出と伴わない外出，外泊トレーニングがある．

医療者を伴う外出トレーニングでは，公共交通機関の利用の仕方，バッテリ交換，歩行時の注意点等がトレーニングできるように計画する．医療者を伴わない外出では，緊急時対応ができるか確認を行う．試験外泊の前には前述の自宅療養環境が整っていることが必須である．

1-4 患者サポート体制

配偶者，親，きょうだい，子供など家族からの経済的，精神的な支援が受けられることが望ましい．原則的にはアラーム発生に気づく位置に介護者がいることも重要である．介護者は必ずしも家族であるとは限らないが，家族がそれを担う場合が多い．

VAD患者のみならず介護者も退院前にVADの機器トレーニングを受け，アラームへの対処方法を熟知している必要がある．またVAD患者が脳血管障害や右心不全を併発し高次機能障害やADL低下を来した場合には，介護者によるバッテリ交換や服薬管理，創部管理も必要となる場合がある．主な介護者として認められるのは，成人した者で責任をもてるという位置づけになる[2]．

最近では植込型補助人工心臓実施施設が訪問看護師へVAD機器取扱いの説明を行い，短時間でも訪問看護を導入することで家族の負担軽減をはかる等，長期的な在宅VAD治療が可能となるための社会資源の利用も模索されている．　[絹川弘一郎／中村牧子]

文献
1) 我が国における植込型補助人工心臓適正化の考え方：Destination Therapy について．日本臨床補助人工心臓研究会．2014. https://www.jacvas.com/view-dt/ Accessed 03 Oct 2017
2) 日本循環器学会／日本心臓血管外科学会合同ガイドライン（2011-2012年度合同研究班報告）．重症心不全に対する植込型補助人工心臓治療ガイドライン．2014. https://www.j-circ.or.jp/guideline/pdf/JCS2013_kyo_h.pdf Accessed 03 Oct 2017
3) Tabit CE, Chen P, Kim GH, et al. Elevated angiopoietin-2 level in patients with continuous-flow left ventricular assist devices leads to altered angiogenesis and is associated with higher nonsurgical bleeding. circulation 2016; 134: 141-52.
4) Uriel N, Pak SW, Jorde UP, et al. Acquired von Willbrand syndrome after continuous-flow mechanical device support contributes to a high prevalence of bleeding during long-term support and at the time of transplantation. J Am Coll Cardiol 2010; 56: 1207-13.
5) Letsou GV, Connelly JH, Delgado RM, et al. Is native aortic valve commissural fusion in patients with long-term left ventricular assist devices associated with clinically important aortic insufficiency? J Heart Lung Transplant 2006; 25: 395-9.

2 在宅治療中の内科的治療：投薬，CRT-D

　VAD装着後多くの患者は強力な左心補助により血行動態は改善し，静注強心薬を離脱するが，不全心が存在した状態での補助循環であるため，（右）心不全の増悪や心室性不整脈の再燃も認められる．そのためVAD装着中においても自己心機能の回復・保持を目指した薬物療法や心室性不整脈の予防と対応は重要である．またVAD装着に伴う，血栓塞栓症，血液ポンプ内血栓症，ドライブライン皮膚貫通部感染症（driveline infections：DLI），出血（脳出血，消化管出血），右心不全，AI等，VAD関連合併症への予防・対策としての薬物療法も重要である．

2-1 VAD関連有害事象に対する内科的治療

2-1-1 VADシステム機能不全

　VADシステム機能不全としては脱血管位置不良等による脱血不良，血液ポンプ本体やドライブラインの異常等によるポンプ停止，ポンプ内血栓症，アウトフローグラフトの折れ（kinking）等があり，これらに対しては再手術を要する．血液ポンプ以外の機能不全の場合，各パーツの交換を行うことで改善することがあるが，それでも解決されない場合は，ポンプを含めた全システム交換が必要になる[1]．

　血液ポンプ内血栓症が疑われる場合には，抗凝固・抗血小板療法の強化や，ヘパリンの投与を行う．血栓溶解療法は，新たな出血性合併症を引き起こしてしまう可能性もあり，症例ごとに治療法を選択する．また必要であれば強心薬や利尿薬による抗心不全治療も同時に行う．これらの治療にもかかわらず溶血が持続する場合や心不全が改善しない場合は，血液ポンプ交換を考慮する．

2-1-2 抗血栓療法

　VADの在宅管理中において抗血栓療法の適切な管理は大変重要である．抗凝固療法としてのワルファリンと抗血小板薬の併用が基本となる．ワルファリンの投与量はPT-INRをモニタリングしながら行うが，目標とする範囲は各デバイスにより異なっているのでその範囲内に管理する（表1）．在宅でもコアグチェックXSパーソナルを使用してPT-INRを測定することが可能で，必要に応じて行う．抗血小板薬は欧米ではアスピリン81～243mg（わが国

表 1　デバイス別の PT-INR 管理目標値

デバイス	目標値
HeartMate II	2.0 ～ 2.5
Jarvik 2000	2.0 ～ 2.5
EVAHEART	2.5 ～ 3.5
DuraHeart	2.0 ～ 3.0
HVAD	2.0 ～ 3.0

ではバイアスピリン 100mg）の使用が一般的である（クラス分類 I, エビデンスレベル C；「重症心不全に対する植込型補助人工心臓ガイドライン」による診断及び治療法適応に関する推奨基準, 以下同じ）.

抗血小板療法の効果と, 出血等の合併症発生リスクを検討しつつ, 必要に応じてクロピドグレルへの変更またはアスピリンとの併用も検討されるが（クラス分類 II b, エビデンスレベル C）[1),2)], クロピドグレルは出血性合併症出現時に休薬しても, その効果が減弱するまでに長時間かかるため重篤になることが多く, 適応の判断は慎重に行う.

2–1–3 ドライブライン管理, 創部管理（感染対策）

2009 ～ 13 年に植込型 VAD を装着した患者 32 人中, 術後 6 ヶ月以内に約 50％にドライブライン出口部感染が出現し, 再入院率は 1.74/ 患者・年で, 主な理由は DLI（52％）であったとの報告がある[3)]. また J-MACS（Japanese registry for Mechanically Assisted Circulatory Support）からの報告では VAD 植込み後の主要な感染回避率は 1 年で 55％, 2 年で 39％と低く, DLI は VAD 装着後主たる再入院理由となっている[4)]. DLI は予防が大事で, いったん感染してしまうと完治することはなかなか難しい. ドライブラインが動くことで皮膚貫通部の皮膚障害, 感染につながるのでドライブラインの固定をしっかり行うと共に, 定期的に創部培養を採取し起炎菌を同定しておき, 発熱や創部痛, 炎症反応の上昇を認める場合は適切な抗菌薬投与を選択できるようにしておく. また細菌の抗菌薬への耐性化は患者の予後に直接関わるため, 抗菌薬治療を開始するにあたっては感染制御チーム等の支援も受けることが望ましい.

2–2　不全心に対する内科的治療

2–2–1 自己心機能回復（bridge to recovery）・保持

VAD 装着後も, アンジオテンシン変換酵素（angiotensin-converting enzyme：ACE）阻害薬, アンジオテンシン受容体拮抗薬（angiotensin receptor blocker：ARB）, β遮断薬, 鉱質コルチコイド受容体拮抗薬, 利尿薬を VAD 装着前同様に投与する（クラス分類 I, エビデンスレベル C）[2)]. また左室リバースリモデリング（left ventricular reverse remodeling：LVRR）をはかり，β遮断薬をカルベジロール換算量で 1mg/kg 体重を目標に忍容性がある限り増量する．連続流 VAD において体血圧上昇は後負荷増大を来すうえ，脳血管障害のリスクを増大させるので平均血圧 80mmHg 以下に保つように投薬量を調整する（クラス分類Ⅱb，エビデンスレベル C）．

　VAD 植込み手術前の心不全治療歴が短い症例においては，術後に左室駆出率（left ventricular ejection fraction：LVEF）が改善し VAD 離脱可能となった報告例[5]があり，術前のβ遮断薬治療が不十分な場合に術後心機能が回復すると考えられている．今村らは，左室のリバースリモデリングを VAD 装着 6 ヶ月以内の VAD 離脱または 6 ヶ月後の LVEF が 35％以上になることをエンドポイントに検討したところ，術前のβ遮断薬の累積投与量が 1.6g カルベジロール積算量以下であることが LVRR の独立した推定因子であったと報告している[6]．

2-2-2 右心不全管理

　植込型 VAD は左室の補助装置であり，植込み後に右心不全を来す症例がある．INTERMACS（Interagency Registry for Mechanically Assist Support）による VAD 植え込み後の右心不全の定義は，中心静脈圧の上昇（右房圧 16mmHg 超，心エコー図で呼吸性変動の消失を伴う下大静脈の拡張，頸静脈圧の上昇）とそれに起因する所見（末梢浮腫，腹水あるいは肝腫大，肝機能の悪化 T-Bil >2.0 mg/dℓ，腎機能の悪化 Cre >2.0 mg/dℓ），によりなされる．さらに重症右心不全は，2 週間以上の強心薬の使用，48 時間以上の一酸化窒素（NO）吸入，右心に対する機械的補助，と定義される[7]．このような VAD 植え込み後の右心不全は 20 〜 50％に発症すると報告されているが，多くは VAD 術後急性期に発症する右心不全を対象としている．

　植込型 VAD では術後数週して（遠隔期に）右心不全を生じる例がある．今村らは，VAD 植え込み後 5 週目に任意の VAD の回転数及び生理食塩水負荷前後での右室一回仕事係数低値（<4.0 g/m²）を晩発性右心不全と定義し[8]，6 分間歩行距離の短縮や最高酸素摂取量の低値といった運動耐容能の低下，右室の拡大と三尖弁閉鎖不全（tricuspid insufficiency：TI）の悪化が認められたと報告している．

　植え込み前の左室径が小さく（LVDd のカットオフ値 64mm），連続流 VAD による sucking で中隔が左室側にシフトし右室の形態が変化することで右室壁張力上昇及び右室収縮力減少，TI の悪化と右室への前負荷増大を来し，遠隔期に右心不全を生じる可能性が示唆されている．VAD 術後急性右心不全に対しては，NO 吸入，静注強心薬（ドブタミンと血管拡張作用があるミルリノン），利尿薬が使用されるが，慢性右心不全，晩発性右心不全には，経口 PDE3 阻害薬（ピモベンダン）や経口 PDE5 阻害薬（シルデナフィル，タダラフィル）を長期に投与することがある（クラス分類Ⅱb，エビデンスレベル C）[2,9]．肺血管抵抗が正常域であっても，経口 PDE5 阻害薬を使用することでより肺血管抵抗を低下させ VAD の filling（血液の充填）を保つ必要がある．

　難治性心室性不整脈症例においても右室機能不全に陥るため[10]，経口 PDE5 阻害薬

が必要となることがある．またβ遮断薬は漸減または中止することも考慮する．一方，下腿浮腫や胸水・腹水など体液貯留に対しては利尿薬が必要であるが，過量なナトリウム利尿薬は前負荷の減少によりVADのfilling不良を来し心拍出量の低下や血圧低下を来す可能性がある． VAD術後の難治性右心不全に対し水利尿薬であるバソプレシンV2受容体拮抗薬トルバプタンが有効であった報告[11]があり，使用が検討される．

2-2-3 大動脈弁閉鎖不全（AI）

前節で述べた通り，植込型VADに特異的な合併症に，新規に生じるAIがあり，運動耐容能の低下や再入院の増加と関係している． VAD植え込み後に自己の大動脈弁が開放しない例で多くその発症がみられるため[12]，予防として自己の大動脈弁を開放させるようVADの回転数を上げすぎず自己心への前負荷を維持する方法や，自己心機能の回復を目指した心保護薬の投与（ACE阻害薬，ARB，β遮断薬，鉱質コルチコイド受容体拮抗薬の投与），リハビリテーションを行う[13]，等がある．中等度以上のAI発症後はβ遮断薬を漸減または中止することも検討せざるをえない場合がある．

AIが進行して肺うっ血を生じてしまった場合には，うっ血解除のためVADの回転数を上げる，または利尿薬を投与してうっ血の軽減をはかる．

2-2-4 心室性不整脈

前節に記載の通り，VAD植え込み後遠隔期に血行動態が改善しても心室性不整脈が生じることがある．心室性不整脈が持続し，ポンプ流量の低下など血行動態の悪化を来す場合には鎮静下に除細動し，VAD術後にアミオダロンを中止していた場合は投与の再開や，β遮断薬の増量を行う[2]．副作用の面からアミオダロンが使用困難な場合はソタロールを併用する例もある．難治性の場合には，静注のβ遮断薬（ランジオロール）やアミオダロン静注が使用されることもある．

VADの脱血管による物理的刺激が心室性不整脈の原因となる場合もあるため，心エコー図で左室内腔が狭小化してないかどうかをチェックし必要に応じてVADの回転数や前負荷の調整（利尿薬の調整）を行う．

2-2-5 ICD/CRT-D設定

VAD植え込み前に植込型除細動器（implantable cardioverter defibrillator：ICD），両室ペーシング機能付き植込型除細動（cardiac resynchronization therapy defibrillator：CRT-D）が挿入されている患者は多いが，VAD術後に心室性不整脈を生じICDが作動した場合，覚醒下での除細動となってしまうため施設によっては，ショック治療をオフとしている（クラス分類Ⅰ，エビデンスレベルA）[1]．機種によっては心室頻拍モニタ機能と頻拍セラピーが連動しているため，セラピーの出力を下げることで対応している．

両室ペーシングCRTの設定に関しては，VAD植え込み後も右心不全を来さないよう心拍数を一定以上保持する観点から，右房または右室ペーシング機能は最低心拍数を60〜

70bpm に設定し on としている場合がある．左室ペーシングは閾値の上昇を来している場合も多く，電池を消耗するため機能を off にしている場合が多い．[**絹川弘一郎／中村牧子**]

文献

1) 日本循環器学会 / 日本心臓血管外科学会合同ガイドライン（2011-2012 年度合同研究班報告）．重症心不全に対する植込型補助人工心臓治療ガイドライン．2014. https://www.j-circ.or.jp/guideline/pdf/JCS2013_kyo_h.pdf Accessed 03 Oct 2017
2) Feldman D, Pamboukian SV, Teuteberg JJ. The 2013 Internatinal Society for Heart and Lung Transplantation Guidelines for mechanical circulatory support: Executive summary. J Heart Lung Transplant 2013; 32: 157-87.
3) Hata H, Fujita T, Shimahara Y, et al. Early and mid-term outcomes of left ventricular assist device implantation and future prospects. Gen Thorac Cardiovasc Surg 2015; 63: 557–64.
4) 2016 年度補助人工心臓レジストリ (J-MACS). 日本臨床補助人工心臓研究会，2017. https://www.jacvas.com/adoutus/registry/ Accessed 03 Oct 2017
5) Kimura M, Kinoshita O, Nishimura T, et al. Successful weaning from the DuraHeart with a low left ventricular ejection fraction. J Artif Organs 2013; 16: 504-7.
6) Imamura T, Kinugawa K, Hatano M, et al. Preoperative beta-blocker treatment is a key for deciding left ventricular assist device implantation strategy as a bridge to recovery. J Artif Organs 2014; 17: 23-32.
7) Intermacs Documents. Appendix A - Adverce event definitions. Interagency Registry for Mechanically Assist Support. https://www.uab.edu/medicine/intermacs/intermacs-documents Accessed 03 Oct 2017
8) Imamura T, Kinugawa K, Kato N, et al. Late-onset right ventricular failure in patients with preoperative small left ventricle after implantation of continuous flow left ventricular assist device. Circ J 2014; 78: 625-33.
9) Klodell CT, Morey TM, Lobato EM, et al. Effect of sildenafil on pulmonary artery pressure, systemic pressure, and nitric oxide utilization in patients with left ventricular assist devices. Ann Thorac Surg 2007; 83: 68-71.
10) Imamura T, Kinugawa K, Nitta D, et al. Fontan-like hemodynamics complicated with ventricular fibrillation during left ventricular assist device support. Int Heart J 2016; 57: 515-8.
11) Kimura M, Nawata K, Kinoshita O, et al. Successful treatment of intractable fluid retention using tolvaptan after treatment for postoperative mediastinitis in a patient with a left ventricular assist device. Int Heart J 2015; 56: 574-7.
12) Imamura T, Kinugawa K, Fujino T, et al. Aortic insufficiency in patients with sustained left ventricular systolic dysfunction after axial flow assist device implantation. Circ J 2015; 79: 104-11.
13) Imamura T, Kinugawa K , Nitta D, et al. Opening of aortic valve during exercise is key to preventing development of aortic insufficiency during ventricular assist device treatment. ASAIO Journal 2015; 61: 514-9.

3 緊急再入院が必要な状態とそのタイミング

3-1 植込型VADの成績と課題

わが国の補助人工心臓のレジストリー，J-MACSの2018年7月の報告では，植込型VAD患者の生存率は1年で92%，2年で89%と海外の報告と比較しても良好な成績を認めている[1]（P.10の図1参照）．一方で主な有害事象として，VAD関連の感染症，神経機能障害，大量出血，装置の不具合等の発生は決して少なくない[1]．これらの有害事象は外来での管理で対応が可能なものも含まれてはいるが，緊急再入院の大きな要因となる．

3-2 植込型VAD装着後の緊急再入院の原因

植込型VAD患者の緊急再入院の原因については，おおまかには，1）VAD装着に関連した，もしくは原疾患である心不全に関連するもの，2）VAD装着や心不全とは関連しないものに大別できる（図1）．このうち，2）については，VAD装着中という特殊な状況下で，外科治療など侵襲的な治療が必要となり，抗凝固療法の一時的な中止や調節目的で入院となる場合や，長期のVAD装着に伴う不安障害やうつ等，VADとは全く無関係とは言い切れない場合も多い．これらの入院に際しては他診療科との緊密な連携のもとでの治療が必要であることは言うまでもない．

3-2-1 VAD関連の有害事象
（1）VAD感染症

VAD患者の慢性期再入院の原因において，最も多い合併症は感染症である[1]．VAD感染合併者では脳血管障害の合併率が高いことも報告されており，予後や生活の質（quality of life：QOL）の観点からも重要な合併症である．INTERMACS(Interagency Registry for Mechanically Assisted Circulatory Support)の定義によるとVAD感染症は，1）VAD特異的感染症，2）VAD関連感染症，3）非VAD感染症に大別される[2]（表1）．本項ではこのうち1）VAD特異的感染症と，2）VAD関連感染症について述べる．

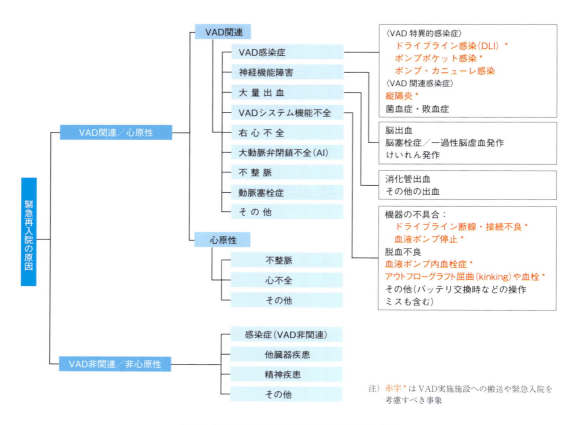

図1　VAD 患者の緊急再入院の主な原因

表1　VAD 感染症の分類

VAD 特異的感染症	○ポンプ・カニューレ感染 ○ポンプポケット感染 ○ドライブライン感染（DLI）
VAD 関連感染症	○感染性心内膜炎 ○血流感染（中心静脈カテーテル関連感染） ○縦隔炎 　　VAD 関連 　　　－胸骨創部感染 　　　－ポンプポケット感染 　　VAD 非関連 　　　－食道穿孔など
非 VAD 感染症	○下部呼吸器感染 ○胆管炎 ○クロストリジウム感染 ○尿路感染 ○その他

1）VAD 特異的感染症

VAD を装着していない患者では起こることのない感染症で，DLI，ポンプポケット感染，ポンプ・カニューレ感染等が含まれる．

・DLI

局所の感染初期の症状・徴候として，ドライブラインの皮膚貫通部周囲の発赤，熱感，疼痛，滲出液や不良肉芽の出現等があげられる．これらの症状・徴候を認める場合には DLI を疑う必要がある．感染が局所に留まっている場合には発熱や血液検査での炎症所見の上昇は必ずしも伴わない．ドライブラインの体内の走行に沿って発赤，熱感，疼痛を認める場合には，ドライブラインに沿って感染がより深部まで到達していることが示唆される．

DLI の治療で最も重要なことはその予防であり，ドライブラインの固定やドライブライン皮膚貫通部の消毒等の日常の管理とその患者教育であることは前節 2-1-3 の記載の通りである．ドライブライン感染に対する抗菌薬の使用については明確な開始基準や投与法，投与期間についての推奨はないが，局所の感染徴候に対するドライブラインの固定法の再検討や局所処置の変更，経口抗菌薬の投与等の在宅管理にもかかわらず感染徴候の改善を認めない場合や，発熱や白血球増多，炎症所見の上昇等が見られる場合には静脈注射の抗菌薬の使用を考慮し，入院を検討することとなる．

感染の進展の評価には心エコー図検査や造影 CT によるドライブライン周囲の液体貯留有無の観察や核医学検査（ガリウムシンチグラフィー），FDG-PET が有用である[3]．感染がより深部に進展している場合には，入院のうえで外科的に切開排膿を検討すると共に陰圧閉鎖療法（negative pressure wound therapy：NPWT）等についても躊躇せずに行い，感染症がさらに進展する前の段階でコントロールすることが重要である．

一般的に DLI の起炎菌がグラム陰性桿菌や真菌の場合には，グラム陽性球菌の場合と比較して予後が不良であるとされている．また抗菌薬の長期の投与の過程で菌交代を生じたり，多剤耐性化を来すことがあり注意が必要である．植込型補助人工心臓管理・実施施設以外で管理している場合には，抗菌薬の投与や外科的処置の方法や手段について，実施施設と密に情報共有し，治療方針についてコンセンサスを形成しておくことが重要である．

・ポンプポケット感染

血液ポンプ植込部の圧痛や自発痛，発熱，炎症所見の上昇や血液培養陽性所見を認める場合にはポンプポケット感染の合併を疑う必要があり，原則入院での管理が必要である．DLI が進行してポンプポケットまで感染が拡大する場合と，そうでない場合があるが，とくに後者の場合には確定診断は必ずしも容易ではなく，身体所見や血液検査，造影 CT（ポンプによりアーチファクトのため判断困難なことが多い）やガリウムシンチグラフィー，FDG-PET 等の画像検査を組合わせて総合的に判断することになる．画像検査所見については VAD 植え込み後比較的早期の場合には単回の検査だけでは術後の炎症の残存と感染を鑑別できないことも多く，複数回の経過を観察することが重要である．

ポンプポケット感染による入院では長期にわたる抗菌薬の経静脈的投与が必要である．必要に応じて植込型補助人工心臓実施施設へ入院とし，開創，排膿，デブリードマンや頻回もしくは持続的な洗浄や NPWT を考慮するが，菌血症や起炎菌の多剤耐性化によりコントロールが困難な場合には血液ポンプ交換や VAD 離脱を検討せざるをえない．なお，感染に伴い創が哆開し，血液ポンプ周囲に死腔がある場合は，筋皮弁や大網等の充填が考慮される．

・ポンプ・カニューレ感染

これらの処置によりポンプポケットの感染徴候が改善した場合でも，菌血症が持続することがある．そのような場合には血液ポンプ自身の感染（pump endocarditis）やカニューレ感染を疑う必要があり，やはりポンプ交換や VAD 離脱の可能性の検討を要することになる．当然入院のうえで長期の管理が必要になる．なお，このような状態が持続していても心臓移植に到達できた場合には移植後の予後は良好であるとされる[4]．

2）VAD 関連感染症：菌血症・敗血症・縦隔炎

VAD 患者に限らず，そのほかの開心術後にも生じうる感染症であるが，その発症機序に VAD 装着が関係していることが考えられる感染症を指す．

前述のポンプポケット感染と同様に，VAD 患者では植え込み前の全身状態が不良なため，血流感染や菌血症，敗血症，あるいは縦隔炎の合併率も高い．縦隔炎は胸骨部の創部感染やポンプポケット感染が進展して生じ，コントロール困難な場合には致命的合併症となる危険性がある．創部の腫脹や疼痛，排膿が出現した場合には縦隔炎合併を疑い，前述と同様の画像診断やドレーン排液や膿の細菌培養検査を行うと共に早急な再開胸ドレナージと除去可能な人工物の摘除を考慮する必要があるが，実際には VAD のアウトフローグラフトが走行しており治療に難渋する例も多い．VAD 装着中の縦隔炎に対して NPWT が有用で救命しえたとの報告もある[5]．

（2）神経機能障害

VAD 装着中に，けいれんや意識障害，突然の頭痛やめまい，視野欠損，吐気嘔吐，発語困難や顔面麻痺，あるいは片側麻痺等の新たな症状や神経学的徴候の出現を認めた場合には脳出血やクモ膜下出血，脳梗塞，一過性脳虚血発作等を疑い緊急対応が必要である．とくに脳出血やクモ膜下出血等の出血性脳血管障害の場合には，当初症状が軽微であったとしても，その後症状が急激に進行して致命的になる危険性も高いことから，少しでも疑う所見があれば，躊躇することなく緊急で頭部 CT を撮影するべきである．

神経症状を伴う出血性脳血管障害の場合には緊急入院が必要であり，抗凝固療法についても緊急での中和が必要である．ビタミン K 製剤による中和は時間を要することが多いことから，2017 年秋より保険償還された乾燥濃縮人プロトロンビン複合体製剤（prothrombin complex concentrate：PCC）（ケイセントラ）や，凝固第IX因子複合体製剤（PP-SB）（保険適用外）等の血液製剤の投与を行い PT-INR < 1.3 〜 1.5 以下に正常化することが推奨される[6]．また必要に応じて新鮮凍結血漿（fresh frozen plasma：FFP）や濃厚血小板等の製剤の投与も行う．同時に緊急の開頭血腫除去術等の外科的治療の適応について脳外

科医と相談する必要がある．

　出血後の抗凝固療法再開については明確な推奨はないが，まずは止血・出血の進展防止を目指すこととし，48～72時間経過後に脳外科医と相談のうえ少量のヘパリンから抗凝固療法を再開する施設が多いのが実情である．VAD管理に関わる可能性のある医療機関は，前もってこのような合併症が発生した場合の対応について十分に検討し，施設内でのコンセンサスを形成し関連部署に周知しておく必要がある．

　頭部CTにて明らかな頭蓋内出血を認めなかった場合には脳血栓塞栓症等の脳梗塞の可能性を疑う必要がある．VAD装着中MRI検査は施行できないことから，神経内科医や脳血管内科医による診察や造影剤を用いた頭部のCTアンギオグラフィーを行う．血栓溶解療法については抗凝固療法が適正であれば適応にならないが，血管内治療を実施可能な施設では緊急の血管内治療の適応についても検討する．脳梗塞の範囲が大きく，頭部CTで梗塞巣が明らかで発症から時間が経過していると考えられる場合には，梗塞後出血を来しやすいことから十分な経過観察が必要である．抗凝固療法については継続を基本とするが，過剰な抗凝固療法は慎むべきである[7]．脳梗塞の診断が不確実な場合でも神経学的症状や徴候がある場合には，必ず入院下で管理して症状・徴候や頭部CTの経過観察を行うと共に，抗凝固療法が適正であるか再評価を行う必要がある．

（3）大量出血（とくに消化管出血）

　VAD装着中は通常，抗血小板薬と抗凝固薬の両方を内服していることが多く，出血性合併症の出現時には入院を要することも少なくない．とくに軸流型の連続流VADではvWFの消耗等により消化管出血の頻度が高いことが知られている．アスピリン潰瘍による消化管出血の可能性も念頭に置く必要がある．

　出血が持続している場合は，抗凝固療法の中止や緩和を検討し，消化管内視鏡検査による出血源の同定や止血術についても考慮する．大量の出血で血行動態が不安定になったり，VADの流量が減少したり，明らかな脱血不良が出現する場合には，赤血球製剤の輸血を行うと共に，前述のPCCやFFP，血小板製剤等の投与を行う．

（4）VADシステム機能不全

　VADシステムの血液ポンプ機能不全は多くの場合緊急入院が必要になる．その原因は，コントローラやバッテリの不具合，ドライブラインの断線や損傷，接続不良等の純粋な機器の不具合の問題と，脱血不良，血液ポンプ内血栓症やポンプ停止，あるいは溶血といった患者と機器システムの両方を考慮すべき問題，さらにはバッテリの交換時の操作ミスや充電切れによる電源喪失等の人為的な問題等が考えられる．

　いずれにしても，VADの機能不全は心不全や脳血管障害，あるいは循環停止といった重大な事象につながる可能性があり，原因が単純で速やかに改善されない限りは緊急入院が必要となる．

1）純粋な機器の不具合の問題

　機器の動作に影響するような不具合が確認されるか疑われる場合には，緊急で植込型補助人工心臓実施施設に入院のうえ，患者の状態の評価とVADの作動状況のモニタリング

を継続して行う必要がある．コントローラや血液ポンプ本体の交換の必要性について検討し，VADの製造販売業者に連絡のうえ原因究明に努める必要がある．

　血液ポンプ停止は，循環補助の停止を意味するのみでなく，VAD回路を介して大動脈内の血液が左室内へと急性の逆流を来す可能性があり，急激な血行動態の破綻や呼吸状態の悪化，意識障害等の原因となる．電源接続の確認やコントローラの交換等を行ってもVADが再駆動しない場合には，経皮的心肺補助装置（percutaneous caidiopulmonary support：PCPS）等の緊急の循環補助を検討する必要がある．なお，心肺蘇生が必要な状況になった場合，胸骨圧迫については一部の機種を除いてVAD患者では原則禁忌と考えられている．

2）血液ポンプの脱血不良

　VADはインフローカニューレの位置や向き，左室内腔の大きさや構造物によって脱血不良を生じたり，suckingと言われる吸いつき現象を来すことがある．VADの脱血不良は，流量の減少による血液ポンプ内血栓症の誘因となりえるのに加え，suckingによる心室性不整脈を誘発しやすくなる．VAD植込み手術の術中や術直後に適切であったインフローカニューレの位置や向きが左室の減負荷やLVRRによって不適切になることは比較的多く経験する．また左室内腔の大きさは体液量や右室の収縮能や肺血管抵抗，血液ポンプの回転数等の影響を受けやすいことから，良好な脱血を維持するためには，これらの因子を適正化する必要がある．

表2　ポンプ血栓症の原因となる因子

機器関連因子	患者関連因子	マネジメント関連因子
○血液ポンプ内での熱産生	○心房細動	○不適切な抗凝固療法・抗血小板療法
○血液接触面での血栓形成	○心房内・心室内血栓	○インフローカニューレの位置異常
○せん断応力による血小板機能更新	○僧帽弁置換機械弁	○感染コントロール困難
○血液のうっ滞	○感染症・敗血症	○低流量 　－低ポンプ回転数 　－不十分な降圧治療
○カニュレーション部位の血栓形成	○アドヒアランス不良	
○アウトフローグラフトの屈曲や狭窄・閉塞	○低流量 　－体重変化や姿勢によるカニューレの位置移動 　－右心不全 　－僧帽弁	
○インフローカニューレの位置異常	○過凝固状態 　－凝固異常疾患 　－抗リン脂質代謝症候群 　－ヘパリン起因性血小板減少症 　－悪性腫瘍	

日常臨床においては，血液ポンプの脱血不良の原因として脱水や出血等が多いことから，輸液負荷や輸血によって改善することがほとんどであるが，これらの処置にもかかわらず脱血不良を頻回に認める場合には，入院のうえで心エコー図や右心カテーテル検査を含めた原因検索と治療方針決定が望ましい．

3）血液ポンプ内血栓症

血液ポンプ内血栓症では VAD システムのインフローカニューレ，ポンプ本体，アウトフローグラフトのいずれかの部位に血栓を生じ，これによりポンプの機能不全による循環不全や溶血，全身性の血栓塞栓症等を生じる．

ポンプ内血栓症の原因としては，**表2**に示すように機器に関連した因子，患者に関連した因子，マネジメントに関連した因子が考えられる[7]．

ポンプ内血栓症の診断は必ずしも容易ではないが，現在**図2**のような診断治療のアルゴリズムが提唱されている（HearMate II の場合）[8]．ここでは診断のために血清乳酸脱水

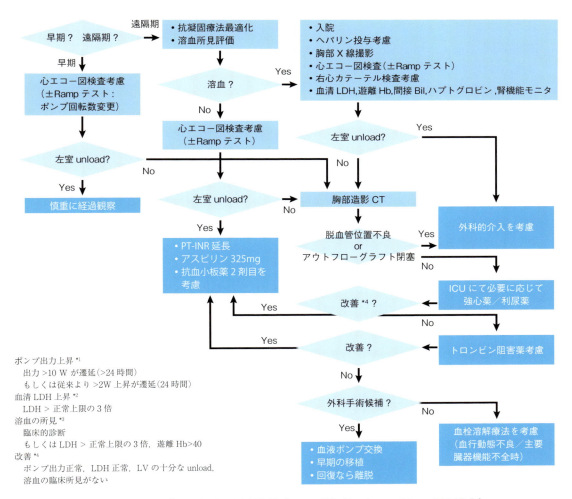

図2 血液ポンプ内血栓症の診断と治療アルゴリズム（HeartMate II の場合）

(Goldstein DJ, John R, Salerno C, et al. Algorithm for the diagnosis and management of suspected pump thrombus. J Heart Lung Transplant 2013; 32: 667-70 より引用)

酵素（lactate dehydrogenase：LDH）や間接ビリルビン（Bil），遊離ヘモグロビン（Hb）やハプトグロビン等の血液検査や，心不全の徴候の出現，血液ポンプの出力上昇に加えて，心エコー図や右心カテーテル検査下でポンプの回転数を段階的に変更する Ramp テストの有用性，造影 CT の必要性等が提唱されている．治療は抗凝固療法の強化，抗血小板薬の増量や追加，トロンビン阻害薬の投与や血栓溶解療法，血行動態管理の目的での強心薬や利尿薬の投与，さらにはこれらで病態が改善しない場合には血液ポンプ交換を考慮することが推奨されている．

（5）右心不全

前節 2-2-2 にもあるように，VAD 管理中遠隔期に右心不全が出現する例が報告されている．少量の利尿薬でうっ血の症状や徴候が改善することも多いが，うっ血のコントロールに難渋したり VAD の流量の低下を来したりすることもあり，このような場合には病態把握や治療法の検討のために入院のうえで心エコー図や右心カテーテル検査下でポンプの回転数の調整や肺血管拡張薬，強心薬の適応について検討する必要がある．内科的治療で右心不全のコントロールが困難な場合には機械的補助を考慮せざるをえないが，植込型の右心補助装置（right venticular assist device：RVAD）はわが国では承認されておらず，その適応検討にあたっては慎重な対応が必要である．

（6）大動脈弁閉鎖不全（AI）

VAD の長期の合併症として AI による大動脈弁逆流（aortic regurgitation：AR）は経時的に増加することが報告されている[9]．VAD 管理中の AI では全心周期にわたって弁逆流を生じることが多く，心エコー図検査で想定される以上に実際の逆流量は多い．経時的な AR の増悪と左室径の拡大傾向がある場合には，左心不全の症状や徴候の出現に注意して経過観察し，前節 2-2-3 にあるような対応にもかかわらず心不全が顕在化するようであれば入院の適応となる．進行した場合には生体弁による大動脈弁置換術や大動脈弁閉鎖術等の外科的介入を検討する必要がある．

（7）不整脈

VAD 患者の不整脈は VAD 装着に関連したもの，もともとの心不全に合併していた，もしくはその自然経過の中で出現したと思われるものに大別される．前者は VAD のインフローカニューレと左室壁の接触（sucking）等の機械的刺激によって生じる心室性不整脈が多く，前負荷の最適化やポンプの回転数の調整等によって管理が可能な場合も多い．一方で後者については，もともとの心不全に合併していた不整脈が再出現する場合と新たに出現する場合があり，心室性不整脈，上室性不整脈のどちらも生じる可能性がある．

VAD 装着中は，VF や心室頻拍（ventricular tachycardia：VT）を合併しても，肺血管抵抗が高値でなければ VAD による循環は成立することが多いが，それでも VAD 流量が減少して倦怠感等の自覚症状が出現したり，肝うっ血など右心不全の徴候が出現したりする場合には入院のうえで，鎮静下での電気的除細動や抗不整脈薬の投与を検討する．難治性かつ血行動態に影響を与える場合，カテーテルアブレーションや ICD の挿入を行った報告もある[10),11)]．

3-2-2 もともとの心不全による心原性の原因

（1）不整脈

前項でも触れており，ここでは詳細に述べるのは差し控える．

（2）心不全

VAD 患者では前述の VAD 装着後顕在化したり遅発性に生じる右心不全，AI による左心不全，VF や VT に起因する右心不全の他にも，心不全を合併し入院を要することがありえる．

VAD の流量は前負荷だけではなく後負荷にも依存することから，急激な血圧上昇を生じた場合には VAD の流量が低下して左心不全を生じうる．また，高度の貧血や発熱等の hyperdynamic state でも相対的に VAD の流量が不十分となる結果，急性左心不全を生じることがある．このような場合には一般的な左心不全の治療に加えて VAD の回転数を一時的に調整する等の対応が必要になることもある．また，気胸や肺炎・無気肺，あるいは肺塞栓など肺血管抵抗が上昇する病態がある場合には急性右心不全や VAD 前負荷不足による血圧低下を来すことがある．

3-2-3 VAD 非関連／非心原性の原因

VAD 患者が VAD 装着やもともとの心不全とは無関係な理由で入院することは比較的多い．具体的な理由としては①感染症（非 VAD 関連），②他臓器障害，③精神疾患，④その他である．実際には，これらの原因による入院の場合でも安全性の観点から VAD 管理に習熟した病棟や VAD チームのスタッフのもとで入院管理が行われることも多い．

しかしながら精神疾患や非心臓／非 VAD 関連の外科手術になる場合等，入院の原因となった疾患の専門施設や病棟に入院する場合には，VAD の原理や取扱い，注意点等について，十分に説明すると共に，常に対応ができるようなバックアップ体制の整備が必要である．また，外科治療が必要な場合には，抗凝固療法やそのほかの薬物治療についても，常に VAD チームと情報共有をしながら適切と思われる管理を継続する必要がある．　［肥後太基］

文献

1) 日本臨床補助人工心臓研究会ホームページ．https://www.jacvas.com/adoutus/registry/ Acessed 30 Aug 2019
2) Hannan MM, Husain S, Mattner F, et al. Working formulation for the standardization of definitions of infections in patients using ventricular assist devices. J Heart Lung Transplant 2011; 30: 375-84.
3) Fujino T, Higo T, Tanoue Y, et al. FDG-PET/CT for driveline infection in a patient with implantable left ventricular assist device. Eur Heart J Cardiovasc Imaging 2016; 17: 23.
4) Kimura M, Nawata K, Kinoshita O, et al. Readmissions after continuous flow left venticular assist device implantation. J Artif Organs 2017; 20: 311-7.
5) 星野康弘，西村 隆，河田光弘，ほか．補助人工心臓装着後の縦隔炎に対して negative pressure wound therapy を施行して感染を制御し長期生存が得られている 1 症例．日心外会誌 2012; 41: 76-9.

6) Ramey WL, Basken RL, Walter CM, et al. Intracranial hemorrhage in patients with durable mechanical circulatory support devices: institutional review and proposed treatment algorithm. World Neurosurg 2017; 108: 826-35.
7) 日本脳卒中学会脳卒中ガイドライン委員会, 編. 脳卒中治療ガイドライン 2015. 東京：協和企画, 2015.
8) Goldstein DJ, John R, Salerno C, et al. Algorithm for the diagnosis and management of suspected pump thrombus. J Heart Lung Transplant 2013; 32: 667-70.
9) Slaughter MS, Pagani FD, Rogers JG, et al. Clinical management of continuous-flow left ventricular assist devices in advanced heart failure. J Heart Lung Transplant 2010; 29: S1-S39.
10) Jorde UP, Uriel N, Nahumi N, et al. Prevalence, significance, and management of aortic insufficiency in continuous flow left ventricular assist device recipients. Circ Heart Fail 2014; 7: 310-9.
11) Nakahara S, Chien C, Gelow J, et al. Ventricular arrhythmias after left ventricular assist device. Circ Arrhythm Electrophysiol 2013; 6: 648-54.

4 VAD管理施設からVAD実施施設への搬送が必要な状態

　2019年4月現在，わが国では47の植込型補助人工心臓実施施設（以下，VAD実施施設）と9つの植込型補助人工心臓管理施設（以下，VAD管理施設）が認定されている（**図1**，**2**）[1]．また，それ以外にもVAD管理施設の認定は受けていないものの，実際にはVAD患者の普段の抗凝固療法の調節や心臓リハビリテーション，あるいは緊急時の初期対応等でVAD実施施設と連携している医療機関（非VAD管理施設等）も少なからず存在している．
　VAD患者を対象とした医療連携（shared care）は，よりきめ細かい管理を可能にするこ

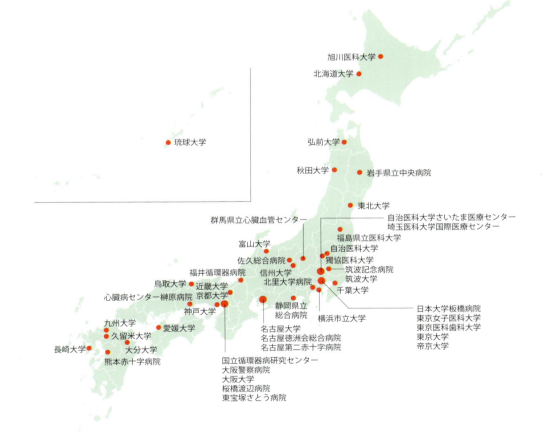

図1　「植込型補助人工心臓実施基準管理委員会」が認定したVAD実施施設（2019年4月現在）
　　　（日本臨床補助人工心臓研究会ホームページ．https://www.jacvas.com/adoutus/registry/ をもとに作成）

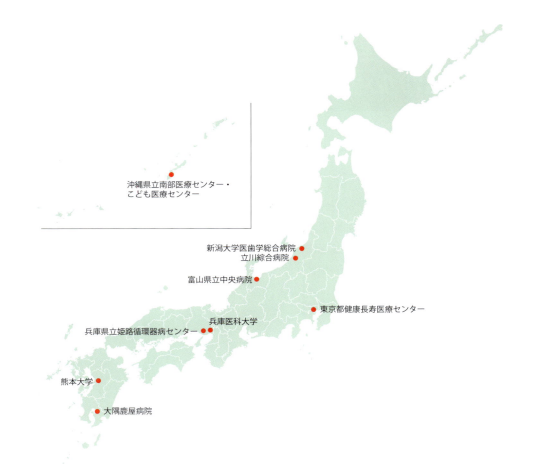

図2 「植込型補助人工心臓実施基準管理委員会」が認定したVAD管理施設（2019年4月現在）
（日本臨床補助人工心臓研究会ホームページ．https://www.jacvas.com/adoutus/registry/ をもとに作成）

とでVAD治療の安全性を高めることが期待されるだけでなく，患者のQOLの向上，VAD実施施設への紹介患者の増加や地域におけるVAD治療の普及など様々な効果が期待される[2]．VAD実施施設，VAD管理施設，あるいは非VAD管理施設は普段から互いに密に連携を取り合って，患者の状態や治療方針について情報共有をしておく必要がある．また，機器の不具合や合併症等で緊急の入院や処置が必要となった場合に備えて，あらかじめそれぞれの施設で対処が可能なことと困難なことを明確にし，緊急時の役割分担や緊急の搬送手段についても決めておく必要がある．

　具体的には，VAD患者の合併症のなかでも，脳血管障害や大量出血時等の対応については，VAD管理施設の多くでは，その施設内で他の診療科の協力さえ得られれば可能であることが多いと思われるが，VAD管理施設でそれらの緊急時対応が困難な場合，例えばVADシステム機能不全で緊急の血液ポンプ交換が必要な場合，さらにはVADのポンプ・カニューレ感染やポンプポケット感染のために血液ポンプ交換を考慮する必要がある場合やDLIのためにデブリードマン等の侵襲的な処置が必要と判断される場合には，VAD実施施

設への搬送が必要になる．

　VAD実施施設とVAD管理施設との間で最も重要なことは，共通の患者を連携して，共通の方針に則って絶え間なく管理できるだけのお互いの密な連携と信頼関係の構築である．また，VAD植え込み時にはVAD実施施設では，ACP（advance care planning）について意思確認をしていることが多いと思われるが，この事前指示についての患者の意思についても，定期的にアップデートしながら施設間で情報共有をしていくことが求められる．

[肥後太基]

文献

1) 日本臨床補助人工心臓研究会ホームページ．　https://www.jacvas.com/adoutus/registry/ Acessed 4 Sept 2019
2) Kiernan MS, Joseph MS, Katz JN, et al. Sharing the care of mechanical circulatory support collaborative efforts of patients/caregivers, shared-care sites, and left ventricular assist device implanting centers. Circ Heart Fail 2015; 8: 629–35.

III章

日常生活の管理及び患者指導

1 在宅復帰プログラムにおける患者教育

　在宅復帰プログラムは，植込型補助人工心臓（implantable ventricular assist device，以下植込型VADまたはVAD）を装着した患者が「安全に」自立した生活を送り，自己管理ができることを目標としている．VADの植込み手術後，退院までの1ヶ月半から3ヶ月の間に，そのための教育・指導が，患者と患者を24時間支える介護者に対して行われる．それは機器の取扱いや服薬，ドライブライン皮膚貫通部の衛生管理のほか日常生活上の様々な注意にまで及ぶ．退院までの在宅復帰プログラムの期間は施設によって異なる．
　本節では，在宅復帰プログラムの全体像及び患者教育について述べる．

1-1 在宅復帰プログラムの概要

1-1-1 術前から開始

　VAD植込み手術を行う患者のケアは，VAD装着前から開始することが望ましい．現在，このVADを装着できるのは，原則，日本循環器学会で心臓移植の適応と判定された患者もしくは自施設内判定（2019年1月現在，東京大学医学部附属病院，大阪大学医学部附属病院，国立循環器病研究センターが可能）された患者であり，内科的治療では回復の見込みのないとされる重症心不全患者である．術前は全身状態が悪い患者も少なくないが，患者や家族に対して，在宅復帰プログラムについて説明し，できる限り理解を得たうえで実施する．
　図1に在宅復帰プログラムの概要について示した．患者教育は，VAD植込み手術前から始まり，段階を経て着実に退院へとつなげる必要がある[1]．段階としては，術前，Phase1は集中治療室滞在期間で，術直後の急性期でありカテコラミン等の点滴で心機能をサポートしながら循環動態が回復してくるのを待っている時期である．この時期はドライブライン皮膚貫通部の固定をしっかりしながら離床を進める．ほぼ全介助が必要な段階である．次に，Phase2はカテコラミン等のサポートなしに循環動態が安定してくる時期である．日常生活動作（activities of daily living：ADL）を拡大し，身の回りのことができるように支援していく．少しずつ，状態に合わせてトレーニングの日程調整を始める．Phase3は院内トレーニングを実施する時期である．自宅療養するために必要なトレーニングがおこなわれる[1,2]．Phase4は院内のトレーニングが終わり，外出（医療者を伴う外出，医療者を伴わない外出）

術 前
- 術前評価を行い，VADに関するオリエンテーションを行う．本プログラムについて全体像を説明し，在宅療養環境をイメージしてもらう

Phase1
- 循環動態及び全身状態の回復につとめる．集中治療室において強心薬や利尿薬等による点滴治療を行う．ADLは臥床・側臥位・端座位・立位と状態に合わせて実施する

Phase2
- 循環動態及び全身状態が改善し点滴治療から内服による治療に切り替わる．日常生活での自立を促し身の回りのことができるようにする．立位保持・歩行ができるようになり，状況により運動負荷を加えていく

Phase3
- 身の回りのことができるようになったら，院内トレーニングを開始する
- VAD機器管理・トラブルシューティング，創部管理，服薬管理，栄養管理，日常生活の過ごし方，自己管理表（患者日誌）の記載方法，緊急時の対応を学ぶ

Phase4
- 外出トレーニング（医療者を伴う／医療者を伴わない）を実施し，外出時の必要物品や注意点がわかるようにする．医療者なしで外出できるようにする
- 外泊トレーニングを行い，院内トレーニングで実施した内容を実際に自宅で行い，新たな問題が起こらないか確認する

図1　在宅復帰プログラムの概要

及び外泊トレーニングの院外トレーニングが行われる．これらをすべておこなうことで，退院となる．

1-1-2 術前の情報収集とオリエンテーション

VAD装着前の段階で，患者・家族について情報収集を行う（**表1**）．

（1）医学的適応

医学的情報として，疾患名，心不全の状態（profile），ADL，検査データを確認しながら状態の把握をすると共に，術後回復のスピードや右心不全の状態，集中治療室の滞在期間等の参考にする．

（2）意思確認

次に，心臓移植やVAD治療をどのように受け止めているのかを確認する．通常の開心術とは異なり，機器を体内に取り付けることやVADは容易に取り外しができないことを説明する．VADを外すのは，心機能が回復するか，心臓移植に到達するか，残念ながら死亡した時である．患者・家族の意向を多面的に確認しておく．

（3）自己管理能力

さらに，患者の自己管理能力についても，情報を収集しておく．過去の受診状況，服薬管理，喫煙，飲酒等の日常生活の情報を得るようにしておく．VAD装着後も服薬管理がで

表1　VAD装着術前情報収集のポイント

項目	情報収集内容	アセスメントポイント
医学的適応	疾患名，心不全の状態，ADL，検査データ	◦回復のスピードや右心不全の程度等の参考にする
移植・VAD治療への意思	心臓移植・VAD治療の受け止め	◦患者・家族がVAD治療を望んでいるのか ◦覚悟はできているのか
自己管理能力	コンプライアンス	◦コンプライアンスは良好か ◦服薬管理はできているか ◦体調管理はできているか
家族サポート体制	家族構成，生活環境，経済状況	◦経済的なサポート体制はあるのか ◦心理的サポート体制はあるのか ◦家族の精神的負担を理解しているのか ◦現実的に介護ができるのか ◦同居している介護者はいるのか

きるのか，体重のコントロールができるのか等を考慮の材料とする．

（4）家族サポート体制

患者だけでなく，患者を支える家族についても情報収集を行う．家族構成として誰と住んでおり，近隣に親戚はいるのか，同居している家族以外にサポートしてくれる人はいるのか，社会生活や経済状況についても確認をしておく．

とくに，介護者が仕事を辞めて介護する場合もあり，実際に介護できるのか，VAD装着後の生活において経済的なサポートがあるのかを確認する．また，介護者をサポートする体制があるのか，患者と介護者の関係は良好なのか等についても情報を収集しておくことが望ましい．

（5）術前オリエンテーション

VAD植込み手術前のオリエンテーションでは，実際にデモ機等を用いて，VADを装着しながら自宅で生活するイメージができるようにする．ドライブライン皮膚貫通部のマーキングを行う．マーキングの際，皮膚貫通部の観察が可能か，皺はないか，服装の妨げにならないか等を考慮して位置を決める．在宅復帰プログラムについて概要を説明し，トレーニング内容，準備するもの等がわかるようにしておく．

必要であれば，リエゾンナースによるメンタル面の介入や皮膚・排泄ケア（WOC）認定看護師の協力を得ながら実施する．

また，理学療法士（PT）による運動機能の評価等も実施すると，術後のトレーニングが円滑に行える．

1-2 院内トレーニング

　身の回りのことができるようになり，室内での歩行ができるようになる頃，院内トレーニングが開始される．ここでは安全に日常生活を送るためのトレーニングが行われる．院内では，創部管理（ドライブライン皮膚貫通部の消毒，固定方法等），シャワー浴の仕方，機器トレーニング，日常生活指導（自己管理表〈患者日誌〉の記入方法，外出時の注意点，日常の過ごし方，緊急時の対応，服薬管理，栄養管理，リハビリテーション等が行われる（**表2**）．トレーニング内容は施設によって若干異なる[3),4)]．

1-3 院外トレーニング

　院外トレーニングでは，医療者を伴う外出，医療者を伴わない外出を最低各1回は行う．施設によっては，医療者を伴う外出を2～3回行い，歩行時の注意点，公共交通機関の利用の仕方等，課題を設けながら実施している．**図2**に，外出トレーニングの例を示す．
　外出トレーニングで問題がなければ，外泊トレーニングを実施する．病院とは違う環境である自宅において，実際に院内でトレーニングした創部管理，シャワー浴，バッテリ交換，服薬管理，自己管理表の記入等を行ってもらい，病院と同様に実施できたか，新たな問題が発生していないかを確認する．最終的に，安全に行われたかを確認する[4)]．

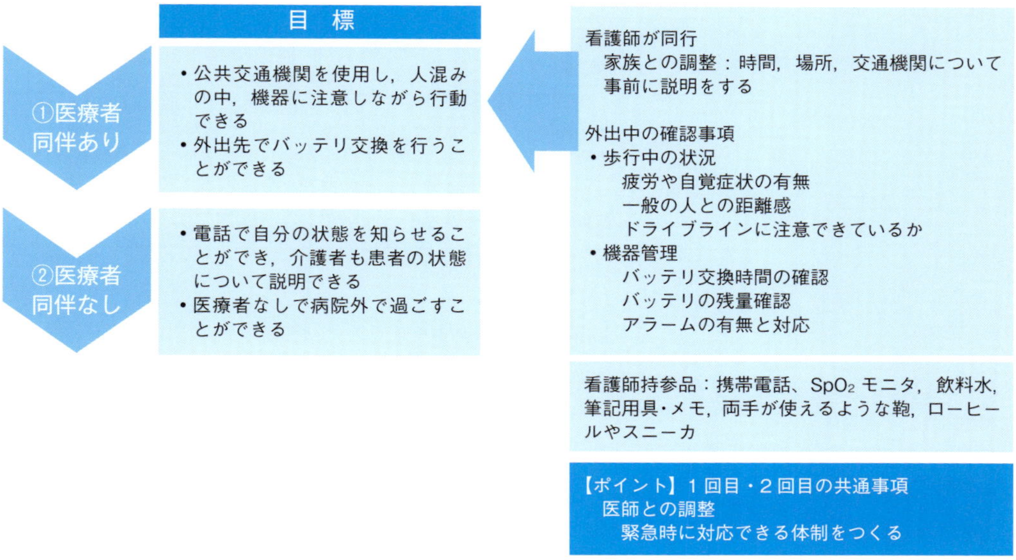

目標

①医療者同伴あり
- 公共交通機関を使用し，人混みの中，機器に注意しながら行動できる
- 外出先でバッテリ交換を行うことができる

看護師が同行
　家族との調整：時間，場所，交通機関について事前に説明をする

外出中の確認事項
- 歩行中の状況
　疲労や自覚症状の有無
　一般の人との距離感
　ドライブラインに注意できているか
- 機器管理
　バッテリ交換時間の確認
　バッテリの残量確認
　アラームの有無と対応

②医療者同伴なし
- 電話で自分の状態を知らせることができ，介護者も患者の状態について説明できる
- 医療者なしで病院外で過ごすことができる

看護師持参品：携帯電話、SpO_2 モニタ、飲料水、筆記用具・メモ、両手が使えるような鞄、ローヒールやスニーカ

【ポイント】1回目・2回目の共通事項
　医師との調整
　　緊急時に対応できる体制をつくる

図2　外出トレーニングの例（東京大学医学部附属病院の場合）

表2　在宅管理に関する院内トレーニング内容と目標

トレーニング項目	担当者	小項目	目標	ポイント
創部管理	看護師	ドライブライン皮膚貫通部の消毒方法	○患者が皮膚貫通部の消毒方法がわかる	○不潔・清潔の概念がわかる ○指導した内容を理解している ○異常の早期発見ができる
		ドライブラインの固定	○固定位置がわかる ○固定の仕方がわかる	○ドライブラインが引っ張られない ○ドライブラインが屈曲していない ○皮膚貫通部にテンションがかかっていない ○ドライブラインを動かしても固定が外れない
		スキンケア	○皮膚の状態の良し悪しがわかる ○スキンケア方法がわかる	○皮膚貫通部及び周囲の皮膚の状態がただれていない ○保湿が保たれている
シャワー浴	看護師		○シャワー浴の方法がわかる	○シャワー浴の準備を整えることができる（シールドする場合、ドライブライン皮膚貫通部や固定部位が覆われているか）
			○防水の方法がわかる	○コントローラやバッテリ・接続部位等が濡れないように工夫できている ○無理のない姿勢をとることができる
服薬管理	薬剤師	抗凝固薬や抗血小板薬について	○薬効についてわかる ○現在内服している薬剤の注意点がわかる	○内服している薬の種類がわかる ○内服薬の薬効，飲み方がわかる ○PT-INR 目標値がわかる ○副作用がわかる ○抗凝固薬服用時の注意点がわかる ○他薬剤との飲み合わせがわかる
		自己管理について	○一包化せずに準備することができる	○上記のことを理解し，内服している薬を朝，昼，夕，寝る前等，決められた時間に合わせて準備することができる
		その他	○薬剤に関する注意点がわかる	○市販薬については医療者に相談する必要があることがわかる ○サプリメント，健康食品は禁止であることがわかる
栄養管理	管理栄養士	体重コントロール	○目標体重がわかる ○目標体重を維持する必要性がわかる	○目標体重及び摂取カロリーについてわかる ○脂質異常症を予防するための食事がわかる（高カロリーの食品，コレステロールを多く含む食品がわかる） ○規則正しい食事・バランスの良い食事をする必要性がわかる ○カロリーの低い菓子を選択できる
		減塩	○減塩の必要性についてわかる ○摂取量がわかる	○塩分の目標は1日あたり男性9.0g，女性7.5g以下であることを理解している ○塩分を多く含む食品についてわかる
		薬剤との相互作用	○薬と相互作用のある食品について理解する	○抗凝固薬や抗血小板薬の効用を低下させる食品についてわかる ○心不全に使用する一部の薬剤の効用を増加させる食品についてわかる
日常生活指導	看護師	緊急時の対応	○緊急時の対応がわかる	○緊急時の連絡方法がわかる ○緊急時の対応の仕方がわかる
		外出時の注意点	○外出時の必要物品が用意できる ○外出時の注意点がわかる	○予備コントローラやバッテリなど必要な物品を持参することができる ○人混みを避けて歩くことができる．一般の人と距離を保って歩ける ○ドライブラインが引っ張られないように行動することができる ○疲労や息切れ等を感じたときには，介護者に伝えることができる／休息をとることができる
		自己管理表（患者日誌）について	○自己管理表の記入の仕方がわかる ○バイタルの測定方法がわかる	○自己管理表に記載する項目の意味がわかる ○体温，血圧，SpO_2，脈拍を測定することができる ○VAD 機器のパラメータを記載できる ○自己管理表に毎日記載できる
		外来受診	○外来受診方法がわかる	○外来受診の流れがわかる ○外来時の持参物品がわかる

トレーニング項目	担当者	小項目	目　標	ポイント
リハビリテーション	理学療法士		○ VAD 装着後のリハビリに関する注意点がわかる	○ VAD 装着後の体の動かし方，歩行する方法がわかる ○ ドライブライン皮膚貫通部を良い状態に保つために，避ける姿勢がわかる ○ 筋肉トレーニングの方法がわかる ○ 目安の運動量がわかる
VAD 機器管理	臨床工学技士	機器の取扱い	○ VAD 機器について理解する	○ VAD 機器の名称・役割を覚える ○ バッテリ交換ができる ○ トラブルシューティングについて理解する
		在宅療養環境	○ 安全な在宅療養環境を確保できる	○ 適切な電源プラグが用意されている ○ 自宅や周辺環境に問題がない

1-4　多職種連携のための情報共有

　VAD を装着して在宅療養するための患者教育には，言うまでもなく，医師，看護師をはじめ，臨床工学技士（ME），PT，薬剤師，管理栄養士，臨床心理士など様々な医療者が携わっており，定期的に情報交換のディスカッションを行い，チェックリストを用いながら在宅復帰プログラムの進行状況を確認する．そうすることで，円滑な退院支援に結びつくものと思われる．

　当院（東京大学医学部附属病院）でも，週1回カンファレンスがメディカルスタッフ内でもたれ，在宅復帰プログラムの進捗状況をその都度確認している．退院までの予定がプライマリーナースによって作成されると，その情報はスタッフ全員に（電子）カルテ上で共有される．患者・家族に対して日々おこなうトレーニングも，計画通り遂行されているか，あるいは，何をすべきかをチーム内で確認したうえで，看護師により実施されている．

1-5　DTに向けての課題

　VAD を装着している患者の中には，心臓移植を目標とはせず実質的な destination therapy（DT）と見做されるケースもある．今後は，VAD を装着したまま日々を過ごし，最期を迎えるといった選択も可能になってくるかもしれない．どのようなことが課題になるのだろうか．

　VAD を装着する目的は QOL の向上にあると考えると，まずは DT 患者が生活する地域で日常生活を送ることができるかという問題がある．植込型補助人工心臓実施施設による管理だけでなく，患者が生活する地域での医療・介護が中心的役割を果たす．地域に密着した医療の提供が望まれる．また，患者や家族が目指したいことが何かを検討し，意思決定支援のもとに，患者にとっての最適な医療を医療者と患者・家族が模索する必要があると考える．例えば，食事に関する制限もそのひとつである．塩分制限がよい例であるが，心臓移植後に腎臓に負担のかかる薬剤を内服することが予測されるので，この時期から軽

度の塩分制限を行っていく．もちろん，DT の状態で長期生存するためにも塩分コントロールは重要である．しかし，制限の程度をどのようにしていくかについては検討の余地があると思われる．また，内服薬の一包化も同様であろう．当院では，VAD を装着している患者には原則内服薬の一包化は行わない．自己管理能力の維持継続，服薬の自己管理という観点から，自分で内服薬をセットするように指導している．一方で，個包装にこだわる必要はなく，一包化することでその都度必要な薬を内服できるメリットもある．

さらには，介護者を地域で支援するシステムの構築も必要になる．デイサービスでの受け入れ，ショートステイ，訪問診療，訪問看護，訪問介護等の利用である．どのような診療体制にしていくかまだまだ検討の余地がある．24 時間，患者をひとりにせず，常に誰かが側にいる体制をどのような方法で継続するのかも考えなければならない．今後，高齢の家族による介護が予測される中，家族だけで支えるのではなく，地域で支える体制に切り替えていく必要があるように思う．

現在，重症心不全患者の緩和ケア，終末期医療が注目されている．DT 患者の終末期をどのように支援するか検討していく必要がある．在宅で過ごすのか，病院へ搬送するのか，最期をどのように過ごすのかについて検討が必要である．「事前指示書」については，どの時期に誰がどのタイミングで話をするか非常に重要である．［遠藤美代子］

文献

1) 遠藤美代子，加賀美幸江，小澤朝子，ほか．LVAD 装着後の自宅復帰プログラム．呼と循 2011; 59: S24-S26.
2) 遠藤美代子，柏　公一．補助循環装着患者の病棟における管理とリハビリテーション－補助人工心臓装着患者のケア－．第 27 回教育セミナー：体外循環と補助循環．日本人工臓器学会 2011: 95-8.
3) 遠藤美代子．心臓移植・補助人工心臓手術の術前・術後ケア．HEART 2012; 2: 693-700.
4) 加賀美幸江．重症心不全患者の術後管理：補助人工心臓装着術を受ける患者の術後管理．HEART 2013; 3: 53-62.

2 ケアギバーの役割と教育

2-1 ケアギバーの必要性

　2010年11月16日補助人工心臓治療関連学会協議会が提言した植込型VADの使用に係る体制等の基準が提言され，現在，在宅安全管理基準（**表1**）に沿って在宅管理体制を整えている．

　VAD装着によって患者は，心不全が改善されQOLが改善される．しかし，機器のトラブル，脳血管障害によって突然意識を消失する可能性がある．2011年4月から非拍動型VADが保険適用されたが，いまだに医療者においてもVADの認知度は低く，植込型補助人工心臓実施施設（以下，VAD実施施設）または管理施設（以下，VAD管理施設）以外の病院の医療者や救急隊等が機器の対応を行うことは十分とはいえない．そのため，ケアギバーは，機器の取扱いに習熟しVAD装着患者（以下，VAD患者）をサポートすることが求められる．

表1　在宅安全管理基準

項　目	内　容
1. 在宅治療体制	補助人工心臓を扱う病院医療チームをはじめ患者自宅復帰の実現に向けて体制を整え，在宅経過観察基準を整えること
2. 患者・介護者の遵守事項	患者及び介護者の遵守事項を定めること
3. 退院許可基準	住宅条件を含めた退院許可基準を定めること
4. 緊急時対応	在宅時における緊急時の患者，介護者及び病院の対応方法を明らかにすると共に，必要な機関（消防等）へ協力要請を行うこと．24時間対応が可能であること
5. 機器モニタリング	在宅時の患者及び機器のモニタリング方法を整えること
6. 機器保守点検	機器の保守点検法を整えること
7. トラッキング	治療成績評価のためのレジストリーを構築すること

（補助人工心臓治療関連学会協議会．植込型補助人工心臓の使用に係る体制等の基準案について．平成23年1月．https://www.jacvas.com/application/2/standard/ より引用）

2-2 ケアギバーの体制構築

2-2-1 介護者とサポーターの違い

ケアギバーには，患者が自宅で過ごすための生活全般に関わるケアギバー（主に家族や親族）と職場，学校など社会生活に関わるケアギバーがいる．以降は，前者を「介護者」，後者を「サポーター」とする．

2-2-2 それぞれの役割

それぞれのケアギバーの役割を**表2**に示す．

表2　ケアギバーそれぞれの役割

ケアギバーの種類	役割の内容
生活全般に関わるケアギバー（介護者）	□24時間，緊急時対応ができるようにアラームが聞こえる範囲で生活を共にする □緊急時対応（脳血管障害・不整脈など患者状態の悪化時，機器のトラブル時）の対応 【機器】 　□コントローラ交換・バッテリ交換 　□救急車を呼び病院に患者を搬送する □日常生活 【ドライブライン皮膚貫通部ケア】 　□患者が観察できないところ，手が届かないところを手伝う 　□患者に手技の不安がある場合は，介護者が行う．もしくは，患者と介護者が一緒に行う 【シャワー浴】 　□患者ができないところ，手が届かないところ等を手伝う 【その他】 　患者が行うが，下記内容ができるように手伝う 　　□服薬管理 　　□抗凝固管理 　　□水分摂取 　　□食事（減塩，肥満予防，PT-INRが安定するような食生活） 　　□運動療法（一緒に付き添う） 　　□規則正しい生活
職場・学校など社会生活に関わるケアギバー（サポーター）	□緊急時対応ができるようにアラームが聞こえる範囲で，職場・学校での日常を共にする □緊急時対応（脳血管障害・不整脈など患者状態の悪化時，機器のトラブル時）の対応 【機器】 　□コントローラ交換・バッテリ交換 　□救急車を呼び病院に患者を搬送する □日常生活 　□患者ができないことを手伝う

2-2-3 体制構築のポイント

（1）生活全般に関わるケアギバー（介護者）の体制構築

24時間アラームが聞こえる範囲で患者を支援する体制を構築することは，患者の安全面のみならず，患者が良好で安定した状態を長期間維持するうえで重要である．「自宅で生

活ができる」，「心不全が改善する」，「生きることができる」など患者にとってVAD装着の利点は大きい．しかし，介護者にとって24時間患者を支援することは，介護者自身の生活に影響を及ぼす．「end stageの重症心不全」であることや「家族を巻き込む治療」であることを患者・家族が理解し，十分に話し合ったうえで治療選択ができるように，医師，VADコーディネーター，レシピエント移植コーディネーター，人工心臓管理技術認定士，看護師，医療ソーシャルワーカー（Medical Social Workers：MSW）等の医療者は関わる．

　介護者の人数は，負担を軽減するうえで複数が望ましい．そのためには，同居する家族（親，妻，子供，きょうだい）に加え，親戚も含めて協力が得られるように体制を検討する．介護者の体制を構築するポイントを**表3**に示す．

　患者が復職，復学が可能で職場や学校関係者の協力を得ることができた場合，介護者

表3　介護者の体制を構築するうえでの確認ポイント

ポイント	内　容
24時間サポート体制	□平日の昼間は誰が担当するか □平日の夜間は誰が担当するか □休日の昼間は誰が担当するか □休日の夜間は誰が担当するか
心理的負担の軽減	□1人がすべての介護を請け負っていないか □ケアギバーは自分の役割を理解し申し出ているか □ケアギバーを強要されていないか □ケアギバーが自分の時間をもてる体制を作ることができているか □患者とケアギバーの人間関係に問題はないか
経　済　面	□普段の生活の収入はどのように得るのか □収入を得ることと24時間支援する体制をどう両立するか 　□具体的に提示できるか □社会保障の手続きは行えているか 　□身体障害者手帳 　□難病医療（特定疾患） 　□限度額適応認定証 　□傷病手当 　□障害年金 　□児童扶養手当　等

はその間，自分の時間をもつことができ，これまでと近い生活を送ることが可能になる．しかし，患者が仕事や学校に行くこともなく自宅で生活する場合は，家族・親族で24時間支援する体制を構築しなければならない．

　特定の介護者が対応する体制は，介護者の負担が大きくなるため，複数の介護者で対応する．しかし，どうしても特定の介護者が対応せざるをえない場合は，**図1**に示すようにその介護者を支援する体制をつくる．

（2）職場，学校など社会生活に関わるケアギバー（サポーター）の体制構築

　VAD患者の全身状態が安定していること，自己管理がしっかりできており，職場，学校関係者の理解と協力を得ることができると復職・復学が可能になる．復職・復学は，患者の「自己責任」を伴うことを患者・家族（親族も含め）が十分理解をしたうえで，職場，学校関係者の協力を得ることが必要である．

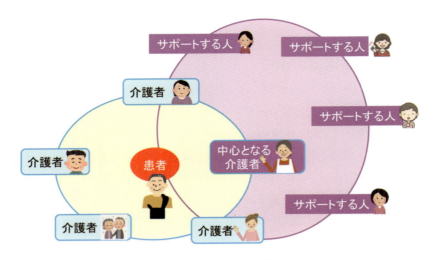

図1　介護者の体制構築例

　医療者は，患者・家族に復職・復学は自己責任のうえでのことであること，第三者に責任を問わないことを理解しているか確認する．確認後，職場，学校関係者にVADについて説明し，理解と協力を得る．そのうえで職場や学校におけるケアギバー（サポーター）の体制を構築する．

　サポーターの人数は，職場や学校の状況によって異なるが複数が望ましい．それは，①サポーターは，職場や学校でそれぞれの務めや役割を担っているためVAD患者のためだけに動くことは難しいこと，②職場・学校関係者に患者の復職，復学は患者の「自己責任」であり，職場・学校に責任を負わすことはないことを説明しているが，VADが生命維持装置であることから，サポーターが精神的負担感，不安感，恐怖心をもつためである．サポーターを複数にすることで，それぞれの務めや役割を遂行しやすく，また精神的負担感の軽減につながる．

2-3　ケアギバーへの教育

　生活全般に関わるケアギバー（介護者）と職場，学校等の社会生活に関わるケアギバー（サポーター）の教育内容を**表4**に示す．

2-3-1　生活全般に関わるケアギバー（介護者）（表4）

　介護者には，機器管理及び24時間緊急対応ができるように教育する．
　VADを装着して生活する中で必要な日常生活ケア（シャワー浴，ドライブライン皮膚貫通部の消毒）は，患者が手技を獲得し，1人で実施するが，①患者の年齢，②患者の手が届かない・創部観察が十分にできない，③患者の手技獲得が不十分である場合は，介護

表4 ケアギバーの教育内容

	生活全般に関わるケアギバー（介護者）	職場，学校等の社会生活に関わるケアギバー（サポーター）
機器について	☐機器の概要 ☐電源について 　☐バッテリ駆動 　☐パワーモジュール（HeartMate II） 　☐コントローラACアダプタ（HVAD） 　☐コントローラDCアダプタ（HVAD） 　☐AC/DC電源（EVAHEART） 　☐据置型バッテリ（Jarvik2000） ☐バッテリの充電方法について 　☐バッテリチャージャ（HeartMate II） 　☐充電器（EVAHEART，Jarvik2000，HVAD） ☐アラームについて 　☐各種アラームについて 　☐緊急時対応（コントローラ交換時） ☐日常生活 　☐各種パラメータの確認 　☐ドライブライン固定・破損の有無 　☐ケーブル類の破損の有無 　☐予備コントローラ 　☐日常点検（セルフテスト等） 　☐お手入れの方法 　☐日常生活，検査上の注意点 　☐禁止事項（車の運転・自転車に乗る，入浴等） 　☐就寝時の準備 　☐停電時の対応 　☐外出時の必要物品 　☐公共交通機関使用時の注意点 　☐車の乗り方（座席場所，シートベルト着用方法等） 　☐外出時の注意点　等	☐機器の概要 ☐電源について 　☐バッテリ ☐アラームについて 　☐各種アラームについて 　☐緊急時対応（コントローラ交換時） ☐日常生活 　☐ドライブラインがどのように皮膚から貫通し固定されているか 　☐日常生活上の注意点 　☐禁止事項（車の運転，自転車に乗る，入浴等） 　☐外出時の注意点 　☐停電時の対応
日常生活ケア	☐シャワー浴 　☐シャワーバッグの使用方法 　☐シャワー浴の方法 ☐ドライブライン皮膚貫通部ケア 　☐観察内容 　☐スキンケアの方法 　☐消毒方法 　☐皮膚貫通部保護方法 　☐ドライブライン固定方法 　☐日常生活動作について　等	
日常生活管理	☐食事療法 　☐減塩 　☐体重コントロール ☐薬物療法 　☐内服薬について 　☐抗凝固管理（ワルファリン，抗血小板薬） 　☐コアグチェック ☐脳血管障害 　☐症状と連絡方法 　☐水分摂取の必要性と摂取方法 ☐感染予防 ☐運動療法時の注意点 ☐心不全予防のための日常生活上の注意点 ☐緊急受診が必要な症状と連絡方法 ☐外来受診について　等	☐職場，学校での確認事項 　☐サポーターがどこにいるか 　☐予備コントローラの設置場所 　☐介護者と引き継ぎ方法，場所 　☐緊急時搬送経路・連絡先　等 ☐脳血管障害 　☐症状と連絡方法 　☐水分摂取の必要性と摂取方法 ☐日常生活動作について ☐その他 　☐通勤，通学について 　☐協力してもらう内容　等

者が患者を手伝う．介護者は日常生活ケアの手技を（患者の自立度にかかわらず），どのような方法で実施するのか知っておく必要がある．

　患者は，長期療養をする中で「これくらいいいかな」，「少しくらい」など気持ちが緩み，自己管理が乱れることがある．患者と共に生活する介護者は，患者の生活を見守り，自己管理ができていないときには患者に注意する．患者は，介護者の言葉に耳を傾ける．両者が良好な関係を保つことで，長期にわたって安定した状態を継続できる．

2-3-2 職場，学校等の社会生活に関わるケアギバー（サポーター）（表4）

　サポーターには，どういう機器がどのように駆動し，どういうときにアラームが鳴るのか，緊急時にどう対応するのか学んでもらう．また，VAD患者の日常生活，職場，学校での注意点，サポーターの役割について説明する．VADがどういうものか理解してもらうことで，恐怖心や不安の軽減につながる．

2-3-3 ケアギバーの再教育

　ケアギバーへの教育は，介護者にはVAD装着後，サポーターには復職・復学前に集中的に行う．患者が自立している程，ケアギバーが機器を取り扱う機会は少ないため，時間の経過と共に忘れてしまう．そのため，復習を兼ねた再教育の機会を設ける．

　ケアギバーへの再教育の時期，内容，方法は，ケアギバーの役割やVAD実施施設及びVAD管理施設によって異なる．患者とケアギバーの状況により時期，内容，方法を検討する．

2-4 介護者のメンタルケア

　VAD装着後，想像していた以上に大変さを感じたり，患者との人間関係が悪化する等，介護者が抑鬱状態になることがある．それらを予防するには，装着前に介護者の精神的状況や環境（家族構成，家族関係，経済面等）を具体的に確認し，VAD装着後の繊細なフォローにつなげる．

2-4-1 VAD装着前
（1）介護者の負担軽減のための家族体制構築の強化

　心臓移植を希望するうえで家族支援体制は不可欠であり，これまで心臓移植をした90％以上はVADを装着している[3),4)]．そのため，VAD装着することを見越した家族支援体制を心臓移植登録前に構築する（2-2-3 体制構築のポイント（1）参照）．家族支援体制を構築するには，1人の介護者に負担がかからないように，キーパーソンとなる介護者を支援する体制になっているか考える．具体的には，キーパーソンの介護者が1人になれる，気分転換できる等，介護から解放される時間をもつことが重要である．そのために，いつ，誰

がどのように患者をサポートするか，患者・家族・親族でシフト表を作成する等，VAD装着前からあらかじめ決めておくことで，介護者の精神的負担の軽減につながる．

（2）介護者の心の準備（覚悟）

VAD装着術後，患者は心不全症状が改善されQOLを回復するが，長期管理による様々な合併症（脳血管障害，ドライブライン皮膚貫通部感染〈driveline infections：DIL〉，大動脈弁閉鎖不全〈aortic insufficiency：AI〉）によって自分では日常生活が管理できなくなる場合がある．その場合，介護者が患者に代わり日常生活ケアを行う．しかし，不整脈や右心不全，AIの悪化によって行動範囲が縮小し外出頻度も減少することから，介護者のQOLもまた低下する．

VADの社会的認知度は依然として低く，「人工心臓を装着している」ということで，受け入れられる施設，障害者医療・介護保険による訪問看護等の社会資源の活用は，患者の状況によって限りがあるため，社会資源の活用が介護者にとり満足いく負担の軽減につながらない場合がある．

医療者は合併症や病状の進行等の可能性があること，それに伴う介護者への介護負担が増大することを術前から説明し，介護者の心の準備（覚悟）ができるように働きかけ，これらを踏まえた家族支援体制の構築を促す．

（3）事前指示書

VADは，現在心臓移植適応患者が使用しているため，心臓移植を受けることができれば離脱することができる．しかし，わが国の心臓移植は，ドナー数が少なく待機期間が長い．そのため，待機期間中に合併症を生じ，重度の後遺症を負った場合，家族の介護負担は大きくなる．施設入所等の体制整備が十分でないため，在宅介護を余儀なくされている現状がある．患者がどこまでの治療を希望するのか，自分の有り様（生き方）をどう考えるか等，患者の考えを家族のみならず，医療者と共有することは重要である．事前指示書を作成することは，患者の意向を家族と話し合う機会になり，突然起こった出来事に対する家族の心構え，家族の精神的負担の軽減につながる．

VAD患者の事前指示書は，施設間で格差があるが，DTを見据え，緩和ケアチームの介入など準備を進める必要がある．

（4）介護者の適性

「VAD装着には家族支援体制が不可欠」であるが，家族は患者の命を救うために「私がしないと」，「頑張らないと」，「自分がやらなければ患者は死んでしまう」等から，知らず知らずのうちに自分を追い込んでいる場合がある．家族は，予後告知，VAD・心臓移植治療の提示等，医師から説明される中で，想像していなかった出来事に対して，精神的に強いストレスを感じたときに，抑うつ状態になる場合がある．

介護者の候補に精神疾患がないか等，その適性を見極めることが重要である．

表5にあげる症状や行動を認める場合は，精神科医に面談を依頼し，介護者としての適否を評価する．

表5　ケアギバー（介護者）の精神科受診を考慮するポイント

□不眠
□話をするとすぐに流涙する
□患者に対して言葉がきつい
□面会時そわそわしている
□面会時に患者と話をしない
□医療者と目を合わさない．視線がきょろきょろする
□医療者が説明した内容を他の家族にうまく伝えられない（他の家族に伝わっていない）
□インフォームド・コンセントや面談など来院を促しても時間をつくろうとしない
□面会に来ない
□家族の中が悪い

2-4-2 VAD装着後
（1）機器トレーニング

　介護者は，VADの機器トレーニングが始まると，機器トレーニングの学習と生活，仕事の調整に追われるようになり，プレッシャー，焦り，ストレスをますます感じるようになる．また，患者の期待に応えないといけないとの思いと，それに応えることのできない現実に苦しむ．とくに介護者が高齢の場合は，自分が想像していた以上に機器の操作が覚えられないと自信喪失に陥り，日常生活に影響する場合がある．機器トレーニング開始後は，介護者の言動や行動に留意する．

（2）退院後

　退院後，24時間支援の大変さを実感するようになる．VADを装着した患者及び家族は，互いの生活・時間の過ごし方の違い，距離の保ち方等に苦慮する．退院してから6ヶ月前後は，患者と介護者の関係が行き詰まる時期である．この時期はとくに外来受診時の患者と介護者の様子に注意を払うようにする．

　表6にあるような素振りが見られた場合は，患者，介護者それぞれに声をかけ，自宅での様子や心境について確認する．必要に応じて，医療者が介入し，患者－家族間の関係調整，精神科医や臨床心理士等への紹介，さらには訪問看護等の社会資源の活用も検討する．

表6　診察時に注意するポイント

	注意するポイント
診察を待つ時間	□患者と介護者が離れて座っている
	□患者と介護者が話をする様子がない
	□介護者は，患者がいないところで他の患者や介護者と会話をするが，患者がいるところでは会話を避けている
診　察　時	□介護者が一緒に診察室に入らない
	□介護者は診察時に一緒に診察室に入るが，介護者が話そうとしたり話したことに対して，患者が言葉を遮る．あるいは，医療者が介護者に自宅での様子を尋ねたときに，介護者が患者の視線や表情を気にする，あるいは，曖昧に返答をする

2-4-3 DT における介護者のメンタルケア

　Bridge to transplantation（BTT）における介護者と DT における介護者の違いは，BTT の場合，心臓移植を受けることで患者が自立するための"見守り役"になるのに対し，DT の場合は患者への支援が終末期まで続く点にある．

　DT は，「その人がその人らしく最期の人生を地域（自宅）で過ごす」ことが大きな目的であるが，合併症の問題を切り離して考えることはできない．そのため，「介護」を念頭に置く必要がある．一般的な「介護」と「VAD 患者の介護」の違いは，VAD を装着した患者を受け入れる施設が極めて少ないこと，認知症等による機器の誤操作が命（死）に直結する等，介護の負担が大きい．介護者の高齢化，病気の発症，認知症，家族構成の変化による介護放棄等，新たな問題も生じる可能性がある．

　また，DT の終末期での在宅看取りの問題（治療中止ならびに死亡時のポンプ摘出等）[5]は，今後慎重に議論されるべき問題である．〔堀　由美子〕

文献

1) 補助人工心臓治療関連学会協議会．植込型補助人工心臓の使用に係る体制等の基準案について．平成 23 年 1 月．https://www.jacvas.com/application/2/standard/ Accessed 5 May 2018
2) 日本循環器学会／日本心臓血管外科学会合同ガイドライン（2011-2012 年度合同研究班報告）．重症心不全に対する植込型補助人工心臓治療ガイドライン．http://www.j-circ.or.jp/guideline/pdf/JCS2013_kyo_h.pdf Accessed 5 May 2018
3) 心臓移植研究会．日本の心臓移植の現状 20180831 現在．
http://www.jsht.jp/ 心臓移植 %E3%80%8020180831.pdf　Accessed 5 May 2018
4) 日本移植学会．2018 臓器移植ファクトブック．http://www.asas.or.jp/jst/pdf/factbook/factbook 2018.pdf Accessed 5 May 2018
5) 補助人工心臓治療関連学会協議会．我が国における植込型補助人工心臓適応適正化の考え方：Destination Therapy について．https://www.jacvas.com/view-dt/　Accessed 5 May 2018

3 在宅環境の整備，そのための準備

　植込型VAD患者の在宅環境を整備するには，患者の可動範囲，植込型補助人工心臓実施施設もしくは植込型補助人工心臓管理施設と居住地の距離，住居の種類・間取り，同居家族の構成・健康状態，室内ペットの有無を把握することが重要であり，居住地によっては転居の準備等もあり，時間を要するため，VAD植込み前から家族と在宅環境の在り方を相談しながら準備を始めることが重要である．

　VAD患者が「安全・安心に」暮らすための在宅環境は，①緊急時搬送経路の確保，②電源の確保，③日常生活を安全に過ごせる環境（居住空間，ドライブライン皮膚貫通部の状態を悪化させない環境，日常生活ケア，緊急連絡等）である．それぞれ確認する内容を**表1～2**に示す．

3-1 緊急時搬送経路の確認

　血液ポンプ停止など機器に関わる緊急事態が発生した場合，いかに速やかに患者を搬送するかが重要になる．VAD患者を搬送する際には，コントローラ，バッテリなど体に装着している物品に加えて，その他周辺機器も一緒に運ばなければならない．円滑に対応するために，緊急時の搬送をどうするか事前にシミュレーションすることが重要である（**表1**）．

　緊急時搬送を円滑に行うためには，患者の居室や寝室は1階が望ましいが，住宅環境や家族構成など患者の家庭の事情に応じて検討する．

3-2 電源の確保

　HeartMate II，Jarvik2000は，100V 20A（家庭用電源）でアースが必要であるため，アースターミナル付き接地3Pコンセントを設置する（**表1**）．3Pコンセントはダブルコンセント（1つに2つのプラグを差し込めるもの）を最低2箇所設置する．1つは寝室に設置し，もう1つは予備としてリビングなど他の部屋に設置する．予備電源を確保する理由は，寝室の電源が何らかの影響で使用できなくなった場合のバックアップである．Jarvik2000は，2つプ

表 1　在宅環境の確認内容

項　目	確認内容
緊急時の搬送経路	□緊急車両が自宅前に停止できるか □緊急時の患者の搬送経路はどこを通るか（担架で搬送可能か） 【一戸建て】 　□門扉から玄関までの動線 　　　距離，幅，障害物，階段，段差等がないか 　□玄関から部屋までの動線 　　　◦障害物（曲がり角，家具等）がないか 　□1階の部屋の窓から搬送する動線（玄関から難しい場合） 　　　◦窓から出た所（庭，畑，駐車場等）に障害物がないか 【共同住宅等】 　□部屋の階数 　□エレベーターの有無・大きさとエレベーターまでの動線 　　　※担架が入らない場合は，毛布等での搬送を検討する 　□非常階段の有無・形状と非常階段までの動線 　□玄関から部屋までの動線確認事項は，一戸建てと同じ
玄関入口	□玄関入口の広さ □段差の有無
電源の確保 (HeartMate II, Jarvik 2000)	□3Pコンセント工事は可能か（借家の場合は，家主の承諾は取れるか） □寝室ならびに予備の3Pコンセントはどこに設置されているか □3Pコンセントはアースが確保されているか □予備の3Pコンセントは寝室の3Pコンセントとブレーカーが別系統であるか 【ブレーカーが同系統の場合】 　□2つの電源を同時に使用したときにブレーカーが落ちないことを確認する 　□2つの電源を同時に使用したときにブレーカーが落ちた場合，どういうときにブレーカーが落ちたか，どのブレーカーが落ちるかを確認する（例：ドライヤーを使用した等）
アラームの可聴範囲	【一戸建て】 　□患者のいる場所を変更しながら，アラームが聞こえる範囲を確認する 　　◦患者のいる階と同じ階，違う階，庭，ベランダ等をすべて確認 　　◦患者のいる部屋のドアを開閉して確認する 　□自宅が隣近所と密接している場合：音に対する苦情を防ぐために，セルフテスト（HeartMate II），バッテリ交換時などアラームが鳴ることを事前に説明する 【共同住宅等】 　□患者のいる場所を変更しながら，アラームが聞こえる範囲を確認する 　　◦患者のいる階と同じ階，違う階，ベランダ等をすべて確認 　　◦患者のいる部屋のドアを開閉して確認する 　□音に対する苦情を防ぐために，隣近所にセルフテスト（HeartMate II），バッテリ交換時等にアラームが鳴ることを事前に説明する
携帯電話の電波状況	□固定電話が設置されているか □携帯電話は自宅のどの場所でも通話が可能か 　□携帯電話の通信ができない，または不安定なエリアがある．全般的に電波が弱く不安定な場合は，固定電話を設置する

ラグが必要なことを念頭に設置する．

　コンセントの形状が3Pでもアースが設置されていない場合があるので，工事依頼時にアースの必要性を電気工事業者に必ず説明する．設置後は，アースが取れているか必ず確認する．筆者は過去に，工事後の確認時にアースが取れていなかったことを複数件経験している．

3-3 日常生活を安全に過ごせる環境

3-3-1 居住空間
（1）居住空間の確認
　寝室，トイレ，浴室，リビングなど患者が日常過ごす場所を確認する（表2）．具体的には，アースの取れた3P電源の場所，機器の設置場所に加え，トイレや浴室で緊急時の対応が可能かどうかも重要である．また，介護者の居住空間も確認し，両者の居住空間においてアラームがどの範囲まで聞こえるか，ドアの開閉による音の聞こえ方の違い等を確認する（表2）．

（2）ドライブライン皮膚貫通部の状態を悪化させないための環境
　患者の日常生活における動作でドライブライン皮膚貫通部の状態を悪化させない環境であるか確認する．具体的には，ベッドの高さや向き，リビング・食卓・その他患者が寛ぐ場所で使用するソファー・椅子の高さや深さ，シャワー椅子，床にしゃがむ動作をしないか等である．

　ベッドや椅子の高さが低すぎたり，腰が沈み込みすぎたり，または床に座り込む動作をすると，腹部の皺が深くなり，脂肪層が厚くなるためドライブライン皮膚貫通部が皺や脂肪で押され，貫通部の状態が悪化する．

　ベッドは，図1に示すようにドライブライン皮膚貫通部が壁側になるようにベッドの向きを設定し，貫通部の反対側から降りるようにする．それによりコントローラの転落を予防し，コントローラの転落によってドライブラインが引っ張られることを防ぐことができる．また，ベッドから降りる際にドライブライン皮膚貫通部の皮膚が伸びるため，貫通部の悪化を防ぐことにつながる．

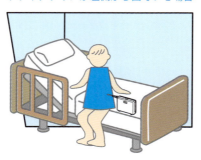

ドライブラインが左側から出ている場合

ベッドの左側を壁につける

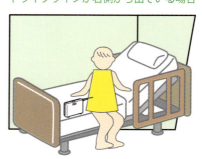

ドライブラインが右側から出ている場合

ベッドの右側を壁につける

図1　ドライブラインとベッドの配置位置

表2 間取り・内装の確認事項

項　目	確認内容
寝　室	□寝室の場所はどこか 　【一戸建て】 　　□1階か2階か 　【2階の場合】 　　□トイレは同じ階にある 　　□階段に手すりがついている 　　□階段に滑り止めなど転倒予防がされている □アースの確保された3Pコンセントの確認：HeartMate II, Jarvik200 □機器を置く場所：安定した場所で，直射日光が当たらないか □寝るときはベッドを用いるか 　※布団を床に敷いて寝るのはドライブライン皮膚貫通部の状態悪化のリスクが高くなるため避ける □ベッド環境は問題ないか 　□ベッドの高さが十分にあり，患者がベッドに座ったときにドライブライン皮膚貫通部の状態に影響しない高さが確保されている 　□ドライブライン皮膚貫通部が壁側になるように，ベッドを設置する 　　◦コントローラの転落予防 　　◦ドライブライン皮膚貫通部悪化予防
トイレ	□洋式トイレか 　※和式トイレはドライブライン皮膚貫通部を悪化させる原因になるため避ける □トイレのドアの鍵は外から開けることができるか 　※緊急時にドアの鍵が外から開けられるか，開けられない場合は鍵をかけずに使用する □トイレの場所と寝室は同じ階か □トイレと寝室の距離は近いか 　□夜間排尿時，バッテリ駆動に変更せずにパワーモジュール（HeartMate II），据置型バッテリ（Jarvik2000），コントローラACアダプタ（HVAD）を用いてトイレに行くことができる
浴　室	□シャワーが設置されているか □シャワー椅子が設置されているか 　□シャワー椅子の高さは，ドライブライン皮膚貫通部の状態を悪化させない高さである □シャワーバッグ（コントローラとバッテリを入れる）はどこに置くか 　□シャワーバッグは，濡れないような工夫もしくは濡れない場所に置いている □転倒しないように環境を整えているか 　□背もたれのあるシャワー椅子を設置する 　□シャワー浴中に患者が立ったり座ったりすることを少なくするために，必要物品は患者の手が届く位置に配置している □浴室で倒れたときにドアを開けることができるか 　□ドアが内開きの場合は，入口にシャワーカーテンを設置し，ドアを開けてシャワー浴をする
ドライブライン皮膚貫通部を消毒する場所	□消毒はどこで行うか 　□消毒するときに人（とくに小さな子供やペット）が入ってこない □消毒するときに消毒物品を清潔に置くスペースがあるか
介護者の寝室	□患者と同室か □患者と別室か 　□別室の場合，介護者の寝室からアラームが聞こえるか確認する 　□それぞれの寝室のドアを閉めたときにアラームが聞こえない場合はドアを開けて寝る
リビングなど患者が寝室以外で過ごす場所	□リビングで患者が寛ぐときはどこに座るか 　□ソファーなど患者が寛ぐときに座る椅子の高さはドライブライン皮膚貫通部の状態に影響する高さでない □食卓に座るときはどこに座るか 　□給仕によって汁物やお茶等がこぼれてしまったとしても，コントローラやバッテリにかからない 　□食卓の椅子の高さはドライブライン皮膚貫通部の状態に影響する高さでない □家のどの部屋にいてもアラームが聞こえるか 　□ドアを閉めたとき 　□ドアを開けたとき

(3) 日常生活ケアを行う環境

シャワー浴の前後の準備として，シャワー浴前にシャワーバッグに機器を入れる／ドライブライン皮膚貫通部を濡らさないように保護する／シャワー浴後に座って体を拭く／シャワーバッグから機器を取り出す／ドライブライン皮膚貫通部消毒を清潔に行う，そのための場所を確保する．

3-3-2 緊急時連絡

携帯電話の普及に伴い自宅に固定電話を持たない家庭が増えている．携帯電話は，電波が届かない場合，緊急連絡ができなくなる．そのため，自宅内で携帯電話の電波が届くかどうか，とくに固定電話を持っていない家庭は確認する必要がある（表1）．携帯電話が通じないまたは電波の不安定なエリアがある場合は，固定電話を設置するように指導する．

［堀　由美子］

4 ドライブライン皮膚貫通部管理

4-1 ドライブライン皮膚貫通部トラブル予防のポイント

植込型 VAD 治療において，創部管理，つまりドライブライン皮膚貫通部管理は重要な管理項目の1つである．この項では皮膚貫通部管理として，貫通部の衛生ケア（以下，皮膚貫通部ケア）とドライブライン固定について説明する．

> **ドライブライン皮膚貫通部トラブルを予防するポイント**
> 1. 皮膚貫通部の清潔を維持する（衛生管理：皮膚貫通部ケア）
> 2. 皮膚貫通部の安静を保持する（固定管理：ドライブライン固定）

ドライブライン皮膚貫通部がトラブルを起こすと，痛みを伴い，日常生活に支障を来す．さらに，ドライブライン皮膚貫通部感染症（driveline infections：DLI）になり，悪化すると，ケアや管理が煩雑になり，入院加療が必要となる．一度，DLI になると根絶することは大変難しく，しばしば管理や治療が難渋する．DLI は患者の QOL を低下させるだけではなく，sepsis に陥ると死に至ることもある．DLI やポンプポケット感染症は植込型 VAD 治療の3大死因（神経機能障害，感染症，多臓器不全）の1つとなっている．そのため，DLI の予防管理が重要であり，予防に"人材"，"時間"，"コスト"を費やすことを躊躇してはならない．

何より，日々の皮膚貫通部衛生管理・消毒によって貫通部とドライブラインの清潔を維持することが重要である．また，ドライブライン皮膚貫通部周囲及び全身の皮膚のバリア機能を維持するために，シャワー浴等で全身の皮膚の清潔を保ち，適切な栄養状態を維持できるように支援しなくてはならない．

さらに，ドライブラインの適切な固定を行い，皮膚貫通部の安静を保持することも重要である．ドライブラインの動揺によって，皮膚貫通部にストレス（引っ張られる，押される，持ち上げられる等）がかかると，ドライブライン－皮膚貫通部組織の癒合剥離や損傷から炎症が引き起こされる．多くのドライブライン皮膚貫通部トラブルは，貫通部の安静が脅かされたことが原因で始まる．とくに ADL 拡大時や日常生活が変化するときには，皮膚貫通部へストレスがかかっていないか注意する必要がある．また退院後は，活動量が増えるだけでなく，中には体重変化によって腹囲が変化し，皮膚貫通部とドライブライン固定位置の関係に悪影響を及ぼす患者もいるため，継続的なモニタリングは欠かせない．

4-2 DLI予防管理

4-2-1 ドライブライン皮膚貫通部の衛生ケア（皮膚貫通部ケア）の実際
（1）急性期の皮膚貫通部ケア

急性期は，ドライブラインと皮膚貫通部の細胞組織が癒合しておらず，貫通部はルーズな状態である．皮膚貫通部自体もしくは貫通部近辺にドライブラインを一時的に縫合して急性期管理する施設もある．とくにVAD植込み術後1週間前後までは出血や滲出液等でドライブラインや周囲の皮膚が汚染されやすい．さらに，術後は身体的にも抵抗力が落ち，皮膚貫通部自体が感染しやすい時期といえる．よって，皮膚貫通部ケアの目的は，周囲の皮膚や貫通部，ドライブラインの汚染を除去し，感染を予防することである．出血や滲出液がなくなり状態が落ち着くまでは，毎日の皮膚貫通部ケアと被覆材の交換が必須である．

1）皮膚貫通部ケア物品

施設によって皮膚貫通部ケア物品は少し異なる（【メモ1】参照）．しかし，皮膚貫通部ケアの目的である汚染除去を行うことは同じであるため，VADチームで検討し最適な物品を用意する．以下は当院（東京女子医科大学病院）でのケア物品である．

- クロルヘキシジン0.1％
- 滅菌綿球カップ（4個入り）
- 滅菌小綿棒（10本入り）
- おしぼり
- ガーゼ適量
- アクアセルAg（滲出液や出血が多い時期に使用）
- ハイドロサイトもしくはバイアテン（非粘着性の保護材．ドライブラインの緩衝材として使用）
- 被覆材（滲出液量や患者の肌に合わせ選択）**図1**
- 必要時，固定器具や医療用テープ
- 未滅菌手袋，マスク

2）皮膚貫通部ケア手順

ケア手順は，原則，全機種同じである．医療者はスタンダードプリコーションで実施する．**表1**に1例として当院の方法を示す．基本とする流れは，皮膚貫通部の観察→皮膚の汚染除去→ドライブラインの汚染除去→ドライブライン－皮膚貫通部の癒合部の汚染除去→ドライブライン固定と被覆である．また，ドライブラインの長さが各機種で異なるため，ケア時に皮膚貫通部が不潔にならず，かつ安全に管理できるコントローラの位置をVADチームで検討する必要がある．

（☞別表1（P.98）「1.皮膚貫通部ケア」の「急性期管理」参照）

（2）安定期以降の皮膚貫通部ケア

急性期をトラブルなく経過すると，循環・呼吸状態は安定し，心臓リハビリテーションで体力の回復を目指す時期に入る．術後2週間を過ぎた頃から，皮膚貫通部は安定期に移行

表1　ドライブライン皮膚貫通部の衛生ケア手順

	手　順	ポイント
	① 被覆材を愛護的に剥がす ② 出血や滲出液の確認，皮膚貫通部の状態（発赤や潰瘍の有無等）の観察を行う	◦変化を早期発見するために，定期的に写真を撮りモニタリングを行う
	③ クロルヘキシジンを浸した綿球で皮膚貫通部周囲の皮膚及びドライブラインの汚染を除去する（数回繰り返す）	◦おしぼりやガーゼ等で貫通部周囲の皮膚の汚れを拭き取った後に消毒を始める ◦消毒は内側から外側に向かって行う
	④ 小綿棒でドライブラインの汚染を全周除去する（数回繰り返す） ファブリック（ダクロン）が出ているときはとくに入念に行う	◦汚染除去が目的のため，綿棒は乾いたままでも可（クロルヘキシジンに浸した綿棒は汚れが固着しているときは有用） ◦A（清潔部）とB（準清潔部）で綿棒を変えて数回，汚染除去する
	⑤ ドライブライン－皮膚貫通部の癒合部の裏と表，全周の汚染を除去する（数回繰り返す）	◦ドライブライン裏の汚染を除去する際，ドライブラインを持ち上げすぎないよう注意する（癒合が剥がれるため） ◦頭が小さい綿棒だと，ドライブライン裏のすきまに入りやすくケアしやすい
	⑥ 滲出液や出血を認めるときは，アクアセルAgを皮膚貫通部に挟む	◦写真は，清潔なハサミで鍵穴様にカットしたもので貫通部をつつみ込むようにして挟んでいる ◦必須ではない
	⑦ 滲出液が多いとき，またはドライブラインによる圧迫痕や潰瘍を認めるときには，緩衝材としてハイドロサイト等を挟む	◦ハイドロサイト等のポリウレタンフォームは，吸水性とクッション性を兼ね備え便利である ◦潰瘍形成は痛みを増強させ，ADL拡大等にも影響するため圧迫痕の段階で予防する
	⑧ 滲出液等を吸収し，かつ患者の肌に合う被覆材を貼る	◦被覆材の選択は，皮膚剥離等の皮膚トラブルを予防することと，滲出液等が漏れて寝衣を汚し患者に不快感を与えないようにするために重要である

滲出液の量や患者の皮膚に合わせて，皮膚貫通部の被覆材を選択する

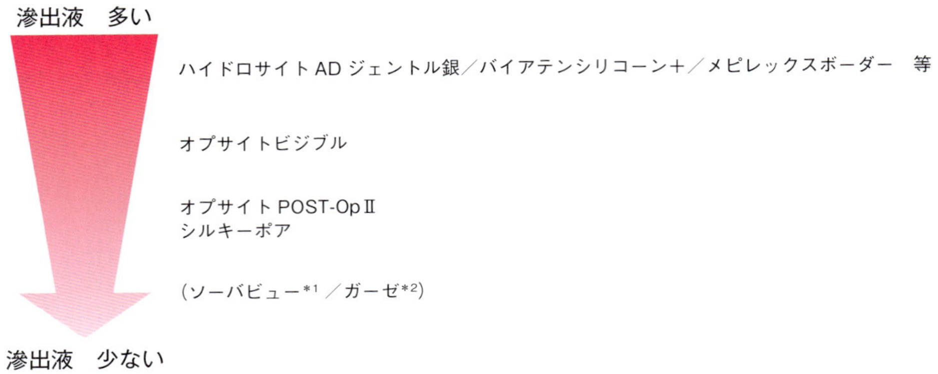

滲出液　多い

ハイドロサイト AD ジェントル銀／バイアテンシリコーン＋／メピレックスボーダー　等

オプサイトビジブル

オプサイト POST-OpⅡ
シルキーポア

（ソーバビュー*1／ガーゼ*2）

滲出液　少ない

*1　ソーバビューを使用する施設もある．週2～3回の交換が必要である
*2　当院では，原則，創部及び皮膚貫通部にガーゼは使用しない．皮膚トラブルがあるときのみ使用する

図1　被覆材の選択（当院の1例）

【メモ1】皮膚貫通部ケアの施設間での違い

30例以上の植込型VAD管理の経験がある5施設に皮膚貫通部ケアの現状について調査した．各施設ともケアの考え方はほぼ同じ（汚染除去が第一目的）であるが，使用物品や消毒液の濃度・種類等が異なり，手順も少しずつ違いはあった．共通点は皮膚貫通部とドライブラインをドライに保つことを意識していたことである．もしもシャワー時にドライブラインが濡れたら，ガーゼでしっかりと水分を拭き取り，ドライにした状態でケアを行っている．DLIになると管理が難渋するため，VADチームで皮膚貫通部ケアについては日々議論し，より良い使用物品や手順を模索することが重要である．

施設名	使用物品の違い	大まかな手順
A	クロルヘキシジン0.1％，綿球カップ，滅菌小綿棒 毎日実施	消毒液を浸した綿球で皮膚・ドライブラインの汚染除去後，綿棒でドライブラインファブリック*の汚染除去（ブラッシングのように）をしっかりとする
B	クロルヘキシジン0.01％を使用していたが，数年前からイソジン綿棒に変更 毎日実施	イソジン綿棒数本を使い，皮膚とドライブラインを消毒する（綿棒の面を変えながら行う）
C	イソジンまたはクロルヘキシジン 毎日実施	ファブリックの汚染を徹底的に落とす．消毒時にドライブラインが動揺しないよう注意を払う
D	イソジンまたはクロルヘキシジン，アクアセルAg 皮膚貫通部に問題がなければ2～3回／週	ファブリックが出ていれば，その部分を消毒する．患者の皮膚に合わせた被覆材と消毒回数を検討する
E	クロルヘキシジン0.05％綿棒，滅菌小綿棒，アクアセルAg，セキューラCL，生理食塩水 毎日実施	剝離剤で被覆材をとりセキューラCL and/or 生理食塩水で皮膚洗浄．クロルヘキシジン綿棒で皮膚貫通部とドライブラインの汚染除去後，乾燥させ，貫通部を細い綿棒で清拭する

*手術手技や機種によっては，ドライブラインのファブリック（ダクロン）が皮膚貫通部から露出していることがある．ファブリックには汚れや菌が付着し，培地になりやすいため丁寧に汚染除去をする

する重要な時期となり，多くの患者で出血や滲出液はごく少量もしくは認めなくなる．皮膚貫通部の痛みも少しずつ落ち着き，早い患者だとこのころからドライブラインと組織が癒合し始める．DLI予防のために自己管理が重要であるため，安定期に移行後，早い段階から指導を開始する（後述する「4-4」参照）．

1）皮膚貫通部ケア物品

安定期と急性期（4-2-1（1）参照）で皮膚貫通部ケア物品に大きな違いはない．ただし，在宅療養を見据えて自己管理に変更しなくてはならないため，外来や在宅で手に入るディスポーザブル物品等を検討する必要がある．患者・家族が管理しやすく使用しやすいシンプルな物品が望ましい．

退院後の衛生材料費は，在宅植込型補助人工心臓（非拍動流型）指導管理料（45,000点；2019年現在）に含まれるため，患者の経済的負担は大きくはない．しかし，高価なケア物品も多いため，患者・家族には医療経済の教育や無駄をなくすために退院後の物品管理についても指導することが重要である．また，退院後も同じ物品が用意できるように外来看護師との調整も必要である．

2）皮膚貫通部ケア手順

安定期の皮膚貫通部ケアの考え方も急性期と同じで，貫通部周囲の皮膚や貫通部，ドライブラインの汚染を除去することが目的である．そのため，原則，ケア物品及び手技は急性期とほぼ同じである．ただし，自己管理に移行するため，患者が実施可能なシンプルな手順と感染予防とのバランスを考える必要がある．

ある施設は自己管理に移行すると，消毒液のついた綿棒（または綿球）のみのケアにする等，シンプルな手順で退院指導をしている．一方，当院は，少し手順は複雑であるが，感染予防を重視し自己管理の手順も医療者が主体でケアする急性期と同様に指導している．つまり，自己管理でも貫通部周囲の皮膚のケアには消毒液を浸した綿球を使い，さらに小綿棒を用いたドライブラインと皮膚貫通部（癒合部）の汚染除去（**表1**手順③〜⑤）が継続できるように指導している．とくに安定期以降問題となるダウングロース部（**図2**）の汚染除去には小綿棒は有用である．

これは退院後の感染予防を第1に考えたうえでの方策であるが，シンプルな手順と比し患者が習得するまでに時間がかかるというデメリットがある．患者個々の能力をVADチームでアセスメントしながら指導を進めることが重要である．

また，患者自身で皮膚貫通部の状態を日々セルフモニタリングし，変化や異常の早期発見・対処ができるよう指導することが重要である．変化や異常があった部分によって対処が異なるため，医療者と患者間で観察項目を統一し（**図3**），共通のイメージができるようにする．意識的なセルフモニタリングを促すことや変化の時期が分かるように「皮膚貫通部自己観察シート」（**図4**）を作成し教育することも有用である．

（☞別表1（P.98）「1．皮膚貫通部ケア」の「安定期管理」，「慢性期管理」参照）

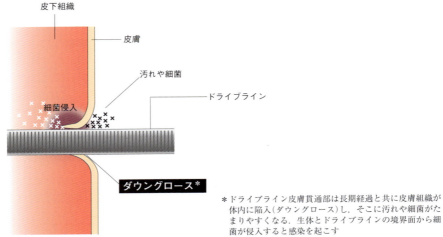

図2 ドライブライン皮膚貫通部のダウンロースからの感染機序

観察チェック項目

〈客観的観察項目〉
- □ 発赤の有無
- □ 出血・滲出液の有無と量
- □ 排膿の有無
- □ 不良肉芽の有無
- □ 腫脹の有無
- □ ドライブライン裏の潰瘍の有無

〈主観的観察項目〉
- □ 痛み（程度と部位）の有無
- □ かゆみの有無
- □ 悪臭の有無

＊医療者と患者が同じイメージで観察できるように，身体を時計に見立てて，頭側を12時，臍側を3時，足側を6時，脇側を9時と呼ぶように共通認識している．

図3 貫通部観察のポイント

月	時間	ドライブライン皮膚貫通部 ① 臭い	② 出血	③ 滲出液	④ 腫れ	⑤ 肉芽	⑥ 発赤	⑦ 潰瘍	⑧ かゆみ	⑨ 痛み 程度*	部位番号	合計点	固定周囲皮膚 ⑩ 発赤	⑪ かゆみ	⑫ 出血	合計点	発熱 37℃以上	特記事項
1日	:	0・1・2・3	0・1・2・3	0・1・2・3	0・1・2・3	0・1・2・3	0・1・2・3	0・1・2・3	0・1・2・3	/10			0・1・2・3	0・1・2・3	0・1・2・3			
2日	:	0・1・2・3	0・1・2・3	0・1・2・3	0・1・2・3	0・1・2・3	0・1・2・3	0・1・2・3	0・1・2・3	/10			0・1・2・3	0・1・2・3	0・1・2・3			
3日	:	0・1・2・3	0・1・2・3	0・1・2・3	0・1・2・3	0・1・2・3	0・1・2・3	0・1・2・3	0・1・2・3	/10			0・1・2・3	0・1・2・3	0・1・2・3			
4日	:	0・1・2・3	0・1・2・3	0・1・2・3	0・1・2・3	0・1・2・3	0・1・2・3	0・1・2・3	0・1・2・3	/10			0・1・2・3	0・1・2・3	0・1・2・3			
5日	:	0・1・2・3	0・1・2・3	0・1・2・3	0・1・2・3	0・1・2・3	0・1・2・3	0・1・2・3	0・1・2・3	/10			0・1・2・3	0・1・2・3	0・1・2・3			
6日	:	0・1・2・3	0・1・2・3	0・1・2・3	0・1・2・3	0・1・2・3	0・1・2・3	0・1・2・3	0・1・2・3	/10			0・1・2・3	0・1・2・3	0・1・2・3			
7日	:	0・1・2・3	0・1・2・3	0・1・2・3	0・1・2・3	0・1・2・3	0・1・2・3	0・1・2・3	0・1・2・3	/10			0・1・2・3	0・1・2・3	0・1・2・3			
8日	:	0・1・2・3	0・1・2・3	0・1・2・3	0・1・2・3	0・1・2・3	0・1・2・3	0・1・2・3	0・1・2・3	/10			0・1・2・3	0・1・2・3	0・1・2・3			
9日	:	0・1・2・3	0・1・2・3	0・1・2・3	0・1・2・3	0・1・2・3	0・1・2・3	0・1・2・3	0・1・2・3	/10			0・1・2・3	0・1・2・3	0・1・2・3			
10日	:	0・1・2・3	0・1・2・3	0・1・2・3	0・1・2・3	0・1・2・3	0・1・2・3	0・1・2・3	0・1・2・3	/10			0・1・2・3	0・1・2・3	0・1・2・3			

患者主観的評価スコア
0：症状と兆候と肉眼的変化なし
1：症状と/もしくは徴候と/もしくは肉眼的変化あり→悪化なし（要観察）
2：症状と/もしくは徴候と/もしくは肉眼的変化あり→軽度悪化（要注意・報告）
3：症状と/もしくは徴候と/もしくは肉眼的変化あり→重度悪化（報告・緊急対処・来院）
＊痛みの程度は，0点（良い）～10点（悪い）で評価

図4 皮膚貫通部自己観察シート

> **【メモ 2】皮膚貫通部シャワー洗浄の是非**
>
> 　ドライブライン皮膚貫通部の菌量を減らすことと貫通部周囲の皮膚の衛生を保つ目的で，以前は衛生管理の一環として消毒前の貫通部シャワー洗浄が主流であった．
>
> 　そこで，30 例以上の植込型 VAD 管理の経験がある 5 施設に皮膚貫通部シャワー洗浄についての現状を調査した．結果，5 施設すべてが，現在はシャワー浴での皮膚貫通部洗浄はせず，貫通部を濡らさないように閉鎖して管理していた．
>
> 　皮膚貫通部を閉鎖するテープは，各施設とも防水性のある医療用テープが用いられている．例えば，パーミロールやオプサイトフレキシフィックス等がある．
>
> 　皮膚貫通部シャワー洗浄の是非については，国内・海外ともに長期的な DLI 予防への影響を述べた報告は見当たらないため，意見が分かれるところである．
>
> | 施設名 | 皮膚貫通部シャワー洗浄の有無 | | 変更理由 |
> |---|---|---|---|
> | | 5 年前 | 2018 年現在 | |
> | A | オープン洗浄 | 新規患者から順次閉鎖 | DLI 患者の多くが緑膿菌感染だった（ドライブラインの汚染や膿が除去できない患者は週 1〜2 回程度シャワー洗浄） |
> | B | オープン洗浄 | 閉鎖 | 皮膚貫通部から緑膿菌感染が多く検出された |
> | C | オープン洗浄 | 閉鎖 | 緑膿菌の DLI が増えた |
> | D | 閉鎖 | 閉鎖 | |
> | E | オープン洗浄 | 原則は閉鎖（オープン洗浄の患者も少数いる） | 緑膿菌の DLI が増えた　オープン洗浄に代わり，セキューラ CL や生理食塩水での洗浄を実施している |

4-2-2　ドライブライン固定管理の実際

(1) 急性期の固定管理

　ドライブライン皮膚貫通部トラブル予防のポイントにあげた「貫通部の安静の保持」は，ドライブラインの固定にかかっている．急性期の固定ポイントは，いかに皮膚貫通部にストレスがかからない位置にドライブラインを固定するかである．

　急性期は皮膚貫通部自体が癒合しておらずルーズな状態であるため，ドライブラインの少しの動きがトラブルのきっかけや治癒遅延の原因になることがある．ドライブラインと皮膚貫通部組織が癒合する時期である術後 1〜2 週間程度は貫通部のために身体を安静に管理すること（筋力・体力が落ちない程度にリハビリテーションすることは問題ない）等をリハビリテーションスタッフを含めた VAD チームで共有する．まれではあるが，急性期には組織と癒合していないドライブラインが体位交換やリハビリテーション等で引っ張られ，数 mm から数 cm，体外に抜けることもある．出血や滲出液が増えるだけでなく，安定期の皮膚貫通部の固定管理や感染症予防管理に影響するため急性期の固定は非常に重要である．

　体内から出るドライブラインの皮膚貫通部位置は，概ね乳頭線と臍の高さを結んだ位置である．可能であれば，術前に VAD チームで患者の体形や生活スタイルを確認し，皮膚貫通部位置について議論して手術に臨む．最終的な角度や皮膚貫通部の位置は，術者や外科手技によるところが大きく，患者それぞれで多少異なる．さらにドライブラインの長さや太さも

機種によって異なる.しかし,多くの患者でドライブライン固定のポイントは同じである(図5,図7).

1) ドライブライン固定器具の選択

ドライブラインは機種によって太さや長さが異なるため,固定に使用する器具は異なる(表2).急性期は,汚染されやすく頻繁に固定器具の交換が必要になるため,医療用テープ(ソフポア,マルチポアドライサージカルテープ,ハイラテ等)を用いることもある.

また,患者の中には皮膚が弱く,粘着物質による接触性皮膚炎や剥離による皮膚刺激,ドライブラインが引っ張られることでの物理刺激,汗の貯留等が原因で固定部及びその周囲に皮膚トラブルを起こす患者がいる.固定部の皮膚周辺はVAD装着中,長期間にわたり同じ部位を使用することになるため,急性期から患者に合わせた固定器具もしくは医療用テープを選択することも重要である.固定器具による皮膚刺激予防として皮膜剤(キャビロン非アルコール性皮膜,コンバケアバリア等)を使用することや,交換時の剥離刺激予防に剥離剤(キャビロン皮膚用リムーバー,コンバケアリムバー等)を使用することが有用である.

表2 ドライブライン固定器具

	EVAHEART/EVAHEART 2	HeartMate Ⅱ, Ⅲ ／ Jarvk2000 ／ HVAD
固定器具*	チューブ固定バリア フォーリーアンカー	フォーリーアンカー チュービングアンカー
代替・補強	クイックフィックス／医療用テープ	
皮膚トラブル予防	皮膜剤と剥離剤	

*必ずこれらを使用しなくてはならないわけではなく,固定がずれないこと,患者の皮膚に合うことを考慮して固定器具は選択・変更する

2) 急性期の固定の手順

急性期では,皮膚貫通部の癒合を妨げないように管理することが重要である.体位変換やリハビリによって皮膚貫通部にストレスがかかっていないことを毎日評価し,固定を調整しなければならない.

ドライブラインの固定を確実かつ安全に実施するには,固定そのものだけでなく,ドライブラインのねじれや走行にも注意を払い,コントローラの位置にまで気を配ることが重要である.急性期はドライブラインの他に,点滴やドレーン,モニタ等があり,トラブル予防のためにライン整理は欠かせない.その一環として,コントローラは皮膚貫通部側に設置することが望ましい.これは,体位変換時にドライブラインが引っ張られて固定が外れることを防ぎ,かつドライブラインが正中創等に刺激を与えることを予防するためである.

また,体位変換時,看護師及びその他医療者の手や体位変換クッションによって無意識かつ不用意にドライブラインと皮膚貫通部が押されたり,持ち上げられることがないように固定位置と方法を検討する必要がある.

急性期固定の工夫の1例として,当院のPigtail法(豚のしっぽのようにドライブラインをループさせて固定する方法で,当院ではこのように呼んでいる)を紹介する.急性期においては,機種にかかわらず多くの患者がPigtail法で管理している.

Pigtail法のポイントを図5に示す.皮膚貫通部と固定位置の関係が直線的であるときより

も，ドライブラインをループさせることによって引っ張られたときや押されたときの貫通部への直接刺激が伝わりにくくなる．また，ドライブラインを伝って滲出液や出血が側腹部や背部に流れにくくなるため，患者の不快感や寝衣・シーツの汚染を防ぐ手段としても有用である．

ドライブラインが短い患者には Pigtail 法は不向きである．施設によっては，ドライブラインを腹壁内・腹直筋鞘内に長めに留置し左側腹部に皮膚貫通部をつくることがある．この方法は感染抵抗性を上げる目的がある．一方で皮膚貫通部とコントローラ間のドライブラインが短くなるため，体位変換やリハビリにより引っ張られることがないよう固定方法や固定位置には細心の注意が必要である．

(☞ 別表 1（P.98）「2.ドライブライン固定」の「急性期管理」参照)

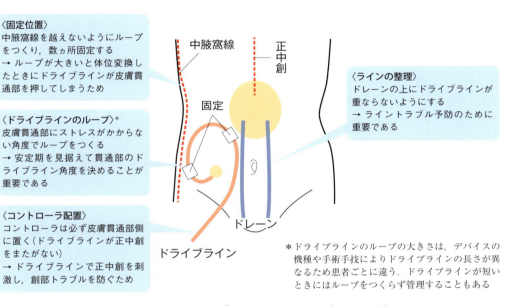

図5　急性期のドライブライン固定の1例（Pigtail 法）

（2）安定期以降の固定管理

DLI のきっかけとなる皮膚貫通部トラブルは，固定の位置不良や対応不足に伴う貫通部へのストレスが発端となることが多い．安定期に入ると，ADL 拡大や日常生活の自立に伴う体幹のねじり動作や前屈動作が増え，それまでの固定位置や固定方法では皮膚貫通部のストレスに対応しきれないことがある．皮膚貫通部へのストレスが変わるタイミングを理解し，適時，患者に合わせて固定位置や固定方法を見直さなければならない．

また，ヒトは仰臥位と端座位，立位で腹囲の大きさが変わるため，腹壁の動きによって固定部と皮膚貫通部の位置関係やドライブラインの角度が変化する．とくに肥満体形の患者は，体位によって皮膚貫通部へのストレスが変わりやすい（図6）．さらに肥満は手術部位感染（surgical site infection：SSI）と同様に DLI のリスクを高めると考えられるため，体重の変化をモニタリングすることは心不全管理だけでなくドライブライン固定管理にとっても重要である．

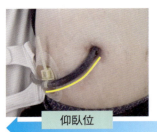 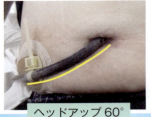 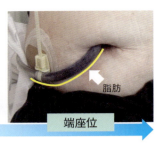

〈170cm/90kgの同一人物,同一時間,同一固定で体位のみ変更〉
・体位によりドライブラインの角度や皮膚貫通部へのストレスに変化がある
・端座位時には脂肪がドライブラインを押し上げている

図6 体位による皮膚貫通部ストレスの変化

1) ドライブライン固定器具の選択

急性期の固定器具と相違ない（**表2**）．ドライブラインの太さや患者の皮膚の状態に合わせて選択する．器具の選択は，ADL拡大や日常生活行動が変化しても剥がれないことを前提とする．また，ドライブラインの動揺を抑える工夫として，デバイス専用ベルトやマジックテープ式腹帯（当院ではマジック式バストバンドを腹帯として代用）を使用している施設は多い．

2) 安定期以降の固定の手順

ドライブラインの走行を意識し，皮膚貫通部にストレスがかからない位置に固定位置を決める．さらに，体幹を左右にねじったときや前屈になったときに，ドライブラインが皮膚貫通部を引っ張らないか，押されないかを確認し，最終的な固定位置を決める．皮膚貫通部から固定位置までの距離及び固定方法は各施設で考え方が異なる（【メモ3】参照）．

当院では，ドライブラインと皮膚貫通部の間に屈曲点をつくり，体幹のねじれに伴うドライブラインの動揺を吸収するように固定している（**図7**）．固定位置が皮膚貫通部に近すぎると，体幹を動かしたときにドライブラインが直に引っ張られ，貫通部に直接ストレスがかかると考えているためである．一方で，固定位置を遠くにし過ぎることは，体幹のねじれや起き上がり動作でドライブラインがたわみやすくなるため勧めない（**図8**）．

日常生活でドライブラインの動揺が疑われる患者は皮膚貫通部のストレスを逃がすために安定期以降もPigtail法で管理することもある．また，当院をはじめ多くの施設が，デバイス専用ベルトもしくは腹帯を使用し，ドライブラインを「面」で固定することで，ドライブライン

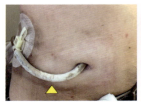 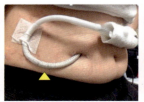 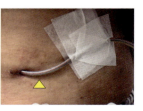

EVAHEART　　　　HeartMate Ⅱ　　　　Jarvik2000　　　　HVAD

△は屈曲点を示す
ドライブラインと固定の間に屈曲点がある．写真はEVAHEART以外，医療用テープ（ソフポア）を使用し固定した例

図7 当院の各機種ドライブライン固定の実際

の動揺を抑える工夫をしている.

　DLI 予防以外にも，VAD 装着後の生活をイメージし，体形や服装に合わせて皮膚貫通部角度やドライブラインの固定位置を決めることが患者の QOL のためには重要である.
（☞ 別表1（P.98）「2. ドライブライン固定」の「安定管理」，「慢性期管理」参照）

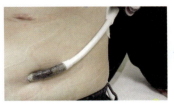 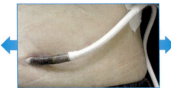 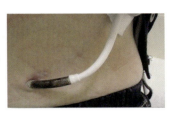

〈右ねじり〉
皮膚貫通部が引っ張られている
　✓ 7〜9 時方向の剥離が起きやすい
　✓ ドライブライン裏に擦過傷や潰瘍を形成しやすい

〈正面〉
皮膚貫通部が左側腹部から出ている HeartMate II の患者
　✓ 皮膚貫通部は問題なく見える
　✓ 体幹を左右にねじると様相が変化する

〈左ねじり〉
皮膚貫通部が押されている，さらにドライブラインがたわみすぎ
　✓ 12〜3時方向の剥離が起きやすい
　✓ 9 時方向に発赤や肉芽を形成しやすい

図8　体幹のねじりに伴うドライブラインのたわみ（固定位置が遠すぎる悪い例）

【メモ3】　各施設の固定法

　30 例以上の植込型 VAD 管理の経験がある 5 施設にドライブライン固定についての現状を調査した．ドライブラインの固定の原則である「皮膚貫通部を安静にする」，「皮膚貫通部にストレスをかけない」ことについては各施設とも考えは一致していた．すべての施設がドライブラインの動揺を抑えるために，機種にかかわらず専用ベルトもしくは腹帯を使用していた．しかし，固定位置や方策に関しては，各施設で違いがあった．

施設名	固定位置	方策
A	皮膚貫通部に近づけすぎない．逆に，離れすぎるとドライブラインの遊びが大きくなるため注意する．体位や姿勢による皮膚貫通部の状態に合わせて位置を決める	✓皮膚貫通部から固定までの間に屈曲点をつくる ✓固定をしたあと，患者に体を左右ねじり，さらに前屈動作をしてもらい，皮膚貫通部のストレスを毎回チェックする
B	全機種とも皮膚貫通部から約3cmの位置に固定する	✓皮膚貫通部から固定が遠すぎないように注意する ✓Jarvik2000 は接続コネクタの重さが皮膚貫通部に伝わらないようにしている
C	体位や姿勢による皮膚貫通部の状態に合わせて位置を決める	✓3点固定：①ドライブラインと皮膚を固定する固定器具，②腹帯による固定，③腹帯にドライブラインをマジックテープで固定
D	体位や姿勢による皮膚貫通部の状態に合わせて位置を決める	✓ドライブラインの体内の走行を確認する ✓固定後，ドライブラインが皮膚貫通部を押していないかチェックする
E	皮膚貫通部に可能な限り近づけて固定し，ドライブラインの動揺を抑える	✓腹帯を使用しマジックテープで2ヵ所固定する ✓固定器具の下にパーミロール等を貼り，皮膚トラブルを予防する

4-3 自己管理指導

　植込型VADは在宅療養を目指す治療であるため，VAD植込み術後早期から衛生ケアの指導・教育を開始する必要がある．例えば，急性期で医療者が皮膚貫通部の処置をしている段階であっても，教育の一環としてボディイメージの変化に対して受容を促すために患者には鏡を使って自分の貫通部を見てもらうことができる．また，観察項目・ケア手順の説明をすること，日々の衛生ケアの重要性を教育すること等，自己管理指導への導入を始める．
　一般的には術後2週間程度で皮膚貫通部の滲出液は減少し，組織とドライブラインが癒合し始める．この時期になると血行動態や呼吸状態も安定していることが多いため，積極的にドライブライン皮膚貫通部自己管理指導を開始する．
　ドライブライン皮膚貫通部自己管理指導については看護師の役割が大きい．後述する皮膚貫通部ケア，固定管理，セルフモニタリング，日常生活行動について時間をかけて教育する．退院時には多角的に評価し（表3），自宅でも同様のケアが安全かつ確実に実施できるように外来で継続的に指導する．

表3　ドライブライン皮膚貫通部自己管理に関する退院前チェックリスト

知　識	□皮膚貫通部管理の重要性（感染症について）が理解できているか □皮膚貫通部の観察ポイントが言えるか □皮膚貫通部の衛生管理（清潔）と刺激緩和（安静）について理解しているか
技　術	□医療者が指導したように衛生ケアが実施できているか □自分でドライブラインの固定が行えるか □日常生活やシャワー浴時に安全にドライブラインのとり回しができるか
姿勢（コンプライアンス・アドヒアランス）	□主体的に管理（衛生管理，物品管理等）ができるか □シャワー浴，手指衛生等を医療者の教育に従い実施しているか □家族は協力的か（患者－介護者との関係性） □皮膚貫通部自己観察シート（セルフモニタリング）に毎日記載を行っているか

4-3-1 ドライブライン皮膚貫通部の衛生ケア（皮膚貫通部ケア）の指導

　自己管理になっても皮膚貫通部ケアの手順やポイントは大きく変わらない．安定期以降の管理（4-2-2の（2））で前述した通りである．VAD管理に慣れた施設では病棟看護師が患者へのドライブライン皮膚貫通部自己管理指導を行っている．当院では人工心臓管理技術認定士（看護師）をはじめ病棟看護師が中心となり，患者・家族への段階的自己管理指導を取り入れている（表4）．ただし進行のスピードは患者によって異なるため，VADチームで進捗を共有し，在宅復帰プログラムと並行しながら時間をかけて皮膚貫通部自己管理の習得を目指している．その指導は退院日まで継続し，さらに外来でフォローする体制を整えることで長期的にドライブライン皮膚貫通部トラブルが予防できる．
　皮膚貫通部は一般的には左右どちらかの腹部にある．患者は皮膚貫通部を覗き込むようにしてケアする必要があるため，腹筋・背筋等の筋力及び体力が回復していなければ自己管理は難しい．また，脳血管障害を併発し後遺症が残ると自己管理が難しくなる．患者に

表 4 段階的自己管理指導

段 階	実施内容	評価内容
Step 0	自分の皮膚貫通部を見ることができる[*1]	□筋力と体力がある □皮膚貫通部ケア実施時の体位は座位（ヘッドアップ60°以上でも可） □ボディイメージの変化に対する受容
Step 1	皮膚貫通部の観察項目が分かり（正常が分かる），皮膚貫通部自己観察シートへ記入できる	□観察項目が言える □自分の皮膚貫通部の状態が言える □皮膚貫通部自己観察シートに記載し昨日の状態と比較できる
Step 2	看護師[*2] and/or 医師の指導に従い皮膚貫通部ケアの準備から実施までできる	□使用する皮膚貫通部ケア物品が言える □皮膚貫通部ケア物品の使用方法が分かる □清潔操作[*3]の見学・実施を段階的に体験できる
Step 3	看護師 and/or 医師の見守りのもと主体的に皮膚貫通部ケアの準備から実施までできる	□一連の皮膚貫通部ケアが丁寧かつ確実に実施できる
Step 4	看護師 and/or 医師の見守りのもと固定の準備から実施までできる	□固定の必要性が言える □固定位置を自分で選択できる □ドライブラインを固定できる
Step 5	自分で皮膚貫通部ケア物品の管理と一連の貫通部自己管理（貫通部ケア・ドライブライン固定）が確実に実施できる	□定期的に医療者が確認すれば，ドライブライン皮膚貫通部トラブルが起こらない □医療者が毎日看視しなくても自己管理できる

*1 自分の身体からドライブラインが出ている状況（ボディイメージの変化）への受容も促す
*2 ここでいう看護師とは人工心臓管理技術認定士もしくはドライブライン皮膚貫通部ケアに熟練した者を指す
*3 滅菌物品の取扱い（例えば，鑷子や滅菌綿棒等の取り出し方）について指導する

合わせて柔軟に指導内容を変更することや家族への指導を行う等，自宅で安全かつ確実に皮膚貫通部の自己管理（皮膚貫通部ケア・ドライブライン固定）ができるように退院後を見据えた指導が重要である．

（☞ 別表2（P.99）の「1. 皮膚貫通部ケアの指導」及び特記事項参照）

4-3-2 ドライブライン固定の指導

ドライブライン皮膚貫通部自己管理指導を開始する時期は，ADLを拡大する時期と重なることが多い．そのため，体幹のねじり動作や前屈をしても皮膚貫通部にストレスがかからない位置に固定できているか評価し，日常生活行動には細心の注意を払うように指導しなくてはならない．固定不具合は皮膚貫通部ケアと同等もしくはそれ以上に貫通部トラブルの原因であることを患者・家族には強調して教育することが重要である．

一方で，自分の身体にドライブラインを固定することは手技として非常に難しく，多くの患者が苦戦する．とくに，微妙なドライブラインの角度や固定位置を見極めることが難しい．多くの患者が皮膚貫通部ケアの習得よりも時間を要する．適宜，鏡を使用したり家族へサポートを依頼するとよい．

またシャワー浴中の固定も重要である．シャワー中は固定箇所が剥がれやすく，さらにドライブラインが垂れ下がる．皮膚貫通部にストレスをかけることのないよう工夫する．当院ではオプサイトフレキシフィックスもしくはパーミロールでドライブラインを体幹に完全に固定して垂

れ下がりを予防している．
（☞ 別表2（P.99）の「2. ドライブライン固定の指導」参照）

4-3-3 セルフモニタリング指導

　DLI予防には早期発見・対処が最も重要である．退院後は患者が皮膚貫通部を自分で観察し，変化に気づくことが求められる．一度，皮膚貫通部のトラブルが起きたら進行は速く，容易にDLIとなり，対処までの時間がかかるほどケアや治療が難渋する．当院では，「皮膚貫通部自己観察シート」（図4）を作成し，術後早期から記入指導を行っている．

　また，どのようになったら報告・相談が必要かを指導し，退院後はメールに写真を添付（皮膚貫通部自体と固定がわかる全体像の2枚）してもらう等して継続指導している．何らかのトラブルが起こった際に皮膚貫通部部位番号（図3）が分かると，情報共有がスムーズで，電話やメールであっても何が原因かを推測する手がかりになる．

4-3-4 日常生活教育

　行動範囲が拡大すると，皮膚貫通部の安静が維持できなくなるためトラブルを起こしやすくなる．激しい運動や身体を大きくねじる・伸展する・前屈するような運動はドライブライン皮膚貫通部トラブルにつながるため原則禁止である．

　日常生活での姿勢や動作も皮膚貫通部のストレスに影響する．入院中，患者は多くの時間をベッド上やその周辺で過ごすが，退院後は自宅環境によって姿勢や動作が大きく変化する．例えば，畳等の床に座る時間が増える，敷布団に寝る，腰の沈む柔らかいソファに座る，自家用車（運転は禁止）に乗る機会が増える等があげられる．それらの姿勢やそこに至るまでの動作が皮膚貫通部に与えるストレスは，入院中とは大きく異なるため要注意である．退院後は日常過ごす場所や姿勢，動作についても情報収集することが重要である．

　パートナーとの性生活に際しては，ドライブライン皮膚貫通部トラブル予防，心不全予防，出血予防の指導が欠かせない．性行為での体位によってドライブラインが引っ張られることや皮膚貫通部にストレスがかかることは避けなくてはならない．皮膚貫通部に違和感があるときは，即時中断し，出血の有無や固定の不具合がないか確認するよう教育する．

4-4 DLIへの対応

（1）DLIの症状と対処法

　1）痛みの増悪，2）発赤出現，3）不良肉芽形成，4）滲出液や出血の増加，5）潰瘍形成，6）トンネル形成はDLI症状またはその先駆的所見である．これらの多くは固定の不具合が原因である．固定の不具合は，固定器具の剥がれ，不適切な固定器具の使用，不適切な固定位置，活動量増加，体重増加，日常生活行動の変化等に起因する．対処法をそれぞ

れあげる．
- 痛みの増悪
    固定の見直しをする．さらに原因究明や DLI 進展の有無を評価する．
- 発赤や腫脹の出現
    ドライブラインの固定の位置と方法の修正及び衛生管理を見直し，モニタリングを強化する．悪化する場合は切開排膿ドレナージを検討する．
- 不良肉芽形成
    第1にドライブライン固定の位置と方法を修正し，日常生活行動を見直す．肉芽に対し硝酸銀焼灼しても再発を繰り返すことがあるため，実施する際は VAD チームで検討が必要である．
- 出血・滲出液の増加
    原因を検索し対処する．出血量が多いときは活動量を落とすか，安静にすることが望ましい．皮膚貫通部ケアでは貫通部・ダウングロース部とドライブラインの汚染除去を徹底する．
- 潰瘍形成
    ドライブラインが当たっている部分に緩衝材を入れる．必要時，固定方法と位置を修正する．
- トンネル形成
    深くなれば，切開排膿ドレナージが必要になる．

（2）診断・治療

皮膚貫通部の肉眼上の悪化，痛みの増悪（貫通部やドライブラインに沿った部分），炎症データの上昇や発熱を認めたら，DLI を疑う（図9）．DLI が疑われたらまず腹部 CT 検査を行うが，より詳細を知るために核医学検査（ガリウムシンチグラフィー）が有用である．

肉眼的悪化・局所所見または検査で炎症所見があり DLI と診断されたら（図10），入院加療と抗菌薬の開始を検討する．退院後の患者では，ドライブライン皮膚貫通部のトラブルの段階（表5）が悪化傾向にないか注視し，重症化する前に外来受診させることや入院加療へ移行するタイミングを見きわめることが重要である．

また，当院では悪化したときだけでなく，定期的に創部の監視培養のための検体を採取している．監視培養の結果は，はじめの皮膚貫通部トラブルや DLI 初期からどのように菌が変化しているかを知るきっかけとなり，適合する抗菌薬等を早急に検討することができる．

重症例では，切開排膿ドレナージ等の外科的処置が必要になり，必要時，陰圧閉鎖療法（negative pressure wound therapy：NPWT）を検討する．DLI をきっかけとして，ポンプポケット感染症になると血液ポンプの交換までもが必要になる症例もある．

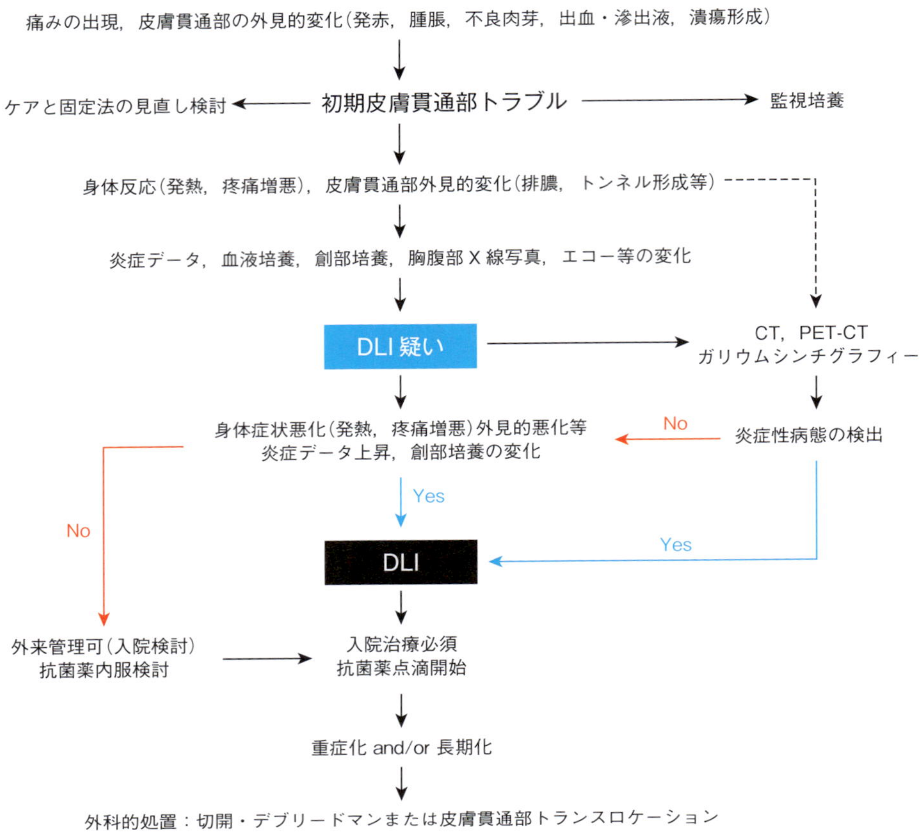

痛みの出現，皮膚貫通部の外見的変化（発赤，腫脹，不良肉芽，出血・滲出液，潰瘍形成）

ケアと固定法の見直し検討 ← 初期皮膚貫通部トラブル → 監視培養

身体反応（発熱，疼痛増悪），皮膚貫通部外見的変化（排膿，トンネル形成等）

炎症データ，血液培養，創部培養，胸腹部X線写真，エコー等の変化

DLI疑い → CT，PET-CT ガリウムシンチグラフィー

身体症状悪化（発熱，疼痛増悪）外見的悪化等 炎症データ上昇，創部培養の変化 ← No ― 炎症性病態の検出

Yes → **DLI** ← Yes

No ↓

外来管理可（入院検討） 抗菌薬内服検討 → 入院治療必須 抗菌薬点滴開始

重症化 and/or 長期化

外科的処置：切開・デブリードマンまたは皮膚貫通部トランスロケーション

図9　DLIが疑われるときの流れ

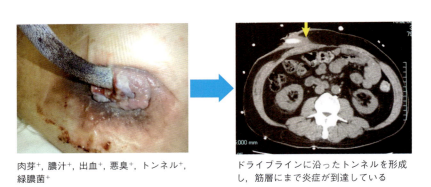

肉芽+，膿汁+，出血+，悪臭+，トンネル+，緑膿菌+

ドライブラインに沿ったトンネルを形成し，筋層にまで炎症が到達している

図10　DLIのCT画像

表5 皮膚貫通部トラブルのステージと対処

ステージ	0 無症候段階	I 初期変化段階（初期皮膚貫通部トラブル）	II 悪化傾向段階（DLIの疑い）	III 最終悪化段階（DLI）
イメージ				
状態	発赤・肉芽・滲出液（外見的変化）及び痛みがない 感染徴候がない	皮膚貫通部の出血・滲出液増加や貫通部周囲に軽度発赤を認める 炎症データの上昇は認めないこともある	皮膚貫通部の癒合不全を認めるが限局しておりトンネル形成はない、もしくは浅い 発赤、出血、排膿のいずれか、または全てが悪化し、肉芽形成を認めることが多い 炎症データが上昇し始める ドライブラインに沿った痛みがあれば要注意	深部まで炎症が広がり、排膿や肉芽増大を認め、ドライブラインに沿って発赤が広がり、痛みは強い ドライブラインに沿って深いトンネルを形成していることが多い 腹部CTで明らかな感染像を認める 炎症データ上昇を認め、多くが発熱する
ケア・看護	皮膚貫通部ケア、固定継続、モニタリング継続	生活行動の見直し、固定法と位置の修正、皮膚貫通部ケアの再指導、モニタリング強化	自己管理の可否をアセスメント、医療者による皮膚貫通部ケア・処置を実施	
検査		皮膚貫通部監視培養、採血	CT、ガリウムシンチグラフィー、採血・血液培養、皮膚貫通部監視培養等	
治療	ケア継続	痛みの緩和	外来頻度増やす、抗菌薬検討、痛みの緩和	入院加療、抗菌薬投与、外科的治療（デブリードマン、トランスロケーション、血液ポンプ交換等）、痛みの緩和

4 ドライブライン皮膚貫通部管理

4-5 DTに向けての課題

　ドライブラインは生体にとって異物であるため，装着期間が長くなるほどDLIのリスクが高まる．日本では移植待機期間が長期化しており，さらに今後DTが始まると，多くの患者が皮膚貫通部トラブルやDLIを経験する可能性がある．
　DLIになると，患者は痛みに耐えながら生活しなくてはならず，処置や治療のために外来通院の頻度が増え，悪化すると入院が必要になる．一度DLIに陥ると完治が難しく，入退院を繰り返す症例は多い．世界的にみてDLIをきっかけとする敗血症で死亡する患者は少なくない．DTにおいて長期間QOLを維持するためには，DLIとの闘いは避けては通れない．

4-5-1 期待される人工心臓管理技術認定士の活躍

　人工心臓管理技術認定士には，患者・家族に対し急性期から安定期それぞれで予防的な視点を重視した教育・指導を行うことが求められる．DLI予防もその一環である．
　DTや移植待機でVAD装着期間が長期になると患者やその周辺環境には様々な変化が起こる．例えば，患者自身は歳を重ね体力や筋力が低下し，それに伴い姿勢が変化することもある．それによって皮膚貫通部への刺激が徐々に変化することや貫通部ケアの手技にも支障が出ることが考えられる．さらに脳血管障害等の合併症を起こした患者では，変化がより大きくなる．様々な状況変化にVADチームは柔軟に対応することが求められ，人工心臓管理技術認定士は長期的にVADチームのアプローチが効果的に発揮されるようコーディネートする役割を担う．

4-5-2 DLI予防における家族の協力

　DTでは，VAD患者の治療期間が今以上に長くなることが予想され，家族はゴールが見えずに介護の負担や重責から疲弊することが考えられる．さらに，通常の患者サポートに加え，皮膚貫通部ケアのような医療的な処置の役割を求められると，より負担感が強くなる．一方で，家族の協力や周囲のサポートなくして長期在宅療養が成立しないのも事実である．
　現実問題として，長期在宅治療としてのDTでは家族が皮膚貫通部ケアの役割を担うことが増加するかもしれない．例えば，DTの患者が合併症の1つである脳血管障害を発症し麻痺等の後遺症が残った場面を想像してほしい．医療者は家族に対し患者の身の回りの世話だけでなく，ドライブライン皮膚貫通部管理（貫通部ケア・固定管理）も日々の日課として協力を要請し，安全かつ確実に実施できるように教育する必要がある．家族，とくに主介護者の協力がなければ，このような患者は長期入院を余儀なくされるであろう．
　患者が長期にわたり安全に在宅で療養生活を送るためには術前から継続的かつ定期的に家族アセスメント（表6）を行い，家族機能を評価する必要がある．日本は核家族が増加しており，介護やケアの役割は主介護者1人が担うことが多い．中には主介護者が高齢であるために，退院後の皮膚貫通部管理が安全かつ確実に継続できないこともある．退院後

表6 VAD患者の家族アセスメント項目（VAD患者-家族の相互作用を意識しアセスメントする）

構造的側面	機能的側面
□介護者数（形式的ではなく実質的な数） □介護者の年齢と理解力 □介護者の健康と体力 □生活習慣の変化 □子育て・親の介護等の段階 □VAD実施施設近傍への転居と生活環境の変化 □モデルと理解者の有無 □経済状況	□術前からの関係性 □互いの関心と相互理解の程度 □コミュニケーション（情報共有・感情表出） □家族役割と役割分担

（山中源治．在宅療養に移行する植込型補助人工心臓患者および主介護者の体験と看護支援の検討．日クリティカルケア看会誌 2016；12：25-37より引用作成）

も皮膚貫通部管理の質を維持しDLIを予防するには，誰に教育することが効果的か，主介護者以外には日々のケアを代行できる者はいるか等をVADチームで議論し，家族ケアの視点も忘れずに退院支援計画を立てなくてはならない．患者-家族の相互作用が家族関係に悪影響を及ぼすと考えられるときには，訪問診療・看護との連携も模索しDLI予防を図る必要がある．　［山中源治］

別表1　DLI予防管理のポイント

予防管理	時期	管理のポイント	特記事項
1. 皮膚貫通部ケア	急性期管理	□原則，皮膚貫通部ケアの手順は機種による大きな違いはない □各機種ともに，以下の部分の汚染を除去することがポイントである ✓皮膚貫通部自体（癒合部は脆弱であるため要注意） ✓ドライブライン[*1] ✓周囲の皮膚	*1【ドライブラインの汚染除去】 ○ドライブラインを持ち上げ過ぎると癒合を阻害する要因となる ○ドライブラインにファブリックがある機種は，とくに丁寧な汚染除去が必要である
	安定期管理	□手順は急性期と同じであり，機種によっても変わらない □施設によって手順が異なる部分もある（【メモ1】参照） □自己管理可能な手順か，患者ごとにアセスメントする □在宅管理を見据えて皮膚貫通部ケア物品[*2]を整理する □退院に向け段階的に自己管理指導を行う	*2【皮膚貫通部ケア物品】 ○在宅で使用可能なディスポーザブル物品を用意する ○自己管理指導を開始する際には，在宅物品と同じ物を使用する ○物品選択は，管理のしやすさや使い勝手，コスト等から総合的に検討する
	慢性期管理	□セルフモニタリングが早期発見・対処のカギとなる（図4「皮膚貫通部自己観察シート」参照） □具体的にどのようなときに報告するか共有する[*3] □ドライブライン皮膚貫通部はドライ管理を原則とし，洗浄をしない施設が増えている（【メモ2】参照）	*3【相談体制の整備】 ○皮膚貫通部異常時の電話相談窓口をつくる ○メール等で皮膚貫通部の写真を確認することが有用である
2. ドライブライン固定	急性期管理	□安静体位時，ドライブラインによって皮膚貫通部が押されたり，また引っ張られない位置に固定する □皮膚貫通部への人為的刺激を予防する[*4] □患者が不快でないことを確認する □ドライブラインのねじれや走行を確認する □慢性期を見据えてドライブラインの角度を決める □固定部位及び周囲皮膚のトラブル予防を図る．以下のポイントに配慮する ✓ドライブラインの動揺が少ない固定器具や医療用テープを使用する ✓使用開始後は皮膚トラブルの有無を確認し，著しい発赤やかゆみ等を認めた際は他のものに交換する ✓皮膜剤使用や清拭，保湿等のケアをし，皮膚トラブル予防に努める	*4【人為的トラブルの予防】 ○人為的，つまり体位交換やヘッドアップによって，ドライブラインが動き，皮膚貫通部を刺激しないよう注意する ○ドライブラインが長い機種に関してはPigtail固定法等にして，人為的に引っ張られてもトラブルが起きないように考慮する ○ドライブラインが短い機種に関しては，容易にドライブラインが引っ張られ皮膚貫通部を刺激しやすいため固定の位置と角度や機器の配置に配慮が必要である
	安定期管理	□ドライブライン固定はADLの変化に合わせ評価し，皮膚貫通部へのストレスが最も少ない角度と位置に変更する □寝返りやリハビリテーションで皮膚貫通部へストレスがかかっていないか評価する[*5]	*5【トラブルが発症しやすいタイミング】 以下のタイミングは，皮膚貫通部へのストレスが大きく変わる．皮膚貫通部の変化には細心の注意を払い，必要時固定位置を変更する ① ADLが拡大するとき ② 心臓リハビリテーションを積極的に進める時期 ③ 院外トレーニング開始後 ④ 退院直後

予防管理	時期	管理のポイント	特記事項
2. ドライブライン固定	慢性期管理	□患者の日常生活をイメージして固定位置を再検討する．以下のポイントを確認する ✓体幹のねじれや前屈に対しても，皮膚貫通部にストレスがかからない位置に固定されていること ✓日常生活行動や着る服を考慮した位置に固定されていること ✓患者に合った固定器具が選択されていること □皮膚貫通部の状態に変化を認めたら，ドライブライン固定の見直しを第1に行う □固定部位及び周囲皮膚のトラブル予防をはかる*6	*6【ドライブライン固定器具使用の注意点】 ○ドライブラインの動揺が少ない固定器具や医療用テープを使用する ○使用開始後は皮膚トラブルの有無を確認し，著しい発赤やかゆみ等を認めた際は他のものに交換する ○皮膜剤使用や保清，保湿等のケアをし，皮膚トラブル予防が重要である

別表2　ドライブライン皮膚貫通部の自己管理指導

指導内容	指導上の注意点	特記事項
1. 皮膚貫通部ケアの指導	□急性期から一貫性のある指導計画を立てる □患者の筋力・体力，理解力，能力に合わせて進める □コンプライアンス・アドヒアランスを見極める □毎回，患者に合ったケアの方法であるか評価する □家族（介護者），サポーターにも協力を依頼する	【指導を開始する基準】 ○血行動態・呼吸状態が安定している ○皮膚貫通部から出血・滲出液がない，または少ない ○皮膚貫通部に感染症がない，または特別なトラブルがない ○座位を保持する体力・筋力がある（30分程度）
2. ドライブライン固定の指導	□固定指導は皮膚貫通部ケアと同等もしくはそれ以上に時間を要するため早期から開始する □固定部及び周囲の皮膚の状態を評価し，皮膚トラブル時の対処も指導する □固定位置や方法の理由や根拠を説明する □トラブルが起きやすい固定の例とその理由を示す（理解するまで複数回行う） □体重管理の重要性を教育する	【家族（介護者）への指導を強化する患者】 ○脳血管障害後による後遺症（高次脳機能障害や麻痺等）がある患者 ○コンプライアンスが悪い患者 ○体力や筋力が著しく低下した患者

5　機器管理のポイント

　この節では植込型 VAD の機器管理について解説する．ここで触れておきたいことは機器管理において，取り扱いは医療者だけではなく，患者自身及び家族等のケアギバーも含まれるという点である．われわれ医療者が理解して扱えるだけでは意味がなく，患者・ケアギバーが退院後の生活に向けて器機の扱いに慣れていける環境を整えることが重要となる．

　また，取扱い方法については安全面を重視することはもちろんであるが，厳重にするだけでは今後遷延傾向にある移植待機期間，高齢者を含む DT を見据えた管理にはそぐわない．患者の生き方，機器との付き合い方を考慮し，いかに機器に対してストレスがない環境を提供できるかを考慮すべきである．　［西岡　宏］

5-1　EVAHEART

5-1-1　概要と特徴

（1）（血液ポンプ）流量の変動の大きさ

　血液ポンプは遠心ポンプ型であり，圧の変化に対して流量の変動が大きく（図1），一定の回転数であった場合，自己心が収縮期のときは圧較差が小さく高流量になり，拡張期のときは圧較差が大きく低流量になる（図2）．そのため，1心拍において流量の変化が大きくなり，軸流ポンプと比較して脈圧が出やすいといった特徴がある．

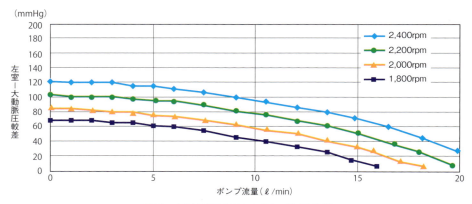

図1　EVAHEART の圧・流量曲線
（サンメディカル技術研究所より提供）

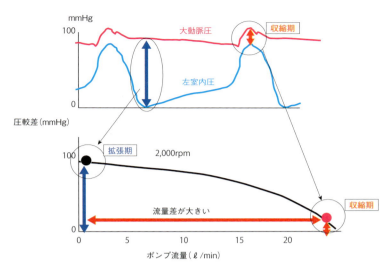

図2 一定回転数においてなぜ拍動流になるのか？
（サンメディカル技術研究所より提供）

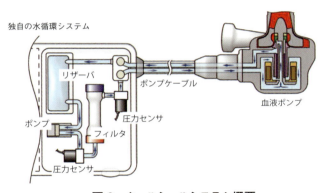

図3 クールシールシステム概要
（サンメディカル技術研究所より提供）

(2) クールシール液（蒸留水）の循環

遠心ポンプ軸受け部分の冷却を目的としたクールシール液（蒸留水）が循環しているのも特徴の1つである．IPX4の防水レベルをもつコントローラ内にクールシールユニットシステムが内蔵されている．クールシール液はポンプケーブルの中を通り血液ポンプ軸受け部分を冷却し再びコントローラ内に戻るように循環している（**図3**）．

5-1-2 機器管理教育

(1) 血圧管理

在宅療養中は自動血圧計を用いて血圧の測定を行う．血液ポンプの特徴により脈圧が出やすく，軸流ポンプと比べて比較的容易に血圧測定を行うことが可能である．しかし，一般に販売されている電子血圧計では測定できない場合もあるため，当院（東京大学医学部附属病院）ではテルモ電子血圧計 H55 ES-55 を使用している（現在は，後継機であるエレマー

2 ES-H56 を使用している）．

（2）電源管理

　電撃に対する保護は 2 重絶縁を有するクラス II 機器のため，一般商用電源を使用する際に 3P コンセントを設置する必要がないのも特徴である．外出先でも 2P ～ 3P 変換プラグを使用することなく自宅と同じように一般商用電源から電力供給を行い，バッテリの充電を行うことが可能である．

（3）アラームの理解の必要性

　アラーム発生時は，可聴式アラームと表示パネルのアラームランプの点滅，操作パネルのディスプレイ上にイベントコードと呼ばれる E-〇〇（〇内は数字）が表示される．可聴式アラームは，医学的緊急度が高いものほど音の間隔が短く騒々しい音が鳴る．表示パネルのアラームランプは，血液ポンプやコントローラに関するものはハートの形，クールシールに関するものは水滴の形，電源に関するものは乾電池の形を意味している．アラーム発生時は，アラームランプとイベントコードの確認を行う必要がある．

（4）コントローラの管理

1）携行

　コントローラは 3kg 以上（バッテリ，非常用バッテリ，クールシールユニット）になるため，肩掛けや背負うことが困難な場合は，キャリーカートにコントローラを設置し移動することもある．この際は，衝撃吸収を目的としたクッションを敷く等の対策を行い，コントローラが転倒することがないようにしっかりと固定を行う必要がある．

2）警報音

　取扱い説明書によると，1m 離れた距離で測定した際の警報音の音圧は 70dB となっている．音は距離と共に減衰し，理論的には減衰量（dB）＝20 × Log10（r/r0）の式により推定することができる．この式より，コントローラから 30m 離れた場合には 40dB 程度まで減衰すると推定される．40dB とは，図書館や市内の深夜といった環境である（**表1**）．

　周囲の環境音や建物の構造，反射等に影響されるが，扉を閉め切ってしまう冬や 1 階と 2 階といったように別のフロアにいる場合，シャワー浴時等は注意が必要である．また，コントローラ上面にスピーカが配置されているため，上面を覆ってしまうと警報音が遮音されて聞こえにくくなる可能性があるため注意する．

表1　警報音について

距離（m）	警報音の音圧（dB）
1	70
10	50
15	47
20	44
25	42
30	40

騒音の大きさ	事　例
30dB	○ささやき声 ○郊外の深夜
40dB	○市内の深夜 ○図書館 ○静かな住宅地の昼
50dB	○静かな事務所 ○換気扇（1m） ○家庭用クーラー（室外機）
60dB	○普通の会話 ○洗濯機（1m） ○掃除機（1m） ○テレビ（1m）等
70dB	○騒々しい事務所
80dB	○電車の車内

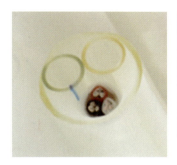

項　目	EVAHEART2
ポンプケーブル直径	7.8mm
ポンプケーブル長	3m
電　源　ケ　ー　ブ　ル　径	3.55mm
ポンプケーブル内層樹脂	熱可塑性エラストマ
クールシールチューブ内径	2.5mm
ポンプケーブル外皮	ポリカーボネイトウレタン

図4　ポンプケーブル断面
（サンメディカル技術研究所より提供）

3）防水（レベル）

　取扱い説明書によると，コントローラは IPX4 の防水レベルであり，許容温度－5～45℃，許容相対湿度の上限は95％となっている．

　完全防水ではなくシャワー浴用のシャワーバッグもなく，内部基板の結露対策も施されていないため，シャワー浴時はコントローラを浴室外に配置する必要がある．コントローラを浴室内に配置し換気をせずにシャワー浴を行った場合，湿度と温度差により結露が生じる危険性もある．

（5）ポンプケーブルの管理

　ポンプケーブル径はクールシール液が循環しているため他機種と比べて比較的太くなっている．ポンプケーブルの中はクールシール液の往路と復路，電力供給や通信のためのケーブルが通っている．それ以外の部分は熱可塑性エラストマで充填され，外皮がポリカーボネイトウレタンで覆われている（**図4**）．

　柔らかい素材のため外部からの物理的な力によってポンプケーブルが潰されクールシールの流路が閉塞した場合 E-41 といったクールシールに関するアラームが発生する．ポンプケーブルが屈曲や扉等で閉塞しないよう注意する必要がある．また，ポンプケーブル長は3mと長く体外に出ている部分が多いため，専用のポンプケーブルカバーを装着することにより，紫外線による劣化や不意な外力から守ることができる．

（6）駆動状況

　EVAHEART はコントローラにディスプレイを有しているため，外部モニタに接続することなく回転数と消費電力を確認することが可能である．消費電力は多少の日内変動があるものの日々記録している数値から大きく変動のないことが重要である．この数値が大きくなるようであれば，何らかの理由で血液ポンプの駆動に負荷がかかっていると考えられるため，注意深く観察する必要がある．血行動態の変化があれば，早急に病院へ連絡する．

［黒澤秀郎］

5-2 HeartMate Ⅱ

5-2-1 概要と特徴

　Abbott社製HeartMate Ⅱ（以下，HM Ⅱ）は世界において最も使用されている植込型VADである．2019年4月までに27,000症例以上植え込まれ，現在も7,600名以上がサポートを受け過ごしており，装着後10年以上経過している患者もいる（**図5**）．日本においては2019年6月までに640例以上植え込まれており，約370名が現在サポートを受けている．成績は非常に良好な結果となっている（**図6**）．国内における適応体格は体表面積（body surface area：BSA）1.23～2.08㎡と幅広い範囲で使用されている．

　HM Ⅱは軸流型連続流ポンプであり，内部のローターと呼ばれる羽根車が8,000～15,000 rpmで動き血液を吐出させる．一般的には8,000～10,000 rpm程度で管理されることが多い（**図7**）．

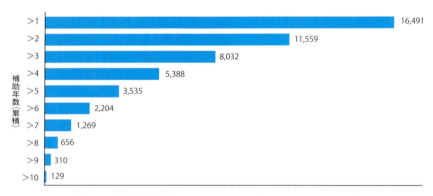

図5　世界におけるHeartMate Ⅱ（abott/ニプロより提供）
補助年数は累積．1年以上の患者には2年以上の患者数を含む

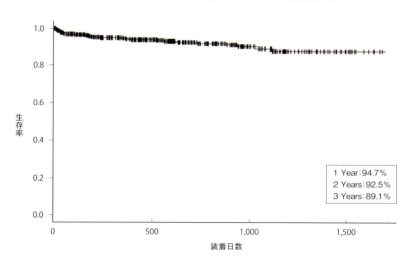

図6　Kaplan-Meyer生存率曲線（ニプロ提供）

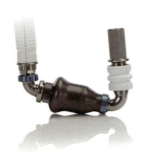
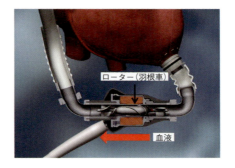

図7　HeartMate Ⅱ外観と内部（abott/ニプロより提供）

5-2-2 機器管理教育

HM Ⅱにおける機器教育は，機器概要，機器のセットアップ，電源管理，アラーム知識とその対応，緊急時のコントローラ交換等である．メディカルスタッフからの講義，実技トレーニングを通して患者及びケアギバーに機器の理解と取扱い方法を取得させる．

（1）機器概要と特性

在宅療養時における機器構成として血液ポンプ，システムコントローラ，バッテリ，パワーモジュール（以下，PM），PMケーブル，ディスプレイモジュール，バッテリチャージャがあり，病院には設定変更を行うためのシステムモニタがある（**図8**）．患者とそのケアギバーはこれらの基本的な仕様と操作方法を理解・取得したうえで在宅療養にあたる．

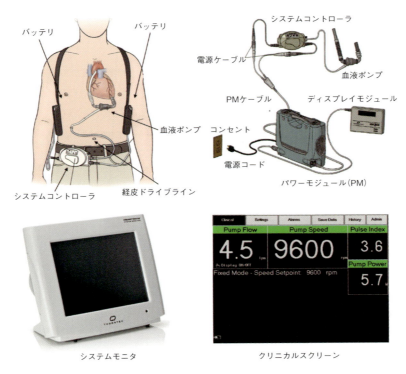

図8　機器構成（abott/ニプロより提供）

HM Ⅱにおけるパラメータはpump flow（血液ポンプの流量），pump speed（1分間におけるポンプ回転数），pump power（ポンプ出力），pulsatility index（拍動指数，モニタ上Pulse Index：以下PI）からなる．

HM Ⅱに特有の管理するうえで重要な「流量表示特性」，「PIイベント」，「low speed limit設定（sucking回避機構）」について記述する．

1）流量表示特性（図9）

流量表示であるpump flowは他の多くの植込型VADと同様に実測値ではなく，pump speed，pump powerから推定流量として算出される．注意点として，この値はあくまで推定値でありpump powerは心機能，循環血液量等の患者バイタルや血栓等の様々な要因により変動することから，一指標として考える．計算値の信頼性の低いゾーン（図におけるグリーンゾーン以外）に関しては低値「－－－」，高値「＋＋＋」と表示される．

2）PIイベント

PIは血液ポンプで見られる拍動性の大きさの指標である．血液ポンプによるサポート，心臓の負荷軽減，ポンプの前負荷（心臓のボリューム）の指標となる．PIは以下の計算式から毎秒計測されている．

PI ＝［（最大流量－最小流量）/ 平均流量］× 10

以上からPIが低い場合はその血行動態の時点において，HM Ⅱのサポートの割合が大きいと言え，高い場合はサポートの割合が少ないと言える．

そのPIが45％以上変動した場合にPIイベントとして空白欄のアラーム記録が残る（PIイベントとしてはアラーム音を発報しない）（図10）．

3）Low speed limit設定（sucking回避機構）

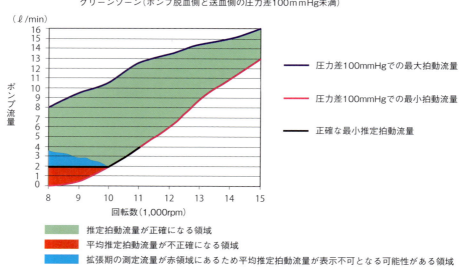

図9　HeartMate Ⅱ流量と特性表示（abott/ニプロより提供）

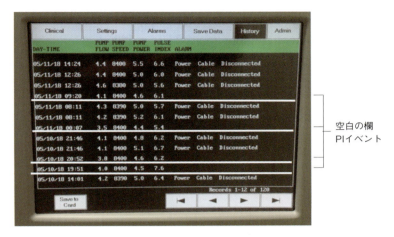

図10　PIイベント

　様々な要因で左心室が虚脱した場合等に脱血カニューレが心臓内壁へ吸い付くことをsuckingという．HM Ⅱには PI イベントが発生した際に，一時的に設定値の pump speed まで下げる sucking 回避機構が備わっている．十分な効果が得られるよう pump speed 設定の−400 〜 −600 rpm で設定することが推奨されている（low speed limit は 8,000 rpm 以上から設定可能）．

　この際の注意点として，患者の体格，心機能等から pump speed を 8,000 rpm 付近に設定することが予測される場合は，本機能が十分働かないことを理解したうえで使用する必要がある．PI イベントすべてが sucking であるわけではなく，あくまでも PI が 45％以上変化した際に，sucking の可能性を察知して pump speed を落とすものである．

（2）機器のセットアップ

　入退院時に患者及びケアギバーにて PM，ディスプレイモジュール，バッテリチャージャの組立・解体が行えるよう指導する．とくに入退院を繰り返すことでピンやコネクタの抜き差しが多くなる場合は，その損傷に気をつけて取り扱うように伝える．

（3）電源管理

　アース設置工事の必要性，PM 駆動とバッテリ駆動の違いと切り替え方法，バッテリの交換方法，バッテリチャージャによる充電方法，キャリブレーションについてとその方法を理解させる．

　HM Ⅱは電源交換時を除き，常にコントローラから出ている電源ケーブル 2 本に PM（ケーブル）またはバッテリを装着することで電力供給を受け駆動する．コントローラ自体に非常用電源は内蔵されておらず，電源交換時にコントローラから誤って両電源を外してしまうと直ちに駆動が停止することを理解して管理・指導する．

　日常においてはバッテリ駆動にて 6 〜 10 時間程度の行動が可能で，バッテリを交換することで継続して行動することができる．就寝時には電源を PM 駆動へと切り替える．PM は事前にアース設置工事を行った家庭用電源（3P コンセント）から電力を供給することができ，停電時には内蔵バッテリにて 30 分程度駆動を続けることができる．

（4）アラーム知識とその対応方法

日常生活において起こりうるアラームの理解とその対処方法を理解させる．とくに駆動停止につながるようなアラームに関しては十分な理解を得るよう指導する．

コントローラには最大120件のアラーム履歴が残り，外来時等に確認ができる．しかしながら在宅管理中，患者状態によってはPIイベント等の頻回なアラーム発生のために外来時には上書きされてしまい，記録が残っていないことが多々見られる．発生時には患者自身が日時，アラームの種類の記録を自己管理表やメモ等に残すように指導する必要がある．

（5）緊急時のコントローラ交換（トラブルシューティング）

HM Ⅱにおける緊急時のアラーム（ハートランプ点灯と連続音を伴うアラーム）発生時には，場合によりケアギバーによるコントローラ交換を必要とする場合がある．その必要の有無への理解と対処方法，また必要と判断した場合の交換方法をしっかりと習熟させる（**図11**，**12**）．

（6）筆記・実技試験

機器教育後に患者及びケアギバーの機器理解度を確認するため，筆記試験と実技試験を行う．合格基準や不合格の際の措置をどのようにするかについてはメディカルチームで協議を行い設定する必要がある．実際患者を取り巻く環境（主介護者の家族が高齢等）によって試験に合格するのが難しい場合がみられる．その際，再度トレーニングを行い合格させるのか，合格基準を下げるのか，どのように対処していくかが重要である．

ここで注意したいのは，多くのアラームは患者自身で対応できるが，緊急時のコントローラ交換を必要とするような場合はケアギバーしか対応することができないため，何かしら対処できるよう工夫する必要がある．

（7）定期点検

HM Ⅱにおける定期交換物品は**表2**の通りである．外来時や定期入院時に合わせて各物品を持参してもらい交換後，PM，バッテリチャージャが問題なく駆動するかの点検を行う．また

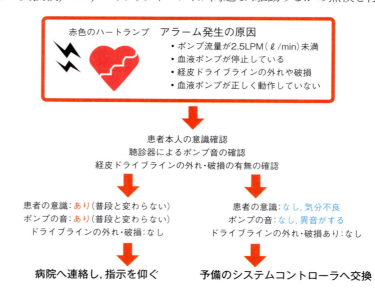

図11　ハートアラームの対処方法

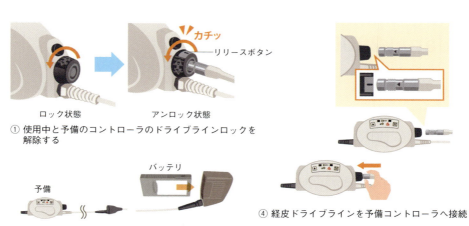
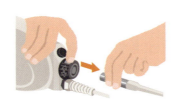
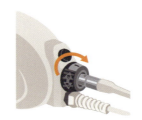

① 使用中と予備のコントローラのドライブラインロックを解除する

② 予備コントローラに新しい電源（別電源）を接続

③ リリースボタンを押し，経皮ドライブラインを抜く

④ 経皮ドライブラインを予備コントローラへ接続

⑤ 予備コントローラのドライブラインロックを行う

図 12　緊急時のコントローラ交換
（「あなたと HeartMate II の毎日」2015 年 11 月版，ニプロ社を改変）

表 2　定期点検リスト

交換部品	個数	交換時期
PM 内臓バッテリの交換	1	1 年ごと
PM ケーブル	1	1 年ごと
ディスプレイモジュール接続ケーブル	1	1 年ごと
電源ケーブル（PM，バッテリチャージャ）	2	1 年ごと
バッテリ	8	製造日から 3 年ごとないしは 360 回の充放電
バッテリモジュール	1	適時

基本使用することがない予備コントローラに関してもデモポンプ等を使用して駆動確認を行う．

（8）駆動状況

　在宅療養時において患者，家族には血圧や体調，創部管理に並行して駆動状況を把握してもらう．駆動音を聴診器にて常々聴取しておくことで，血液ポンプの異常の早期発見につながり，また緊急時での駆動の有無の確認に役立つ．

　パラメータに関しては pump power の経時的変化に注目するよう伝える．水分摂取量や活動量により日内の変動は発生するが，自身が記録をしている数値推移から大きく逸脱するような極端な上昇等の変化に関しては血行動態の変化，血栓形成の可能性を考慮し，注意深く観察する必要があることを伝え，発生時には必ず病院へ連絡するよう指導する．

　同様に使用物品等の破損やバッテリの劣化など日常とは違う変化が見られた際にも連絡するよう指導する．［西岡　宏］

5-3 Jarvik2000

5-3-1 概要と特徴

　Jarvik2000は血液ポンプ，コントローラ，体外ケーブル，Yケーブル，バッテリケーブル，携帯型バッテリ（3個），据置型バッテリ（2個）*，携帯型バッテリ専用充電器から構成されている．

　血液ポンプにはILS（intermittent low speed）機能があり，64秒のうち8秒間ポンプの回転数を7,000rpmに落とし，低回転にすることで自己心からの血液拍出を促し，血栓形成が予防される．アラームは4種類と少なく（アラーム表示と共に警報音が発生する2種類と，表示のみの2種類），またアラーム履歴が残らないシステムとなっている．他の植込型VADと電力供給に違いがあり，一般商用電源である家庭用ACコンセントから直接電力供給することができず，バッテリも駆動中は1個で管理するため交換時等は注意が必要である．

　*2018年末に据置型バッテリの生産が終了し，現在同機種を導入予定の患者は携帯型バッテリしか使用できない．また，前からの患者で据置型バッテリの使用が当面認められた場合でもバッテリ定期交換（3年）時期をもって携帯型バッテリしか使用できなくなる．携帯型バッテリのみでの電源管理の方法についてはP.120「6-1-3 Jarvik2000」参照のこと

5-3-2 機器管理教育

（1）トレーニングプログラム

　当センター（東京都健康長寿医療センター）では機器管理のトレーニングとして，デモ機を用いて1回60～90分で計4回行っている．1回目は機器の概要，2回目は電源管理，3回目はトラブルシューティング，4回目は日常生活における注意点のトレーニングを行っている．

　トレーニングのタイミングは装着術前の循環動態が安定している場合，1回目を術前に行っている．術前に行うことで，患者自身に使用されるVADを実際に触ることができ，術後の不安軽減になっている．術後2週間前後の循環動態が安定したころに2回目，3回目を行い，術後3週間前後で4回目を行った後，確認テストを行っている．

（2）電源管理

　電源管理トレーニングでは実際の電源管理に準じ，携帯型バッテリで6時間使用，据置型バッテリで12時間使用とし，退院数日前まで9時，15時，21時で交換を行い，その翌日から患者の生活リズムに合わせ交換時間を変更している．

　電源管理トレーニング終了後からは臨床工学技士（ME）または看護師の見守り下でバッテリ交換を患者自身に行ってもらい，退院前から理解を深めていく．

　また据置バッテリには残量確認表示がないため，充電済タグ（**図13**）を作成し，充電完了時に装着，使用時に着脱する運用を行っている．

　携帯型バッテリ及び据置型バッテリは順序良くローテーションを行い使用回数に偏りがないようにする必要があるため，バッテリ使用カレンダーを作成し術直後より使用している（**図14**）．

このバッテリ使用カレンダーは外来管理になっても病院で作成し，外来受診時に患者に渡し使用してもらっている．

駆動中はバッテリ１個での管理になるため，交換時等に誤って使用中のバッテリケーブル等を抜いてしまわないように細心の注意が必要である．

（3）アラーム知識とその対応方法（トラブルシューティング）

トラブルシューティングではアラームの意味や発生時の対応はもちろんのこと，アラーム履歴を残す機能がなく，一時的なアラームの場合，後から確認することもできないため回転数と消費電力の変化等に注意することが重要である旨を指導している．また，アラーム消音ボタンがなく，アラームの原因を解除するまでアラーム音が鳴り続けることも理解しておかなければならない．

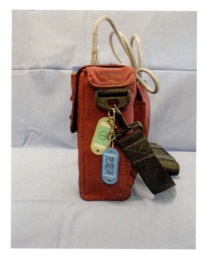

図 13　据置型バッテリと充電済タグ（着脱しやすい金具を使用）

（4）駆動状況等

日常生活での注意点においては，コントローラの回転数設定ダイヤルが容易に変更できてしまうため回転数の設定が変更されていないか常に確認することや，家庭用 AC コンセントから駆動できないことから使用後のバッテリは速やかに充電することが重要となる．

5-3-3 高次脳機能障害に対する指導方法の１例

高次脳機能障害では記憶障害，注意障害，遂行機能障害等の症状があり，在宅 VAD 管理において問題となってくる．指導方法として，１つひとつ順番に実行していけるように配慮し，具体的にどこで何をどうするのかをはっきりと伝え，あいまいで抽象的な指示は避ける[1]．

Jarvik2000 では電源喪失による血液ポンプ停止が多い．これは，駆動中の電源がバッテ

日	月	火	水	木	金	土
1	2	3	4	5	6	7
am携帯② pm携帯③ night据置②	am携帯① pm携帯② night据置①	am携帯③ pm携帯① night据置②	am携帯② pm携帯③ night据置①	am携帯① pm携帯② night据置②	am携帯③ pm携帯① night据置①	am携帯② pm携帯③ night据置②
8	9	10	11	12	13	14
am携帯① pm携帯② night据置①	am携帯③ pm携帯① night据置②	am携帯② pm携帯③ night据置①	am携帯① pm携帯② night据置②	am携帯③ pm携帯① night据置①	am携帯② pm携帯③ night据置②	am携帯① pm携帯② night据置①
15	16	17	18	19	20	21
am携帯③ pm携帯① night据置②	am携帯② pm携帯③ night据置①	am携帯① pm携帯② night据置②	am携帯③ pm携帯① night据置①	am携帯② pm携帯③ night据置②	am携帯① pm携帯② night据置①	am携帯③ pm携帯① night据置②
22	23	24	25	26	27	28
am携帯② pm携帯③ night据置①	am携帯① pm携帯② night据置②	am携帯③ pm携帯① night据置①	am携帯② pm携帯③ night据置②	am携帯① pm携帯② night据置①	am携帯③ pm携帯① night据置②	am携帯② pm携帯③ night据置①
29（昭和の日）	30（振替休日）	1	2	3	4	5
am携帯① pm携帯② night据置②	am携帯③ pm携帯① night据置①	am携帯② pm携帯③ night据置②	am携帯① pm携帯② night据置①	am携帯③ pm携帯① night据置②	am携帯② pm携帯③ night据置①	am携帯① pm携帯② night据置②

2018.03.03作成

図 14　バッテリ使用カレンダー

リ1個で運用するシステムのためヒューマンエラーにてしばしば起こる．当センターでも入院中に6件の電源喪失が起きている．いずれもバッテリ交換時に発生していることや，コード類が比較的多いことから交換中にどのコードを交換すればいいのか分からなくなるのではないかと考えられる．

　繰り返し教育していくことを基本としているが，高次脳機能障害等により改善が難しいと判断した場合，ケーブルの色分け（**図15**）や各時間帯のバッテリ交換時におけるチェックリスト（**図16**）を作成し，活用している．交換時に必要な箇所を色分けにより明確化したこと，各時間帯で行う作業をチェックリスト化したことでパターン化され，バッテリ交換時における電源喪失に対応できただけでなく，使用後バッテリの充電忘れ等の予防にもつながった．

　また，緊急時のコントローラ交換手順をそれぞれカード化（**図17**）し，繰り返し並べ替えを行うことで在宅治療中においても緊急交換の訓練に役立っている．　［**石井正晃**］

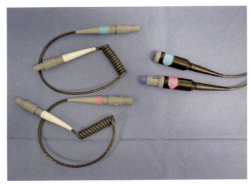

図15　色分けしたケーブル

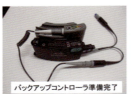
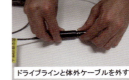
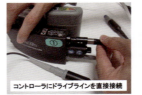
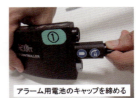

図17　コントローラ交換手順カード（抜粋）

図16　バッテリ交換チェックリスト

5-4 HVAD

5-4-1 概要と特徴

　HVADは，2006年3月の臨床使用以降，米国，欧州他，50ヵ国において累計18,000例以上の症例に用いられている植込型VADである．2009年に欧州でCEマークを獲得し，2012年にはBTTのデバイスとしてFDA（米国食品医薬品局）の承認を得ており，日本においては2014年に治験が開始され，2018年12月に製造販売承認を取得している．

　血液ポンプ本体は，容積50cc，直径50mm，重量160gと小型であるが最大拍出流量は10ℓ/minの磁気浮上型遠心ポンプである．内部のインペラ（回転翼）は磁気と動圧を利用しているため，血液ポンプ内での機械的な接触はなく軸やハウジングとは非接触性で抗血栓性に優れており，1,800〜4,000rpmの高速回転により血液を送り出す構造になっている．ポンプは2つのモータで駆動するため，効率が向上しバッテリの交換頻度を低減できる．心尖部に挿入固定される脱血管は血液ポンプ本体と一体になっているため成人症例ではポンプは心嚢内に留置され，ポンプポケットの作成が不要である．送血用グラフトは10mmのコーテイングされた人工血管で上行大動脈へ送血する（図18）．

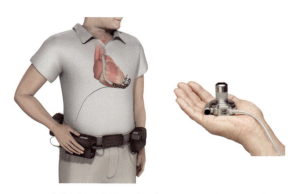

図18　HVAD（日本メドトロニック社より提供）

5-4-2 機器管理教育
（1）機器概要と特性

　1）HVADシステムの構成品

　患者が在宅療養時に用いる機器等の構成品は，血液ポンプ，コントローラ，バッテリ，コントローラACアダプタ，コントローラDCアダプタ，バッテリチャージャ（充電器），アラームアダプタの他に患者用アクセサリとしてショルダーパック，ウェストパック，キャリーケース，シャワーバッグがある（図19）．病院では機器管理のために患者の在院中及び外来受診時にポンプ情報の表示やアラーム監視及びパラメータの設定変更を行うためのシステムモニタを別に装備している（図20）．

　ポンプ血流量は消費電力，速度パラメータと患者のヘマトクリット値から計算された血液

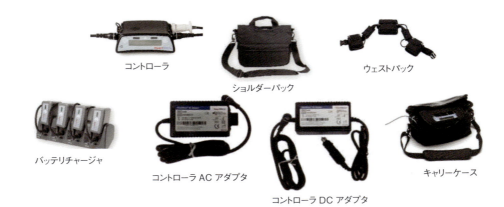

図19　構成品（日本メドトロニック社より提供）

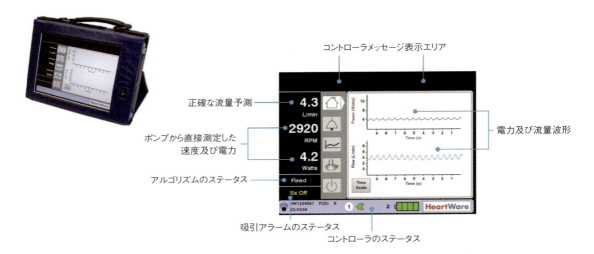

図20　モニタ（日本メドトロニック社より提供）

粘稠度により算出される．

　2）コントローラと電源

　コントローラには液晶表示部とバッテリインジケータ，アラームインジケータ，スクロールボタン，スピーカ，接続ポートがある（**図21**）．液晶表示部は，通常はポンプのパラメータを表示し，アラーム発生時には警告内容を表示する．血液ポンプを制御する接続ポートは電源を接続する電源ポートが2ヵ所と，ドライブラインと接続するポート1ヵ所，モニタと接続するポート1ヵ所の4ポートである．

　電源はバッテリ（使用可能時間：4〜7時間／個），家庭用電源コンセント（ACアダプタ），自動車のシガーソケット（DCアダプタ）から電力の供給を受けることができる．バッテリはチャージャで充電し，バッテリ本体にある残量確認ボタンとコントローラの残量インジケータで充電残量を確認することができる．バッテリの満充電には5時間を要する．

　使用時は，必ず2つの電源ポートに電源を接続し，2個のバッテリもしくは1個のバッテリ＋ACアダプタまたはDCアダプタに接続しておく必要がある．片方の電源が外れても，も

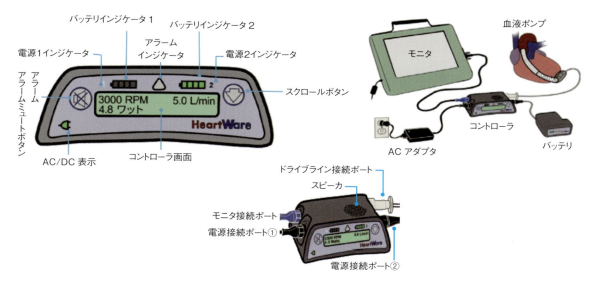

図 21　コントローラ（日本メドトロニック社より提供）

う片方の電源で電力供給が継続できるが，両方の電源が外れると血液ポンプへの電力供給がなくなり，ポンプは停止し，コントローラの内部バッテリによりアラーム音を鳴らすようになっている．その状態では，コントローラにバッテリ残量，アラームとその警告に対する対処方法が表示される．

（2）術後の機器管理

VAD 装着後，入院中の機器の管理については，ME が点検表を用いて，外観流量，回転数，消費電力，アラーム履歴，アラーム設定，各種機能の ON/OFF の確認を行っている．なお，点検の際には，消費電力や回転数を定期的に変化させることにより，左心室内を washout する Lavare cycle という機能が備わっているため注意を要する（**図 22**）．

（3）アラーム

アラームは，緊急度の高いものから高レベルアラーム（赤色に点滅），中レベルアラーム（黄色に点滅），低レベルアラーム（黄色に点灯）の 3 段階となっている．

アラームが発生すると 2 行のテキストがコントローラ画面に表示され，1 行目にアラームの内容，2 行目に対処法が示される（**表 3**）．

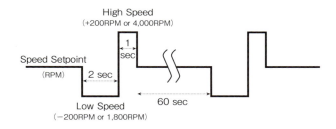

図 22　Lavare cycle（日本メドトロニック社より提供）

表3　コントローラ画面のアラーム表示

アラームの種類	アラーム　1行目	対処法　2行目
高 -クリティカル（赤色に点滅）	（メッセージなし）	（メッセージなし）
	VAD テイシ	ドライブラインセツゾク
	VAD テイシ	コントローラコウカン
	バッテリギレ	バッテリ1コウカン
	バッテリギレ	バッテリ2コウカン
	コントローラエラー	コントローラコウカン
中（黄色に点滅）	コントローラエラー	ヨウレンラク
	コントローラエラー	ヨウレンラク：アラームオフ
	High ワット	ヨウレンラク
	デンキエラー	ヨウレンラク
	Low フロー	ヨウレンラク
	キュウイン	ヨウレンラク
低（黄色に点灯）	バッテリテイカ1	バッテリ1コウカン
	バッテリテイカ2	バッテリ2コウカン
	デンゲンセツダン	デンゲン1サイセツゾク
	デンゲンセツダン	デンゲン2サイセツゾク

　モニタにアラームの発生・解除日時及びポンプパラメータがログデータとして表示されるので，事後に患者もしくはケアギバーの対応処理が確認できる．それによりアラームの意味等についての理解度が測れるが，その要因を把握できるように教育をする必要がある．また，緊急対応として必要に応じて担当医に連絡を取ることを指導し，状況の説明ができるように機器の名称を記憶していることが必須で，担当医による遠隔指導の対応にも重要な要件である．

① コントローラのミュートボタンは音を消すのみで警報の原因の解決にはならない
② 高レベルアラームは消音できない
③ 中レベルアラームは5分間消音が可能であるが，1分でアラームの要因を解決するか消音しないと音量が徐々に増し，5分後に最大音量になる
④ 低レベルアラームは5分間消音が可能であるが，消音をしないと5分後に音量が大きくなり，10分後に最大音量になる

(4) 機器管理の注意点
① ドライブラインコネクタに必ずドライブラインカバーを被せる
② コントローラを静電気から保護する
③ ドライブラインは大きく動かしたり，引っ張ったり，ドアに挟んだり，ハサミや包丁等の鋭利なものを近づけない
④ ショルダーパックやウエストパックの蓋に磁石が入っているため，ペースメーカ等の植込型治療機器が入っている場合はパックを胸に15cm以上近づけない
⑤ 予備コントローラと予備バッテリはいつでも交換できるように常に携帯する

(5) 機器教育プログラム
　1) 教育資料と講習

患者とケアギバーを対象とする教育用のテキストを作成し，①機器の概要，注意点，バッテリの取扱い，②アラーム，停電時の対応，コントローラ交換方法について，デモ機を用いながら，それぞれ1時間半から2時間程度の講義をMEが実施する．

2）筆記・実技試験

講義受講1週間後に，機器の名称と生活上の注意点を確認する筆記テストと，台本形式のテスト用紙に基づき，血液ポンプの状態確認，電源の取扱い，アラーム発生時の対処，コントローラの交換手技を実際に行う実技テストを実施する．実技試験は28問の設問中ヒントなしで回答できなかった問題が3問以上もしくはテストの所要時間が30分以上の場合は不合格とし，合格基準を上回るまで補講，再テストを繰り返し行い，テストに合格することを退院条件としている．

実技試験の内容
  ① 血液ポンプの状態確認：3問
  ② 電源の取扱い：12問
  ③ 停電時の対応：4問
  ④ アラーム発生時対応：8問
  ⑤ コントローラ交換：1問

5-4-3 退院後管理

HVADを使用するための電気工事

① 安全のためアース付3Pコンセント（医療用電源に切り替える必要はない）を使用する
② ACアダプタとバッテリチャージャを設置する寝室等には，他の家電製品と使用した場合にブレーカーが落ちないように電気容量を設定する（表4，5）
③ 寝室以外の居室においてもACアダプタとバッテリチャージャの両方を使用した状態で，ブレーカーが落ちないように電気容量を設定する
④ 電源は，患者の寝室に1ヵ所（コンセント2口分），可能であればリビングにもう1ヵ所設置する
⑤ 主に使用するコンセントでドライヤー，エアコン等との併用により，ブレーカーが落ちてしまう場合は，ブレーカーを別にするか，もしくは増設する
⑥ コンセントの位置は扉の横など人の出入り口付近や，脚立などに上らなければ届かないような箇所は避ける

表4 チャージャの規格

入力	電圧	100～110V
	周波数	50～60Hz
	電力	75W
出力		17V 4A

表5 ACアダプタの規格

入力	電圧	100～250V
	周波数	50～60Hz
	電力	140W
出力		15V 4A

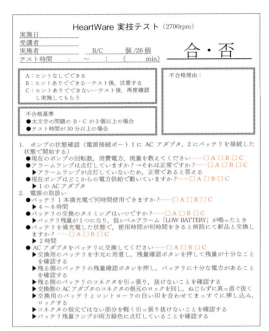

図23　外来点検項目　　　　　　　　　図24　遠隔期の機器理解度テスト

5-4-4 外来における機器管理

　外来受診時に，診察前に ME により，機器の外観点検，設定値・実測値の駆動状況確認，アラーム履歴の確認，交換用予備物品の有無の確認を行い，点検結果をテンプレートの項目ごとに電子カルテに入力し，診察をする医師と VAD コーディネーターとの情報共有を図る（図23）．外来管理が長期になる場合は，定期的に患者及びケアギバーに対して機器取扱いについての理解度を評価するために6ヶ月ごとに筆記テストと実技テストを実施し，必要に応じて再教育を実施する（図24）．

　当院（大阪大学医学部附属病院）では，追加教育として自院で独自に作成した機器取扱いの動画をオンラインストレージにて配布し，スマートフォン等による視聴を促して患者及びケアギバーの知識の定着を図っている．[吉田　靖]

文献

1) 和田義明．リハビリスタッフ・支援者のためのやさしくわかる高次脳機能障害．東京：秀和システム，2016: 115-6.

6 電源管理のポイント

　日常の電源管理が不適切であれば、「血液ポンプ停止」といった重篤な事象が発生する危険性は高くなる．よって，デバイスの管理を行ううえでは電源管理の基本をしっかり押さえておくことが必要である．また自然災害が多い日本で暮らすうえで，常に罹災したときの電源確保の方法について考えておく必要がある．

　上記の観点から本節では各デバイスの電力供給の方法や電源管理の要点についてまとめ，最後に災害対策について記述する．各デバイスの電力供給の方法や電源管理の注意点については「5節　機器管理」にも記載されているので合わせて確認をしてほしい．

6-1 各デバイスの電源

　各デバイスの電源・バッテリの特徴は**表 1**に記載した通りである．

6-1-1 EVAHEART（図 1）

　バッテリと一般商用電源から電力供給を受けることができる．EVAHEART のコントローラには 2 個のバッテリ（リチウムイオン 2 次電池）を接続することができ，バッテリを接続したま

表 1　デバイスごとの電源・電池の特徴

デバイスの種類	EVAHEART	HeartMate II	Jarvik2000 携帯型バッテリ	Jarvik2000 据置型バッテリ	HeartWare HVAD
電池の種類	リチウムイオン2次電池	リチウムイオン2次電池	リチウムイオン2次電池	鉛蓄電池	リチウムイオン2次電池
重量	490g	500g	780g	6.9kg	500g
電気的仕様	14.6V, 5.2Ah	14V, 4.8Ah	14.6V, 6Ah	12V, 17Ah	14.4V, 63.4Wh

注）EVAHEART 非常用バッテリ：リチウムイオン 2 次電池，14.8V, 1.4Ah
　　HeartMate II PM 内蔵バッテリ：鉛蓄電池，12V, 2.3Ah

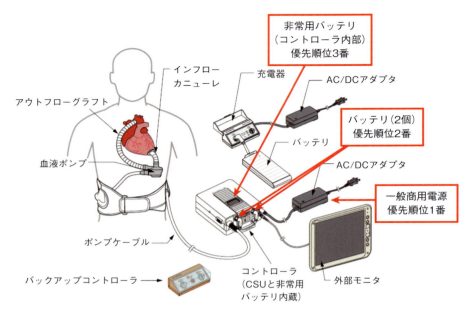

図1　EVAHEARTの電力供給方法
（サンメディカル技術研究所より提供）

まの状態でAC/DCアダプタを接続し，一般商用電源からの電力供給を受けることも可能である．

　コントローラ内部には非常用バッテリ（リチウムイオン2次電池）が内蔵されている．一般商用電源及びバッテリからの電力供給が途絶えた場合には，この非常用バッテリから電力が供給され，血液ポンプの駆動が継続される仕組みになっている（非常用バッテリから電力供給されているときには，クールシールシステムの駆動は停止する）．

6-1-2　HeartMate Ⅱ（図2）

　バッテリと一般商用電源から電力供給を受けることができる．一般商用電源からの電力供給を受けるためにはパワーモジュール（PM）を介する必要がある．システムコントローラから出ている2本の電源ケーブルには，バッテリ（リチウムイオン2次電池）もしくはPMに接続されているケーブル（PMケーブル）のいずれかを接続する．バッテリを接続するためにはバッテリークリップを使用し，PMケーブルを接続するときには電源ケーブルの色と合わせて接続する（白と黒）．

　バッテリを接続した状態で一般商用電源からの電力供給を受けられないため，一般商用電源から電力供給を受けているときに停電が発生してもポンプの駆動が止まらないよう，PMには鉛蓄電池が内蔵されており，停電発生時には直ちにPM内部の鉛蓄電池からの電力供給に切り替わる仕組みになっている．

6-1-3　Jarvik2000（図3）

　バッテリからのみ電力供給を受けることができる．一般商用電源からの電力供給を直接，

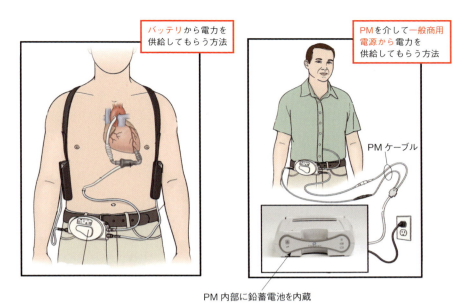

図2　HeartMate Ⅱの電力供給方法（abott/ニプロより提供）

受けることはできない．2018年までは携帯型バッテリと据置型バッテリの2種類が供給され，昼間は携帯型バッテリを使用し，就寝時には据置型バッテリを使用していたが，2018年から2019年にかけて携帯型バッテリのみの供給に変更された．携帯型バッテリはリチウムイオン2次電池で，据置型バッテリは鉛蓄電池である．

通常，コントローラにはYケーブルと呼ばれる二股に分かれたケーブルが接続されており，従来はそのケーブルの一方にいずれかのバッテリを1個だけ接続していたが，携帯型バッテリのみの供給に変わってからは，昼間は携帯型バッテリ1個だけをケーブルの片方に接続し，就寝時は2個の携帯型バッテリを両方のケーブルに接続するというスタイルに変更された．

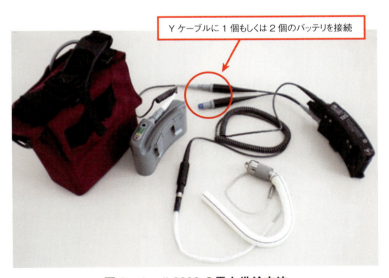

図3　Jarvik2000の電力供給方法

6　電源管理のポイント　｜　121

6-1-4 HVAD

　バッテリと一般商用電源，もしくは車から電力供給を受けることができる．コントローラには電源を接続するポートが2つあり，バッテリから電力供給を受ける際には両方のポートにバッテリを接続する．一般商用電源もしくは車から電力供給を受ける場合は，片方のポートにACアダプタもしくはDCアダプタを接続し，もう一方のポートにはバッテリを接続する．

6-2 電源喪失リスクの軽減対策

6-2-1 一般的なバッテリ管理

　リチウムイオン2次電池は発熱したり膨らんだりしてきたら使用を中止する．また，リチウムイオン2次電池は満充電の状態で長期保管すると耐用年数が低下し，ゼロの状態で保管すると再充電できなくなる可能性があるため，複数のバッテリを運用するうえではすべてのバッテリをローテーションさせながら使用することが重要である．鉛蓄電池は過放電を繰り返すと著しく劣化することに注意する．

6-2-2 各デバイスのバッテリ管理

（1）EVAHEART

　EVAHEARTは電源が多重化されているので，ヒューマンエラーによる電源喪失は発生しにくい．

　通常，6個のバッテリが供給される．先にコントローラへ接続したバッテリから電力が消費される．バッテリの交換はバッテリエンプティランプが点滅し，アラームが鳴った時点で行う．バッテリは電力供給可能時間が3時間以下になったとき，もしくは充放電回数が500回に達した場合に交換する．非常用バッテリの交換は6ヶ月おきに行う．AC/DCアダプタの接続部は折れやすいので愛護的に扱う．

（2）HeartMate II

　通常，8個のバッテリが供給される．接続してある2個のバッテリの電力が同時に消費されていく．バッテリは使用時間を決めて交換するか，バッテリランプが黄色に点灯しアラームが発生した時点で交換する．

　バッテリランプが点灯した時点で交換する場合は，交換前数時間にわたってLow Voltage Advisoryというアラーム履歴が数多く残ってしまい，重要なアラームが発生していることが発見できなくなる可能性が高くなる（HeartMate IIは120件しかアラーム履歴が残らず，上書きされてしまうため）．バッテリは電力供給可能時間が2個で4時間を切る，製造年月日から3年以内，もしくは充放電回数が360回に達した場合に交換する．

　バッテリの金属接触部分とバッテリークリップの金属部分は1週間に1度，アルコール綿を用いて清掃する．清掃を怠ると接触不良のため，Low Voltage AdvisoryやPower Cable

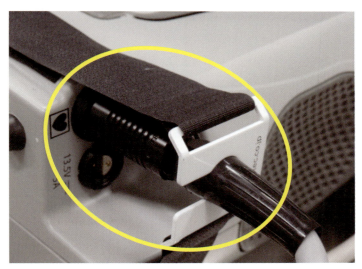

図4 ロック機構がない PM ケーブルの接続部

Disconnected のアラームが頻発する原因となる．PM のケーブルの接続口にはロック機構がないため，何かしらで固定する等の工夫をしておくことが望ましい(**図4**)．

(3) Jarvik2000

　従来は3個の携帯型バッテリと2個の据置型バッテリが供給されていたが，現在は6個の携帯型バッテリだけが供給される．昼間のバッテリ交換は携帯型バッテリの使用時間を決めて行うか，バッテリ電圧低下警報ランプが点灯しアラームが発生した時点で行う．使用時間を決めて交換する場合，バッテリ容量と残量インジケータの表示にずれが生じ，満充電であっても残量インジケータがすべて点灯しないことがある．その際はバッテリのリフレッシュ（リセット作業）を行う．就寝時は2個の携帯型バッテリを接続するので，通常，就寝中にバッテリ交換を行う必要はない．

　携帯型バッテリ，据置型バッテリは使用開始日からそれぞれ2年，3年を目安に交換する．据置型バッテリは12時間程度使用した後で充電すると，著しい劣化を認めることなく長期間にわたり（3年以上），使用することができる．

　Jarvik2000 はコントローラに1個しかバッテリが接続されていないときがあり，他のデバイスよりもヒューマンエラーによる電源喪失事例が多いシステムである．そして，このヒューマンエラーを未然に防ぐ手段がないのも悩ましいところである．

　直接エラーを防止することにはつながらないが，電源の喪失事例が多いということを念頭に置きながら患者やケアギバーに対して機器の取扱いに関するトレーニングを行い，今までに発生した事例についても伝えておくことが重要である．

(4) HVAD

　通常，4個のバッテリが供給される．バッテリ駆動時，片方のポートに接続されているバッテリの残量が25％以下になった時点でもう一方のポートに接続されているバッテリに自動的に切り替わる．ただし，この時点ではバッテリ交換を促すアラーム音は鳴らず，両バッテリの

残量が25%以下になった時点でLowバッテリアラームが鳴るようになっている．Lowバッテリアラームが鳴った時点でも2.5〜4時間は駆動させることができるので，バッテリ交換は余裕をもって行うことができる．バッテリは充電回数500回，もしくは1年に1回，交換する．

6-3 災害対策

過去の大規模自然災害発生時の電力復旧までの記録を見ると，それぞれの電力会社管内での応急送電対策が完了するまでには約1週間程度の時間がかかっている[1,2]．一般商用電源が使えない状態に陥った場合，植込型VADそれぞれのデバイスのバッテリ容量及び患者が所有しているバッテリの個数を考えると，EVAHEARTは約1日，HeartMate IIは約2日，Jarvik2000は2〜3日，HVADは約1日で電力の供給が途絶えてしまう計算となる．よって，この時間内に状況を見極め，どのように対応するかを患者及びケアギバーに判断してもらわなければならない．

災害時に電力供給を受けたりバッテリを充電したりする方法としては以下の方法が考えられる．

6-3-1 カーインバータの使用

DCアダプタが供給されるHVADは車から電力を供給してもらえるが，それ以外のデバイスの構成品にはカーインバータがない．市販のカーインバータを使用する場合は，出力波形が正弦波であるものを用いる．ただし，医療機器の接続を保証しているカーインバータはない．実際に使用できるかは事前に確認を行う必要がある．

6-3-2 小型発電機の使用

小型発電機には燃料としてガソリンを使用するもの，カセットボンベを使用するもの，LPガスを使用するものがある．危険物の取扱いに慣れていない人がガソリンを使用する小型発電機を扱うには危険を伴う．また，大規模自然災害発生時はガソリンを仕入れることが難しく，備蓄容量分しか稼働させることができない（備蓄できる量には制限がある），ガソリンは経年劣化をするため動作不良を起こす可能性がある等のピットフォールも多い．

カセットボンベやLPガスを燃料とする小型発電機は，ガソリン仕様の小型発電機よりも安全性は高い．LPガス仕様の小型発電機はボンベ1本で長時間にわたり駆動させることができる．LPガスはボンベでどこにでも供給することができ，経年劣化もしない．東日本大震災でも震災直後からLPガスの調理設備を用いて炊き出しを行ったという多くの報告があり，政府のエネルギー基本計画にもLPガスは「災害時のエネルギー供給の最後の砦」と記載されている[3]．

このように，LPガス仕様の小型発電機を災害発生時の電力供給源として用いることは悪

くないように思うが，小型発電機を設置した場合は定期的にエンジンオイルの交換等のメンテナンスを行うことが必要となる．また，インバータ機能を有する小型発電機の出力波形は一般商用電源とほぼ同等のようであるが，小型発電機の仕様書には「医療機器への使用はしないでください」と記載されており[4]，単体で医療機器の接続を保証している小型発電機はない．小型発電機はリチウムイオン蓄電池と医用UPSを組み合わせることによって使用することができると謳われているものの[5]，個人で準備できるシステムとは言いがたい．

6-3-3 その他

他にも電気自動車やプラグインハイブリッド車の蓄電池のエネルギーを家庭用電力として使用すること（vehicle to home）も可能にはなってきているが，誰もが準備できる電力供給システムではない．

以上のように，単体で医療機器の接続を保証している製品がないのと合わせて，個人で対応するには限界があるということも災害対策の難しいところである．

自治体によっては大規模停電時に医療機器のバッテリを充電するための「医療用電源ステーション」を開設する準備を整えているところもあるので[6]，それぞれの自治体に問い合わせをしてみるとよい．ただし，医療機器の接続を保証するシステムが準備されているわけではないと考えられるため，実際に使用できるかは事前に確認を行っておく必要がある．

いつ発生するかわからない災害にどう対応するか，その答えを見つけることは難しいが，まず災害発生時に使用可能なリソースを把握することから始めることが必要であろう．

［柏　公一］

文献

1) 関西電力ホームページ．応急送電までの7Days. http://www.kepco.co.jp/energy_supply/supply/days/index.html Accessed 17 April 2018
2) 東京電力ホールディングスホームページ．東北地方太平洋沖地震に伴う電気設備の停電復旧記録．http://www.tepco.co.jp/torikumi/thermal/images/teiden_hukkyuu.pdf Accessed 17 April 2018
3) 経済産業省資源エネルギー庁ホームページ．エネルギー基本計画．http://www.enecho.meti.go.jp/category/others/basic_plan/pdf/140411.pdf Accessed 17 April 2018
4) 本田技研ホームページ．パワープロダクツ Q&A: 発電機．http://customer.honda.co.jp/faq2/usernavi.do?user=customer&faq=faq_power&id=30134 Accessed 17 April 2018
5) 本田技研ホームページ．発電機 EU9iGP／EU15iGP：導入事例．http://www.honda.co.jp/generator/products/eu9igp/case/index.html# Accessed 17 April 2018
6) 板橋区ホームページ．模停電時に医療用電源ステーションを設置します．http://www.city.itabashi.tokyo.jp/c_kurashi/063/063615.html Accessed 17 April 2018

7 服薬指導

　植込型VAD装着から心臓移植までの待機期間は現在1,000日以上にわたる．待機期間中に起こり得る合併症は様々あるが，とくに出血や血栓・塞栓の合併症は，ADLの低下のみならず，時に致死的となる．これら合併症のリスクを軽減し，より良い状態で心臓移植までたどり着くために，VAD装着後は血栓予防と心不全治療を中心とした薬物治療を行う．

　在宅VAD管理において，確実な服薬は必須の要件であり，入院中に薬物治療に対して患者及び家族に十分説明し，理解を得る必要がある．薬剤師は医師や看護師と連携して服薬指導を行い，服薬アドヒアランスを向上させるという重要な役割を担っている．本節では，VAD患者に対する代表的な薬物療法及び服薬指導のポイントについて紹介する．

7-1 抗血栓薬併用療法

　血栓形成に関わる主要な因子として血小板の凝集と，血液凝固因子のフィブリン産生に関わる凝固系の2種類がある．生体内で産生される血栓には血小板のみでできた血栓，フィブリンのみでできた血栓は存在せず，血小板が凝集してできる1次血栓と血液凝固カスケードによる2次血栓が連動して血栓を形成している[1]．

　血液は異物と接触すると血小板の活性化と凝集，そして血液凝固因子の活性化により凝固する性質がある．VAD患者は血液とデバイスとの物理的接触や低心機能により血栓形成のリスクが高いため，抗凝固薬と抗血小板薬による併用療法が基本となる．それぞれの違いと併用療法の必要性について患者の理解を深めることが，アドヒアランスの向上・維持につながる．

　当院（東京大学医学部附属病院）では，併用療法の必要性について止血の図を示し，血栓の形成過程を踏まえて患者に説明している（図1）．

7-1-1 抗凝固薬

　通常VAD患者の抗凝固療法はワルファリンで行われる．その理由として，十分なエビデンスは得られていないが，持続的な抗凝固作用が得られ，プロトロンビン時間国際標準比（prothrombin time-international normalized ratio：PT-INR）によって効果をモニタリングできること，緊急時は拮抗薬（ビタミンKや乾燥濃縮人プロトロンビン複合体）があるこ

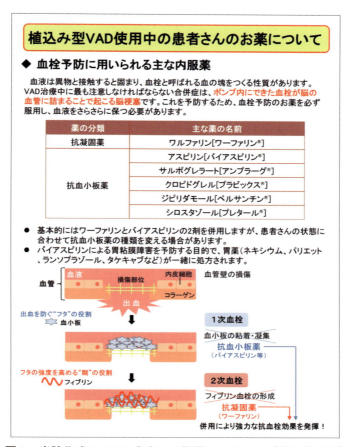

図1　当院作成のVAD患者への指導パンフレット（抗血栓療法）

と等が考えられる．

　ワルファリンの薬効は多くの併用薬剤や食事等の影響を受ける．また，非常に個体差の大きい薬剤であるため，凝固能をモニタリングし，投与量の調節を行うことが必要となる[2]．

（1）薬物相互作用

　ワルファリンは併用薬の影響を受けやすいという特徴がある．相互作用の機序は，併用薬によるワルファリンの代謝酵素の阻害や，消化管内でのビタミンKの産生抑制等，複数の機序が知られているが，明確でない場合も多い．

　VAD装着中はドライブライン感染症（DLI）も高頻度かつ重要な合併症の1つであり，その治療には抗菌薬が使用される[3]．経口抗菌薬による腸内細菌叢の変化による影響の他，明確な作用機序は不明であるが，ニューキノロン系抗菌薬やスルファメトキサゾール・トリメトプリム合剤（ST合剤）はワルファリンの作用を増強することが知られており，併用時には凝固能の変動に細心の注意が必要である．健康食品の中にもワルファリンの効果に影響を与えるものがあるため，当院では原則として，健康食品や市販薬の使用は禁止としている．

（2）食品との相互作用（ビタミンK）

　ワルファリンはビタミンK拮抗薬であり，ビタミンK依存性凝固因子〔第Ⅱ（プロトロンビン），

第Ⅶ，第Ⅸ，第Ⅹ因子〕の合成を抑制することで抗凝固作用を示す．

　ビタミン K は人間の体内で作り出すことができないため，外部からの摂取に依存している．ビタミン K の摂取量がワルファリンの効果に影響を及ぼすため，含有量の多い食品の摂取には注意が必要となる．天然のビタミン K は K1 と K2 があり，どちらもワルファリンの効果を減弱させる．ビタミン K1 は植物の葉緑体で作られるため，緑黄色野菜や海藻類に多く含まれる．ビタミン K2 は納豆菌が産生することが知られている．このため，青汁やクロレラ，納豆はビタミン K の含有量が非常に多く，摂取を禁止する必要がある．

　服薬指導において，とくに緑黄色野菜や海藻類の摂取量や納豆以外の豆類や発酵食品の摂取の可否について患者から質問を受けることが多い．緑黄色野菜や海藻類の摂取量は，ビタミン K を 1 日で 200 μg 程度であれば大きな影響はないとの報告がある[4),5)]．日本人の平均摂取量は 65 〜 75 μg であり，通常の食生活であれば極端に効果が落ちるということはないと考えられる．納豆以外の豆類や発酵食品は摂取して問題ない．当院では，ワルファリン手帳や食品成分表等を利用し，具体的な含有量を示す等，管理栄養士と連携し指導を行っている．

（3）凝固能のモニタリングと用量調節

　ワルファリンの効果は患者の体質や体調，食生活，併用薬など様々な要因から影響を受けやすいため，服用量は個人差が大きい．効果が不十分な場合は血栓形成が促進されるが，過度に効きすぎている場合は出血が問題となる．バランスが重要であり，必ず定期的に血液検査を行い，PT-INR に応じて用量調節が必要であることを患者に理解してもらう．

　目標とする PT-INR はデバイスにより異なる[6)]．他者と比較し用量についての不安を訴える患者もいるため，目標値を患者と共有することも患者の自己管理に役立つ．

7-1-2 抗血小板薬

　ワルファリンと併用する抗血小板薬の選択は確立されたものはないが，低用量アスピリン製剤（バイアスピリン錠 100mg）が一般的に使用される．アスピリンには，消化管出血の副作用があり，定期受診時に腹部症状の有無や貧血の増悪等を確認する．患者にも腹部症状や血便等が生じた場合は，速やかに医療機関へ連絡するよう教育する．

　消化管出血の既往等，患者背景に応じて，ジピリダモールなど他の抗血小板薬を使用する場合もある[7)]．また，溶血性貧血の改善作用を期待し，サルポグレラートの追加を検討することもある[8)]．

7-1-3 共通の注意点

（1）服薬アドヒアランス

　ワルファリン及び低用量アスピリン製剤は 1 日 1 回服用する薬剤である．血中濃度を安定させ血栓性合併症を予防するため，医師の指示通り規則正しく服薬することが重要である．患者の生活パターンに合わせて，確実に服薬できるタイミングを患者と共に考え，服薬忘れ防止に努める．

ワルファリンは，血液凝固検査の結果により用量変更となる可能性があるため，当院では変更指示を反映できる夕食後の服薬としていることが多い．万が一服薬を忘れた場合は，飲むべき時間から半日以内であれば気づいたときに服用し，絶対に2回分を1度に服用することのないよう指導している．判断に迷った場合は自己判断せずに，医療機関に連絡し判断を仰ぐよう教育している．

（2）出血リスク

抗血栓薬の併用による易出血性に十分な注意を要する．通常は痣ができやすくなったり，創傷治癒遅延程度だが，出血が止まらない・血尿・血便等が出現した場合は医療機関への連絡が必要となる．また，抜歯時など出血を伴う処置をする場合は，必ず事前に主治医と相談するよう指導している．副作用チェックシート等を用いて，常に患者や家族等の介護者にモニタリングをしてもらう必要がある．

7-2 心不全治療

慢性心不全では，心臓の収縮・拡張障害により臓器のうっ血や灌流低下が起こる．臓器灌流を保つため，神経体液性因子が活性化し，前負荷・後負荷が変化している[9]．心不全治療の基本はアンジオテンシン変換酵素（angiotensin-converting enzyme：ACE）阻害薬，アンジオテンシン受容体拮抗薬（angiotensin receptor blocker：ARB），抗アルドステロン薬，β遮断薬を中心とした心保護薬の投与である．これらはすべて降圧作用をもつ薬剤であり，患者個々の循環動態に合わせて薬剤が選択される．

VAD装着後も心保護薬を中心とした薬物治療の継続が必要であり，心不全の病態と使用する薬剤の特性についての理解は，アドヒアランスの向上・維持に必要である．当院では，複雑な心不全治療について患者に理解してもらうため，パンフレットを利用して，心不全の病態と心保護薬の役割及び注意事項等について服薬指導を行い，定期的に理解度の確認を行っている（図2）．

7-2-1 ACE阻害薬

心不全では神経体液性因子が活性化され，とくにレニン-アンジオテンシン-アルドステロン系（RAA系）の亢進は心筋肥大や心筋線維化を促進し，心臓のリモデリングを助長する[10),11)]．エナラプリル等のACE阻害薬は，亢進したRAA系を抑制し心不全の予後を改善するため，ガイドラインでも第1選択薬として推奨されている[9]．副作用としては空咳，低血圧，血清カリウム値の上昇，腎機能低下，血管浮腫があげられる．とくに空咳は投与開始時に出現することが多く，退薬の原因となりかねない．

ACE阻害薬による空咳は2～3ヶ月継続服用すると，その80～90%は消失すると言われている．咳が出たからといって安易に変更するのではなく，症状の程度等を把握したうえ

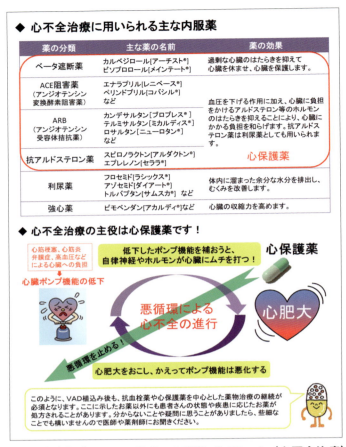

図2 当院作成のVAD患者への指導パンフレット（心不全治療）

での検討が必要である．頻度は低いが，血管浮腫が現れた場合は，重篤化し窒息の危険があるため速やかな中止が必要となる．顔や舌，喉の腫れ，息苦しさ等の症状が生じた場合は速やかに医療機関を受診するよう指導する．

7-2-2 ARB

　カンデサルタン等のARBは，ACE阻害薬と同様に亢進したRAA系を抑制し，心不全の予後を改善する[12),13)]．しかし，様々な臨床研究よりACE阻害薬を上回るデータは得られておらず，また，ACE阻害薬との併用の有用性についても確立はされていない．
　ガイドラインでは副作用等でACE阻害薬に忍容性のないVAD患者への投与が推奨されている[9)]．ARBの副作用もACE阻害薬と同様に低血圧，血清カリウム値の上昇，腎機能低下，血管浮腫等があげられる．空咳はACE阻害薬と比較し少ない．

7-2-3 抗アルドステロン薬

　アルドステロンは炎症を誘発し，一酸化窒素の合成抑制作用をもち，心筋線維化を促進，心不全における心筋のリモデリングを助長する．抗アルドステロン薬はこれらを抑制し心不全

の予後を改善する[14),15)]．現在，心不全に適応症を有する抗アルドステロン薬はスピロノラクトンとエプレレノンである．2019年，新薬としてエサキサレノンが薬価収載された．これはエプレレノンと同様，鉱質コルチコイド受容体への選択性が高く，内分泌系や性腺系への副作用が少ない．また，腎機能障害への忍容性が高く，重度の腎機能障害でなければ投与可能という特徴をもつ．現在の適応症は高血圧症のみであるところに注意が必要である．

　スピロノラクトンの血中濃度は服薬後約3時間でピークとなるが，代謝物にも活性があり，活性代謝物の半減期が14～17時間であるため長時間の効果が期待できる．しかし，プロゲステロン作用と抗アンドロゲン作用を有するため，男性での女性化乳房や女性の月経異常といった副作用がある．男性への投与時は胸の張りや疼痛を訴えた場合は女性化乳房の副作用の疑いがある．副作用出現の見逃しがないよう，症状を患者に情報提供することも必要である．

　一方で，エプレレノンの代謝物は非活性であり，半減期は約5時間と短時間である．鉱質コルチコイド受容体への選択性が高いため，女性化乳房の副作用は少ない．しかし，スピロノラクトンと異なり，チトクロムP450（CYP）3A4で代謝されるため，イトラコナゾールなどCYP3A4阻害作用をもつ薬剤との併用は禁忌であり，併用薬に注意が必要となる．

7-2-4 β遮断薬

　β遮断薬は陰性変時作用，陰性変力作用，抗不整脈作用等を有し，ACE阻害薬と同様に軽症から重症まで，その重症度によらず心不全の予後改善効果が認められている[16),17)]．β遮断薬はその受容体への選択性により，非選択性，$β_1$遮断，$αβ$遮断の3種類に分類できる．心不全に使用する薬剤は$β_1$選択的遮断薬と$αβ$遮断薬が中心である．

　VAD装着後の心不全治療では$β_1$選択的遮断薬のビソプロロールもしくは$αβ$遮断薬のカルベジロールの使用がガイドラインで推奨されている[9)]．ビソプロロールは心臓以外への影響が少なく，慢性閉塞性肺疾患（chronic obstructive pulmonary disease：COPD）や喘息，腎不全を併発した症例へも使用しやすい．内因性交感神経刺激作用はなく，徐脈効果が強いため，高度の徐脈やⅡ度以上の房室ブロック，洞房ブロック，洞不全症候群には適さない．$β_1$選択性が高いため禁忌ではないが，気管支喘息や気管支痙攣の患者への使用は慎重に行う必要がある．

　カルベジロールは$α_1$遮断による血管拡張作用によりビソプロロールよりも徐脈作用は弱いが，降圧作用が強い．また，β受容体の選択性をもたないため，気管支喘息や気管支痙攣の患者への使用は禁忌である．副作用は血圧低下，徐脈，房室ブロック等で，これらは導入初期や増量時に出現することが多い．とくに起立性低血圧の形で出現することが多く，普段の血圧が問題なくても，起立時は入浴後等のふらつきやめまいに注意が必要である．VAD患者は抗血栓薬を服用しており，ふらつきやめまい等による転倒は非常に危険である．副作用症状のモニタリングと出現時の対応についても指導が必要である．

7–3 他臓器障害の予防

　VAD装着後の合併症は，出血や血栓・塞栓症の他，DLIや不整脈等もあり，抗菌薬や消炎鎮痛薬，抗不整脈薬が追加されることがある．そのため，薬物間相互作用の他，薬剤性の臓器障害にも注意が必要である．

　例として，一般に非ステロイド性抗炎症薬（non-steroidal anti-inflammatory drugs：NSAIDs）は解熱鎮痛目的で広く使用され，処方頻度も高い薬剤だが，腎臓におけるプロスタグランジンの産生を阻害し，腎血流量の低下と糸球体ろ過量の減少により急性腎障害を引き起こす可能性がある．当院では，創部の消炎鎮痛には原則としてNSAIDsの使用は避け，アセトアミノフェンやトラマドールを使用している．これらの薬剤は肝障害を引き起こす可能性があるため，安易な使用は避けるべきである．抗菌薬は前項で述べたように，ワルファリンとの相互作用の他，長期使用による腎機能障害や耐性菌の出現といった問題があげられ，適正使用が求められる．抗不整脈薬は副作用のリスクが高く，中でもアミオダロンは甲状腺機能障害に加え，間質性肺炎や肝障害，QT延長，無顆粒球症等の重篤な副作用が報告されている．これらのハイリスク薬を使用する場合は，定期的に検査値等をモニタすると共に，服薬指導時に患者へ副作用の初期症状や自覚症状等を伝え，異常を感じた場合にはすぐに報告するように指導することも大切である．

　薬剤による他臓器障害を予防するため，当院では他院等で新規に薬剤が開始される場合は，必ずレシピエント移植コーディネーターや医師に報告するよう指導している．薬物間相互作用の回避や適切な薬剤選択，副作用等については，必要に応じて担当薬剤師に相談できる体制にしており，チーム内で連携を図りながら，在宅において安全な薬物治療が継続できるよう支援している．

まとめ

　出血や血栓・塞栓等の重篤な合併症の発症を抑制するためには，患者自身が服用薬剤の薬効・用法用量・副作用を正確に理解し，確実な服薬管理を継続することが必須となる．1,000日以上にわたる移植待機期間において，服薬アドヒアランスを維持できるよう，定期的な服薬指導と理解度の確認が重要である．また，移植待機期間中の薬剤管理は，移植後の免疫抑制薬等の厳密な管理につながるため，患者の自己管理能力を高められるよう支援を継続する．さらには，院外薬局や訪問診療との連携も重要であり，お薬手帳を利用して，各薬剤の処方の経緯や目的，副作用のリスク，ワルファリンの投与量等を共有し，相互に連携を取ることも必要である．

　現在，DTの保険適用を目指した臨床試験が行われているが，服薬指導の観点では移植待機患者と相違はない．しかし，DTを含め，VAD装着期間が長期化することにより脳血管障害等で患者自身による薬剤管理が不可能となる症例に対しては，患者の日常生活を支える介護者への薬剤指導がさらに重要となるだろう．　　［田畑泰江］

文献

1) Hoshiba Y, Hatakeyama K, Tanabe T, et al. Co-localization of von Willebrand factor with platelet thrombi, tissue factor and platelets with fibrin, and consistent presence of inflammatory cells in coronary thrombi obtained by an aspiration device from patients with acute myocardial infarction. J Thromb Haemost 2006; 4: 114-20.
2) 青崎正彦, 監. Warfarin 適正使用情報第 3 版. エーザイ.
3) Toda K, Yonemoto Y, Fujita T, et al. Risk analysis of bloodstream infection during long-term left ventricular assist device support. Ann Thorac Surg 2012; 94: 1387-93.
4) Kim KH, Choi WS, Lee JH, et al. Relationship between dietary vitamin K intake and the stability of anticoagulation effect in patients taking long-term warfarin. Thromb Haemost 2010; 104: 755-9.
5) Karlson B, Leijd B, Hellström K. On the influence of vitamin K-rich vegetables and wine on the effectiveness of warfarin treatment. Acta Med Scand 1986; 220: 347-50.
6) 日本循環器学会 / 日本心臓血管外科学会合同ガイドライン（2011-2012 年度合同研究班報告）. 重症心不全に対する植込型補助人工心臓治療ガイドライン. http://www.j-circ.or.jp/guideline/pdf/JCS2013_kyo_h.pdf Accessed 28 Apr 2014
7) 循環器病の診断と治療に関するガイドライン（2008 年度合同研究班報告）. 循環器疾患における抗凝固・抗血小板療法に関するガイドライン（2009 年改訂版）. http://www.j-circ.or.jp/guideline/pdf/JCS2009_hori_h.pdf Accessed 7 Oct 2015
8) Usui A, Takagi Y, Ohara Y, et al. Sarpogrelate reduces mechanical hemolysis in patients with heart valve prostheses. Jpn J Thorac Cardiovasc Surg 2000; 48: 769-74.
9) 日本循環器学会 / 日本心不全学会合同ガイドライン. 急性・慢性心不全診療ガイドライン（2017 年度改訂版）. http://j-circ.or.jp/guideline/pdf/JCS2017_tsutsui_h.pdf Accessed 23 May 2018
10) SOLVD Investigators, Yusuf S, Pitt B, et al. Effect of enalapril on mortality and the development of heart failure in asymptomatic patients with reduced left ventricular ejection factions. N Engl J Med 1992; 327: 685-91.
11) SOLVD Investigators, Yusuf S, Pitt B, et al. Effect of enalapril on survival in patients with reduced left ventricular ejection fractions and congestive hert failure. N Engl J Med 1991; 325: 293-302.
12) Matsumori A; Assessment of Response to Candesartan in Heart Failure in Japan (ARCH-J) Study Investigators. Efficacy and safety of oral candesartan cilexetil in patients with congestive heart failure. Eur J Heart Fail 2003; 5: 669-77.
13) Granger CB, McMurray JJ, Yusuf S, et al. Effects of candesartan in patient with chronic heart failure and reduced left-ventricular systolic function intolerant to angiotensin-converting-enzyme inhibitors; the CHARM-Alternative trial. Lancet 2003; 362: 772-6.
14) Pitt B, Zannad F, Remme WJ, et al. The effect of spironolactone on morbidity and mortality in patients with severe heart failure. Randomized Aldactone Evaluation Study Investigators. N Engl J Med 1999; 341: 709-17.
15) Tsutsui H, Ito H, Kitakaze M, et al. Double-Blind, Randomized, Placebo-Controlled Trial Evaluating the Efficacy and Safety of Eplerenone in Japanese Patients With Chronic Heart Failure (J-EMPHASIS-HF). Circ J 2018; 82: 148-58.
16) The Cardiac Insufficiency Bisoprolol Study II (CIBIS-II): a randomized trial. Lancet 1999; 353: 9-13.
17) Packer M, Coats AJ, Fowler MB, et al. Effect of carvedilol on survival in severe chronic heart failure. N Engl J Med 2001; 344: 1651-8.

8 運動療法：心臓リハビリテーションとしての運動

8-1 運動療法（心臓リハビリテーション）とは

　心臓リハビリテーションとは，医学的評価，冠危険因子是正，教育，及びカウンセリングからなる長期にわたる包括的プログラムである．個々の患者の心疾患に基づく身体的・精神的影響を最小限にとどめ，症状をコントロールし，心理社会的及び職業的状況を改善することが目的となる[1]．

　移植待機期間が1,000日以上に及ぶ[2]わが国のVAD患者において，運動耐容能改善は重度のデコンディショニング改善，長期の療養生活におけるQOL向上を果たすうえで非常に重要である．VAD患者において，長期的な運動療法の継続により更なる機能改善が得られるため[3)～5)]，在宅療養中の運動継続が重要となる．

8-2 運動療法の実際

8-2-1 運動療法の構成要素

　運動療法の構成要素として①運動の種類，②運動強度，③運動の継続時間，④運動の頻度，⑤身体活動度の増加に伴う再処方，の5つがあげられる[6]．患者により原疾患やVAD装着までの背景，生活スタイルは様々であるため，各々の状態に合わせた処方，運動目標の設定が必要である．

8-2-2 運動の種類

（1）筋力を向上させる：筋力増強運動

　実施可能な姿勢で関節運動を繰り返し行い，筋力増強を図る（図1）．体調により実施姿勢・方法を選択できるよう，バリエーションをつけた指導が有効である．運動を実施する際のポイントは，ゆっくりと息をこらえずに行うことである．少ない回数から開始し，徐々に回数を増加させる．また，自重運動が楽に行えるようになった場合，重錘を使用する等して負荷を増加させるとより効果が得られる．

【臥位での筋力増強運動】
下肢伸展挙上：膝を伸ばしたまま脚を真っすぐ10cm程度持ち上げる

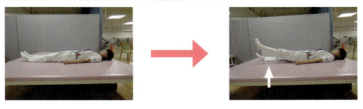

股関節外転：膝を伸ばしたまま脚を少し持ち上げて，外に開く・閉じる

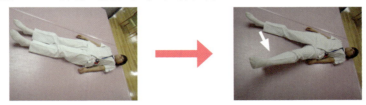

【座位での筋力増強運動】
膝関節伸展

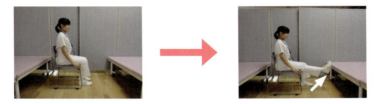

【立位での筋力増強運動】
下肢屈伸運動（スクワット）：浅めの膝屈曲角度から開始し，筋力向上にあわせて屈曲角度を深くする
＊ポイント：運動時にコントローラバッグが身体から離れないようにする

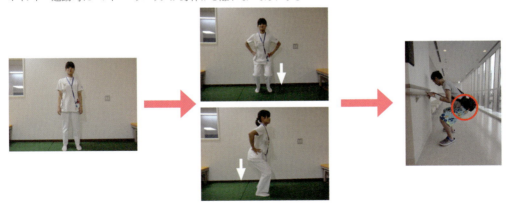

股関節外転
＊ポイント：身体が横に倒れていかないようにする．とくにドライブライン皮膚貫通部側への体幹傾斜により貫通部にストレスがかかる可能性があるため注意する

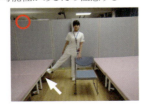 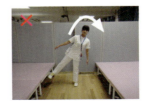

図1　筋力増強運動

（2）持久力（心肺機能）を向上させる：有酸素運動

　持久力向上に向けて心疾患者のリハビリテーションでは有酸素運動を実施し，心肺機能の向上を図るプログラムが普及している．有酸素運動とはウォーキングや自転車エルゴメーターを使用したサイクル運動等，長時間継続して行う運動である．有酸素運動では体脂肪の燃焼に加え，呼吸循環系の機能向上が期待できる．

　運動は短時間から開始し，体力に合わせて時間を延長していき，20分の連続運動を目標に実施する．会話をしながら継続できる運動が有酸素運動レベルであり，運動負荷の目安とするとよい．

　低体力の場合，座位で過ごす時間を延長していくこと，日常生活での役割を獲得することも重要である．掃除・洗濯等の家事の実施や，買い物や散歩に出かける等，外出の機会を作ることで活動性の向上を促すことが望ましい．

8-2-3 適切な運動量を知る

　運動の実施にあたり，①運動時の脈拍数目安，②頭痛・めまい・嘔気がないか，③過度な疲労がないか，に注意を払い指導を行う．運動強度の決定には心肺運動負荷試験（cardio pulmonary exercise test：CPX）により算出された嫌気性代謝閾値（anaerobic threshold：AT）レベルの運動強度が安全で効果的であるとされている．

　そこでATの運動負荷がどの程度のmetabolic equivalents（METs）に相当するかを算出し，日常生活活動・運動に該当するかを確認することで日常生活における運動目安や過負荷の回避に有効である（表1）[7]．CPXの実施が困難な場合，Borg指数等の自覚的運動強度に基づき決定することが簡易的であり，Borg指数13が概ねCPXにおけるATの運動強度に相当するとされている[6),8)]．運動頻度は，持久力運動は週3～5回，筋力増強運動は週2～3回実施することが推奨されている[6),9)]．

表1　運動強度表

	日常生活活動	運動
低強度 【1.0～3.0METs】	立位（電話，皿洗い）【1.8METs】 デスクワーク【2.0METs】 子供と遊ぶ（座位，軽度）【2.2METs】	ゆっくりした歩行（平地53m/min未満）【2.0METs】 柔軟体操【2.3METs】
中強度 【3.0～4.5METs】	掃除（掃除機，モップがけ）【3.3～3.5METs】 風呂掃除【3.5METs】 階段昇降【3.5～4.0METs】	普通歩行（平地67m/min）【3.0METs】 普通歩行（平地75～85m/min）【3.5METs】 自転車エルゴメーター（30～50W）【3.5METs】 自重を使った軽い筋力運動【3.5METs】 全身を使ったテレビゲーム【3.8METs】 卓球【4.0METs】 速歩（平地95～100m/min）【4.5METs】
高強度 【>4.5METs】	5kgの荷物を持ち4km歩行【5～6METs】 スコップで雪かきをする【6.0METs】	かなり速歩（107m/min）【5.0METs】

（厚生労働省．健康づくりのための身体活動基準2013.http://www.mhlw.go.jp/stf/houdou/2r9852000002xple.html を参考に作成）

8-2-4 運動目標を設定する

　運動目標を明確にすることが，自宅での効果的な運動継続に重要なポイントとなる．入院中に患者自身が「どの程度の体力があるか」，「どの程度の運動が可能か」，「どのような運動を継続することが必要か」を把握できることが重要である．運動目標を数字で示す等，どの程度運動をしたのかが把握できるような工夫が必要である．

　ウォーキングを実施する際，入院中から万歩計を用いて歩数を目標に運動目標を設定することで，簡易的で有効な指標となる．実際の歩行距離は歩数×歩幅（身長− 100）で概算できる．例えば，身長 160cm の成人では，約 2,000 歩（1.2km）の歩行能力があれば公共交通機関を利用した1.5 〜 2 時間程度の外出，約 5,000 歩（3km）の歩行能力があれば3 〜 4 時間程度の外出が行える体力が獲得されていることが多い．このように歩数（歩行距離）である程度の体力を把握することで，通院手段の検討や外出目標設定に用いることも有効である．

　運動実施により筋力向上・心肺機能向上が得られるため，適宜評価を実施し適切な運動負荷を設定すること，また患者自身が適切な運動負荷であるかをセルフチェックできるような運動指導も重要である．目標・プランの設定，運動実施，効果判定，目標再設定というサイクルで，自宅での運動が継続できることが望ましい．

　VAD 患者は原疾患や心不全重症度等により，装着術後もその背景は様々である．よって，運動目標も個々で異なり，患者ごとに退院後の生活を見据えた運動目標の設定を行う必要がある．とくに右心不全が並存する患者や，神経筋疾患患者，拡張不全が主体の心不全患者の運動負荷の決定には配慮が必要である．入院中のリハビリテーションで心不全症状が増悪しない適切な運動量を把握できるよう指導していく必要がある．

8-2-5 運動実施時の注意点

　VAD 患者の運動療法を実施するうえで重要な点は，①循環動態の安定，②安全性の確保，③ドライブライン皮膚貫通部の保護である．運動・動作時の注意点を**表 2** にまとめた．装着術後から身辺機器を身体の一部として動作が行えるような指導が重要であり，患者の体型や体力に応じた動作方法の検討が必要となる．また，とくに在宅療養に移行後，活動性の向上，生活スタイルの変化，体型の変化等によりドライブライン皮膚貫通部の状態悪化を来しやすいため，状態に応じて動作・運動方法を再検討していく必要がある．

　VAD 装着に至る患者は装着までに重度の心不全を呈しており，長期間飲水制限のある生活を送っていた患者も少なくない．1 日の目標飲水量を指導し，運動実施にかかわらずこまめに水分補給をすること，とくに起床後は不感蒸泄により体内水分量が減少していることも予想されるため，しっかり飲水を行う等の指導も必要である．

8-2-6 運動の継続に必要なこと

　入院中から運動習慣をつけること，運動目標が明確であること，視覚的に運動能力が把握でき，達成感を得てモチベーションを維持できるようなサポートが重要である．

表2 運動・動作実施時の注意点

運動・動作	注意点
生活を通して	◦体幹を深く屈曲・伸展・回旋しないようにする ◦ドライブラインが引っ張られないようにする ◦コントローラバッグが上下左右に大きく動かないようにする ◦コントローラバッグが身体から離れすぎないようにする（ショルダータイプでバッグを保持している場合）
寝返り	◦ドライブライン皮膚貫通部側に寝返る場合，貫通部が圧迫されないようする ◦過度に身体を捻らないようする
立ち上がり 下肢屈伸運動（スクワット）	◦軽く体幹を屈曲してドライブライン皮膚貫通部が圧迫されないようにする ◦体幹屈曲した際に，コントローラバッグが身体から離れないようにする（ドライブラインが引っ張られないように）
自転車エルゴメーター	◦ペダルを回す際に，ドライブライン皮膚貫通部が圧迫されないようにする（サドルの高さを高めに調整，リカンベントタイプの機器を使用する，股関節を外転ぎみに動かす，等の工夫が必要）
歩行	◦皮膚貫通部からコントローラまでのドライブラインの長さが長い機種の場合，ドライブラインが物・人に引っかからないよう，ループを作る等して工夫する

　定期的な外来リハビリテーションの継続は，運動機会を確保でき，患者の全身状態，運動能力・状況の把握ができる．また，状態に応じて目標を再設定できるため有効である．自施設での対応が困難な場合も多く，地域の心臓リハビリテーション実施可能施設や植込型補助人工心臓管理施設との連携が重要である．自主トレーニングが中心になる場合，外来で医師や看護師が活動量を把握できるようにすること，必要な場合は適宜リハビリテーションスタッフが介入できる環境を整備しておくとよい．

8-2-7 楽しみとしての「運動」

　VAD装着により体力が向上すると，楽しみを目的とした運動も可能となる．十分な配慮のもとであれば他者と共に運動を行うことも可能であり，レクリエーションとして運動を楽しむことができる．

　楽しみとしての運動も，安全性の確保が大前提となる．コンタクトスポーツやジャンプ・サイドステップ等でコントローラバッグに振動や揺れが起こるような運動，他者の動きに対応した動きが必要な運動は避け，数歩のステップの範囲で可能な運動に止める必要がある．一緒に運動を実施する者が運動の注意点を理解し，激しい身体の動きにならないように配慮することも重要である．

8-3 DTに向けての課題

　VAD患者の高齢化に向け，DTの臨床導入の検討が進められている．「VADを装着して生涯を全うする」ことが目的の治療であり，何より重視されることは患者自身がQOLを高く保ちつつ生活できることである．よって，装着術後のリハビリテーションにおいて，「何を重

視して生活スタイルを築き上げるか」といった，患者ごとの目標設定が重要となる．

　高齢患者は，移植を目標とする患者よりも基礎体力が低下しており，術後の回復が緩徐であることが予想される．よって，術前の体力を可能な限り維持・向上する．術後，可及的速やかにリハビリテーションを開始し廃用に伴うデコンディショニングを予防することが術前後におけるポイントとなる．

　リハビリテーションの目標は，患者の望むQOLのみならず退院後の生活環境を十分に調査し，最低限必要となる体力の獲得である．しかし，希望通り進めることが困難な場合，身体的側面の現状と希望とをすり合わせたうえで，目標の調整を行っていくことが望ましい．また，無理せず安楽に，安全に生活できることも患者のQOL向上につながるため，患者の状態にあった動作方法・移動方法の指導，環境調整に関する助言も重要となる．これらを踏まえ，患者への具体的取り組み例を以下に示す．

症例

　63歳男性
　〔現病歴〕
　虚血性心筋症（ICM）に対してDTとしてのVAD治療を希望．心機能や体格から，EVAHEART 2装着となった．介護者は妻．
　〔患者の希望〕
　自宅で楽しく過ごしたい．自宅内ではADLが自立した生活を送りたい．妻は車の運転ができないので，外来は公共交通機関を利用して通院したい．キャリーケースをひいて歩くのが苦手であり，できればコントローラバッグを背負って歩きたい．
　〔退院後の生活〕
　公共交通機関を利用し，病院から1時間程度の自宅で生活予定．自宅から最寄駅までは400m程度．自宅は一戸建（自室は2階，階段〈手すりなし〉13段の昇降が必須）．布団を使用．
　〔術前状況〕
　カテコラミン投与下で屋内の移動は自立（INTERMACS Profile 3）．ADLは入浴・階段昇降以外は自立しており，身の回り動作を行えるだけの筋力は維持．重度の左心不全に加え，中等度の右心不全あり．
　〔術後状況〕
　順調に離床を進めることができ，歩行を含めた動作能力は向上．コントローラバッグが重く，背負っての歩行は呼吸苦・疲労が増大．
　〔退院に向けた目標〕
　1）身体機能：
　　　- 起居動作を含めたADLが自立
　　　- 立位休憩を挟み400m歩行が可能
　　　- 立位・座位休憩を挟み，公共交通機関を利用して1時間移動可能な体力獲得

- 1階分の階段昇降能力獲得
- 息切れを回避できる動作方法の獲得，運動指標（休憩をとるタイミング）の提示
- 1日の運動量の目安を提示：右心不全増悪を来さないよう過負荷を避ける．また，体力維持のための最低限の運動量を確保する．入院中の状況から至適な運動量を具体的に示す．右心不全の状況をみて，適宜目標運動量の調整を行う

2）環境調整：
- 自宅階段に手すりを設置
- 労作に伴う疲労・息切れを最小限にする：コントローラバッグはキャリーカートを使用し，ひいて移動することとする．キャリーカートをひいて安全に歩けるよう歩行練習．階段昇降はコントローラバッグを介護者に介助してもらう
- ベッドの導入：布団からの起き上がりが頻回になると疲労が強くなることが予想されるため

　DT治療実施にあたり様々な観点から検討が行われるが，対象患者は加齢に伴う身体・認知機能の低下や，併存疾患に伴う体力低下が少なからず潜在することが予想される．よってVAD装着後，こまめに心身の状態の評価を継続することが必要である．現状を維持できる運動量・方法の指導．在宅療養中でも外へ出て社会とつながる機会をつくる．また，運動が継続できるような環境調整（地域管理病院での外来リハビリテーション等）の実施が望まれる．［**天尾理恵**］

文献

1) 後藤葉一. 心臓リハビリテーション：エビデンスと展望. J Cardiol Jpn Ed 2009; 3: 195-215.
2) 日本心臓移植研究会. 日本の心臓移植レジストリ. http://www.jsht.jp/registry/japan/ Accessed 4 Mar 2018
3) 天尾理恵，山口正貴，安井 健，ほか. 植込型補助人工心臓装着患者の運動能力の推移：術前から術後自宅退院12ヶ月後までの経過. 心臓リハ 2016; 22: 286-92.
4) Marko C, Xhelili E, Lackner T, et al. Exercise performance during the first two years after left ventricular assist device implantation. ASAIO J 2017; 63: 408-13.
5) Lamotte MX, Chimenti S, Deboeck G, et al. Left ventricular assist device: exercise capacity evolution and rehabilitation added value. Acta Cardiol 2018; 73: 248-55.
6) 循環器病の診断と治療に関するガイドライン（2011年度合同研究班報告）. 心血管疾患におけるリハビリテーションに関するガイドライン（2012年改訂版）. http://www.j-circ.or.jp/guideline/pdf/JCS2012_nohara_h.pdf Accessed 4 Mar 2018
7) 厚生労働省. 健康づくりのための身体活動基準2013. http://www.mhlwgo.jp/stf/houdou/2r9852000002xple.html Accessed 4 Mar 2018
8) 上嶋健治，斎藤宗靖，下原篤司，ほか. 運動時自覚症状の半定量的評価法の検討. 日臨生理会誌 1988; 18: 111-5.
9) Pollock ML, Franklin BA, Balady GJ, et al. AHA Science Advisory. Resistance exercise in individuals with and without cardiovascular disease: benefits, rationale, safety, and prescription: An advisory from the Committee on Exercise, Rehabilitation, and Prevention, Council on Clinical Cardiology, American Heart Association, Position paper endorsed by the American College of Sports Medicine. Circulation 2000; 101: 828-33.

9 食事療法

　日本国内の心臓移植後10年生存率は90％に近く，世界的にもトップクラスの成績である．移植後は免疫抑制薬を服用することが不可欠であり，その一方で，免疫抑制薬の副作用として高血圧や糖尿病，脂質異常症等の生活習慣病を合併しやすくなると言われている．これらの副作用を回避するためには食事療法を行うことが心臓移植後の長期的予後を安定して過ごすために重要な役割を果たすこととなる[1]．

　在宅VAD管理における栄養管理とは，心臓移植待機期間中だけではなく心臓移植後の長期間の治療と自己管理を見据えた栄養管理を習慣づけることである．そのための管理栄養士の役割として，VAD患者の2次予防に向けた栄養教育を行い，QOLを下げることなく食生活管理を身に着け，充実した日常生活が送れるように支援することである．

9-1　心臓移植における栄養管理の目的

　心臓移植除外基準のうち食生活習慣が一因となる疾患や，栄養療法で改善が可能となる疾患は，腎機能障害，肝機能障害，インスリン依存性糖尿病，活動性消化性潰瘍；[相対的禁忌]，重傷の脳血管障害，末梢血管障害，高度肥満（肥満度＋50％以上）；[禁忌]である[2]．

　心臓移植除外基準に当てはまらないよう，待機期間中も暴飲暴食を避け，バランス良く規則正しい食生活を行い，適度な運動をすることで標準体重（ideal body weight：IBW）を維持し，生活習慣病を予防することが重要である．肥満を発症すると，生活習慣病の発症リスクは上昇する．その他には，食事とワルファリンの相互作用による凝固止血能をコントロールすることが必要であるため，適切な食生活管理や体重管理，凝固管理のために外来受診時に定期的に栄養指導を行い，確認・評価する[3]．

9-2　栄養管理目標と実際

　VAD患者における栄養管理として，バランスのとれた食事の習慣化，塩分管理，体重管理，

生活習慣病の予防，進展防止があげられる．治療の中心となるのは栄養バランスの維持と塩分・水分の管理である．短期間での体重増加は体液貯留の指標として重要であるため，毎日の体重測定（毎朝，排尿後）による自己モニタリングが必要である．

　また，塩分の日常的な過剰摂取は循環動態の悪化や体水分貯留を引き起こす因子の1つであり，心不全のみならず動脈硬化や脳血管障害，腎障害等の合併症をもたらす原因であるため，塩分制限は行う必要がある．成人の1日の塩分摂取量は，厚生労働省の平成28年国民健康・栄養調査によると9.9g（男性10.8g，女性9.2g）と報告されている[4]．一方，慢性心不全患者の塩分目標量は1日6g未満とすることが推奨されている[5]．

　VAD患者は日常の生活管理や機器管理等で心理的・社会的ストレスを抱えていることに加え，厳しい塩分制限を行うことは更なるストレスとなり食欲不振，または暴飲暴食等を惹起する要因となり得る．そのためVAD患者の塩分制限の許容は，機械下ではあるが循環動態は保たれていることを考慮し，厚生労働省が目標とする男性8g/日未満，女性7g/日未満とする施設が多い．しかしながら，腎機能低下や体水分貯留等がある場合はガイドラインにならい，塩分6g/日未満を行う必要がある．また，過食や運動不足による体重増加は循環動態に影響を与えるため，体重・血圧のモニタリングを行うことは必須である．

9-2-1 モニタリングの項目とそのポイント

　急性・慢性心不全診療ガイドライン（2017年改訂版）によると，生活習慣の改善項目として，塩分制限，適正体重の維持，運動療法等があげられている[5]．

① 血液生化学検査：栄養評価項目としてHb，TP，Alb，CRP，PT-INR，BUN，Cre，eGFR，TG，T-Cho，LDL-Cho，HDL-Cho，PA，Fe，Znを定期的に測定し評価する

② 摂取栄養量：食事記録または24時間思い出し法にて摂取エネルギー量・食塩摂取量を確認する

③ 体重：毎日ほぼ決まった時間に体重を測定し記録する．在宅管理にあたり目標体重を定め，本人・介護者（家族）・多職種で共有する．また，日本では移植の適応がBMI 25kg/m²未満と定められているため，移植待機期間の体重コントロールが必要である

④ ADL：運動耐容能，下肢筋力，バランス機能の低下等はADL低下の要因となるので歩数等の運動量をモニタリングし，評価する．筋肉量や脂肪量，体水分等の増減を把握するため，定期的な体組成分布を評価することが望ましい

⑤ 禁酒・禁煙

9-2-2 栄養管理目標

　食事療法の目的は栄養バランスのとれた食事，及び塩分制限を基本とし，至適体重を維持することで，生活習慣病を予防することである．

① エネルギー：IBWkg×27〜30kcal/日（肥満者は25〜27kcal/IBWkg/日とし，減量する）．

BMI25 未満を維持するよう体重管理が必要なため，この限りではない．活動量によるエネルギー出納も考慮する
② たんぱく質：1.0 〜 1.2g/IBWkg/ 日
③ 塩分：男性 8g/ 日未満，女性 7g/ 日未満．または 6g/ 日未満を目指す
④ 水分：体重や浮腫，排泄量を観察しながら，過剰摂取にならないよう適正量を決め，コントロールする
⑤ ミネラル・ビタミン類：血液検査データをモニタリングし対応する．ビタミン類は「日本人の食事摂取基準」に準じ，不足を来さないよう配慮する．ただし，ビタミン K は 250 μg/ 日未満となるよう，含有量の多い食品は控える

9-2-3 栄養指導内容

① 食事は 1 日 3 回とし，3 食のエネルギー量はできるだけ均等に摂取する
② 毎食，主食・主菜・副菜をそろえ，栄養バランスを整える
③ 野菜・海藻・きのこはいろいろ取り合わせて 1 食 100 〜 150g を目安に毎食食べる
④ 塩分を多く含む食品や料理（塩蔵品や加工食品，汁物や煮物，めん類等）は控え，味付けや調味料等で減塩の工夫をする
⑤ 塩分摂取量の評価を行い，過剰要因に対する対策指導を行う
⑥ 季節による食事内容の変化やライフイベント等に合わせて指導を行う

〈減塩の工夫〉
① 市販されている減塩の調味料を適宜利用する
② 汁物は塩分を多く含むため，1 日 1 回など頻度に注意する．味噌汁は具だくさんにし，汁は半分にする．めん類のスープは残すようにする
③ パンやめん等の主食はほとんどが塩分を含むので，なるべく白いごはんにする
④ 加工食品や塩蔵品，練り製品等の使用量，使用頻度を考慮する
⑤ すべての料理を薄味にするのではなく，1 品（とくに主菜）は通常の味付けにし，副菜など他の料理を薄味にすることで味にメリハリをつける
⑥ 香辛料（こしょう，酢，七味，カレー粉，わさび，辛子，山椒等）や香味野菜（大葉，みょうが，生姜，にんにく，ネギ等），柑橘類（レモン，ゆず，すだち等）を活用する

9-3 食習慣管理・合併症予防のための栄養管理目標

心臓移植待機期間中の望ましい食習慣や移植除外基準の疾患を合併し得る生活習慣病の予防・食事療法について述べる．基本的には心不全の進行予防と心臓移植除外基準の疾患を発症・悪化・合併しないようにすることが目的であり，各病態のガイドラインに準じ，個別の病態に合わせた食事療法を踏まえ [5)〜10)]，包括的にアプローチすることが大切である．

ただし個々の患者によって病態は様々であり，目標内容や指導内容は異なるため，この限りではない．

9-3-1 脂質異常症

大部分の高 LDL-C 血症や高トリグリセライド（TG）血症，低 HDL-C 血症は，多様な遺伝素因と食習慣の欧米化，肥満，運動不足等が原因となり発症する．動脈硬化の進行により虚血性心疾患，脳梗塞等のリスクが高まる．血清脂質値は体重と共に変化することが多いので体重管理は必須である．LDL-Cho, T-Cho（総コレステロール）は随時の採血による測定で評価できるが，TG は 12 時間以上の空腹時の採血による測定で評価する必要がある．

(1) 栄養管理
① 摂取エネルギー量の適正化により，IBW を目指す
② 適正な脂質エネルギー比率の中で，飽和脂肪酸や一価不飽和脂肪酸等の量・バランスを考慮する
③ 食事からの摂取コレステロール量を制限する
④ 緑黄色野菜を含めた野菜，海藻の積極的な摂取を促す
⑤ 果物の過剰摂取は避け，適正な量を摂取する．果糖を含む加工食品の摂取は制限することが望ましい

(2) 指導内容
① IBW を維持できるようエネルギー摂取量と身体活動量を考慮する
② たんぱく質は獣鳥肉より魚肉・大豆たんぱくを多くする
③ 脂質エネルギー比率は 20～25％とする．飽和脂肪酸を 4.5％以上 7％未満とし，n-3 系多価不飽和脂肪酸の摂取量を増やす
④ 食物繊維は 1 日 25g 以上摂れるよう積極的な摂取を促す
⑤ コレステロールの摂取目標は 200mg/ 日以下となるよう制限する

9-3-2 糖尿病

糖尿病自体は心臓移植の禁忌ではないが，末梢臓器障害のあるインスリン依存性糖尿病患者や，適切な治療にもかかわらず血糖コントロール不良な糖尿病患者は心臓移植の禁忌とされている．そのため，移植待機期間中に糖尿病を発症させないこと，糖尿病であっても血糖管理を厳格に行うことは極めて重要である．「急性・慢性心不全診療ガイドライン」（2017 年改訂版）[5] によると HbA1c の管理目標値は 7.0％以下とされている．

また，糖尿病発症後 5～10 年にわたる長い期間の高血糖状態により惹起される最小血管合併症の 1 つに糖尿病性腎症があり，腎機能障害が進行し不可逆的になると，移植適応外となるため，早期発見・早期治療が重要となる．糖尿病性腎症初期には自覚症状はほとんどないため，糖尿病の患者は定期的に尿検査を行い，微量アルブミン尿（または蛋白尿）を測定し，早期段階より腎機能低下を予防する必要がある．患者及び家族にも糖尿

病管理の重要性をよく理解させ，積極的な治療を行う必要がある．

（1）栄養管理

　糖尿病治療の目的は，血糖，体重，血圧，血清脂質等をコントロールすることにより合併症の発症や進行を阻止し，健常者と変わらない QOL の維持と寿命を確保することにある．治療は画一的なものではなく，患者の性，年齢，罹病期間，合併症の有無，低血糖の危険性，社会的背景等を考慮して行う．

　食事療法は，糖尿病治療の基本であり，適正なエネルギー量の食事や栄養バランス，運動量や生活習慣を考慮した食事内容とし，規則正しく摂取する食習慣を獲得し，継続することが重要である．肥満傾向にある患者は，体重の適正化により血糖コントロールが良好になることがあるので，適正体重を算出し近づける．体重は毎日測定し体重の変化を観察する．

（2）指導内容[8]

① 食事記録または聞き取り法にて食事内容を把握し，エネルギー量が適正か，良好なバランスで食事が摂れているか評価する．エネルギーバランスは体重の変化に表れるため，体重や活動量を評価しながら適正体重の個別化を図る．目安とするエネルギー量の算出方法は，IBW ×身体活動量（軽労作 25 〜 30kcal /IBWkg，普通の労作 30 〜 35kcal /IBWkg，重い労作 35 〜kcal /IBWkg）で求める

② これまでの食習慣を考慮し，明らかな問題点がある場合はまずその是正から始める

③ 一般的には指示エネルギー量の 50 〜 60％を炭水化物から摂取し，たんぱく質は 20％までとして，残りを脂質とするが，たんぱく質が 25％を超える場合は，飽和脂肪酸を減じるなど脂肪酸組成に配慮する

④ 野菜，海藻，きのこ等，食物繊維を多く含む食材を摂取するよう努める（食物繊維 1日 20g 以上）．食物繊維には食後の血糖値上昇を抑制し，血清コレステロールの増加を防ぐ作用がある

⑤ 血糖値が上昇しやすい蔗糖・果糖等の摂り過ぎに注意する

⑥ 規則正しい食事時間，食事量の均等化，食べる順序等を設定し食生活管理を継続する

9-3-3 腎機能障害

　腎機能障害が進行し不可逆的になると移植適応外となる．心臓移植除外基準のうち相対的除外条件として，血清クレアチニン（Cre）値 2mg/dl 以上，または 24 時間クレアチニン－クリアランス 25ml / 分以下と定められている．心不全による腎前性の腎機能障害であっても，心不全の治療自体が腎機能を悪化させる可能性もあるので注意を要する．

　モニタリングとして血清クレアチニン値だけではなく，筋肉量の少ない女性等では eGFR（推算糸球体濾過量，estimated glemerular filtration rate）やクレアチニン－クリアランスを算出することも有用である．

　とくに糖尿病を有している患者においては糖尿病のコントロールに加え，腎機能維持のた

めの食事を習慣づける必要がある．

(1) 栄養管理

　発症・進展過程においては，微量アルブミン尿（蛋白尿）の出現により早期腎症期と診断され，その後，持続的な顕性蛋白尿の出現，腎機能低下と進行する．腎症は早期段階（第1〜2期）で適切な治療を行うことにより寛解するため，早期発見・早期治療が重要となる．また，食事療法の決定に関しては，CKD（chronic kidney desease, 慢性腎臓病）ステージ G3 以降では腎臓専門医と連携して治療することが望ましい．

(2) 指導内容 9),10)

① エネルギーは，性，年齢，身体活動レベル等を考慮するが，25〜35kcal /IBWkg/ 日で指導し，身体所見や検査所見等の推移により適時に変更する

② たんぱく質は，標準的治療としては浮腫や尿蛋白量を軽減し腎臓への負荷を軽減する目的で CKD ステージ G3a では 0.8〜1.0g/IBWkg/ 日，ステージ G3b 以降では 0.6〜0.8g/IBWkg/ 日で指導する．糖尿病性腎症ではステージ G4 以降で 0.6〜0.8g/IBWkg/ 日の指導としてもよい．より厳格なたんぱく質制限を行う場合，通常の食品のみで食事療法を行うとエネルギー不足となることが懸念されるため，低たんぱくの特殊食品の使用も検討する必要もある．サルコペニア，Protein-energy wasting（PEW），フレイル等の発症に十分に注意する

③ 食塩はステージにかかわらず 6.0g/ 日未満とし，3.0g/ 日未満の過度の食塩制限は推奨しない．eGFR の低下した状態では食塩の過剰摂取により細胞外液量の増加を招き，高血圧，浮腫，心不全，肺水腫等の原因となる．また，食塩制限により浮腫や尿蛋白量を軽減し，腎症の進展抑制が期待できる

④ カリウムはステージ G3a までは制限せず，G3b では 2,000mg/ 日以下，G4〜G5 では 1,500mg/ 日以下を目標とする

⑤ リンはたんぱく質の指導と関連して行い，血清リン値を基準値内に保つことが重要である

⑤ 水分の過剰摂取や極端な制限は有害となるため，尿の排泄障害がない場合には自然の口渇に任せて摂取する

⑥ 糖尿病を併発している場合は血糖コントロールは最も重要な要因であり，合併症予防・進展防止の観点から HbA1c 値 7.0％未満を目指す

〈減塩の工夫〉

P. 144 の 9–2–3〈減塩の工夫〉を参照

〈カリウムを減らす工夫〉

① 低たんぱく質食療法が実施されると同時にカリウム摂取も制限されるため，たんぱく質源の摂取が適正か確認する

② 生野菜や果物，海藻，豆類，いも類等を制限する．野菜やいも類は小さく切って水にさらすか，茹でこぼしてから調理することでカリウム含有量を 20〜30％減少させることができる

③ 生の果物は控え，缶詰にする（シロップはカリウムが溶解されているので飲まない）

〈リンを減らす工夫〉

① リン摂取量もたんぱく質摂取量と密接な正の相関関係があるため，たんぱく質源の摂取が適正か確認する
② 牛乳やチーズなどの乳製品や骨ごと食する魚介類等の摂取量に注意する
③ 食品添加物として用いられる無機リンは有機リンより吸収されやすいと言われているため，レトルト食品や加工食品等の過剰摂取に注意する

9-3-4 ワルファリンとビタミンK

ビタミンKあるいはビタミンKを多く含む食品（**表1**）の摂取により抗凝固薬ワルファリンの効果は拮抗的に効力が減弱する．

ビタミンK 200μgを連日摂取した場合，2～3日後にワルファリンの効果が明らかに減弱する．ビタミンK摂取量が110μg/日を超える場合にはトロンボテスト値あるいはPT-INR値の変動に注意をする必要があり，さらにビタミンK摂取量が200μg/日を超えないようにする[11),12)]．ワルファリンの安定した効果を得るためには，日常的に安定したビタミンK量を摂

表1　食品ごとのビタミンK含有量

食品名	1食目安量（g）	ビタミンK含有量（μg）
モロヘイヤ	70g（2/3袋）	448μg
納豆	50g（1パック）	300μg
つるむらさき	70g（1/3袋）	245μg
かぶの葉	60g（1.5個分）	204μg
あしたば	40g（1/4束）	200μg
ほうれん草	70g（1/3袋）	189μg
からし菜	70g（1/4袋）	182μg
菜の花	70g（1/3袋）	175μg
春菊	70g（1/3袋）	175μg
大根の葉	50g（1/2本分）	165μg

食品名	1食目安量（g）	ビタミンK含有量（μg）
小松菜	70g（1/3袋）	147μg
糸三つ葉	50g（1/2袋）	110μg
おかひじき	35g（1/2パック）	108μg
豆苗	50g（1/2袋）	105μg
ニラ	50g（1/2袋）	90μg
水菜	70g（1/3袋）	84μg
ブロッコリー	50g（3～4房）	80μg
パクチー	35g（1/3袋）	67μg

（香川明夫，監．七訂 食品成分表2018．東京：女子栄養大学出版部，2018より算出）

取することが必要である．

（1）栄養管理

ビタミンKの習慣的摂取量は，数日間の食事記録または24時間思い出し法で把握することは困難であるため，長期間の食事傾向を具体的な緑色野菜に沿って聞きとりを行う．季節によって摂取内容や量，摂取頻度に影響があるため，定期的に評価・教育を行う．

ビタミンKを全くとらない（緑色野菜を食べない）こともワルファリンの効果に影響を及ぼすため，毎日一定量食べることを勧める．

そのほか，健康食品やサプリメント，生薬も血液凝固能を変化させる場合があることが知られているため，処方薬以外に常用しているものがある場合は確認が必要である．

(2) 指導内容

① 納豆，青汁，クロレラはビタミン K の含有量が一定しないため摂取を禁止する．納豆は少量の摂取でも納豆菌により腸内でビタミン K が生成されるため，血中ビタミン K 濃度は有意に上昇する
② ほうれん草や小松菜，春菊等の緑色野菜は，通常の食事で食べる程度（小鉢 1 杯分）であれば問題ないとされるが，1 日の中で重複して食べることは避ける
③ 茶葉にもビタミン K が多く含まれているが，浸出液を摂取する分には問題ない．しかし，粉末粉茶や抹茶（抹茶菓子含む）等，茶葉をそのまま摂取する場合には頻度，量に注意が必要である（抹茶 145 μg/5g）
④ 乾燥ワカメや焼きのり等の海藻類やパセリや大葉等は 100g 当たりであればビタミン K 含有量が高値であるが，1 回摂取量として考える必要がある

また，クランベリージュース成分はワルファリンの代謝酵素を阻害するため，薬効が増強されることが報告されており，グレープフルーツは薬理作用が低下する可能性があると報告されている[11]．

9-4 実際の食事内容の評価及び指導

VAD 装着後急性期は全身状態，心理的要因や胃等の臓器圧迫により，腹部膨満感や食欲不振，嘔気が出現することが多く見受けられる．しかし経時的に症状が緩和し食事摂取が可能となるため，栄養状態は改善され[13]，在宅 VAD 管理に移行する時期には食事のみで必要栄養量が充足可能となる．

退院前には体重管理，規則正しい食事時間，バランスの良い食事，減塩を行うための栄養指導を実施する必要がある．その際は本人だけでなく，介護者や調理担当者が同席できるよう日程調整をして行う．

装着後の食行動は VAD 装着に至った経緯による影響が大きく，慢性心不全として水分・塩分管理の生活歴が長い患者は VAD 装着により体循環能が改善し，厳格な制限が緩和され戸惑う患者もいる．一方，心不全の罹病期間が短いかほとんどなく VAD 装着に至った患者では心不全に対する食事療法の知識をもたない患者も多い．

VAD 患者は様々な制限・管理下の中で生活することを余儀なくされており，在宅療養中の楽しみ（QOL）を食生活に見出している患者もいるため，今までの食習慣や食知識，心理的・社会的背景を理解し，包括的に指導することを心掛ける．

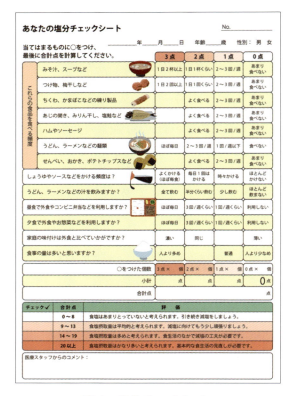

図 1　塩分チェックシート

(土橋卓也, 増田香織, 鬼木秀幸, ほか. 高血圧患者における簡易食事調査票『塩分チェックシート』の妥当性についての検討. 血圧 2013; 20(12): 1239-43 より転載)

9-4-1　当院での栄養指導スケジュール及び指導内容

　当院（東京都健康長寿医療センター）では在宅での栄養評価を行うため，外来診療日に合わせて栄養指導を実施している．在宅になり初めの数ヶ月は1週間ごとに外来受診するが，外来栄養指導加算は月1回が限度のため基本的には毎月1回，外来診察日に合わせて栄養指導を行う．しかし，これ以上の栄養指導が必要と判断した患者にはこの限りではない．在宅での食習慣が身につき維持期に移行したら栄養指導の間隔を患者ごとに切り替えながら，定期的に栄養評価を行う．

　指導内容は食事記録または思い出し法にて食事内容を把握し，摂取エネルギー量，摂取たんぱく質量，塩分摂取量を算出し，食事のバランスや体重の推移，血液検査結果と共に評価・指導する．習慣的な塩分摂取量の評価には製鉄記念八幡病院の土橋卓也氏が開発した「あなたの塩分チェックシート」を活用することも有用であると考える[14]．

9-4-2　食の許容範囲の広がりに伴う注意
（1）外食

　在宅に慣れてくると，外食の頻度が高くなることが多い．ハンバーガー等のファストフード店やファミリーレストラン，ラーメン等の中華料理屋，回転寿司など様々である．

外食の特徴として，1食分のエネルギー量が高い，主食量・油脂・塩分が多い，野菜が少ないことがあげられ，体重増加や塩分の過剰摂取の要因となるため，工夫して食べることが必要となる．

そこで患者の外食の特徴やよく選択するメニューについて例を提示し，メニューの選択方法や組合わせ方，残し方等を具体的に指導する．ファストフードやファミリーレストランの場合は栄養成分表示が記載されていることが多いので参考にする．また，外食の頻度や，外食した日（する日）の別の食事や翌日の食事の調整・工夫についても指導することが望ましい．

（2）間食

体重や血糖，血清脂質関連の増加の一因として，菓子や軽食の習慣的摂取が多く見受けられる．間食をすることを禁止する必要は決してないが，これらの数値が増加してきた場合は摂取量を控えるか頻度を減らす必要がある．その際は患者の体重増加量や血液検査結果，運動量を考慮したうえで，摂取許容なエネルギー量や頻度，摂取時間や運動について実践可能な具体的目標を患者と共に決定する（例えば，2～3日に1回，1回200 kcal以内，食べたら10～15分歩くようにする等をまずは基本的な目標としているが，患者に合わせて設定するためこの限りではない）．また，間食の代替案や食べたくなったときの対処法についても情報提供を行う．

（3）弁当や総菜

スーパーマーケットやコンビニエンスストアの総菜や弁当を日常的に利用する患者も多いので，その際の塩分や食事のバランスに注意した指導が必須となってくる．コンビニ弁当は塩分が 3.0 g 以上と往々にして高く，野菜量も少ないことが多い．たまに活用する程度であればそこまで厳しい指導は不要だが，例えば「週の半分以上，昼食は弁当や総菜を利用する」という患者には食べ方の指導が必要と考える．栄養成分表示が記載されているものに関しては成分値を参考に自己調整できるよう情報・技術の提供を行う．

また，おにぎりや肉まんのみと単品で終わらせてしまうケースも多く，バランスが整うよう不足している栄養素の見つけ方や料理の組合わせ方についても指導を行う必要がある．

（4）季節による食事変化

季節による食事内容の変化が塩分や糖質，ビタミンKの摂取量に影響するため，注意を要することがある．例えば，様々な果物が旬となる季節には果物の過剰摂取による中性脂肪の増加や，夏にはざる蕎麦のみ，素麺のみといった炭水化物だけで食事を終わらせてしまうパターンもある．とくに鍋の時期には塩分だけではなく，春菊などビタミンKを多く含む食材を食べる機会が増えるので注意が必要である．また，地域や年齢によっては季節により大根やカブの葉，つるむらさきを食することもあるため，食事管理が順調であっても，血液検査結果を確認しながら季節ごとに食事パターンを定期的に把握・評価する必要がある．

（5）偏ったダイエット法

VAD 患者にとって体重は重要な管理項目の1つである．在宅管理になり，食事摂取量が増えることにより体重増加を来す患者は少なくない．増加した体重を目標体重に近づける

ため，欠食や主食抜き，果物やサラダのみの食事等，自己流のダイエットを行う場合もあるため定期的な食事内容・食習慣の評価は必要である．

食事記録等で食事内容を評価し，必要な栄養が過不足なく摂取できていると考えられる場合の体重増加は，脂肪の増加によるものか，活動量増大による筋肉量の増加によるものかを医師や多職種と情報交換を行い評価する．また，筋肉量や脂肪量，体水分等の増減を把握するため，定期的に体組成分布を測定することも有用である．

（6）植込型補助人工心臓管理施設との連携

在宅VAD栄養管理において，食の許容範囲を可能な限り広げることは，患者のQOLを高めることにつながるため，患者個々人の病態・病期等に応じて多職種による連携のもと，継続的なチーム医療を実践することが重要である．さらに，各地域の植込型補助人工心臓管理施設に患者が受診する場合は管理施設で栄養指導を継続することになるため，管理施設の医師や管理栄養士，他職種と指導内容や目標について情報を共有し，患者の栄養管理が円滑に行えるようコミュニケーションを取ることが重要になる．

心臓移植待機中に栄養不足による低栄養，及び過剰栄養による生活習慣病を予防する食生活習慣を身につけておくことが，心臓移植後の食生活管理を円滑に行ううえで非常に重要である．

9-5 DTに向けての課題

米国では2010年にDTが保険適用され，著しいスピードで症例数が増加しており，VAD植込みの44％はDTであったとの報告もある．日本で保険が適用されればDTの需要は著しく増加すると予想される．さらにDT適応となる患者の多くは，心臓としては移植が必要だが心臓以外の理由により移植適応とならない成人症例であり，おそらく大多数が65歳以上の高齢者となるであろう．また，このような症例の多くは重症心不全の治療として，長期にわたり塩分制限や水分制限など厳格な食生活管理を送ってきたと考えられる．

移植を目的とするVAD患者の場合，心臓移植後に内服する免疫抑制薬の副作用に伴う合併し得る動脈硬化や血管イベント，糖尿病や腎機能障害等が起こらないよう，待機期間中から様々な食事管理を伴った生活が必要となる．しかしDTの場合，血液ポンプ内血栓症を予防するための長期間の抗凝固療法は必須であるが，心臓移植を前提としないため食生活における制限はVADを装着する以前よりは緩和されるだろう．

欧米での研究において，肥満・Cr高値はDT患者の血液ポンプ内血栓症のリスクを高めるという報告[15]があり，それらは糖尿病や脂質異常症，腎・肝機能障害等を引き起こす要因である．さらにこれらの疾患は加齢と共に罹患率は高くなり，進行しやすい疾患である．VADが植え込まれている場合はとくにこのような疾患の合併が，デバイスに影響を及ぼし，血栓塞栓症発症のリスク等の生命予後にも大きな影響を与えると考えられるため，抗凝固薬

と食品の拮抗に加え注意する必要がある．

　VAD機器の耐久性は5年とされているが，それ以上の期間使用可能であったとの報告は多い．DT患者はVAD装着後のQOLをより高くすることが目標であり，血液ポンプ内血栓症には多くの因子が複雑に関与していると考えられるが，各々の因子を可能な限り調整することでVAD機器の耐久性を超えて寿命を延ばすことが可能となる．

　一方，心不全に関するガイドラインでは，慢性心疾患をもつ高齢者の低栄養が問題になることが明記されている．一般的に高齢者では，骨格筋が減少し皮下脂肪や内臓脂肪が増加するが，そこに循環器疾患が加わると，浮腫や胸水で見かけ上の体重はIBWの範囲内となるため，低栄養状態が見過ごされてしまう場合がある．Cr値等をモニタリングしながら，エネルギー・とくにたんぱく質を意識して摂取する必要がある．

　VADを装着することにより循環動態が改善されるため，「慢性心疾患をもった高齢者」と同様の生活が可能となる．慢性心疾患に関わる制限がなくなることはないが，制限をできる限り緩和し，より高いQOLで生活できるよう個々人の背景や年齢，生活環境等を見極め，治療目標を設定していく必要がある．

　通常の高齢者治療においても様々な要因が複雑に絡み合っているため治療に難渋することは多いが，そこにVAD装着となるとそれ以上に複雑化するため個々の状態を把握したうえで継続可能な栄養食事療法を行う必要がある．さらにはDTを含めたVAD患者の食事栄養療法を確立することが必要であり，今後の課題である[16]．[**西郷友香**]

文献

1) 日本循環器学会/日本心臓血管外科学会合同ガイドライン（2011-2012年度合同研究班報告）．重症心不全に対する植込型補助人工心臓治療ガイドライン．http://www.j-circ.or.jp/guideline/pdf/JCS2013_kyo_h.pdf Accessed 8 May 2018
2) 日本循環器学会心臓移植委員会．心臓移植レシピエントの適応．http://www.j-circ.or.jp/hearttp/HTRecCriteria.html Accessed 8 May 2018
3) Kugler C, Malehsa D, Schrader E, et al. A multi-modal intervention in management of left ventricular assist device outpatients: dietary counselling, controlled exercise and psychosocial support. Eur J Cardiothorac Surg 2012; 42: 1026-32.
4) 厚生労働省．平成28年国民健康・栄養調査：第1部 栄養素等摂取状況調査の結果．http://www.mhlw.go.jp/bunya/kenkou/eiyou/dl/h28-houkoku-04.pdf Accessed 8 May 2018
5) 併存症の病態と治療．日本循環器学会/日本心不全学会合同ガイドライン．急性・慢性心不全診療ガイドライン（2017年改訂版）．2018: 53. http://www.asas.or.jp/jhfs/pdf/topics20180323.pdf Accessed 8 May 2018
6) 日本高血圧学会高血圧治療ガイドライン作成委員会，編．高血圧治療ガイドライン2014. https://www.jpnsh.jp/data/jsh2014/jsh2014v1_1.pdf Accessed 8 May 2018
7) 日本動脈硬化学会，編．動脈硬化性疾患予防ガイドライン2017年版．東京：日本動脈硬化学会，2017.
8) 日本糖尿病学会，編．糖尿病診療ガイド2016-2017. 東京：文光堂，2016.
9) 日本腎臓学会，編．CKD診療ガイド2012. https://www.jsn.or.jp/guideline/pdf/CKDguide2012.pdf Accessed 8 May 2018

10）日本腎臓学会，編．慢性腎臓病に対する食事療法基準 2014 年版．東京：東京医学社，2014．
11）雨海照祥，編著．井上善文，佐々木雅也，監．「臨床栄養」別冊 JCN セレクト 7 薬物 - 飲食物相互作用 的確な栄養療法のために．東京：医歯薬出版 , 2012: 66-70.
12）斎木明子，中村敏明，政田幹夫．ワーファリン服用患者におけるビタミン K 含有製剤の投与指針．医薬ジャーナル 2003; 39: 186-93.
13）Emani S, Brewer RJ, John R, et al. Patients with low compared with high body mass index gain more weight after implantation of a continuous-flow left ventricular assist device. J Heart Lung Transplant 2013; 32: 31-5.
14）土橋卓也，増田香織，鬼木秀幸，ほか．高血圧患者における簡易食事調査票『塩分チェックシート』の妥当性についての検討．血圧 2013; 20(12): 1239-43.
15）Montgomery TD, Cohen AE, Gamick J, et al. Nutrition assessment, care, and considerations of ventricular assist device patients. Nutr Clin Pract 2012; 27: 352-62.
16）香川明夫，監．七訂 食品成分表 2018．東京：女子栄養大学出版部，2018．

10 就学・復学／就労・復職の進め方：学校，職場との協力

10-1 就学・復学の体制整備

　国際心肺移植学会によると，小児の心臓移植後生存率は10年で50～60％であり[1]，成人と比べ再移植率も高い．そのため小児においては，移植までの期間を延長する1つの選択肢としてVADのもつ役割は重要である．また，慢性疾患の小児及び青年の約40％が学習や行動面の困難など学校関連の問題を経験すると言われている[2]．

　わが国で使用できる植込型VADのうち，Jarvik2000の適応はBSA1.2㎡以上であり，小学校高学年以降の児であれば装着し就学・復学することが可能である．

　学童期は，同年代の友達との様々な共有経験の中で友人との比較の結果，勤勉性を学び，青年期になると，仲間や学校という地域社会の中での役割理解が進みアイデンティティを確立する．VAD装着中であっても，学校という地域社会とつながりをもつことは児の成長発達上も非常に重要となる．しかしながら，VADという医療依存度の高い児が地域社会で生活するための社会制度はなく，体制整備は個々の医療機関が手探りで行っている状況である．

　就学・復学支援にあたり，医師，レシピエント移植コーディネーターのみならず，MEや医療ソーシャルワーカー（MSW），退院支援看護師等による多職種連携及び，医療機関と教育機関の連携が必須である．

10-1-1 就学・復学の開始基準

　就学・復学の開始基準を**表1**に示す．就学・復学にあたっては，退院し自宅での日常生活を安全に過ごせることが確認できた後に開始する．全身状態が安定していることはもちろん，合併症がなく，またはあってもコントロール可能な状態に回復していること，機器の取扱いが自立していること，そして何より患児及び家族が就学・復学に対して前向きであり，これを希望していることが重要となる．

　無理強いすることは児の心理的負担を増強することにつながる．また，就学・復学後も体調に合わせて休みをとることも"許される"ことを伝えるのもまた児の心理的負担を軽減する．

　就学・復学は時に危険を伴うこと，

表1　就学・復学開始基準

1. 退院後の全身状態が安定している
2. ドライブライン皮膚貫通部の状態が就学に耐えられる
3. 抗凝固管理が安定して行えている
4. 就学するための体力が十分にある
5. 日常生活での機器管理が自立している
6. 患児・家族が就学に前向きである

第三者に責任を問わないことを医療者は患者・家族に確認する．

10-1-2 就学・復学までの流れ（図1）

VAD 装着後，外出が可能な状態まで全身状態が安定したら，学校への説明を開始する．就学・復学の開始は上述した通り退院後に最終評価を行うことになるが，3P コンセントの設置や人員配置に関しては，学期や年度内の決済に左右されるため，学校及び教育委員会への打診は早期に開始する必要がある．

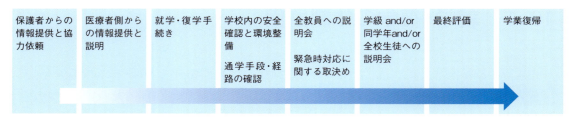

図1　就学・復学支援までの流れ

（1）保護者からの情報提供と協力依頼

医療者は，就学・復学までの流れを患児・家族に説明する．その後，保護者より学校側に対し**表2**のような内容について説明を行うことから開始する．

（2）医療者側からの情報提供と説明

VAD チームより，教育委員会の担当者，学校長もしくは教頭へ連絡し，三者間で日程調整し面談を行う．学校側の面談者は，校長・教頭・学年主任・担任及び，養護教諭である場合が多い．

患児の病状，学業復帰の目途，VAD・心臓移植について，**表2**の内容を具体的に説明する．患児の状態と支援の必要性を十分理解してもらうためには，医療者側からの積極的な働きかけが重要となる．

- 就学・復学時期

退院後 3〜6ヶ月後程度を目安とし，自宅での日常生活が安全にできること，就学に必要な体力があることが確認された時点とする．

本人の体力に合わせ移動手段を選択し，就学までに何回か通学シミュレーションを行うことを指示する．

- VAD について

ME よりデモ機を用いながら，就学上注意すべき点，アラーム音，アラーム発生時の対処方法について説明を行う．また，学校内で主として患児に関わる関係者には機器トレーニング及び（筆記・実技）テストを受けてもらうこと，全職員に対して患児の病状及び VAD

表2　情報提供内容

○病気のこと
○VAD を装着して学校生活を送ること
○学校内の環境整備（物理的・人的）が必要となること
○学校内でも保護者の付添いを必要とすること
○医療者側からの情報提供の機会をつくってもらうこと，等

の説明会を行うこと，患児・家族の許可の範囲内で病状やVADについて生徒に対しても説明を行うことを理解してもらう．

万が一に備えて，3Pコンセントの設置を依頼する（Jarvik2000, HeartMate IIの場合*）

* EVAHEART，HVADは2Pコンセントのため不要

- 合併症について

とくに脳合併症発症時の迅速な対応と的確な医療機関への搬送が重要となることを説明し，疑わしい症状と緊急連絡先，緊急時の注意点（VADケーブルを切断しない，搬送先を指定する，予備コントローラとバッテリを救急車内に持ち込む）について説明を行う．

脱水による血栓予防のため，適宜飲水が必要なことを伝える．患児の場合，周囲への遠慮や排尿回数が増加することを嫌がり飲水を拒む場合もあるため，養護教室で飲水させる等工夫が必要となる．

- 授業内容・就学時間について

授業の内容については，P.158の「(6)」を参照．

就学時間は，通学・帰宅時間を含めバッテリの保ち時間以内で安全に就学できるようにする．クラブ活動等の課外授業は原則行わない（対応できる教員が不在になる，保護者の負担軽減のため）．就学当初は，養護教室における数時間の授業から開始し，徐々に出席時間を増加，普通教室での授業へと段階的にアップする．

その他，月に1回の外来受診が必須であること，急な体調変化に伴い受診または入院が必要となる可能性について理解を得ておく必要がある．とくに義務教育期間を過ぎると，単位の取得が必要となるため代替授業（体育が全般禁止）や，通院の曜日・時間の調整が必要になる場合もある．

(3) 就学・復学手続き

保護者によって，就学・復学の事務手続きを行う．

(4) 学校内の安全確認・環境整備

就学・復学にあたっては，患児及び他の児童／生徒／学生が安心・安全に学校生活が送れるよう環境整備する必要がある．VADチームで学校を訪問し，患児が就学・復学するにあたり必要となる物理的・人的環境（**表3**）の確認を行い，改修が必要な場合は学校側に整備を依頼する．学校担当者と一緒に校内の安全確認を行うことは，医療者側と同じ視点で安全を確保することにつながるため，訪問による確認が重要と考える．

当院（大阪大学医学部附属病院）においては，学校内での保護者の付添いは原則必須としながらも，学校の意向に合わせている．全時間付き添うと保護者の負担も大きいため，当初は付添いを必須としながらも，学校側に安心感が出て自信がつく時期をみて短時間から学校を離れる時間が確保できるように働きかけている．

(5) 通学手段・経路の確認

患児の自宅から学校までの通学手段と経路の確認は就学時の安全を評価するうえで重要な事項である．通学手段，自宅－学校間の所要時間を確認する．公共交通機関で通学を行う際は，乗り換えの回数や場所，通学時間帯の混雑状況を評価し，必要に応じて通学

表3　就学・復学に必要な物理的・人的環境

物理的環境	人的環境
○保健室にベッドがあり，3Pコンセントが設置*されている ○養護教室があり，3Pコンセントが設置*されている ○患児のADLに適した移動手段がある（例：エレベーターの有無） ○教室の配置が患者のADLに適している ○教室内の座席配置が適切である： （例：座席横に機器を置く台を設置する．台が他の生徒の進路になり機器に接触しないか等） ○障害者用トイレがある ○出入口前に自動車の停留場がある ○付添い家族の待機場所が確保できる	○就学時間中，保護者の付添いが可能である ○養護教諭がいる ○支援員または看護師（必須ではない）の配置がある

*学校では，他の生徒が電源ケーブルにつまづくことを避けるため，AC電源による電力供給を行っていない．3Pコンセントは万が一のバッテリ充電のために使用する

時間の変更を行う．徒歩での通学が困難な場合は，自家用車での通学を行う．当院では，通学の際は保護者等の付添いを必須としている．

（6）全教員への説明会

学校の環境整備と並行して，VADチームが学校を訪問し全教員に対し，患児の病状，VADの概要と学校生活上の注意点（合併症を含む）について説明を行う．説明後には，各教科担当より質問を受け，疑問点を解決する．

例）
体育：全般禁止
家庭科：刃物の扱いは構わないが十分注意を払うこと．怪我をした場合，止血が得られにくいため長時間の圧迫止血を行う
音楽：管楽器の演奏可
遠足・修学旅行：植込型補助人工心臓実施施設から2時間以内，保護者の付添い可能，宿に3Pコンセントがあり使用可能，等

（7）緊急時対応に関する取決め

担任や養護教諭に機器の取扱いならびに緊急時対応のトレーニングを実施する．また，急変時の緊急連絡先・方法と対処の流れについて説明し，緊急時の搬送経路等について確認する．

例）アラーム発生：教員または支援員→保護者→医療機関

（8）全校生徒への説明会

学校生活を安全に過ごすためには，他の生徒の理解と協力も必要である．全校生徒に対し，全校集会等でVADについて，日常生活上の注意点について説明を行う（図2）．医療者から直接説明を行うことによって「重要なこと」という認識がされやすいと考える．

ただし，患児の中には移植を受けるということを知られたくないと考える児もいるため，あくまでも患児・家族及び学校側と相談のうえ，話の内容は決定する．また，説明の対象も

全校生徒ではなく，学年内やクラスメイトのみなど患児の気持ちを尊重し対応する必要がある．

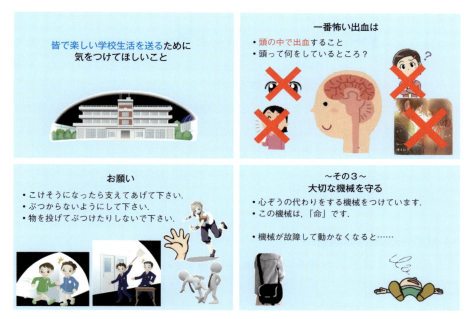

図2　全校生徒に対する説明会でのスライド

（9）最終評価
　患児の全身状態，家族の理解とサポート力が十分であるか判断する．
　復学の具体的な時期については，学校側と十分な話し合いが必要であり，学校側の理解とサポート体制等が整ったことを確認し，学業復帰の病院側の最終評価を行う．

（10）学業復帰
　学校生活が始まると，他の生徒との競争心等から無理をしやすくなるため，当初は時間制限を設ける．外来で自己管理が行えていることを確認したうえで少しずつ通常の学校生活に戻す．
　思春期に入ると，周囲との違いを気にするようになり，徐々に頭痛・吐き気・腹痛など不定愁訴という形で様々な症状を訴えることがある．合併症を除外しながら，学校生活が心理的負担になっていないか探る必要がある．必要に応じて休息やカウンセリング等を行うと共に学校側との情報共有を図る．

10-1-3　就学・復学後のケア
　長期付添いに伴う保護者の精神的負担軽減への支援や，教職員の知識の劣化への対応，新入生・新入教職員への教育等について定期的に学校と話し合いを行い，児が安心・安全に学校生活が送れるよう継続的なサポートを行う．

10-2　就労・復職の体制整備

　欧米では心臓移植後 1 ～ 12 年における就労率（雇用からボランティアまで含む）は 22 ～ 86% である[3]．しかし，移植後にたとえ患者が就労可能な状態になっても，移植前の不安定な就労歴や長期離職，身体的に就労不能と本人が感じていること，移植前の心身機能の低下を感じているなど様々な障壁のために実際の就労につながりにくいと言われている[4]．そのため，移植前から可能な限り就労を継続する（退職しない）ように指導することが重要である．VAD によって患者のみならず家族のライフスタイルや QOL も変化を強いることになり，患者は罪悪感を抱く．そのため，就労・復職し社会的役割を全うできることは本人の自信につながると考えられる．

10-2-1 就労・復職の開始基準

　就労・復職の開始基準を**表 4** に示す．就労・復職にあたっては，退院し自宅での日常生活を安全に過ごせることが確認できた後に開始する．全身状態が安定していることはもちろん，合併症がなく，またはあってもコントロール可能な状態に回復していること，機器の取扱いが自立していること，そして何より患者本人が就労・復職に対して前向きであり，これを希望していること，会社の理解が得られることが重要となる．

　就労・復職は自己責任のうえでのことであること，第三者に責任を問わないことを医療者は患者・家族に確認する．

表4　就労・復職の開始基準

1. 退院後の全身状態が安定している
2. ドライブライン皮膚貫通部の状態が就労に耐えられる
3. 抗凝固管理が安定して行えている
4. 就労するための体力が十分にある
5. 日常生活での機器管理が自立している
6. 患者が就労に前向きである

10-2-2 就労・復職までの流れ（図3）

　VAD 装着後，外出が可能な状態まで全身状態が安定したら，会社への説明を開始する．就労・復職の開始は上述した通り退院後に最終評価を行うことになる．

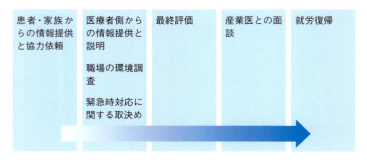

図3　就労・復職支援までの流れ

（1）患者・家族からの情報提供と協力依頼

医療者は，就労・復職までの流れを患者・家族に説明する．その後，患者・家族より会社に対し**表5**のような内容について説明を行うことから開始する．

表5　情報提供内容

- 病気について
- VADを装着し就労すること
- 合併症について
- 仕事内容・時間に制限があること
- 職場内で1人きりになれないこと
- 医療者側からの情報提供の機会をつくってもらうこと，等

（2）医療者側からの情報提供と説明

退院前または，退院1〜2ヶ月後に患者・家族より会社と連絡を取り面談の日程調整を行う．患者の状態と支援の必要性を十分理解してもらうためには，医療者側からの積極的な働きかけが重要となる．

VADチームが会社を訪問し，上司，人事関係者，同僚等に対し就労開始時期及び，**表5**の内容について具体的な説明を行う．

- 就労開始

    退院後3〜6ヶ月後程度を目安とし，自宅での日常生活が安全にできること，就労に必要な体力があることが確認された時点とする．

    復帰までに何回か通勤のシミュレーションを行うことを指示する．公共交通機関を使用する場合は，通勤に使用する電車等の混み具合やエレベーターの位置など確認し，安全に通勤できる方法を検討する（例：満員電車を避けるために出勤時間を変更する，使用する公共交通機関を変更する等）．そのうえで，会社と出勤，勤務時間の相談を行う．

- VADについて

    MEよりデモ機を用いながら，就労上注意すべき点，アラーム音，アラーム発生時の対処方法について説明を行う．関係者に対する機器トレーニングを必須としている施設，必須としていない施設それぞれあるが，いずれの場合も会社に求める対応の基準を明確にしておくことが重要である．

    機種によっては，充電器を会社に持っていく必要があるため，3Pコンセントの設置（Jarvik2000, HeartMate II の場合[*]）や座席位置等について確認が必要となる．

    [*] EVAHEART，HVADは2Pコンセントのため不要

- 合併症について

    とくに脳合併症発症時の迅速な対応と的確な医療機関への搬送が重要となることを説明し，疑わしい症状と緊急連絡先，緊急搬送時の注意点（VADケーブルを切断しない，搬送先を指定する，予備コントローラとバッテリを救急車内に持ち込む）について説明を行う．

    脱水による血栓予防のため，就労中であっても適宜飲水する必要があることを伝え，理解を得る．

- 仕事内容・就労時間について

    推奨される仕事は，事務的な仕事である．1人きりでの営業，身体を激しく動かす仕事，足場の悪い場所での仕事，水場や冷凍庫内での仕事，電源確保のできない場所での仕事，電磁波を強く受ける仕事，超過勤務の多い仕事は避ける．

    復職の場合，上記の職種であれば，事務的な部署への異動も可能か確認が必要となる．勤務時間は，通勤・帰宅時間を含めバッテリの保ち時間以内で安全に就労できる時間を設定し，必要があれば勤務時間の調整も依頼する．

    その他，月に1回の外来受診が必須であること，急な体調変化に伴い受診または入院が必要となり，急な休みを申請する可能性があることに対し理解を得ておく必要がある．

- 職場の環境調査

    職場の環境が，患者のADLに耐え得るか，VADを装着して安全に働くことができるか確認する．また，合併症の危険性に備えて，職場内では1人きりにならないよう人員の配置を依頼する．

- 緊急時対応に関する取決め

    緊急時に備えて，会社と医療機関で緊急時対応に関する取決めを行っておく．会社には，緊急連絡先，緊急連絡を必要とする事項の確認．緊急時，救急車の手配ならびに指定の医療機関への搬送を依頼してもらうこと，予備コントローラ，バッテリも一緒に搬送してもらうこと，救急要請と同時に植込型補助人工心臓実施施設への連絡も行ってもらうことを確認する．

（3）**最終評価**

　患者の全身状態と，会社側の理解とサポート体制等が整ったことを確認し就労復帰，病院側の最終評価を行う．

（4）**産業医との面談**

　就労開始に際し，患者は産業医との面談を要すケースが多い．患者との面談後，産業医よりVADチームへ質問（表6）があり，「○月○日より○時間程度の就労であれば可能．時間外勤務は○時間まで可能，または時間外勤務は不可能」といった内容の診断書提出を

表6　産業医からの質問

○病状，再入院の可能性
○可能な労働強度（労働時間，仕事の内容）
○緊急時の対応方法（連絡先，救急車を手配するタイミング）
○付添いの程度（社員食堂やトイレの同伴）　等

求められる場合が多く，その都度対応し患者がスムーズに就労開始できるようサポートする．

（5）**就労復帰**

　勤務が始まると，会社や家族への後ろめたさや責任感によって初日からフルタイム勤務を行おうとするが，当初は短時間勤務など時間制限を設ける．外来で心不全症状が悪化して

いないことを確認したうえで徐々にフルタイム勤務に戻す．

10-2-3 就労・復職後のケア

疾患の進行や大動脈弁閉鎖不全症（aortic incompetence：AI）等の合併症に伴い，はじめは問題なかった通勤の負荷も徐々に負担となる場合もある．患者の自覚症状や検査結果など全身状態を定期的に評価し，勤務時間など産業医と共に調整を行う必要がある．

10-2-4 その他

就労サポートとして，職業安定所の障害者枠による雇用や，障害者の就労支援IT講習・訓練など公的支援制度の利用によって就労を促進する．

最後に，われわれ医療者の役割として，職種の制限はあるものの，VAD患者が健常人と同様に働けるということを社会に知ってもらう必要があると考える．［久保田　香］

文献

1) ISHLTホームページ. Pediatric Heart transplantation Statistics. 2018. Registries. https://ishltregistries.org/registries/slides.asp/ Accessed 17 Aug 2019
2) Wray J, Long T, Radley-Smith R, et al. Returning to school after heart or heart-lung transplantation: how well do children adjust? Transplantation 2001; 72: 100-6.
3) Paris W, White-Williams C. Social adaptation after cardiothoracic transplantation: a review of the literature. J Cardiovasc Nurs 2005; 20: S67–S73.
4) Kristen AV, Ammon K, Koch A, et al. Return to work after heart transplantation: discrepancy with subjective work ability. Transplantation 2009; 87: 1001–5.

11 移動の準備・手続き（自動車・バイク・自転車・飛行機等）

11-1 車両運転は禁止

　植込型 VAD 患者本人による自動車，自転車，オートバイの運転は禁忌である．運転中，機器トラブルや脳卒中等により，突然意識消失する可能性があり，重大事故に発展する危険性があるためである．その状態は，2013年の道路交通法改正によって定められた，免許の停止・取消しの対象となる病気に該当する（表1）．そのため，担当医は患者及び家族に対し運転に伴う危険性を明確に伝え，運転中止を指示する必要がある．

　患者は，運転免許の取得・更新の際，ないし公安委員会が必要と考えたときには，「質問票（図1）」「報告書」の提出を求められ，その記載内容により，あるいは警察官等が必要と認めた場合に，医師の診断書（図2）＊が求められる．現時点で自動車運転能力を欠いているが，一定期間にその能力が回復すると診断（移植や心機能の回復による VAD 離脱）した場合には，当該一定期間の免許の保留または効力の停止となる．

　＊ VAD に対しては，既定の診断書がないため別の診断書の場合もある

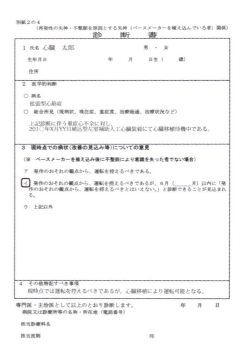

図1　質問票　　　　　図2　診断書（記入例）

・改正道路交通法（2014年6月1日施行）[1]

改正道路交通法において，都道府県公安委員会は，運転免許受験者や更新者に対し免許の拒否または保留の基準となる「一定の病気等」があるかを判断するための質問票への回答・提出を求めることができる．また，免許保有者に対して，免許の停止・取消しの対象となる病気に該当するかどうかを調査する必要があると認めるときは「一定の病気等」（表1）に関する報告を求めることができる．

病気の症状があるにもかかわらず，公安委員会に虚偽の申告をして免許を取得または更新した者には，1年以下の懲役または30万円以下の罰金刑の罰則が科せられる．

医師の届出制度が新設され，上記の一定の症状を呈する病気に該当すると認められ，免許を所持している者を診察した場合に，その結果を公安委員会に任意で届け出ることができる（医師の守秘義務の例外となるよう法的整備がなされている）．

表1　一定の病気等

統合失調症	自動車等の安全な運転に必要な認知，予測，判断または操作のいずれかに係る能力を欠くこととなる恐れがある症状を呈しないものを除く
てんかん	発作が再発する恐れがないもの，発作が再発しても意識障害及び運動障害がもたらされないもの並びに発作が睡眠中に限り再発するものを除く
再発性の失神	脳全体の虚血により一過性の意識障害をもたらす病気であって，発作が再発する恐れがあるものをいう
無自覚性の低血糖症	人為的に血糖を調節することができるものを除く
躁うつ病	躁病及びうつ病を含み，自動車等の安全な運転に必要な認知，予測，判断または操作のいずれかに係る能力を欠くこととなる恐れがある症状を呈しないものを除く
重度の眠気の症状を呈する睡眠障害	睡眠時無呼吸症候群（SAS）によって，日中強い眠気（突然意識を失うような睡眠）を生じる恐れのあるもの
そのほか	自動車等の安全な運転に必要な認知，予測，判断または操作のいずれかに係る能力を欠くこととなる恐れがある症状を呈する病気
認知症	介護保険法第5条の2に規定するもの
アルコール，麻薬，大麻，アヘンまたは覚醒剤の中毒	道路交通法第90条第1項第1号～2号，道路交通法施行令第33条の2の3

（警察庁．運転免許の拒否等を受けることとなる一定の病気等．https://www.npa.go.jp/policies/application/license_renewal/list2.html を参考に作成）

11-2 乗用自動車等への同乗

VAD患者における乗用自動車等への同乗として，自動車への同乗は可能であるが，バイク，自転車への同乗は禁忌である．

（1）乗用自動車への同乗

VAD患者が自動車に同乗する際，助手席への同乗を避けるよう求めていた．これは，シートベルトの締め付けやエアバッグの展開による衝撃で血液ポンプの植え込まれた胸腹部を圧

迫しポンプの損傷，腹腔内出血，機器の破損等を起こす可能性があるためである．しかし，2008年6月からシートベルトの着用は，運転席・助手席のみならず後部座席でも義務付けられ，2012年7月以降生産の乗用自動車については，全席3点式シートベルトの設置が義務付けられた．

　シートベルト着用の際は，ドライブライン皮膚貫通部を圧迫しない，ドライブラインを巻き込んだり，着脱時にドライブラインを引っかけたりしないよう注意する．また，コントローラ等の外部機器を身体から離して単独で置かない等，自動車乗車時はドライブラインや機器の取扱いに十分注意が必要である．

　機種によっては，DC電源によって電力供給できるが，使用時にはサイドブレーキ等の邪魔にならないよう配線に注意する．

（2）バイク・自転車への同乗

　バイクへの同乗は，外部機器の安全確保ができないことや，転倒，転落による受傷，機器損傷が生命に関わる危険性が非常に高いため禁忌である．自転車への同乗も禁忌とする．

11-3　電車・バスでの移動

　電車・バスに乗車する際は，満員車両を避け座席に座るよう指導する．満員電車の場合，ドライブラインを引っかけられたり，コントローラ等に衝撃を加えられたりする危険性がある．立位乗車の場合，乗車中の急ブレーキや急カーブによる揺れによって，転倒し受傷する恐れがある．頭部強打に伴う脳出血や，手すりに胸腹部を強打することによる骨折，胸腔内・腹腔内出血等の危険性がある．

　座席に座る際は，ドライブラインを引っかけたり，引っかけられたりしないよう座席位置に注意を払う．ドライブライン皮膚貫通部側に介護者が座ることもそういった事故の予防につながる．

　慌てて降りる際に持ち忘れる，急な揺れによって機器が落下する恐れがあるため，予備バッテリ及びコントローラを入れたバッグは，棚の上に置かないよう指導する．

　電車やバスは完全に停止してから立ち上がり，乗降口で立ち止まらず，乗降は乗客の最初か最後に行う．電車ではエスカレーター・エレベーター付近の乗降口を避けると押される危険性が低くなる等，転倒予防のための細かい点にも注意を払う必要がある．

11-4　航空機での移動

　VAD患者の航空機への搭乗は，禁忌ではない．全身状態が安定しており主治医の許可

がある場合，必要な手続きを行うことで搭乗できる．もちろん，介護者の同行は必須である．ただし，患者及び家族には航空機内で緊急事態が発生した場合，対処が遅れることに対し十分理解を得る必要がある．

（1）事前準備

　航空券を購入する際は，非常口に近く，座席下の収納が使用できる座席を指定する．介護者は必ず隣に座り，緊急事態に備える．

　医療機器を機内へ持ち込む際は，主治医が記入した航空会社所定の診断書が必要となる．

　搭乗14日以内の診断書が必要であり，搭乗の2日前までに航空会社に連絡，提出する必要がある．JALは「JALプライオリティ・ゲストセンター」[3]，ANAは「おからだの不自由な方の相談デスク」[4]へ連絡し，当日の対応を依頼する．

（2）出発当日

　バッテリは搭乗時間の1.5倍分準備する．予備のコントローラ及びバッテリはもちろん，VAD関連機器はすべて手荷物として機内に持ち込む．機器はクッションで衝撃予防をし，座席下に収納する．

　出発当日は，保安検査場で事前に申請した医療機器の確認が行われるため，出発の1時間前には保安検査を受ける．保安検査の際に，VADを装着していること，バッテリを持参していることを担当者に申告し，金属探知機ではなく，接触検査を受ける．

（3）事前改札

　安全に着席する，機器の安全な収納のために事前改札を申し出る．搭乗前にはバッテリ残量を確認し，できるだけ機内で交換が必要にならないよう準備しておく．

（4）機内

　機器を座席下に収納し，着席後，ドライブラインを引っかけないようシートベルトを着用する．予備のコントローラやバッテリはすぐに取り出せるよう収納しておく．

（5）着陸後

　降機の際は非常に混み合い，機器を持っての移動は危険であるため，事前に申し出て安全に降機できるよう手配を依頼するか，他の乗客の降機が完了してから最後に降機する．

11-5 船舶での移動

　船舶への乗船も，航空機同様，緊急時に対応が遅れる可能性があり，船舶での移動は禁忌ではないが極力避けるべきである．

11-6 新幹線での移動

新幹線乗車時は，指定席を購入し確実に座席に座る必要がある．新幹線には1列車に1室ずつ個室（多目的室）が設置されており，移動中に体調が悪くなった場合，乗務員への申し出により使用できる．ただし多目的室の利用は，原則事前の予約が必要であり先約等により使用できない場合もある．予約は乗車する駅へ乗車2日前までに電話連絡を行う．

11-7 身体障害者手帳の活用

VAD患者は，身体障害者1級第1種の取得により，旅客鉄道株式会社等の旅客運賃，航空旅客運賃，有料道路通行料金（重度のみ）の割引等が受けられる．

なお，心臓機能障害による身体障害者の等級には，1級，3級，4級があるが，いずれも第1種に該当するため，3級，4級手帳であっても下記制度は同様に使用できる．

(1) JRの旅客運賃割引 (表2)
駅の窓口で乗車券購入の際に手帳を提示することで50％の割引が受けられる．

(2) 航空旅客運賃割引
手帳に「第1種」の記載がある場合，本人及び介護者1名が身体障害者割引を利用できる．インターネットで予約する場合は「身体障がい者割引運賃」を選択し，搭乗手続きの際，カウンターにて身体障害者手帳を提示する．「身体障害者手帳確認登録」済みのマイレージクラブカードもある．

(3) その他の公共交通機関の旅客運賃割引
公共交通機関ごとに割引を実施している．また，地方自治体が運営するバス等では独自に割引等を行っている場合もあるため，各交通事業者，福祉事務所，市町村役場等へ問い合わせる．

(4) 有料道路の通行料金の割引
"身体障害者が自ら自動車を運転する場合"または"重度の身体障害者もしくは重度の知的障害者が乗車し，その移動のために介護者が自動車を運転する場合"，料金所にて身体障害者手帳を提示することで50％の割引が受けられる．

表2　JRの旅客運賃割引

対象	割引対象乗車券	割引率
第1種障害者とその介護者	普通乗車券 回数乗車券 普通急行券	50％

※距離に関係なく本人及び介護者1名まで50％割引
※購入方法：駅の窓口で乗車券購入の際に手帳を提示する

11-8　移動時の持ち物

　移動時は，以下（表3）を持参する．移動時間・距離にかかわらず，予備コントローラは必ず持参する．予備バッテリは，移動時間に余裕が出るよう計算のうえ必要個数持参する．緊急時，ドライブライン切断防止，植込型補助人工心臓実施・管理施設への連絡及び適切な搬送先選択のため，患者緊急カードは常にバッグの見える位置に設置するよう指示する．

　緊急時連絡できるよう携帯電話は必携であり，医療証や保険証類も常に持ち歩く．また，急な天候の変化に備え雨具（レインコート等）も持参する．［久保田　香］

表3　移動時の持ち物一覧

☐ 予備コントローラ（バックアップコントローラ）
☐ 予備バッテリ2個以上
☐ Jarvik2000では予備ケーブル
☐ 患者緊急カード
☐ アラームの内容が確認できるマニュアル等
☐ 携帯電話
☐ 内服薬
☐ 自己管理表（患者日誌）
☐ 身体障害者手帳
☐ ペースメーカ手帳
☐ 保険証
☐ その他医療証類
☐ 雨具
☐ 飲料水

文献

1) 警視庁ホームページ．警察庁の施策を示す通達（交通局）．運転免許課．https://www.npa.go.jp/laws/notification/koutuu.html Accessed 22 Jun 2018
2) 警察庁ホームページ．運転免許の拒否等を受けることとなる一定の病気等．https://www.npa.go.jp/policies/application/license_renewal/list2.html Accessed 22 Jun 2018
3) JALホームページ．プライオリティ・ゲストサポート．http://www.jal.co.jp/jalpri/ Accessed 22 Jun 2018
4) ANAホームページ．おからだの不自由なお客様へのご案内．https://www.ana.co.jp/ja/jp/serviceinfo/share/assist/ Accessed 22 Jun 2018

12 旅行の準備・手続き

　手術後順調に経過し，全身状態が安定していれば植込型 VAD を装着していても旅行することができる（**図1**）．ただし，旅行するうえではいくつかの遵守事項や様々な準備が必要であるため，主治医と相談のうえ行う．行き当たりばったりの旅は危険であり，下記の注意点を踏まえきちんと計画を立て旅行するよう指導する．

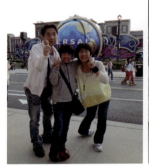 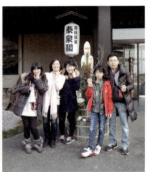 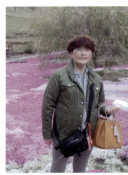 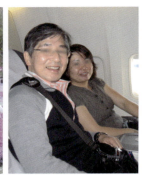

図1　旅行の様子

　VAD 患者の旅行に家族（介護者）の同行が必須なのはもちろんである．介護者は，患者と行動を共にし，安全を確保すると共に緊急時の対応を行う．

12-1　旅行計画と旅行先

　まず不特定多数との共同ツアーでは，決められた時間内に所定箇所を回る必要があり，移動ペースや休憩時間に自由がないため避けたほうが安全と考える．
　次に旅行先は，緊急時に備え植込型補助人工心臓実施施設（以下，VAD 実施施設）または植込型補助人工心臓管理施設（以下，VAD 管理施設）から2時間以内の距離とする．たとえ2時間以内の範囲であっても孤島などアクセスが容易ではない土地や，携帯電話の電波が届かない場所への旅行は禁忌である．バッテリの持ち時間内で安全に移動できる場所を設定し，宿泊を伴わない旅行の場合においてはとくに注意が必要である．また，豪雪による電車の立ち往生や高速道路の通行止め，交通渋滞が予測されるシーズン・地域への旅行は極力避けるべきである．

（1）混雑が予想される場所，時期

　名所観光をする場合，人混みでは，ドライブラインを引っかけたり，コントローラがスーツケース等と接触し破損する危険性があるため，混雑するシーズンを避ける．

　自家用車や観光バスでの観光地巡りにおいては，予備コントローラ等を車内に置き忘れないよう注意する．

　炎天下での長時間に及ぶ観光は体調だけでなく，機器の不具合にもつながるため避ける．危険が及びそうな観光スポット（吊り橋・火山・交通手段がロープウェイしかない高所等）も避ける必要がある．

（2）温泉

　現在国内で使用されているVADでは，温泉街への旅行は可能でも温泉に浸かることはできない．

　2018年12月に保険適用されたJarvik2000のPAモデルであれば，コントローラおよびバッテリを防水し，水没させなければ温泉に浸かることができる（**図2**）．

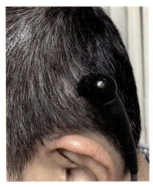
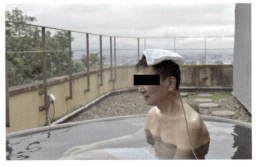

図2　PA Jarvik

（3）テーマパーク

　コントローラやバッテリを落下させる恐れがある乗り物（例：ジェットコースター）や激しい振動のある乗り物，機器を濡らす恐れのあるアトラクション（例：急流すべり，水を使ったアトラクション），緊急時対応が不可能になる観覧車への乗車は避ける．

　映画館のように，座席に座り画像を観て楽しむタイプのアトラクションであれば体感することができる．ただし，特殊効果の内容（座席が揺れる・水滴が降る等）を確認しコントローラを防水バッグに入れる等の安全対策を行う．音響の大きなアトラクションでは，所要時間を確認し，入場前にバッテリ残量を十分確保し，アラームランプを目視で確認できる状態にする．

　テーマパークでは，車椅子移乗者を優先案内するシステムがある．

（4）アクティビティ

　旅先でのアクティビティは安全確保ができるものを選択する．

　マリンアクティビティ（カヌー，シーカヤック，ラフティング，パラセーリング，スワンボート等），

船舶や足場が不安定な場所（テトラポット，川等）での釣りは避ける．
　屋外でアクティビティを行う際は，天候に注意し万が一に備え雨具を準備するほか，予備コントローラやバッテリを炎天下に長時間放置せず，日陰に置く等注意が必要である．
　屋内でのアクティビティにおいても，トランポリン，ボルダリングなど転倒・落下の危険性があるものは避ける．

12-2　海外旅行と今後の課題

　海外旅行に関する正式な取決めはない．当院（大阪大学医学部附属病院；以下，阪大）では，緊急時の対応が困難なのを理由に航空機及び船舶の使用を原則禁止しているため許可していないが，患者のQOL向上を考えると今後検討すべき課題である．
　渡航移植のために体外設置型VAD装着時のような特殊搬送ではなく，通常の旅客機で移動した経験は阪大を含めいくつかの施設から報告されている．航空機搭乗に関しての手続き及び注意点は「11節　移動の準備・手続き」に記載している通りであるが，国内旅行同様，滞在先でのバックアップ施設の確保及び情報提供は必須である．近年は海外から日本国内へ観光に訪れる例もあり，受入れ体制の整備も重要な課題である．

- シートベルトの着用
　　ドライブラインやコントローラ等を巻き込まないよう注意する．
- 血栓の予防
　　航空機内の乾燥した環境下で，狭い座席に同じ姿勢で長時間座り続けていると静脈血栓ができやすくなる（旅行者血栓症）．長時間座って移動する場合は，2～3時間ごとに歩いたり，1時間ごとにかかとの上げ下ろし運動をするなど血栓予防を行うことが重要である．また，機内では，脱水傾向になりやすいため，こまめな水分摂取を行う必要がある．

12-3　客室環境の確認

　宿泊を伴う旅行の場合，HeartMate Ⅱ，Jarvik2000，DuraHeartでは客室に3Pコンセントの設置が必須である．旅行を計画する際，旅館やホテルの客室に3Pコンセントがあり使用できることを確認する．
　3Pコンセントがあっても，天井付近のエアコンのコンセントの場合がある．単に3Pコンセントがあるというだけでなく，安全に使用できる位置であるかが重要である．ベッドとコンセントの位置や，チャージャ等の外部機器を安全に設置できるスペースがあるか確認を行う．

睡眠時に適切な温度に保つことができるよう客室には調整可能な空調があるか確認を行う．入浴は禁忌のため，シャワーの設置があることも重要である．

12-4 緊急時対応の実例

　自施設から2時間以上離れた土地へ旅行する場合は，近隣のVAD実施施設またはVAD管理施設へ緊急時対応を依頼する必要がある．依頼先の施設に対応可能な機種，ならびに対応可能な事項（機器トラブル，血液ポンプ停止，脳卒中〈CVA〉等の脳合併症，その他）について確認し，事前に診療情報提供書のやり取りをするほか，家族（介護者）が診療情報提供書を常備するよう手配する．また，緊急時の対応手順を患者・家族ならびに対応病院と確認する．

〜緊急時対応依頼の実際（手続きの手順とポイント）〜

　1）東京大学医学部附属病院（東大病院）のレシピエント移植コーディネーター（RTC）へ，装着機種（VAD管理施設であっても管理実績のない機種もあり，対応可能な機種の確認は必須である）及び旅行期間（学会等で多くの医師が不在にしている場合は，他院からの緊急時対応を受けられない場合もあるため）を明記し，緊急時対応が可能か打診する（**図3**）．

〔阪大より東大病院RTCへ〕
本日は緊急時の対応のお願いで連絡いたしました．
患者は，Jarvik2000を装着した30歳代の女性で，東京へ日帰りの旅行を計画されています．
3Pコンセントのあるホテルが見つからず，日帰りとなりました．
これまでとくに合併症もなく非常に安定した経過を辿っています．
旅行は7月23日，渋谷周辺が目的地です．
その日は土曜となりますが，ご対応のほどお願いいたします．

↓

〔東大病院RTCより阪大へ〕
ご依頼当日の医師の勤務体制を確認しました．緊急時対応，お受けします．
当方の緊急時の連絡先は「03-××××-××××」です．
上京の1週間くらい前までに診療情報提供書の送付をお願いいたします．

↓

〔阪大より東大病院RTCへ〕
緊急時対応を了承いただき，ありがとうございます．
後ほど，診療情報提供書をお送りします．
なお，患者または介護者からの緊急時連絡は，阪大で受け，阪大から東大病院に連絡を入れます．
東大病院の緊急時連絡先，「03-××××-××××」は患者にも伝えます．

図3　緊急時対応の相談（応答）事例

2）連絡を受けた東大病院 RTC は，院内の緊急時対応体制（期間中，医師・ME の対応が可能か，入院できる病室はあるか）を確認し，依頼施設へ返答．

3）診療情報提供書（表1）を 2 部作成し，1 部を東大病院へ送付．もう 1 部は，画像データ（表2）と共に家族に渡す．

表 1　診療情報記載内容
- 疾患名及び既往歴
- VAD 装着日及び機種
- 病歴（CVA や機器トラブル歴）
- 処方内容
- PT-INR 目標値（通常範囲でなければその理由）
- VAD の設定（回転数）及び平均的な消費電力
- ペースメーカの有無と機種及び設定

表 2　必要な画像データ
- 直近の胸部 X 線像
- 心電図
- 心エコー図レポート
- 頭部 CT
- 直近数ヶ月間の血液検査データ
  〔PT-INR，肝腎機能，乳酸脱水素酵素（LDH）の推移は必須〕

4）緊急時の連絡先（電話番号・接続先）及び方法（患者・家族からの直接連絡が可能か，阪大を介すか）を確認する．

5）患者・家族へ緊急時の連絡対応方法を説明する（患者：阪大の緊急連絡先に電話→阪大：東大病院へ連絡→阪大：患者に東大病院への受診を指示．阪大がつながらない場合は直接東大病院への電話も可能）．

6）帰宅後，患者・家族より東大病院 RTC へ連絡．無事に帰宅したことを東大病院へ報告する．

12-5　持ち物の確認

　旅行計画に合わせて下記の通り持ち物を準備する．電源の確保は VAD 患者にとって命綱であるため旅行前にはすべてのバッテリを必ず満充電する．

　外部機器を持参する場合は，クッションで衝撃予防をし，車輪のついたスーツケースに入れると移動がスムーズに行える．

　航空機での移動においては，スーツケースは機内持ち込み可能サイズを使用し，機内へ持ち込む．予備コントローラと予備バッテリは座席下に収納する．同様に，車・バスでは，予備コントローラと予備バッテリはトランク内ではなく，車内に必ず持ち込む．

　車内や機内で水分補給できるよう飲料水を持参する．

　内服薬は旅行日数より多く持参し，航空機に搭乗する場合は，航空機が欠航になって内服薬がすぐに手元に届かない場合に備え，預け荷物だけでなく手荷物にも入れて機内へ持ち込む．

　その他，緊急時に他のバックアップ施設で受診するために必要な診療情報提供書及び医療証類を持参する．

実例から学ぶ！
実際にあった困った話 1　そんな物を忘れるなんて

　ある日，DuraHeart 装着中の患者より緊急の電話があった．
　「モノレールの中に予備のコントローラとバッテリを入れたバッグを忘れてしまいました」
　モノレールで移動中，予備コントローラと予備バッテリの入ったバッグを忘れて下車したと言うのだ．しかも，電話の声の後ろではアラーム音がしている．現在使用中のバッテリ残量を確認すると，1 つは残量インジケータ 5 個点灯，もう片方は 1 個点灯の状態でバッテリ残量切れの残された時間は 4 時間程度だった．
　まずは，「駅長室」に行き，乗っていた車両に連絡をして荷物があるか／今後の運行予定を確認してもらうよう指示した．
　結果，バッグは車両の中に残されており，往復運転中で下車した駅で 1 時間ほど待っていればバッグが戻ってくることが確認されたため，その場で待機するよう指示した．患者は，バッグが戻ってくるまでの時間，待合室にてアラーム消音を繰り返し，幸いにも 1 時間後に事なきをえた．
　あとで事情を確認したところ，バッテリ切れのアラームが鳴り交換しようとしたものの，予備バッテリの入ったバッグを持っていない！　と慌て電話をしてきたそうだ．バッグが重く荷物になるからと荷物棚に置き，乗車中に介護者と 2 人うとうとしてしまい，アラーム音が鳴って慌てて下車したという話だった．
　これが「新幹線のような長距離移動の車両だったら…」，「終電で車庫に入ったら…」と考えると恐ろしい出来事だ．予備機は手元に持ち，荷物棚のように自分の目の届かない場所に置かないことが大切である．新幹線等を使用する長距離旅行では，外部機器をスーツケース等に入れて移動する場合もあるが，スーツケースを自分の座席から離れた，最後部席の裏等に置かないようにしたい．盗難にあっても大変だ．
　予備機がすぐに手元に届かない場合は，現在地を把握し，近くの VAD 実施施設または VAD 管理施設に依頼する必要がある．バッテリの残量次第では，救急搬送も必要になる．

実例から学ぶ！
実際にあった困った話 2　忘れて困るのは機械だけではない

　事前に VAD 実施施設にバックアップを依頼し，当日の緊急時連絡体制も確認済．「今から行ってきます」と指示通り新幹線出発時に連絡が入った数時間後，「新幹線の中に薬を忘れてしまいました．駅長室や忘れ物届け出室にも届いていません．周辺の病院で出してもらえるか電話をしてみたのですが，無理だと言われました」．そう言って緊急電話をしてきたのは，HeartMate II を装着した患者だった．大阪から仙台に移動した当日の出来事である．
　無事仙台駅に到着したものの，薬の入った袋を新幹線内に忘れたそうだ．しかも，滞在中のすべての薬を新幹線内に忘れたと言うのである．滞在中の薬が 1 つもない．今晩のワルファリンさえもない状況になった．バックアップ施設に依頼し，処方してもらうことで滞在中の薬は確保できたが，VAD 患者がワルファリンを飲まなかったら大変な事態となる．薬はスーツケースの中・手提げ鞄の中など数ヵ所に分け，数日分持参するようにあらためて指導をした．同様に消毒等の衛生物品も数ヵ所に分けておきたい．

(日帰り旅行)

予備コントローラ，予備バッテリ（時間に応じて個数を調整），ケーブル等の外部機器，患者緊急カード，アラームの内容が確認できるマニュアル等，携帯電話，雨具，内服薬，自己管理表（患者日誌），身体障害者手帳，ペースメーカ手帳，保険証，医療証類，診療情報提供書（2時間を超える土地への旅行の場合），飲料水

(宿泊を伴う旅行)

予備コントローラ，予備バッテリ（時間に応じて個数を調整），ケーブル等の外部機器，チャージャ等の外部機器，患者緊急カード，アラームの内容が確認できるマニュアル等，携帯電話，雨具，内服薬，消毒・シャワー時に必要な衛生材料，自己管理表（患者日誌），身体障害者手帳，ペースメーカ手帳，保険証，医療証類，診療情報提供書（2時間を超える土地への旅行の場合），飲料水

12-6 旅行先におけるバックアップ体制

　VAD患者に「旅行したいか」質問をすると，多くは「YES」と答える．しかし「実際に旅行したか」の問いには「NO」であることが多い．機器トラブルや合併症が旅先で起こったらと考えると，VAD装着中に旅行しようという気にはならなかったという声を耳にする．

　国内には現在（2019年4月），47施設のVAD実施施設ならびに9施設のVAD管理施設がある[1),2)]．しかし，どの土地でも安全に旅行できるだけの施設数ではない．DT時代を迎えるにあたり，VADを装着してどの地域に行っても緊急時対応が可能な体制整備を行う必要がある．〔久保田　香〕

文献

1) 補助人工心臓治療関連学会協議会ホームページ．植込み型補助人工心臓　認定一覧．実施施設．http://j-vad.jp/registry-licensed-facilities-adult/　Accessed 25 Apr. 2019
2) 補助人工心臓治療関連学会協議会ホームページ．植込み型補助人工心臓　認定一覧．管理施設．http://j-vad.jp/registry-licensed-facilities-administration/　Accessed 25 Apr. 2019

IV章

VAD管理のための在宅モニタリング

1 心電図モニタリング

1-1 心電図モニタリングの必要性

　補助人工心臓（ventricular assist device：VAD）治療が必要なほど重症な心不全であるということは，心房性・心室性の不整脈を起こしやすい状態であるということである．もちろん心不全に陥った心臓をVADでサポートし，とくに左心系を減圧することにより，不整脈の発生頻度は通常，減少する．したがって，植込型左室心補助人工心臓（LVAD）の臨床応用が始まった当初は，VAD装着後は，装着前ほどの心電図モニタリングは必要ないと考えられてきた．

　しかしながら，拍動流式ポンプの時代から連続流ポンプの時代となってより長期の循環補助が可能となり，また心臓移植待機期間の長期化に伴ってブリッジ（bridge to transplantation：BTT）目的に装着されたVADの装着期間も長期化し，在宅患者も増加してきている．このような現状で，不整脈によりVADの流量低下を来すというような事態に遭遇することもまれではない．もちろん，VADを装着している場合は，たとえ心室細動（ventricular fibrillation：VF）になってもある程度の流量は維持される場合が多い．VAD装着下にVFで長期補助を行い，心臓移植まで到達した例も報告されている[1]．しかし，個々の患者の肺血管抵抗や右心機能，残存左心機能により，VFや心室頻拍（ventricular tachycardia：VT）のみならず，心房細動（atrial fibrillation：AF）などでも流量が大きく低下する場合もあり，まさにケースバイケースであると考えられる．

　入院中のVAD装着患者（以下，VAD患者）は，心電図モニタをほとんど装着していると考えられるので，不整脈の発見に関しての問題は少ない．問題となるのは，在宅のVAD患者が気分不良や意識消失を訴えた場合で，そのような場合は不整脈も原因として疑わなければならない．近年は，心臓移植待機患者は，植込型除細動器（implantable cardioverter defibrillator：ICD），心臓再同期療法（cardiac resynchronization therapy：CRT）などのペースメーカ（pacemaker：PM）を装着している場合が多く，その場合は，PMのモニタリング機能を用いることができる．リアルタイムではないが，外来受診時にどのような不整脈がどのような発生頻度で起こっているかを確認することが可能であり，早めに薬物治療などで対処することができる．

　VAD患者，特に在宅患者の管理においては，通常の重症心不全患者とは異なるリズムトラブルへの配慮，心電図モニタリングが必要であることを意識することが肝要である．［西村元延］

1-2 不整脈発作検出時の対処方法

1-2-1 VADサポート中のリズムトラブル（不整脈）

　VADは，心臓移植ドナーの不足に加え，デバイスの向上や管理技術の向上に伴い，長期にわたり重症心不全患者の循環補助にますます用いられるようになってきた．末期の重症心不全患者の心臓は，そもそも心房性・心室性の不整脈を起こしやすい病理・病態に陥っており，長期の移植待機に伴う病状の進行も相まって，VADサポート中のリズムトラブルは，VAD患者の日常診療の中でしばしば遭遇する問題である．

　現在では臨床上使われることのなくなった第1世代の拍動流式植込型VADにおいては，VADのfilling（血液の充填）に自己心機能が大きく貢献していた．すなわち，前負荷依存性（preload-dependent）が高かったため，不整脈による自己心拍出の低下に伴い，大きく補助流量が低下することがしばしばあった．現在主に臨床使用されている定常流式のVAD，とくに軸流型のVADにおいては，その血液流入側に陰圧を生じさせることによりfillingするため，自己心機能による補助流量の変化がより少なくなっている．そのため，不整脈による自己心拍出の低下による補助流量の低下はより起こりにくくなっており，時には心室細動下においても患者が意識を失わない程度の補助を継続できることがある．

　しかしながら，突然の不整脈により右心機能が著しく低下する可能性は残っており，不整脈によりVADの流量低下を来すことは，依然として実際の臨床現場ではたびたび遭遇する．

1-2-2 心房性不整脈

（1）頻度と影響

　AFの頻度は，心不全の進行と共に増加することが知られており，VAD患者においては50％がAFを有するとの報告もある[2]．VADがAFに及ぼす影響は不明であるが，左室・左房の負荷の解除と僧帽弁逆流の軽減は，良い方向に働くことが予測される．心房細動・粗動の発生によりVADの流量が直接受ける影響は少ないが，とくに頻脈性の心房細動・粗動の時には右心不全を発症するリスクはある[3]．

　VADを装着していない患者において，心房性不整脈は血栓塞栓症のリスクであることが知られているが，そもそも血栓塞栓症の高いリスクを有し，強力な抗血栓療法を受けているVAD患者において心房性不整脈はさらなるリスクの追加になるかどうかは不明である．VAD装着術前のAFが術後の血栓塞栓症のリスクになるという報告がある一方[4]，そうではないとする報告もある[2]．

（2）治療

　通常はAFによっても全身循環が大きく崩れることはなく，レートコントロールのみで十分なことが多い．心不全患者のレートコントロールにはβ遮断薬が選択されることが多い．ジゴキシンは副交感神経の緊張を高めることでAFに対する心室の応答を遅くする作用があり，単独治療としては効果が低いとされるが，β遮断薬の補助療法として有用である[5]．カルシ

1　心電図モニタリング　179

ウムチャネル阻害薬もレートコントロールには有用であるが，収縮期心不全患者に用いられることは少ない．レートコントロールという意味では，房室結節のアブレーションも有用であるが，アブレーション後には心室ペーシングが必要となる．

レートコントロールによっても右心不全を生じる症例や，薬物によるレートコントロールが無効な症例では，除細動が必要になる．除細動の方法としては，電気的除細動，薬物による除細動，アブレーションがある．VAD患者におけるデータは少ないが，わが国で使用可能な薬剤のうち，収縮期心不全患者の予後を悪化させないことが臨床試験で立証されているのはアミオダロンのみである[6]．

1-2-3 心室性不整脈
（1）頻度と影響

心室性不整脈は末期重症心不全患者に高頻度に合併し，VAD患者では22～59％に認めるとされている[7]．もともとの病態に加え，定常流式VADでは，血液ポンプによる脱血が強すぎたり（とくに軸流ポンプで起きやすい），患者が脱水状態だったりすると，左室内腔が小さくなりすぎてsuckingを起こし，脱血管が左室心筋に接触してこれがVTの原因となることが知られている[8]．

前述のごとく，現在臨床使用されている定常流式VADでは，心室性不整脈が起こっても，直ちに患者が低心拍出量症候群に陥るとは限らない．図1に示すのは，定常流式VADを装着した外来患者が，「数時間持続する動悸」を主訴に外来受診した際の12誘導心電図である．心拍数197回/分のVTであり，VADを装着していない患者であれば著しい心不全を呈する，あるいは意識を失うであろう不整脈にもかかわらず，意識は清明であり，動悸以外の症状は認めなかった．VADのモニタ上，補助流量の低下は認めなかった．

一方で，図2に示す症例は，VADの外来患者が，「昨夜から持続する全身倦怠感」を主訴に来院した際の心電図である．VFであり，通常は直ちに蘇生を行わなければ数分で不可逆的な脳障害を来す病態である．詳細に問診をすると，少なくとも12時間以上前からこの状態であったと判断された．VADのモニタ上，補助流量の低下を認めたが，アラームが鳴る水準ではなかった．経過中，一度も意識の消失は認めなかったが，来院時には右心不全症状を呈しており，軽度の肝・腎機能の悪化を認めた．

（2）治療

心室性の不整脈により，VAD患者が突然死する可能性は高くないが，心室性の不整脈が持続すると，患者に症状が出現したり右心不全を引き起こしたりする可能性がある．また，持続性のVTが血栓塞栓症を引き起こすこともある[9]．

心室性不整脈を発症した場合，12誘導心電図，電解質の検査に加え，患者のvolume statusを確認することは重要である．VADの記録で，suction eventが起きていないか，心エコー図検査で左室が虚脱していないか，脱血管の先端が心筋と接触していないか等を確認し，患者が脱水傾向かどうかを判断する．12誘導心電図はVTのexit siteを特定するのに役立つ．心室中隔であれば，suction eventであることが疑われるし，心尖部であれば

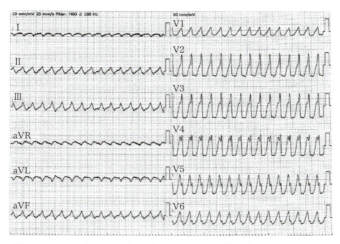

図1 「数時間持続する動悸」を主訴に外来受診した患者の12誘導心電図

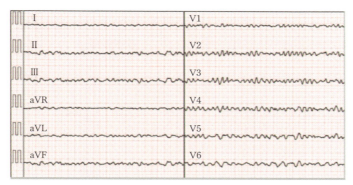

図2 「昨夜から持続する全身倦怠感」を主訴に来院した患者の12誘導心電図

脱血管の挿入部におけるリエントリーが疑われる．

　VAD装着の急性期においては，強心薬の減量・中止とβ遮断薬の開始が重要である．β遮断薬の不使用が心室性不整脈の発生と関係することが指摘されている[10]．Suction eventが疑われるときは，脱水の補正や人工心臓の回転数を下げる必要がある．電解質は，K > 4.0，Mg > 2.0を目標とする．薬物療法は，VAD患者において心室性不整脈の停止には無効な場合も多いが，発症予防には有効であり，経口のアミオダロンも推奨される[11]．心室性不整脈が血行動態に影響している場合や患者の症状がある場合，また上記の治療によっても持続する場合には心内血栓の除外を行ったうえで電気的除細動を行う．

　心室性不整脈が血行動態に大きな影響を与えていない場合にはリスクとベネフィットを十分に検討する必要があるが，薬物療法が無効な場合には，カテーテルアブレーションの適応になる[12]．通常のアブレーションと比較すると，VAD患者においては，左室内腔が小さくなっていたり，VADのデバイスによりマッピングが難しかったり，特発性心筋症患者では心外膜起源であることが多い等の問題があるほか，アブレーション後の再発率も高い[12]．

　心室性不整脈が何をしてもコントロール不能で，血行動態の破綻を来す場合には，右室

補助人工心臓（right ventricle assist device：RVAD）の装着が必要になる．

1-2-4 ICD

心筋症患者の1次・2次予防に，ガイドライン上ではICDが推奨されているため[13]，VAD患者ではすでにICDが装着されている場合が多い．VAD患者においては，心室性不整脈の発生時にも血行動態はある程度維持されることが多く，心室性不整脈の存在下にも患者の意識は清明であることが多いため，ICDの作動による電気ショックは，患者の生活の質（quality of life：QOL）を著しく損なうことがある．そのため，ICDの設定をどうするかについては，施設間で異なることが多い．

2013年の国際心肺移植学会（International Society for Heart and Lung Transplantation：ISHTL）の機械的循環補助ガイドラインでは，ICD装着患者ではICDの機能をonにし，VAD装着前の患者ではICDを装着することを推奨している[14]．しかし，これまでの研究でICDがVAD患者に有効という結果を報告しているものは拍動流式VADの時代に多く[15,16]，定常流式VAD装着患者においては心室性不整脈が死因になることは少なく，ICDの有無が生命予後には関係ないとする報告が多い[17,18]．［斎藤俊輔］

1-3 PMやCRT-Dを用いたモニタリング

洞不全症候群や完全房室ブロックをはじめとする徐脈性の不整脈に対しPMが植え込まれ，致死的な不整脈であるVT・VFに対してはICDが植え込まれる．さらにCRTは心不全や拡張障害がある病態に有効であるとされ，低心機能（low ejection fraction：low EF）や左室内非同期（dyssynchrony）が認められる病態で植え込まれる．しかしながら，CRT植込みのうち20～50％は再同期療法無効症例（non-responder）群（**表1**）[19]に分けられ，重症心不全として扱われる．

実際に，VAD患者の約6割にICD・CRT等の何らかのデバイスが植え込まれている[20]．そして昨今PM，両室ペーシング機能付き植込型除細動器（cardiac resynchronization therapy defibrillator：CRT-D）等のデバイスには単に脈拍を維持するだけでなく，様々なモニタリング機能が付加されている．

本項ではこのようなモニタリング機能について概説を行っていく．

1-3-1 不整脈イベントモニタ機能

PMやCRT-Dでは上室性，心室性ともに不整脈のイベントを記録することができる．VAD患者では不整脈が起きていても血行動態の大きな破綻がないことや症状がない場合があり，早期の検出は難しい．しかしこのような状態でもデバイスに不整脈が記録されており，不整脈の発生頻度や持続時間を確認することができる．**図3**ではAFが捉えられている症

表1　再同期療法無効症例（non-responder）の頻度

著者	報告年	Responderの定義	Non-responderの頻度(%)
Auricchio A	2002	↑ Pulse pressure > 5%	12 / 39　(31%)
Alonso C	1999	Survivor, ↓ NYHA > 10% Vo$_2$max	7 / 26　(27%)
Ansalone G	2001	NYHA, 6MWD, ET, EF	11 / 21　(52%) (by TDI)
Reuter S	2002	↓ NYHA & ↑ QOL	18 / 102　(18%)
Kim WY	2001	> 20% 6MWD	20%
Vogt J	2000	> 20% VO$_2$max	40%
Abraham WT	2002	Clinical composite response	75 / 228　(33%)
Kerwin WF	2000	Any ↓ in inter-V asynchrony	5 / 13　(38%)
Stellbrink	2001	LVVs(△LVVs < 15%)	9 / 25　(36%)
Yu CM	2002	LVVs(△LVVs < 15%)	13 / 30　(43%)

EF＝左室駆出率，ET＝駆出時間，inter-V＝心室内，LVVs＝左室収縮期容積，6MWD＝6分間歩行距離，TDI＝組織ドプラ法，Ts＝駆出期の局所心筋最大速度までの時間，VO$_2$max＝最高酸素摂取量

（夛田 浩．心臓再同期療法の適応：効果決定因子とレスポンダーの見極め．Ther Res 2007; 28: 109-18より引用）

例で，その後抗不整脈薬等を使用することでAFの発生頻度や持続時間が減少していることが確認できる．このように薬物効果等も継続して評価を行うことが可能である．

図4ではVT・VFが捉えられている症例である．VAD患者では心室性不整脈が起きてもすぐに血行動態が破綻することは少なく，覚醒下で除細動機能が作動し苦痛を生じさせてしまうため，治療を無効にしている状況が多い．このように治療を無効にしている場合，機種（メーカー）によっては不整脈の検出さえもできないものもある．提示症例は不整脈の検出は可能であるが，治療機能は無効にしているため，来院し鎮静後に体外式で除細動を行い停止させた．体内に植え込まれている除細動器でも停止させることは可能であるが，その際には電池残量等を考慮する必要がある．放出するエネルギー量にもよるが，1回の除細動で14〜28日分の電池を消耗する．

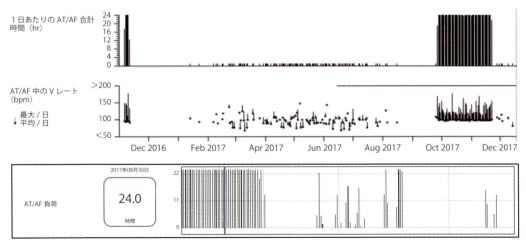

図3　不整脈イベントモニタ

2016年12月21日08:56	心室細動203min⁻¹@, 治療が行われていません
2016年12月21日08:55	心室頻拍160min⁻¹@, 治療が行われていません
2016年12月20日00:05	心室頻拍186min⁻¹@, 治療が行われていません
2016年12月20日00:05	NonSustV151min⁻¹@, Non Sustained
2016年12月19日22:56	心室頻拍163min⁻¹@, 治療が行われていません
2016年12月19日22:56	心室頻拍153min⁻¹@, 治療が行われていません
2016年12月19日22:55	心室頻拍155min⁻¹@, 治療が行われていません
2016年12月19日22:49	心室頻拍153min⁻¹@, 治療が行われていません
2016年12月19日22:49	心室頻拍153min⁻¹@, 治療が行われていません
2016年12月19日22:47	心室頻拍155min⁻¹@, 治療が行われていません
2016年12月19日21:54	心室頻拍152min⁻¹@, 治療が行われていません
2016年12月19日21:54	心室頻拍151min⁻¹@, 治療が行われていません
2016年12月19日13:36	心室細動242min⁻¹@, 治療が行われていません
2016年12月19日13:33	心室細動247min⁻¹@, 治療が行われていません
2016年12月19日13:31	心室細動242min⁻¹@, 治療が行われていません
2016年12月19日13:31	心室細動243min⁻¹@, 治療が行われていません
2016年12月19日13:26	心室細動248min⁻¹@, 治療が行われていません
2016年12月19日13:22	心室細動248min⁻¹@, 治療が行われていません
2016年12月19日13:21	心室細動248min⁻¹@, 治療が行われていません
2016年12月19日13:19	心室細動236min⁻¹@, 治療が行われていません
2016年12月19日13:18	心室細動243min⁻¹@, 治療が行われていません

図4 不整脈イベントログ

1-3-2 その他のモニタ機能

(1) 心不全モニタ（胸郭インピーダンス等）として

　心不全の早期検出は心不全管理において非常に重要であるが，VAD患者でも同様である．心不全の早期検出に体重測定や臨床症状のモニタリングはガイドラインでも推奨されており[21] 通常管理として行われている．その他脳性ナトリウム利尿ペプチド（brain natriuretic peptide：BNP）の推移を観察することも有効であるとされるが，VAD植え込み後に生じる心不全は右心不全によるものの発生頻度が高く[22]，右心不全の影響や腎機能の低下等，BNPが恒常的に高値を示している症例も散見する．

　そこで注目されるのが胸郭インピーダンス等の心不全モニタである．胸郭インピーダンスとはPMやCRT-D等の本体と植え込まれているリード（主に右心室）の間に微弱な電流を流し，抵抗値（組織間インピーダンス）を示し，数値やグラフで表示される．実際には体液量の上昇や肺水腫の際に胸郭インピーダンスが低下することが証明されており[23]，自施設例においても同様の波形が確認されている（**図5**）．

　この症例では胸郭インピーダンスの数値が急激に下がっており，この時に体重増加や肺うっ血を認め心不全管理入院となった．心不全症状の緩和と共に胸郭インピーダンスの数値も上昇を認めている．

　このような変化をもたらす胸郭インピーダンスの感度は自施設例においては，約60%であり十分に活用できると考える．

(2) アクティビティ（活動度合い）モニタとして

　PMやCRT-Dでは脈拍が上昇しないような病態（洞機能不全症候群等）に対し，レートレスポンス機能が搭載されている．レートレスポンス機能とは本体にセンサが内蔵されており，本体が受ける加速度や分時換気量を元に自動的に脈拍を上昇させる機能のことである．この機能を活用し，患者がどの程度活動しているか（アクティビティ）を確認することもできる．

　図6の症例でも急激に活動度合いが落ちている期間（矢印部分）を認めている．とくに在宅で管理されている患者に対しては，直接聴取しなくても活動度合いのおおよそが把握で

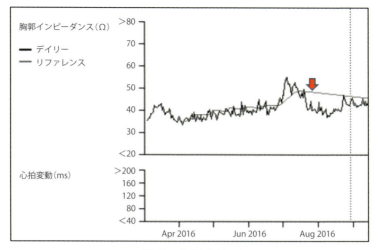

図5 心不全モニタ
胸郭インピーダンスの変化と心不全が一致した例．矢印の部分で下がっていることが確認できる

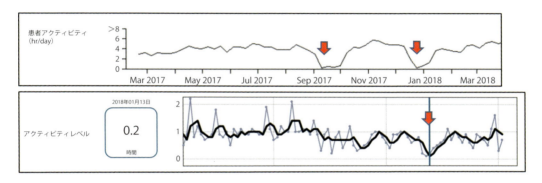

図6 アクティビティモニタ
矢印の部分でアクティビティが下がっているのが確認できる

きるため，後述する遠隔モニタリングと併用することで，在宅中のより詳細な管理に役立てることができる．

1-3-3 遠隔モニタリング

わが国においては2009年より導入され，ICDやCRT-D等を中心に広く用いられている．遠隔モニタリングで得られる情報には設定の他，先述した不整脈イベント，心不全モニタ，アクティビティモニタ等についても確認することができる（**図7**）．

この遠隔モニタリングは定期的にデータ送信する以外に，アラート機能による臨時送信機能もある．不整脈のイベントや心不全モニタに対してもアラート機能を活用することで早期に対処することが可能である．

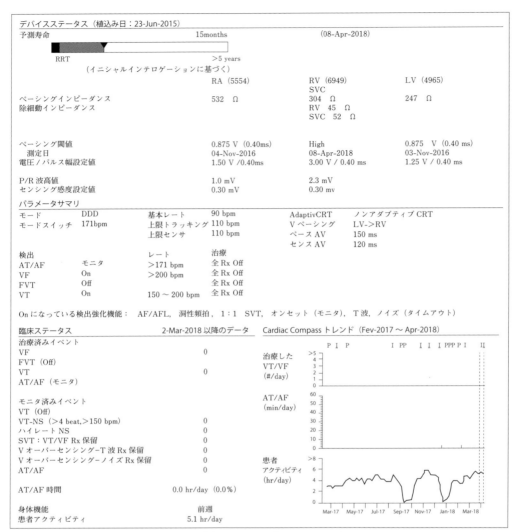

図7　遠隔モニタリングで得られたデータ

1-3-4 在宅医療における有用性

　VAD患者に対し，PMやCRT-Dに付加されているモニタリング機能は非常に有用であると思われる．とくに在宅においては，遠隔モニタリングの効果は活動度合いも確認できるため，管理する医療者だけでなく患者本人・介護者にも安心を与えることができるデバイスであると考える．［**村澤孝秀**］

文献

1) Nishimura M, Ogiwara M, Ishikawa M, et al. Fifteen-month circulatory support for sustained ventricular fibrillation by left ventricular assist device. J Thorac Cardiovasc Surg 2003; 236: 1190-2.

2) Enriquez AD, Calenda B, Gandhi PU, et al. Clinical impact of atrial fibrillation in patients with the HeartMate II left ventricular assist device. J Am Coll Cardiol 2014; 64: 1883-90.

3）Hottigoudar RU, Deam AG, Birks EJ, et al. Catheter ablation of atrial flutter in patients with left ventricular assist device improves symptoms of right heart failure. Congest Heart Fail 2013; 19: 165-71.
4）Stulak JM, Deo S, Schirger J, et al. Preoperative atrial fibrillation increases risk of thromboembolic events after left ventricular assist device implantation. Ann Thorac Surg 2013; 96: 2161-7.
5）Fauchier L, Grimard C, Pierre B, et al. Comparison of beta blocker and digoxin alone and in combination for management of patients with atrial fibrillation and heart failure. Am J Cardiol 2009; 103: 248-54.
6）Deedwania PC, Singh BN, Ellenbogen K, et al. Spontaneous conversion and maintenance of sinus rhythm by amiodarone in patients with heart failure and atrial fibrillation: observations from the veterans affairs congestive heart failure survival trial of antiarrhythmic therapy (CHF-STAT). The Department of Veterans Affairs CHF-STAT Investigators. Circulation 1998; 98: 2574-9.
7）Miller LW, Pagani FD, Russell SD, et al. Use of a continuous-flow device in patients awaiting heart transplantation. N Engl J Med 2007; 357: 885-96.
8）Griffin JM, Katz JN. The burden of ventricular arrhythmias following left ventricular assist device implantation. Arrhythm Electrophysiol Rev 2014; 3: 145-8.
9）Oz MC, Rose EA, Slater J, et al. Malignant ventricular arrhythmias are well tolerated in patients receiving long-term left ventricular assist devices. J Am Coll Cardiol 1994; 24: 1688-91.
10）Refaat M, Chemaly E, Lebeche D, et al. Ventricular arrhythmias after left ventricular assist device implantation. Pacing Clin Electrophysiol 2008; 31: 1246-52.
11）Raasch H, Jensen BC, Chang PP, et al. Epidemiology, management, and outcomes of sustained ventricular arrhythmias after continuous-flow left ventricular assist device implantation. Am Heart J 2012; 164: 373-8.
12）Sacher F, Reichlin T, Zado ES, et al. Characteristics of ventricular tachycardia ablation in patients with continuous flow left ventricular assist devices. Circ Arrhythm Electrophysiol 2015; 8: 592-7.
13）Epstein AE, DiMarco JP, Ellenbogen KA, et al. 2012 ACCF/AHA/HRS focused update incorporated into the ACCF/AHA/HRS 2008 guidelines for device-based therapy of cardiac rhythm abnormalities: a report of the American College of Cardiology Foundation / American Heart Association Task Force on Practice Guidelines and the Heart Rhythm Society . J Am Coll Cardiol 2013; 61: e6-75.
14）Feldman D, Pamboukian SV, Teuteberg JJ, et al. The 2013 International Society for Heart and Lung Transplantation Guidelines for mechanical circulatory support: executive summary. J Heart Lung Transplant 2013; 32: 157-87.
15）Refaat MM, Tanaka T, Kormos RL, et al. Survival benefit of implantable cardioverter-defibrillators in left ventricular assist device-supported heart failure patients. J Card Fail 2012; 18: 140-5.
16）Cantillon DJ, Tarakji KG, Kumbhani DJ, et al. Improved survival among ventricular assist device recipients with a concomitant implantable cardioverter-defibrillator. Heart Rhythm 2010; 7: 466-71.
17）Clerkin KJ, Topkara VK, Mancini DM, et al. The role of implantable cardioverter defibrillators in patients bridged to transplantation with a continuous-flow left ventricular assist device: A propensity score matched analysis. J Heart Lung Transplant 2017; 36: 633-9.
18）Younes A, Al-Kindi SG, Alajaji W, et al. Presence of implantable cardioverter-defibrillators and wait-list mortality of patients supported with left ventricular assist devices as bridge to heart

transplantation. Int J Cardiol 2017; 231: 211-5.
19) 匁田 浩．心臓再同期療法の適応：効果決定因子とレスポンダーの見極め．Ther Res 2007; 28: 109-18.
20) 日本胸部外科学会 J-MACS 委員会．J-MACS Statistical Report 2017 年 10 月． http://www.jpats.org/uploads/uploads/files/J-MACS%20Statistical%20Report（2010 年 6 月－2017 年 7 月）.pdf Accessed 15 Feb 2018
21) 循環器病の診断と治療に関するガイドライン（2009 年度合同研究班報告）．慢性心不全治療ガイドライン（2010 年改訂版）．http://www.j-circ.or.jp/guideline/pdf/JCS2010_matsuzaki_h.pdf Accessed 15 Feb 2018
22) 日本循環器学会／日本心臓血管外科学会合同ガイドライン（2011-2012 年度合同研究班報告）．重症心不全に対する植込型補助人工心臓治療ガイドライン．http://www.j-circ.or.jp/guideline/pdf/JCS2013_kyo_h.pdf Accessed 15 Feb 2018
23) Yu CM, Wang L, Chau E, et al. Intrathoracic impedance monitoring in patients with heart failure: correlation with fluid status and feasibility of early warning preceding hospitalization. Circulation 2005; 112: 841-8.

2 抗凝固療法のモニタリング

2-1 コアグチェックとは

2-1-1 植込型 VAD 患者の抗凝固療法

　植込型 VAD を装着した患者の遠隔期・在宅管理において，血栓塞栓症の予防として抗凝固療法が重要であり，ワルファリンと抗血小板薬の併用が基本となる．しかしながら過剰な抗凝固療法によって重大な出血性合併症を生じる危険性もあり，抗凝固療法は慎重に行われなければならない．

　ワルファリンの投与量は，血液凝固能の指標であるプロトロンビン時間国際標準比（prothrombin time-international normalized ratio：PT-INR）の測定による定期的なモニタリングのうえで行われる．目標とする PT-INR の範囲は各デバイスによって異なるので，その範囲内に管理する[1]．

2-1-2　在宅における血液凝固能測定

　2012 年に自己検査用血液凝固分析器コアグチェック XS パーソナル（Roche Diagnostics 社，スイス）を用いた血液凝固能の自己測定が，植込型 VAD（非拍動流型）及び機械式人工心臓弁装着患者に対して保険適用となった．これまでは PT-INR の測定は，病院の中央検査室での検査が必要であったが，コアグチェックにより，PT-INR を患者自身が自宅で測定することも可能となった．

　測定結果を医師に報告することによりワルファリンの内服量を適宜調節する（あるいは自己測定の測定値に応じて患者自身がワルファリンの内服量をスケールに応じて決定している施設もある）ことで，頻回の受診なく血液凝固能を安定化させることができ，患者の QOL の向上に寄与している[2]．

　コアグチェックは，糖尿病患者の自己血糖測定装置のような，小さく携帯可能な本体と専用の試験紙，採血用穿刺器具から構成される（図1）．試験紙にごく少量の血液（$8\,\mu l$ 以上）を点着することで，簡便に PT-INR を測定することができる（図2）．　[岸本　諭]

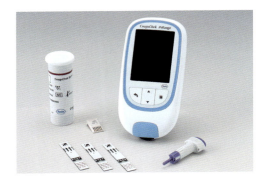

図1　コアグチェック INRange
（積水メディカルより提供）

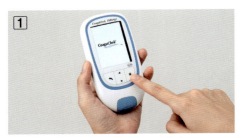

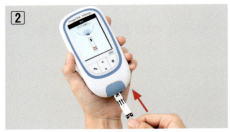

1　電源を入れ，メニュー画面から測定を選択します

2　試験紙容器から試験紙を取り出し，機器に挿入します
（注）試験紙を取り出した後は，すぐに容器の栓を閉じてください

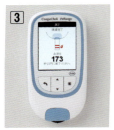

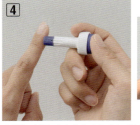

3　テストストリップの測定準備が整うと，180秒のカウントダウンが始まります
（注）180秒のカウントダウン中に，試験紙に血液を滴下する必要があります

4　血液の流れをよくするために刺す部分をよくこすります．刺す時には器具をしっかりと押し付けます
指の根元をさすって，血玉を米粒2つ分くらいまで大きくします

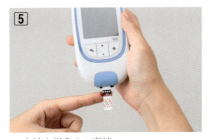

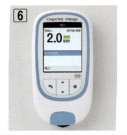

5　血液を指先から直接，試験紙に滴下します（8μℓ以上）

6　測定終了後，結果が表示されます
（INR，％，秒を表示可能）

図2　コアグチェック INRange 測定手順
（積水メディカルより提供）

2–2 コアグチェックの運用方法

2-2-1 コアグチェック最大の利点

　コアグチェックによる在宅管理では，必要であれば毎日の測定も可能であるため，測定値によってはワルファリン投与量の増量や減量を多めに行う等，入院中とほぼ同じ感覚できめ細やかな調節ができるようになった．受診の必要なくPT-INRのきめ細やかな調節が可能となったことがコアグチェックの最大の利点である．

2-2-2 在宅復帰プログラムにおいて

　植込型VAD患者の在宅管理としてコアグチェックを用いるために不可欠なのは，コアグチェックに対する知識と凝固能測定の重要性を患者にしっかり理解してもらうことである．
　つまり，VAD装着術後の入院期間中に起こり得る血管イベント（血液ポンプ内血栓症[3]），脳出血/脳梗塞[4]，消化管出血[5] 等）を最小にするため，凝固能測定の重要性を十分に理解できるよう説明・指導することが不可欠である．在宅復帰プログラムに組み込み，VADチームと患者・介護者全体でコアグチェックの重要性と測定法について徹底的なトレーニングを行うことが望まれる．
　なお，一般病棟での管理に移行した後，患者自身の手技によるPT-INR測定値を院内の検査結果と比較し，値の相関を検討したうえで，VAD患者ごとに正しく測定できることを確認することが望ましい．VAD患者に対するコアグチェックの信頼性はすでに実証されており[6],[7]，正しい測定方法であれば院内の検査結果と比較し大幅に逸脱したものになることはない．
　あらかじめ在宅での自己測定を在宅復帰プログラムに組み込むことで，より確実性のある在宅での血液凝固能モニタリングが可能となると考えられる．また外来診察においても適宜，コアグチェックに対する知識と凝固能測定の重要性を患者及び家族等の介護者にフィードバックし，適切な時期に再教育と再評価を行うよう努めることが重要である．

2-2-3 在宅での管理方法

　在宅管理中のPT-INRモニタリングの頻度としては週1～2回とする施設が大半である．週1回以上行うことでPT-INR目標値を大きく逸脱する可能性は著しく低減できる．また次項でも述べるが，異常値が出た場合や増減が大きかった場合は，より頻回に測定値をモニタすることが望ましい．
　とりわけVAD装着後初めての退院の際には，食事や生活の変化からPT-INRの推移に注意が必要である．この時期，多くの患者はPT-INRが短縮しやすい傾向にあるため，頻回のモニタリングを行うことで大きな異常値となることを回避できる可能性がある．管理方法には，①電子メールや電話でPT-INRをその都度医療者に報告してもらい，医療者から内服量の調節を指示する方法と，②医療者が提供したスケールに沿って患者自身にワルファリ

ン内服量の自己調節を行ってもらう方法とがある（**表1**）．

（1）電子メール・電話による管理のメリット

　電子メールや電話による管理は，医療者側やVAD患者の負担が比較的大きいが，頻回にコアグチェックすることで，PT-INRをはじめとした患者の容態の変化を医療者側が把握できるというメリットがある．つまり，PT-INRの異常値があればポンプ流量や消費電力，血尿の有無，ドライブライン皮膚貫通部の状態等を同時に確認する必要があるため，血圧やポンプ流量，消費電力など在宅管理中の具体的数値についての異常をPT-INRの異常と共に発見できるというメリットがある．

（2）調節スケールによる管理のメリット

　調節スケールによる管理は，十分なコアグチェックに対する知識，凝固能測定の重要性を理解し，かつ服薬コンプライアンスの観点で信頼できる患者であれば十分可能な方法であり有用と考えられ，医療者側の負担が小さいというメリットもある．しかし，ここで注意すべきなのは，PT-INR絶対値が異常値を示すときだけではなく，PT-INRの大きな変動も異常として認識すべきであり，その場合は別途PT-INRに影響を及ぼす因子の検索や特別なワルファリン調節が必要である．

　単純な増減だけのスケール管理では不十分な可能性もあり，PT-INR自体はコントロール範囲内だったとしても，例えばPT-INR 0.6以上の増減があった場合には医療者へ報告を要すという内容を付け加えたほうがより安全である（**表1**）．

表1　ワルファリンの調節スケール表（例）

HeartMate Ⅱ ／ EVAHEART ／ Jarvik2000	
◦ PT-INR 目標値：2.5〜3.5 ◦ ワルファリン内服：1日1回朝食後 ◦ コアグチェックを行う時間：朝起床後 ◦ コアグチェック検査日：毎週火曜日	◦ ワルファリンの調節： 　PT-INR　　ワルファリン量 　≧ 4.0………病院に連絡 　3.4〜3.9…− 0.25mg 　2.9〜3.4…変更なし 　2.6〜2.8…＋ 0.25mg 　≦ 2.5………病院に連絡 　PT-INR0.6以上の増減があった場合…病院に連絡

DuraHeart	
◦ PT-INR 目標値：2.0〜3.0 ◦ ワルファリン内服：1日1回朝食後 ◦ コアグチェックを行う時間：朝起床後 ◦ コアグチェック検査日：毎週火曜日	◦ ワルファリンの調節： 　PT-INR　　ワルファリン量 　≧ 3.6………病院に連絡 　3.1〜3.5…− 0.25mg 　2.3〜3.0…変更なし 　2.0〜2.2…＋ 0.25mg 　≦ 1.9………病院に連絡 　PT-INR0.6以上の増減があった場合…病院に連絡

2-2-4 PT-INRに影響を及ぼす因子

　安定したコアグチェックによる血液凝固能自己測定を継続するため，PT-INRに影響を及ぼす食生活・薬剤について一定間隔で患者だけでなく医療者もフィードバックし知識を共有

すべきである．ビタミンK含有量の多い食物（納豆，青汁，クロレラ）の摂取回避を徹底すること，また緑黄色野菜や海草類は一時的な大量摂取によりPT-INR短縮が懸念されるため，なるべく毎日一定量の摂取を心がけるよう指導する．

週1回以上のコアグチェックによるPT-INRの測定報告下では入院管理を要するようなPT-INRの目標値からの大きな逸脱は極めてまれであるが，薬剤による相互作用は想定以上の変動を示すこともあり，とくに注意が必要である．ワルファリンと相互作用を示す薬剤の一部を（**表2**）[8]にあげる．

医療者側はVAD患者において，抗不整脈薬であるアミオダロンの使用や増減，ドライブライン感染（driveline infections：DLI）に対する抗菌薬の使用，感冒時の非ステロイド性抗炎症薬（non-steroidal anti-inflammatory drugs：NSAIDs）内服等でもPT-INRに大きな影響を及ぼす可能性があることを十分に認識し，同薬剤の使用や増減時にはより頻回にコアグチェックによるPT-INRの測定を行うことで，安定した管理が可能となる．［岸本祐一郎］

表2　ワルファリンと相互作用のみられる薬剤（一部掲載）

分類	一般名	ワルファリンの作用	分類	一般名	ワルファリンの作用
抗てんかん薬	バルプロ酸ナトリウム	↑（一過性）	抗菌薬	アミカシン硫酸塩	↑
解熱鎮痛消炎薬	インドメタシン	↑		セファゾリンナトリウム	↑
	ジクロフェナクナトリウム	↑		セフジトレンピボキシル	↑
	セレコキシブ	↑		セフカペンピボキシル塩酸塩	↑
精神神経用薬	パロキセチン塩酸塩水和物	↑			
不整脈用薬	アミオダロン塩酸塩	↑		セフジニル	↑
高脂血症用薬	ロスバスタチンカルシウム	↑		スルタミシリントシル酸塩	↑↓
	ベザフィブラート	↑		タバゾクタム　ピペラシリン	↑↓
消化性潰瘍用薬	シメチジン	↑		バンコマイシン塩酸塩	↑
糖尿病薬	グリメピリド	↑↓（開始時）↓（継続）		クリンダマイシンリン酸エステル	↑
	メトホルミン塩酸塩	↑		レボフロキサシン水和物	↑
抗リウマチ薬	イグラチモド	↑	抗真菌薬	ボリコナゾール	↑
骨粗鬆症治療薬	メナテトレノン	↓		ミコナゾール（ゲル，注射薬）	↑

一覧以外の医薬品でワルファリンとの相互作用が懸念される薬剤は多数あるため，必ず添付文書情報をその都度確認すること

（青﨑正彦，岩出和徳，越前宏俊，監．Warfarin適正使用情報第3版．エーザイ．https://medical.eisai.jp/products/warfarin/proper-use/WF_T_AUI.pdf より改変し引用）

2-3 PT-INR異常値発生時の対処方法

2-3-1 PT-INRの短縮時

　PT-INRにコントロール外の短縮の報告を受けた場合には，まず血液ポンプ内血栓や血栓飛散に伴う兆候があるかどうかを聴取する．具体的にはポンプ流量や消費電力の異常値があるかどうか，頭痛・嘔吐・麻痺等の神経症状や尿の色の変化を含めた体調の変化について聴取を行い，受診の必要性があれば直ちに受診を指示する．

　次に納豆の摂取，クロレラをはじめとしたサプリメント摂取の有無や大量の緑黄色野菜の摂取，PT-INRを短縮させる可能性のある薬剤の投与の有無，脱水の有無等，PT-INR短縮の原因を検索し，関連の高い因子があると判断すればその因子を除去したうえでワルファリン内服の調節を行う必要がある．

　VAD患者のPT-INRが各デバイスの投与目標値の0.6以上下回れば血栓塞栓の危険が高いと判断し，外来受診また入院下にPT-INR延長するまではヘパリン静注とするのが安全

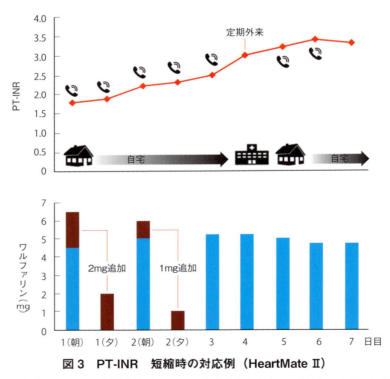

図3　PT-INR　短縮時の対応例（HeartMate II）

朝の報告でPT-INRの短縮を確認し，2mgの追加内服と夕方のコアグチェック再検を指示した．夕の報告後さらに2mgの追加内服の指示と翌朝5mgの内服及びコアグチェック再検を指示した．翌朝はPT-INRが2.2であったため，1mgの追加内服と夕方のコアグチェック再検を指示した．夕の報告後さらに1mgの追加内服と翌朝より5.25mgの内服を指示した．報告より4日目の定期外来受診日にはポンプ流量，消費電力，及びLDH（乳酸脱水素酵素）値等に異常を認めず，引き続き在宅での管理が可能と判断した．さらに翌朝にもPT-INRの報告を指示し，安定したことを確認した．

である．しかし，VAD 患者の PT-INR の短縮時の対応に関して，明確なエビデンスは存在しないため，現状では施設ごとに個々の患者の特徴を踏まえたうえで適切な対応処置をとることが望まれる．

　機種により差異はあれども現状の使用デバイスにおいては，PT-INR が目標値から 0.6 程度までの短縮で，前述した血栓塞栓の兆候がなければ，在宅にて頻回のコアグチェックを用いた測定を指示することで，調節が可能である．図3 にて PT-INR 短縮時の対応の 1 例について示した．このようにコアグチェックによる在宅管理では，必要であれば 1 日に複数回の測定も可能であるため，測定値によってはワルファリン投与量を大幅に追加する等，入院中と同様の感覚できめ細やかな調節が可能である．

2-3-2 PT-INR の過延長時

　PT-INR の過延長は頭蓋内出血，消化管出血をはじめとした重篤な出血性合併症の原因となり，速やかに是正することが望まれる．ワルファリンによる PT-INR の延長時の対応については米国心臓協会（American Heart Association：AHA）や米国胸部医学会（American College of Chest Physicians：ACCP）でガイドラインが提示されている[9], [10] (図4)．

　これらのガイドラインをまとめると，①出血性合併症の有無，重症度を判定する．②PT-INR が過延長した要因を検索する．③静注用乾燥濃縮人プロトロンビン複合体製剤（prothrombin complex concentrate：PCC），またはビタミン K の投与を判断する，ということになる．①は最重要であり，VAD 患者においても速やかに実施されなければならない．脳出血，消化管出血等の life threatening bleeding から minor bleeding まで幅広く検索し，その重症度について把握する．②においては食生活の変化や薬剤の使用に加え，体調の

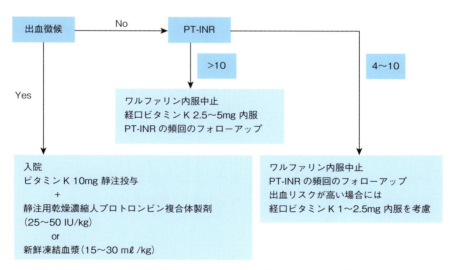

図4　ワルファリン内服患者の PT-INR が 4 を超えた場合の管理フローチャート

（Garcia DA, Crowther MA. Reversal of warfarin: case-based practice recommendations. Circulation 2012; 125: 2944-7 より引用）

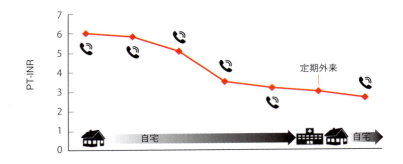

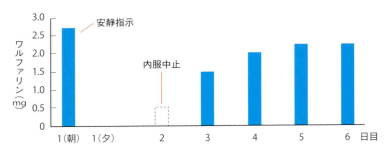

図5 PT-INR過延長時の対応例（HeartMate II）

朝の報告でPT-INRの過延長を確認し，電話で聴取した範囲では出血性合併症は認めなかった．絶対安静指示と共に夕方のコアグチェック再検を指示した．夕の報告後，さらに翌朝の再検を指示した．翌朝はPT-INRが5.1であったため，ワルファリン内服中断，安静を継続すること，及び翌朝の再検を指示した．翌朝はPT-INRが3.6であったため，1.5mg内服を指示した．報告より5日目の定期外来受診日には神経学的所見の異常や消化管出血の兆候，及びLDH値等に異常を認めず，引き続き在宅での管理が可能と判断した．さらに翌朝にもPT-INRの再検を指示し，安定したことを確認した．

変化も含めて聴取し，関連の高い因子があると判断すればその因子を除去したうえでワルファリン内服の調節を行う．

①と②に関してはVAD患者の在宅管理においてもこれに準じた対応を行うことで大きな問題はないと考えるが，③についてはVAD患者に対して適応する場合，拮抗薬使用によるPT-INRの調節のため，仮にPT-INRが短縮し過ぎた場合には直ちに血栓塞栓のリスクが上昇してしまうことを認識する必要がある．とくにビタミンK製剤は即効性が低いうえに持続性が高いため，投与の適応についてはより慎重に判断すべきであり，出血性合併症がなければ安静を強く指示したうえでワルファリンの減量または中止と頻回のコアグチェック再検にてPT-INRを目標値付近まで戻すほうが，安易に拮抗薬を用いるより安全性が高い[11]．図5にてPT-INR過延長時の対応の1例について示した．［岸本祐一郎］

2-4 出血性イベント発症時の対処方法

2-4-1 出血性合併症発症のリスク

　VAD装着後の重大な出血は，全体の約50%の患者に見られると報告されている[3),12)]．発症は術後30日以内が最も多い．およそ25%の患者で出血に対して外科的処置が必要になる．

　頭蓋内出血は，3〜11%の患者で認める[3),4),12)]．VAD患者に対して行われる，ワルファリンやアスピリン等による抗凝固療法は出血性合併症のリスクではあるが，抗凝固療法によるリスクのみならず，定常流式のVADを装着した患者は出血性素因，凝固不全素因をもっていることが知られている．後天性フォン・ヴィレブランド（von Willebrand）病や，長期にわたる定常流サポートによる血管の脆弱性等である．

2-4-2 VAD患者における後天性フォン・ヴィレブランド病

　後天性フォン・ヴィレブランド病はリンパ増殖性疾患や大動脈弁狭窄症に伴うことが古くから知られていたまれな疾患で，最近ではこれが定常流式VADを装着した患者の出血に重大な要因となることがわかってきた[13)]．

　フォン・ヴィレブランド因子（vWF）は血管内皮細胞によって発現され，血管障害部位における血小板凝集を助ける役割をもつ．さらに，血漿中で第Ⅷ因子の運搬作用をもち，蛋白分解から保護することにより，血流中の第Ⅷ因子の量を増やして血管障害部位での作用を助けている[14)]．定常流式VADのポンプ内の高いせん断応力（shear stress）と拍動性のない血流により，vWFの分子構造に変化が起こり，循環血漿中のvWFの多量体（multimer；マルチマー）が減ってしまうことによって後天性フォン・ヴィレブランド病が起こると考えられている．

　この現象は，定常流式VAD，とくに軸流ポンプをもったVADではほとんどの患者に起こると言われており，消化管出血や頭蓋内出血を引き起こす要因になっていることが報告されている[11),13)]．

　強力な抗凝固療法に加え，後天性フォン・ヴィレブランド病によりVAD患者は慢性的に血液凝固不全状態にある．外傷等によらない自然発生的な頭蓋内出血は3〜11%で起こることが報告されており[3),4),11),12)]，PT-INRが目標域にコントロールされていても起こり得ることが知られている[15)]．また，患者が移植を受けVADを離脱すると，高分子量のvWFが正常化し，出血性イベントも起こりにくくなることが報告されている[16)]．

　後天性フォン・ヴィレブランド病に対する急性期治療としては，現在のところ抗血小板薬の中止とPT-INRの調節しか有効な手段がない．第Ⅷ因子製剤やdesmopressin，組換型第Ⅶa因子等の投与は試みられているが，vWFの多量体の減少という根本原因の解決にはなっていない[17)]．また，vWF/第Ⅷ因子複合体の投与により，デバイス血栓症の発生が報告されている[17)]．

2-4-3 頭蓋内出血発症時の対応

VAD 患者における脳卒中の症状は様々である．激しい頭痛や意識障害，構音障害，手足の麻痺，嘔吐など突然明らかな症状で発症することもあれば，軽度の頭痛，持続する頭重感や倦怠感といった，非特異的な症状のことも多い．心不全患者では慢性的な頭痛を訴える患者も多く，また VAD のコントローラやバッテリのキャリーバッグによる肩こりから来る頭痛を訴える患者もおり，症状のみからではこれらとの鑑別は困難なことが多い．脳卒中が疑われた場合には直ちに基礎的な血液学的検査，とくに血液凝固能検査と共に頭部 CT 検査を行う．

CT 検査にて頭蓋内出血が診断された場合には，患者を入院させ，直ちに脳卒中専門医と共に治療方針を検討する．神経学的な症状が全くないかごく軽度で，CT 上の出血が小さいとき（1～2mm 未満の硬膜下出血やごく薄いクモ膜下出血等），かつ PT-INR が目標域内のときには，一般的には抗凝固のリバースは不要である[11]．患者の症状を注意深く観察し，変化がなければ 4～6 時間後に CT を再検査する．PT-INR が治療域を超えている

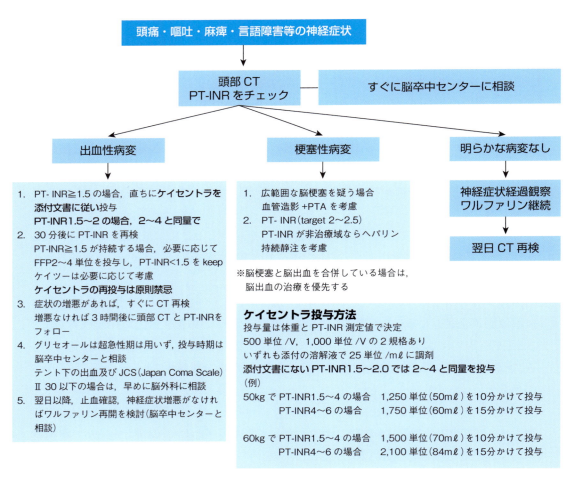

図6　大阪大学にて用いられているワルファリンリバースのプロトコール
（大阪大学 VAD チーム作成）（ver 3. 2017 年 12 月改定）

ときにはワルファリンの減量や，PT-INR によっては新鮮凍結血漿（fresh frozen plasma：FFP）の投与を検討し，PT-INR を目標域にする．

　CT 上，出血がそれよりも大きいときには，直ちに抗凝固をリバースする．この場合，一刻も早く PT-INR を 1.5 未満にする必要がある．図 6 に，大阪大学の VAD チームにて作成した，抗凝固療法リバースプロトコールの 1 例を示す．ワルファリンリバースの第 1 選択としては，即効性のある静注用 PCC を用いる．ビタミン K は，ワルファリンのリバースには有効であるが，即効性が低いうえに持続性が高く，ワルファリンの再開時に妨げとなることが多いため，投与には慎重を要する．さらに，患者に重篤な神経学的所見が出ており，CT 上大きな出血や水頭症を合併しているときには，速やかな抗凝固のリバースに加えて脳外科的処置を検討する．脳外科的処置開始時には，血小板製剤の投与も推奨される[11]．

2-4-4 VAD 患者における動静脈瘻

　定常流式 VAD を装着した患者の消化管出血は 18.9 〜 22.3％の患者に発生し[18]，これは拍動流式 VAD を装着した患者で 10％程度であったのと比較すると非常に高い発生率である．再出血率は 35％であり，1 患者あたり平均 1.5 ± 0.2 回の出血があると報告されている[19]．およそ 75％の患者で出血源が同定され，上部消化管であることが多い．また，ほとんどの症例で，血管異形成病変を認める．

　VAD 患者における消化管出血の発症頻度の高さは，脳出血と同様，ワルファリンとアスピリンの服用だけでは説明できない．同様にワルファリンとアスピリンを内服している機械弁置換後の患者で 2.60 〜 4.6/100 patient years であるのに対して VAD 患者では 65/100 patient years と，実に 20 倍近い発症率である[20]．しかも，消化管出血の多くは目標域内の PT-INR で起こっている．VAD 患者における消化管出血には，後天性フォン・ヴィレブランド病に加えて動静脈瘻（arteriovenous malformations：AVMs）が関わっていることが知られており，消化管出血を起こした VAD 患者の 61％にこの病変を認めたと報告されている[21]．

　HeartMate II 装着患者の観察研究で，拍動指数（pulsatility index：PI）の低さと AVMs からの出血リスクの間に有意な相関があることがわかっている[21]．定常流サポートにより生じる脈圧の低い状態により，交感神経の緊張が高まり，血管平滑筋の弛緩が起き，細小動静脈が拡張すると考えられている[22]．また動物実験では，定常流の血流では，平均血圧が保たれていたとしても細小血管では低還流になっており，局所的な低酸素状態が起こり，血管の拡張，血管異形成が起こることが証明されている[18]．

2-4-5 消化管出血発症時の対応

　VAD 患者における消化管出血の診断手順は，通常の患者の場合と大きな違いはないが，VAD 患者では様々な併存疾患の問題や，抗凝固療法の問題等があるため，入院させることが望ましい[23]．服用薬剤を再確認し，アスピリンや NSAIDs 等，消化性潰瘍の原因になり得る薬剤は中止する．

吐血や黒色便を認める患者では，入院後 24 時間以内の上部消化管内視鏡検査が推奨されている[23]．上部消化管からの出血がひどく，患者の血行動態も不安定なときには気道確保と誤嚥の予防に気管内挿管も検討する．PT-INR 1.3～2.7 での上部消化管内視鏡は，再出血のリスクや輸血・外科治療の必要性，死亡率等を上昇させることはない[24]．

患者の臨床症状が安定しており，血便を認める場合には，前処置をしたうえでの下部消化管内視鏡検査を行う．回盲部までの観察で出血源が同定されなければ，上部消化管内視鏡にて食道から十二指腸まで観察する．それでも出血源が同定されない場合には，カプセル内視鏡，ダブルバルーン小腸内視鏡，出血シンチグラフィー，血管造影等を検討する．活動性出血が起きているときには，腹部造影 CT が出血源の特定に有用な場合もある．

これらの検査手技はすべて，VAD 患者においても安全に，VAD の機能と干渉することなく施行可能である．出血源の検出率は，カプセル内視鏡 56％，ダブルバルーン小腸内視鏡 26％，上部消化管造影検査 6％と報告されている[25]．出血量が 0.1～0.5mℓ/分以上あるときには，出血シンチグラフィーが部位の同定に有用である．出血量が多いときには，診断から治療への移行を念頭に置いた血管造影，カテーテルインターベンションも有用である．

出血を繰り返す症例では抗凝固療法の調節が重要であるが，血栓塞栓症のリスクもあるため，通常は段階的な調節を行う．すなわち，まずはアスピリンの中止や，PT-INR1.5~1.8 程度を目標にしたワルファリン調節を検討する．それでも出血を繰り返す場合には，PT-INR を 1.0～1.5 まで下げる．さらにそれでも出血が止まらないときには，抗凝固をすべて中止するプロトコールを採用する施設もある[26]．出血を繰り返す症例に対する抗凝固療法の完全中止が，どれくらいの期間どの程度安全に行い得るかに関する大規模なデータは存在しない．

AVMs に対する治療としては，オクトレオチド（octreotid；ソマトスタチン模倣オクタペプチド，商品名サンドシタチン）やサリドマイド（thalidomide）が有用であると言われており，近年ケースレポートや小規模な研究報告が散見される[27]．これらの薬剤の安全性・有効性に関する治験はまだ行われていないが，VAD 患者の消化管出血治療薬として，今後期待される．

［斎藤俊輔］

文献

1) 日本循環器学会/日本心臓血管外科学会合同ガイドライン（2011-2012 年度合同研究班報告）．重症心不全に対する植込型補助人工心臓治療ガイドライン．http://www.j-circ.or.jp/guideline/pdf/JCS2013_kyo_h.pdf Accessed 4 Jan 2019
2) Heneghan C, Alonso-Coello P, Garcia-Alamino JM, et al. Self-monitoring of oral anticoagulation: a systematic review and meta-analysis. Lancet 2006; 367: 404-11.
3) Pagani FD, Miller LW, Russell SD, et al. Extended mechanical circulatory support with a continuous-flow rotary left ventricular assist device. J Am Coll Cardiol 2009; 54: 312-21.
4) Slaughter MS, Rogers JG, Milano CA, et al. Advanced heart failure treated with continuous-flow left ventricular assist device. N Engl J Med 2009; 361: 2241-51.
5) Crow S, John R, Boyle A, et al. Gastrointestinal bleeding rates in recipients of nonpulsatile and pulsatile left ventricular assist devices. J Thorac Cardiovasc Surg 2009; 137: 208-15.
6) Dionizovik-Dimanovski M, Levin AP, Fried J, et al. Correlation between home INR and core

laboratory INR in patients supported with continuous-flow left ventricular assist devices. ASAIO J 2015; 61: 386-90.
7) Bishop MA, Streiff MB, Ensor CR, et al. Pharmacist-managed international normalized ratio patient self-testing is associated with increased time in therapeutic range in patients with left ventricular assist devices at an academic medical center. ASAIO J 2014; 60: 193-8.
8) 青崎正彦，岩出和徳，越前宏俊，監. Warfarin 適正使用情報第3版. エーザイ. https://medical.eisai.jp/products/warfarin/proper-use/WF_T_AUI.pdf Accessed 3 May 2018
9) Garcia DA, Crowther MA. Reversal of warfarin: case-based practice recommendations. Circulation 2012; 125: 2944-7.
10) Kearon C, Akl EA, Comerota AJ, et al. Antithrombotic therapy for VTE disease: Antithrombotic therapy and prevention of Thrombosis, 9th ed: American College of Chest Physicians evidence-based clinical practice guidelines. Chest 2012; 142: 1698-704.
11) Ramey WL, Basken RL, Walter CM, et al. Intracranial hemorrhage in patients with durable mechanical circulatory support device: institutional review and proposed treatment algorithm. World Neurosurg 2017; 108: 826-35.
12) Miller LW, Pagani FD, Russell SD, et al. Use of a continuous-flow device in patients awaiting heart transplantation. N Engl J Med 2007; 357: 885-96.
13) Suarez J, Patel CB, Felker GM, et al. Mechanisms of bleeding and approach to patients with axial-flow left ventricular assist devices. Circ Heart Fail 2011; 4: 779-84.
14) John R, Boyle A, Pagani F, et al. Physiologic and pathologic changes in patients with continuous-flow ventricular assist devices. J Cardiovasc Transl Res 2009; 2: 154-8.
15) Boyle AJ, Russell SD, Teuteberg JJ, et al. Low thromboembolism and pump thrombosis with the HeartMate II left ventricular assist device: analysis of outpatient anti-coagulation. J Heart Lung Transplant 2009; 28: 881-7.
16) Uriel N, Pak SW, Jorde UP, et al. Acquired von Willebrand syndrome after continuous-flow mechanical device support contributes to a high prevalence of bleeding during long-term support and at the time of transplantation. J Am Coll Cardiol 2010; 56: 1207-13.
17) Cushing M, Kawaguchi K, Friedman KD, et al. Factor VIII/von Willebrand factor concentrate therapy for ventricular assist device-associated acquired von Willebrand disease. Transfusion 2012; 52: 1535-41.
18) Aggarwal A, Pant R, Kumar S, et al. Incidence and management of gastrointestinal bleeding with continuous flow assist devices. Ann Thorac Surg 2012; 93: 1534-40.
19) Crow S, John R, Boyle A, et al. Gastrointestinal bleeding rates in recipients of nonpulsatile and pulsatile left ventricular assist devices. J Thorac Cardiovasc Surg 2009; 137: 208-15.
20) Demirozu ZT, Radovancevic R, Hochman LF, et al. Arteriovenous malformation and gastrointestinal bleeding in patients with the HeartMate II left ventricular assist device. J Heart Lung Transplant 2011; 30: 849-53.
21) Wever-Pinzon O, Selzman CH, Drakos SG, et al. Pulsatility and the risk of nonsurgical bleeding in patients supported with the continuous-flow left ventricular assist device HeartMate II. Circ Heart Fail 2013; 6: 517-26.
22) Cappell MS, Lebwohl O. Cessation of recurrent bleeding from gastrointestinal angiodysplasias after aortic valve replacement. Ann Intern Med 1986; 105: 54-7.
23) Hwang JH, Fisher DA, Ben-Menachem T, et al. The role of endoscopy in the management of acute non-variceal upper GI bleeding. Gastrointest Endosc 2012; 75: 1132-8.

24) Wolf AT, Wasan SK, Saltzman JR. Impact of anticoagulation on rebleeding following endoscopic therapy for nonvariceal upper gastrointestinal hemorrhage. Am J Gastroenterol 2007; 102: 290-6.
25) Schulmann K, Hollerbach S, Kraus K, et al. Feasibility and diagnostic utility of video capsule endoscopy for the detection of small bowel polyps in patients with hereditary polyposis syndromes. Am J Gastroenterol 2005; 100: 27-37.
26) Zayat R, Khattab MA, Grottke O, et al. Survival of HeartMate II patients despite cessation of anticoagulation–outcomes and hemostatic analysis. Circ J 2018; 82: 1309-18.
27) Juricek C, Imamura T, Nguyen A, et al. Long-acting octreotide reduces the recurrence of gastrointestinal bleeding in patients with a continuous-flow left ventricular assist device. J Card Fail 2018; 24: 249-54.

3 全身状態のモニタリング

3-1 電話や電子メールによる状態の確認

　在宅VAD管理においては，患者の状態変化を早期に見出し，遅滞なく対応することが重要である．患者が自宅でどのように過ごしているのか，不安に思っていることはないのか，どのような症状が出現しているのかを医療者が確認するには，電話や電子メールを利用して問い合わせすることが簡便であり，現実的であると考える．

　患者は時に，自覚症状を様々に捉え，様々な表現で報告することがある．医療者は患者が何を伝えようとしているのかを的確に把握し，外来を受診させるべきか，そのまま経過をみるべきかを判断することが重要である．また，身体症状があったとしても我慢していることも珍しくない．患者や家族等の介護者のほうから報告があれば，すぐに外来受診や植込型補助人工心臓実施・管理施設への緊急入院等の対応が可能であるが，医療者から積極的に電話や電子メールでの連絡をとることによって，はじめて患者が重篤な状態になっていることに気づく場合もある．そのような経験をもとに，医療者が患者管理業務の一環として，電話や電子メールによる「問診」を実施することで，異常の早期発見と早期対応に努めることが肝要と考える．

　これらの連絡体制を構築するために，退院前に自己管理の指導を徹底して行う．病院への連絡のタイミングに関しては，患者，介護者（とくにキーパーソン）に体調管理カードを渡し，記載方法を指導している．この体調管理カードを常に参照することによって，症状出現時に病院へ連絡すべき状態なのかどうか，患者や介護者は容易に判断できる（**表1**）．さらに，このカードには緊急時の連絡先も必ず明記しておく．患者指導時の留意点としては，連絡先の電話番号の確認や，症状がどのように変化したら報告するのかを具体的に指導するとよい．とくに，食欲不振，下肢浮腫，体重増加等の右心不全症状の徴候を認める場合は，すぐ病院へ電話連絡するように指導するべきである．

　次に，外来受診後に連動する在宅管理上の留意点について述べる．外来受診時には検査結果や身体症状に応じて，内服薬を微調整する場合が多い．とくに降圧薬や利尿薬の変更を行った場合は，血圧，体重，そして尿量等を報告するように指導している．その際，病院への報告が毎日なのか，週1〜2回程度でよいのか，必ず説明する必要がある．医療者はそれらの客観的指標についての報告を受け，身体症状が改善しているのかどうか判断する．しかし，情報が不足している場合は，電話にて追加情報を収集し，問題が解決に

203

表1　体調管理カード

良　好	注　意	危　険
体重増加なし	体重2kg増加または減少	体重が5kg増加または減少
足や顔にむくみがない	手足や顔がむくんできた（指で押すとわずかにへこむ）	むくみが強い（指で押すと明らかにへこむ）
血圧安定80〜120mmHg	血圧が80mmHg未満または120mmHg以上が続く	血圧が60mmHg未満または130mmHg以上が続く
脈拍安定	脈拍がいつもより速い（または遅い）状態が続く	脈拍120以上，40以下が続く
熱なし	微熱	38℃以上の熱
創部の状態に問題がない	創部に変化がある（痛い，かゆみがある）	創部より水が出る，出血する，腫れている
しびれや吐き気等がない		しびれ，吐き気，しゃべりにくい，頭が痛い
コアグチェックの値が目標範囲内2〜2.5	コアグチェックの値が2未満または3以上	コアグチェックの値が1.5未満または4以上
機器がアラームなく作動している	アラームが鳴ったが，すぐに解消し続かない	アラーム発生が頻回または鳴り続ける
食欲がある	食欲がなく黒い便が出る	血便が出る
		水っぽい痰が増えた，少し動いても息切れがする
		常にだるい
尿の色が黄色		尿の色が赤いワイン色

連絡先	電話番号
○○病院	
かかりつけ医	
管轄消防署	
訪問看護ステーション	

緑色ゾーンであれば問題ありません

黄色ゾーンにあるときは，食事や運動を注意する等，体調管理に無理がないか見直してください

赤色ゾーンになったら，連絡してください．とくに具合の悪い場合は至急連絡先の病院に行ってください

向かっているのかどうかアセスメントすべきである．

　在宅における抗凝固療法として，コアグチェックを用いてPT-INRを測定し，病院へ報告するよう指導している．その際，測定値が異常に低い場合，あるいは異常に高い場合は，日常生活や身体症状に変化が見られるのかどうか，例えば，食事摂取量，便通，体重等の変化について問い合わせることも必要である．

　再入院を回避し，可能な限り在宅で生活ができることを企図し，訪問看護師を積極的に導入することを考慮してもよい．訪問看護師の具体的な役割としては，右心不全症状やドライブライン皮膚貫通部の状態の観察を重点的に依頼することが有用である．地域によっては24時間対応の訪問看護ステーションも利用でき，夜間に自覚症状が悪化した場合でも対応が可能である．訪問看護師より病院の医療者へ，対象患者の身体症状や緊急対応の必要性に関して，電話による相談が可能となる．その体制を築くことで，患者が重症化する前に医療者による早期対応がなされることとなる．

　以下に，これまでの経験をもとにした患者や介護者からの問い合わせとその対応に関して

具体的に述べる.

（1）PT-INR の報告例

患者：「今日の INR は 4.0 でした．体調は変わりないです」，「INR1.5 でした．急激に値が下がりましたが，大丈夫でしょうか」

医療者：PT-INR が高値になる原因としては，感染，食事摂取量の変化，便通コントロール等が考えられる．このような場合はドライブライン皮膚貫通部の状態，発熱の有無，食事摂取量が少なくなっていないか，便通の状況はどうなのかを問い合わせするとよい．

（2）体重増加

患者：「体重が先週より 2kg 増えました」，「トイレの回数が減りました」，「足が浮腫んできました」

医療者：体重増加の原因として尿量の減少，食事摂取量や飲水量の変化，右心不全徴候等を考慮する．重症化の兆しでもあるので，体重増減に関する報告に関しては，詳しい情報を収集しアセスメントすることが必要である．したがって，バイタルサイン全般，尿量は減っていないか，水分摂取量は変化ないか，下肢浮腫や消化器症状はないか，倦怠感を自覚していないか，血液ポンプのパラメータに変化がないか等を問い合わせるとよい．

（3）体動時の息切れ

患者：「階段を上ると息が切れます．前はそんなことを感じませんでした」，「歩くペースが以前より遅くなりました」，「疲れやすくなりました」，「急に息ができなくなりました」

医療者：体動時の息切れの要因は，左心不全や右心不全，貧血，体重増加，頻脈等が要因として考慮される．このような場合は，ポンプのパラメータの変化，体重や尿量の変化，血尿や血便の有無，バイタルサイン全般，倦怠感を自覚していないか等を問い合わせるとよい．左心不全を疑った場合には，新規の大動脈弁閉鎖不全症（aortic insufficiency：AI）の進行や血液ポンプ内血栓等を疑い，胸部X線検査や心エコー図検査を考慮する必要もある．

以上述べたように，電話や電子メールを有効に活用し，患者の状態を適時確認することは，在宅 VAD 管理において非常に重要なことである．再入院を回避し，できるだけ自宅で過ごせる時間が持てるよう，医療者は日々対応すべきである． ［秋場美紀］

3-2 ドライブライン皮膚貫通部の画像診断

3-2-1 在宅におけるドライブライン皮膚貫通部の管理方法

在宅 VAD 管理において，ドライブライン皮膚貫通部の管理は重要である．ドライブライン皮膚貫通部感染（driveline infections：DLI）は再入院の理由として最も多いものの 1 つである．DLI を合併しないために，各施設で対策を立てる必要がある．

ドライブライン皮膚貫通部の保護は，基本的にガーゼまたはシールドタイプ被覆材のどちらかを選択している．ガーゼ被覆の場合は，毎日ドライブライン皮膚貫通部の消毒を行う．一方で，シールドタイプ被覆材の場合は，原則週2回の消毒実施と被覆材の交換を行っている．なお，ドライブライン皮膚貫通部の観察は毎日行うよう，患者，介護者へ指導することを忘れてはならない．

　在宅管理中の患者は創処置のたびに写真を撮り，医療者へ送る．医療者は送られてきた写真を確認し，正常か異常かを判断する．感染徴候，出血の異常を認めた場合，まず患者あるいは介護者に電話連絡を行い，他に疼痛や発熱等の症状を伴っていないかどうかを必ず確認する．疼痛を伴う発赤や血性の滲出液の排出，不良肉芽の形成を認める場合は，入院して治療を行う必要があるため，患者，介護者へその旨を説明し，来院してもらう．

　現在，臨床使用されている機種は，5機種である．うち3機種についてドライ管理とされている状態のドライブライン皮膚貫通部の例を**図1**に示す．

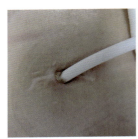
HeartMate Ⅱ

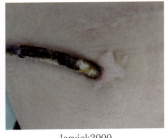
Jarvick2000

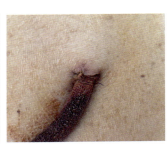
EVAHEART 2

図1　ドライ管理とされているドライブライン皮膚貫通部の例

3-2-2　実際の画像診断と対処方法
　ドライブライン皮膚貫通部写真の例を基に具体的な対処方法を述べる．

（1）発赤（図2）
　ドライブライン皮膚貫通部周囲に感染を起こしたり，物理的刺激や化学的刺激を受ける等の影響で発赤を来すことがある．物理的刺激や化学的刺激等が要因であれば，一時的な変化と考え，経過をみる．

　物理的刺激はシールドタイプ被覆材や固定の絆創膏を剥がす際に勢いよく剥がしてしまうことが要因と考えられる．そのような場合は，物理的刺激が少なくなるよう，剥がし方を再指導する必要がある．化学的刺激としては，消毒液が考えられる．一般的に，消毒液はポビドンヨードあるいはクロルヘキシジンが用いられる．時に，かゆみを訴えることもあるため，消毒液の変更を考慮する．

　発赤に加え，疼痛や熱感を伴っている場合は，安静療法や抗菌薬点滴等の治療を考慮する必要があるため，植込型補助人工心臓実施・管理施設を受診するよう指示する．

（2）滲出液（図3）
　ドライブライン皮膚貫通部から滲出液（血液や膿等）を認める場合は，体内でドライブラインと脂肪組織が剥離したことが要因と考えられる．ドライブライン皮膚貫通部を消毒した後

に，もう一度写真を送ってもらい，入院の必要性や受診の緊急性を判断する．
　対処方法としては，シールドタイプ被覆材を使用している場合は，ガーゼ被覆に処置を変更する．またドライブライン皮膚貫通部から滲出液が多い場合は，Yガーゼを追加するとドライ管理に移行できる可能性がある．処置方法が大幅に変更を要する場合は，一定期間入院し，消毒方法を患者，介護者が習得することが必要になってくる．

(3) 不良肉芽（図4）

　ドライブライン皮膚貫通部に感染を合併すると，不良肉芽を形成しやすい状態となる．不良肉芽は複数形成されることがあり，時には痛みを伴い，易出血状態となりやすい．経時的に不良肉芽が増大する，あるいは出血が増加する時は，入院加療を考慮すべきである．
　医療者は不良肉芽ができた要因をアセスメントし，日常生活や消毒方法に関して再指導を行う．また，不良肉芽が形成された症例では，それまでのドライブラインの固定が適切でないことが多い．医療者はドライブラインの固定の位置が適切であるかどうかを確認する必要がある．また，消毒回数を増やすことや生理食塩水でドライブライン皮膚貫通部を洗浄する等の対策を検討する．

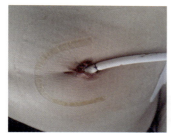 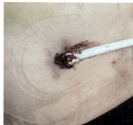 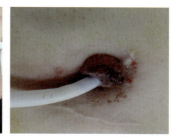

図2　発赤　　　　　図3　滲出液　　　　　図4　不良肉芽

(4) 腫脹（図5）

　皮下組織に感染を合併すると，広範囲な発赤と腫脹を伴うことがある．図のように急激に悪化することがある．このような画像が送られてきた場合は，すぐに入院し加療する必要がある．患者，介護者に入院の必要性を説明すると共に，他の医療者に情報提供を行う．

(5) その他：ドライブライン皮膚貫通部周囲の皮膚トラブル（図6）

　ドライブライン皮膚貫通部周囲の皮膚の観察も重要である．シールドタイプ被覆材やドライ

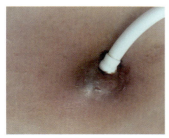 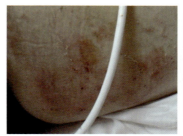 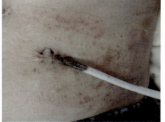

図5　腫脹　　　　　　　図6　ドライブライン皮膚貫通部周囲の皮膚トラブル

ブライン固定器具，ガーゼを保持するための絆創膏等の影響が考えられる．そのほかにも，食事内容や摂取量，皮膚の清潔，アレルギー性皮膚疾患の合併等も要因にあげられる．とくにアレルギー性皮膚疾患を合併している症例では，皮膚に合った絆創膏の選定に注意を要する．例えば，皮膚の乾燥を防ぐために，保湿クリームを塗布すると，皮膚トラブルの予防となり得る．

　図のようにすでに皮膚トラブルを起こしてしまった場合，処置の変更が必要となる．原因となるものの使用を中止して改善するのか，代用のものを使用する必要があるのかを見極めることが重要である．

　患者の皮膚の状態やQOL等を考慮しながら，できるだけ患者，介護者への負担が少なくなるように，衛生材料の選択や消毒方法等を十分に検討し，ドライブライン皮膚貫通部の管理を行うことが重要である．異常を早期発見するには，患者，介護者から送られてくる写真が重要な情報になると言える．［秋場美紀］

3-3　インターネットを用いた患者状態，機器駆動状態の確認

　植込型VAD患者の在宅療養中は，患者からの連絡がなければ患者や機器の状態把握をすることは困難である．VADの機種によっては在宅療養中のすべてのアラーム履歴や，トレンドを参照することができないものもある．また，多人数の患者を管理している場合には在宅療養中のすべての情報を外来診療日当日に参照することで診療時間の延長，患者の待ち時間が長時間化することが懸念される．

　以上のような観点から，外来診療日と外来診療日の間に定期的に患者やVAD駆動の状況把握を行う方法として，当院（東京大学医学部附属病院）においてME主体で行っているインターネットを利用した取組みを紹介する．

3-3-1　テレビ電話（Skype）
（1）概要

　インターネットを利用した無料通信サービスであるSkypeを使用し，毎週決まった時間に1回10～15分程度，MEと患者間でテレビ電話を行っている（図7）．

（2）聞き取りする項目

　当院においては，外来診療中の患者に在宅検査用機器（心電計・血圧計・SpO_2計）を貸し出している．Skype施行時は，これらの機器を用いて自己測定したバイタルサインに異常がないか，体調やドライブライン皮膚貫通部に変化がないか確認を行っている他，VADの駆動状況やアラームの有無，VADのセルフテストの実施確認（HeartMate IIの場合），食事や活動量等の生活の様子や困っていることがないか等他項目について聞き取りを

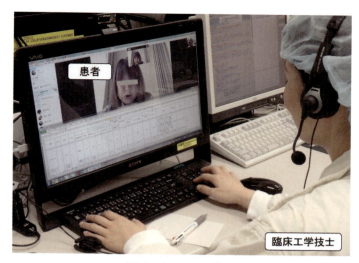

図7 Skypeの様子

行っている．

　当院における記録用紙を示す（図8）．患者の顔を見て話すことで，電話やメールではわからない表情や顔色等の様子もうかがうことができる．

　聞き取りした内容は，院内共有のデータベースに保存しており，VADチームの関係者ならば誰でも参照できるようにしている．

（3）実施状況と活用

　Skypeを実施するにあたっては，インターネットの環境が必要であり，最低限の設定を行えること，毎週決まった時間に通信ができる生活スタイルであることが条件である．また，時間的な制約もあるため管理人数が多い当院では全体の数〜10％程度の患者に対しての限定的な取組みである．

　何気ない会話の中で，患者が日頃から気になっている些細な疑問等を聞くのによい機会となっており，相談しやすい環境作り・患者との信頼関係の構築につながっていると思われる．実際にドライブライン皮膚貫通部の悪化や体調不良をきっかけに早めの外来受診の方針を決定したり，ワルファリンの内服量の誤りに気づきコアグチェック開始の対応等を行った例がある．

3-3-2 電子メールを使用したシステム
（1）概要

　あらかじめ患者に植込型VADの機種ごとにメール送信用の様式を提供しておき，在宅療養中の患者がその様式に則って数値やコメントを記入し1日1回送信を行う．送信された内容はMicrosoft Visual Basicを使用して構築したシステムを用いてExcelでデータシート化し，院内共有のデータベースで随時確認ができるようにしている．システムの概略図を示す（図9）．メール受信からデータベースへの移行は1通あたり10秒程度で行うことができる（図10）．

| 日時 (2016年) | 体調, ドライブライン皮膚貫通部の状態 |||||| VAD 駆動状況 |||||||||| 薬 | その他 | 担当者 |
| | ECG | 血圧 | SpO₂ | 皮膚貫通部 | 顔色 | パラメータ |||| 外装点検, 使用状況 |||| アラームの有無 | セルフチェックの状況 | ワルファリン | | |
						回転数 (rpm)	PI	Power (W)	Flow (ℓ/min)	コントローラ等に破損や汚れ	バッテリ	予備コントローラ					
5月24日	心室性期外収縮(PVC)は多め,動悸は感じるが長くは続かない	96/76	99	問題なし	○	8,400	6.1	4.9	---	○	○	○	無	○	3	体重 61.5kg, 目標 6,000 歩歩いている. 水は1日 1,000mℓ ぐらい飲んでいる. 仕事は在宅で行っている. 心室頻拍 (VT) が30分以上続くようなら近くの病院(日立総合病院, 車で30分程度)に受診することになっている. ここ1週間ぐらい体をひねるような操作をすると背中の痛みがある. 次週の外来時に先生に相談するとのこと	高橋
6月7日	○	97/65	99	問題なし	○	8,400	5.5	4.9	---	○	○	○	無	○	2.75	夕飯後にVTになることが多い. 今週末外来予定. 1日 6,000 歩目標で歩いている. VT以外は問題なし. 背中の痛みはなくなった	高橋
6月14日	○	90/73	99	問題なし	○	8,400	6	4.9	---	○	○	○	無	○	2.5	アンカロンが効いている. 不整脈を感じることが減った. 1日 6,000 歩歩いている. 体重 61.9kg 水 1,000mℓ になるように飲水している. 最近流量が +++ になることはなくなった. 仕事は在宅勤務で行っている	高橋
6月21日	○	88/74	99	問題なし	○	8,400	5.9	4.9	---	○	○	○	無	○	2.5	順調. 不整脈も落ち着いている. 1日 6,000 歩は変わらず. しかし体重が減らないのが悩み. 外食が増えているのをやや気にしている. 3〜4日に1回は外出するようにしている. 来週外来のため skype スキップ	朝倉
7月5日	○	91/76	99	問題なし	○	8,400	5.4	4.9	---	○	○	○	無	○	2.5	PVC3〜5連の不整脈あり, しばらくすると戻る. 1,000〜1,200mℓ を目標に水を飲んでいる. 食事等いろいろ気を付けている	高橋
7月12日	○	95/79	99	問題なし	○	8,400	5.5	4.9	---	○	○	○	無	○	2.5	アミオダロンを開始して不整脈は落ち着いている. 先々週 PVC が多くてつらかったが, 先週減っていたのは食事の影響もあるような気がする(塩分・刺激物を摂ってしまっていた). その辺に気を使って体重は少し減らせている. 活動量は変わらず 6,000 歩くらい	朝倉

= 体調, ドライブライン皮膚貫通部の状態　　= VAD 駆動状況　　= 生活の様子等

図 8　Skype 記録用紙

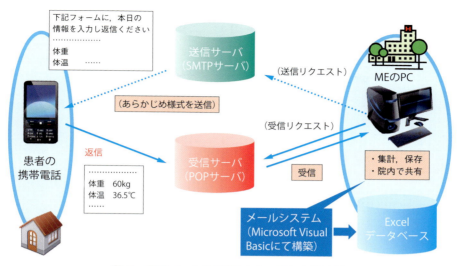

図9　電子メールを使用したシステムの概略図

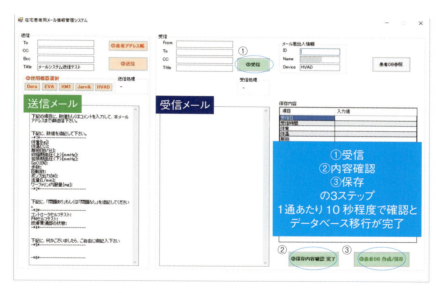

図10　電子メールを使用したシステム画面

（2）受信する項目

送信項目はバイタルサイン（体重，体温，血圧，脈拍，SpO_2），VADの駆動状況（駆動設定，回転数，消費電力等の各パラメータ），活動量（歩数），ドライブライン皮膚貫通部の状況，VADのセルフテスト実施の有無，ワルファリン内服量である．当院で患者ごとに作成しているExcelデータシートを示す（**図11**）．

（3）システムの実施状況と活用

電子メールを使用したシステムは，携帯電話またはパソコンのメールアドレスを持っていれば誰でも実施可能な取組みであり，ほとんどすべての患者を網羅することが可能である．その反面，患者によっては毎日送信することが継続できず当院での実施率は外来診療中の

受信日(2016年)	受信時間	体重	体温	脈拍	収縮期血圧	拡張期血圧	SpO₂	歩数	回転数の設定	消費電力	ワルファリン内服量	ドライブライン皮膚貫通部の状態	備考
6月18日													
6月19日		42.8	36.4	78	95	77	99	800	2	3~4	3	出血しみだし少し	
6月20日		42.8	36.1	72	101	84	99	1,100	2	3~4	3	出血しみだし少し	
6月21日		42.6	36.4	75	86	67	99	1,600	2	3~4	3.25	出血しみだし少し	シャワーバッグ破損
6月22日		42.6	36.4	76	88	78	99	800	2	3~4	3.25	出血しみだし少し	
6月23日		41.8	36.4	82	87	69	99	0	2	3~4	3.25	出血しみだし少し	
6月24日		42	36.4	76	93	68	99	800	2	3~4	3.25	出血しみだし少し	
6月25日		42.2	36.5	65	95	82	99	1,000	2	3~4	3.25	出血しみだし少し	
6月26日		41.8	36.1	89	112	100	99	900	2	3~4	3.25	出血しみだし少し	
6月27日		42.4	36.1	83	117	73	98	800	2	3~4	3.25	出血しみだし少し．ぷくっとなっている	
6月28日		42.4	36.5	81	77	54	98	0	2	3~4	3.25	出血しみだし少しふえた	
6月29日		42.4	36.3	77	85	71	99	800	2	3~4	3.25	出血しみだし少しふえた	
6月30日		42	36.1	75	92	80	98	900	2	3~4	3.25	出血しみだし少しふえた	
7月1日		41.8	36.4	73	88	73	99	800	2	3~4	3.25	出血しみだし少しふえた	
7月2日		42.2	36.1	78	79	69	99	800	2	3~4	3.25	出血しみだし少しふえた	
7月3日		42.2	36.2	70	108	91	99	1,000	2	3~4	3.25	出血しみだし少しふえた	
7月4日	17:37:45	42.6	36.2	72	99	71	99	800	2	3~4	3.25	出血しみだし少し	
7月5日	17:23:13	42.4	36.5	84	86	56	99	1,400	2	3~4	3.25	出血しみだし少し	
7月6日	9:53:41	42.4	36.6	68	109	87	99	800	2	3~4	3.25	しみだし少し	
7月7日	16:47:57	42.6	36.6	81	84	65	99	800	2	3~4	3.25	しみだし少し	
7月8日	11:31:10	42.6	36.3	75	111	77	99	800	2	3~4	3	出血しみだし少しふえた	
7月9日	14:17:16	43	36.1	72	104	90	99	0	2	3~4	3	出血しみだし少しふえた	
7月10日	16:56:16	42.6	36.2	74	107	84	99	300	2	3~4	3	しみだし少し	
7月11日	15:03:04	42.4	36.1	70	108	97	99	1,300	2	3~4	3	出血しみだし少し	
7月12日	18:33:03	42.6	36.4	70	92	59	99	1,000	2	3~4	3	出血しみだし少しふえた	
7月13日	15:04:29	42	36.3	63	98	82	99	800	2	3~4	3	出血しみだし少しふえた	
7月14日	17:19:55	42.6	36.7	82	90	77	99	800	2	3~4	3	出血しみだし少しふえた	
7月15日	11:53:16	42.4	36.1	74	107	69	99	0	2	3~4	3	出血しみだし．少しふえた	
7月16日	16:33:33	42.8	36.5	76	84	66	99	0	2	3~4	3	出血しみだし	
7月17日	16:09:24	43	36.6	76	101	61	99	900	2	3~4	3	出血しみだし	
7月18日	16:07:56	42.6	36.6	78	102	87	99	800	2	3~4	3	出血しみだし少しふえた	
7月20日	17:35:48	42.4	36.7	69	91	68	99	500	2	3~4	3	出血しみだし	
7月22日	6:00:03	42.6	36.9	89	92	75	99	800	2	3~4	3	出血しみだし	
7月22日	18:59:14	42.6	36.3	72	97	77	98	800	2	3~4	3	出血しみだし	
7月23日	15:14:14	42.4	36.9	77	86	74	99	0	2	3~4	3	しみだし	
7月24日	14:37:26	42.6	36.3	69	86	74	99	1,000	2	3~4	3	しみだし	
7月26日	5:32:57	42.4	36.3	73	122	91	98	1,000	2	3~4	3	しみだし	
7月26日	17:19:13	42.8	36.2	80	94	82	99	800	2	3~4	3	出血しみだし	
7月27日	11:35:46	42.6	36.8	77	97	85	99	1,000	2	3~4	3	出血しみだし	

図11 電子メールを使用したシステムのデータベース

VAD 患者の 63.9％（55 ／ 86）である．

　当院では，電子メール報告による急激な体重増加（右心不全が強い患者であった）に気づき詳しい症状を聴取して緊急入院となった例や，ドライブラインケーブルの被覆の損傷に関しての報告をいち早く得られた例を経験した．後者では翌日外来受診してもらったところ内部のシールドが露出しているのが確認でき，導線の損傷を防ぐため，シリコンテープでの保護が必要であった．また，消耗品の破損や周辺物品の軽微なトラブルに関してもリアルタイムに近い報告がされることが多く，外来までにあらかじめ準備をしておくことが可能となるのは利点といえる．

　毎日の電子メール送信は一部の患者は手間に感じるようだが，その一方で前述の Skype と同様に VAD のアラームやドライブライン皮膚貫通部の変化等些細なことでも相談しやすい環境を構築することにつながっている．

3-3-3　各取組みに関する留意事項

　以上のように，Skype や電子メールを使用したシステムを用いることで，外来受診日まで見過ごされる可能性のあった緊急事態を発見する機会を設けることができており，上手に活用すれば在宅療養管理の安全性の向上の一助となると考えられる．

　しかし，どちらのシステムも ME だけですべての相談に対応することはもちろん不可能であるので，医師や看護師，レシピエント移植コーディネータ等他職種との連携が重要であることは言うまでもない．

　また，電子メールのサーバに関してはセキュリティが確保されたものを利用することが望ましいといえる．　［朝倉陽香］

4 植込みデバイスのモニタリング

4-1 ポンプパラメータ（回転数や消費電力等）に関するモニタリング

　補助人工心臓（VAD）は，遠心ポンプや軸流ポンプの性能向上，コンパクトな形状により植込みが可能となった．従来の体外設置型VADに比べ，駆動状況や血栓形成を直接観察することはできない．血液ポンプの状態や流量，動作異常はコントローラや外部モニタを介して情報を得なければならない．装置ごとにモニタや表示画面は異なるが，変化の仕方は同一であるため，VADの回転数や消費電力をどう評価するのか解説する．

4-1-1 回転数と消費電力の関係

　VADは電気エネルギー（電力）により，血液ポンプ内のインペラやローターを回転させることで，機械エネルギー（動力）を生み出す装置である．電力は電圧（electromotive force; E）と電流（intensity of electric current; I）の積で，EはIと抵抗（resistance; R）の積で求められる．計算式は，消費電力 W＝I×E，電圧 E＝I×Rで求める．単位は電力がワット（W），電圧がボルト（V），電流がアンペア（A），抵抗がオーム（Ω）で表記される．

　VADの駆動においてもこの基本的関係は同一である．消費電力はW，消費電流はAとして表記されている．上記の計算式を考慮しながら消費電力を考えると理解しやすい．消費電力 W＝I^2×R もしくは W＝E^2/R となる．

　VADは，直流で駆動するため，電圧は基本的に常に一定となる（バッテリ消耗がある場合は変動する）．そのため，消費電力に影響を与える因子は，電流と抵抗となる．消費電力は電流と比例し，抵抗と反比例する．VADの電流は回転数や血管抵抗に伴い変動し，抵抗は血管抵抗や心拍数，血液の粘性，心機能等の影響を受ける．**表1**に消費電力上昇の臨床症状とその理由をまとめた．

　VADの流量表示は消費電力と回転数から予測ポンプ流量を算出している．**図1**にDuraHeartの流量予測特性を示す．回転数ごとにポンプ流量特性が規定されているため，モータ電流（消費電力を反映）が変動するごとに流量予測値を表示する．メーカーごとにポンプ特性は異なるが，回転数に変動がなければ，消費電力の変動が流量と一致することが理解できる．

表1 消費電力と各パラメータの関係

臨床症状	消費電力上昇の理由
血圧の低下	流量増加に伴う電流増加 血管抵抗の減少に伴い電力は低下するように見えるが，抵抗の低下に伴い電流が2乗の増加をするため，電力は増加する
心拍数の増加	前負荷の増加に伴う流量増加
ヘモグロビン低下 膠質浸透圧の低下	粘性の低下に伴い抵抗値が低下するため，流量の増加と電流値が増加する
心機能の上昇	前負荷の増加に伴う流量増加

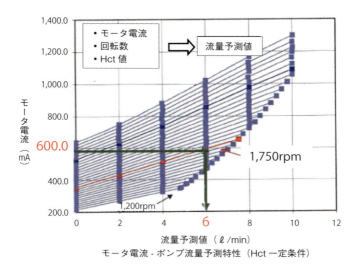

図1 DuraHeartにおける流量予測特性

(テルモより提供)

4-1-2 実臨床でのモニタリング

　回転数の変更は，心機能や心エコー図所見等に基づくが，基本的に大きく変更することはまれである．そのため，日常管理するうえで，消費電力が中心のモニタリングとなる．しかし，消費電力の変動だけでは，**表1**に示した内容ですら判断できない．それらを判断するためには，身体所見や主訴，血液検査等を組み合わせ確認することが重要となる．

　われわれMEも，外来では血液検査だけでなく，顔色や下肢のむくみ，体重変化等最低限の項目を確認してから機器のチェックを行うことが重要である．MEが実際に参考にしている消費電力に関連する項目と他のモニタリング項目の組み合わせを**表2**にまとめた．

　当院（東京医科歯科大学医学部附属病院）で経験したDuraHeartの1症例を提示する（**図2**）．植え込み後2年経過後より動圧モードへ移行，動圧モードで維持管理されていた．外来時に通常通り，主訴の有無を尋ね血液検査を確認してから機器チェックに入ろうとしたところ，乳酸脱水素酵素（LDH）が1,500IU/ℓと高値を示していた．尿所見を確認すると「コーヒーの飲み過ぎで，昨日からコーヒーのような尿が出た」と言う．VADをチェック

した結果，ログデータのインペラ浮上位置がやや低下していた．緊急入院となり，3日目にLDHが2,500IU/ℓを超過したため，血液ポンプ交換を実施した．交換後は順調に経過，退院し社会復帰となった．今回の症例は，たまたま外来前日に臨床所見が現れ，血液検査でLDHの上昇を認めたが，**図2**左側（モータ電流と回転数を示す）に変動は見られない．**図2**右側は，インペラ浮上位置であるが，外来時（6月7日）に低下はわずかであり，臨床所見や血液検査を考慮し判断する必要があった．交換した血液ポンプ解析ではインペラや血液チャンバに血栓の付着が認められた．

　これまでのところ，消費電力の上昇と血液ポンプ内血栓症，出血性脳梗塞または虚血性脳梗塞の発症との関連性は見られない等の報告もあるが[1]，血液ポンプ内血栓イベントが消費電力の増加をもたらすのは確かであり，ログデータの解析によりイベント発生の状況をある程度つかむことができるのではないかと思われる．徐々に血栓が形成されるようなケースでは，血栓溶解療法の成功の可能性が高い等の報告もある[2]．現存のVADでは，ログデータを解析できる装置ばかりではないため，臨床所見と組み合わせたモニタリングが必要となる．

表2　消費電力と各パラメータの関係

消費電力に関連した項目	他のモニタリング項目
回転数の評価	心エコー図所見とくに大動脈弁逆流や心機能低下，LDH，抗凝固療法の評価，尿所見（色の変化），貧血
血圧の変動	薬剤の増量（β遮断薬，降圧薬），脱水，炎症所見，抗凝固療法の評価，貧血
心拍数の変化	脱水，不整脈，β遮断薬，炎症所見
ヘモグロビン低下 膠質浸透圧の低下	貧血の有無，皮下出血の有無，抗凝固療法の評価，栄養状態，体重の変動
心機能の変化	心エコー図所見，脳性Na利尿ペプチド（BNP）

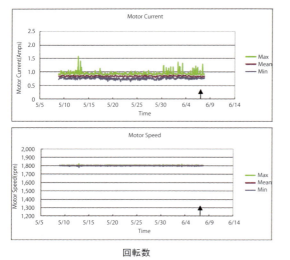
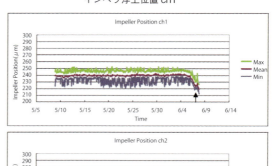
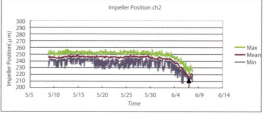

図2　経験症例の1例（矢印は外来日）

4-2 アラームによるモニタリング

装置ごとにアラーム方法は異なる．現在国内で使用されている機器ごとにアラームによるモニタリングについてまとめる．

4-2-1 EVAHEART

アラームの種類は24種類あり，緊急度に応じて高・中・低と分類される．高は7種類，中は7種類，低は10種類ある．アラーム発生時は可聴式アラーム（警報）を鳴らし表示パネルにアラームランプ点滅と操作パネルにイベントコードを表示する（**図3**）．**表3～5**にアラーム系統の表示・緊急度・イベントコードの解説と対処方法をまとめた．すべてのアラーム内容を把握するのはもちろんであるが，最低限その対処方法までは理解しておく．とくに重要なアラームについて紹介する．

（1）システムアラーム E-31（血液ポンプの再起動），E-30（E-31が5分間に2回以上発生）

発生理由：軸受摺動面の抵抗が上昇することで，設定回転数より－600rpm以下に低下すると一旦血液ポンプを止めて再起動する．

対応：患者の意識がなければ，バックアップコントローラへつなぐ．意識があれば消費電力が上昇（10W以上が継続）や波形の暴れ，クールシールのポンプ回転数（CS speed）が上昇すれば（目安2.5krpm）フラッシング（CS流路洗浄）する．

（2）クールシールアラーム E-40

発生理由：クールシールシステムの循環システム内のフィルタ入口圧（FP in）が85.0kPa以上となり，その状態が5秒間続くと発生する．原因はフィルタの目詰まりやエアー混入．

対応：フィルタの交換もしくはエアー除去．

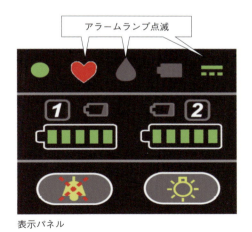

表示パネル

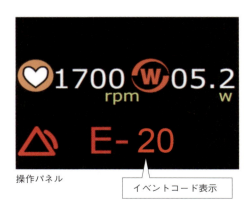

操作パネル

図3 EVAHEARTの表示パネル／操作パネル
（サンメディカル技術研究所より提供）

表3　EVAHEARTのシステムアラーム

アラーム表示	緊急度	イベントコード	現象	対処方法
システムアラームランプ：点滅	中	E-01	コントローラ内部の通信に異常が発生した	病院へ連絡してください
		E-15 E-24	コントローラ温度が上昇している	コントローラをキャリングバッグから出し，涼しい場所に移動させてください
		E-16 E-33	予備回路への切り替えが発生した	病院へ連絡してください
	高	E-20	血液ポンプ消費電力が低下している	病院へ連絡してください
		E-21	血液ポンプ消費電力が上昇している（22.5W以上）	1. 病院へ連絡してください 2. 患者の意識が消失している場合は，バックアップコントローラに交換し，病院へ急行してください
		E-22	血液ポンプスピードが設定スピードを大きく下回っている	
		E-23	血液ポンプスピードが設定スピードを大きく上回っている	
		E-30	血液ポンプに再起動が発生した（5分間に2回以上発生）	
		E-31	血液ポンプに再起動が発生した	
		E-32	駆動ケーブルの異常 ○駆動ケーブルコネクタが外れている ○駆動ケーブル内のワイヤが損傷している	［他のアラームより優先してください］ 1. コントローラを開け，駆動ケーブルコネクタが接続されていることを確認してください 2. ポンプケーブルに損傷がないか確認してください 3. すぐに病院へ連絡してください
	中	E-34	システムエラー	病院へ連絡してください

（サンメディカル技術研究所より提供）

表4　EVAHEARTのクールシールアラーム

アラーム表示	緊急度	イベントコード	現象	対処方法
クールシールアラームランプ：点滅	低	E-40	クールシールユニットのフィルタに異常がある	病院へ連絡してください
		E-41	ポンプケーブルが適度に屈曲している	1. ポンプケーブルの極端な折れや曲げを直してください 2. アラームが止まらなければ，病院に連絡してください
		E-42	クールシールの流路から水漏れしている	病院へ連絡してください
		E-43	リザーバ液量が低下している	
		E-45	クールシールユニットが故障した	

（サンメディカル技術研究所より提供）

表5 EVAHEART のバッテリアラーム

アラーム表示	緊急度	イベントコード	現象	対処方法
バッテリアラームランプ：点滅	低	E-10	バッテリが接続されていない、または残量がない	満充電のバッテリを接続する、または満充電のバッテリに交換してください
	低	E-11	非常用バッテリ残量が低下している	病院へ連絡してください
	中	E-12	非常用バッテリから電力供給している	1. AC/DCアダプタとバッテリを接続してください 2. 非常用バッテリ残量ランプの緑が点灯するまで、非常用バッテリを充電します
	低	E-13	非常用バッテリが接続されていない	病院へ連絡してください
	高	E-14	すべての電源（バッテリ、非常用バッテリ）の残量がない	すぐに満充電のバッテリとAC/DCアダプタを接続してください
バッテリエンプティランプ：点滅	低	なし	対象のバッテリ残量が低下している	満充電のバッテリに交換してください
バッテリエンプティランプ：点灯	低	なし	対象のバッテリが接続されていない、またはバッテリ残量がない	満充電のバッテリを接続する、または満充電のバッテリに交換してください

（サンメディカル技術研究所より提供）

（3）クールシールアラーム E-41

発生理由：CS speed が 1.4krpm 以下となり、その状態が5秒間続くと発生する．原因はポンプケーブルがどこかで折れている．リザーバの過剰補液．

対応：ポンプケーブルの折れ曲がりがないか確認し、問題なければリザーバ内の水量を調節する．

（4）クールシールアラーム E-42

発生理由：CS speed が 3.0krpm 以上となり、その状態が5秒間続くと発生する．原因はリザーバの水不足．水漏れ．

対応：CS speed が 1.6〜2.0krpm になるまで補水する．ただし、FP out が高めに設定されていると、補水しても 1.8krpm 以下に下がらないこともあり、10mL以上補水しても下がらない場合は、2.0krpm 以上でも許容する．外部モニタがない場合は、モータ音や消費電力を確認しながら、クールシールユニットの FULL のズレがなくなるところまで補水する．

4-2-2 HeartMate Ⅱ

アラームの種類は13種類あり，システムコントローラ側で8種類，パワーモジュール（PM）側で5種類ある．緊急度に応じて警告・注意に分類される．警告は連続音，注意は断続音となっている．アラーム発生時はシステムコントローラの表示パネルにアラームランプ点灯（**図4**）とパワーモジュールに接続している場合は，システムモニタもしくはディスプレイモジュールの画面にアラームメッセージを表示する．

表6，**7** にシステムコントローラ警告・注意アラームの解説と対処方法をまとめた．他にもPMの警報等もあるが，管理者側のアラームモニタリングということで割愛した．

ここではHeartMate Ⅱ独自のPIイベントのモニタリングについて詳細に解説する．

（1）PIイベント

拍動指数（pulsatility index：PI）は，1秒間での拍動性の程度を測定した数値である．15秒間の平均値が示される．PIは下記の計算式で求められる．

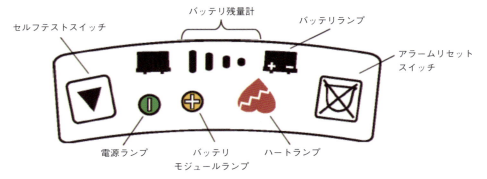

図4 HeartMate Ⅱシステムコントローラ：ユーザーインターフェイス（ニプロより提供）

表6　HeartMate Ⅱシステムコントローラ警告アラーム

アラーム表示	アラームメッセージ	現象	対処方法
♥ 連続音	LOW FLOW PUMP OFF Pump Disconnected	○ポンプ流量が2.5 ℓ/min未満 ○血液ポンプ停止 ○ドライブラインの外れ ○血液ポンプ動作不良	○患者の意識がない場合 ドライブラインの接続確認 電源の接続確認（PM接続ならバッテリへ） アラーム継続なら助けを呼びコントローラ交換を行う ○患者の意識がある場合 不整脈（VTやVF）等により流量が低下している可能性がある．各接続を確認して，病院へ連絡．来院の準備をする
▬ 連続音	LOW VOLTAGE	○バッテリ残量が5分未満 省電力モードに移行するため回転数が8,000rpmまで低下する	○バッテリ交換
電源ランプ消灯 連続音	なし	○両電源消失	○電源の接続を確認 ○両電源ケーブルの断線を考えコントローラ交換を行う

（ニプロより提供）

表7　HeartMate Ⅱシステムコントローラ注意アラーム

アラーム表示	アラームメッセージ	現象	対処方法
4秒に1回の断続音	LOW Voltage Advisory	◦バッテリの残量が15分未満 ◦バッテリ，クリップ，コネクタ部分の接続不良 ◦ケーブルの損傷 ◦電源切替時に一時的な電圧低下	◦バッテリ交換 ◦履歴の頻度が高い場合は，バッテリ，クリップを交換 ◦バッテリ，クリップ交換後も頻回であればコントローラ交換も検討
断続音（2回音が鳴った後，2秒無音の繰り返し）アラームランプは点灯していない	Replace System Controller Replace System Driver	◦コントローラが，バックアップモードで作動	◦コントローラ交換
4秒に1回の断続音	SC Battery Module Low Driver Cell Low	◦バッテリモジュール電力の低下	◦バッテリモジュールを交換 3年程度経過すると発生するアラームであるため，バッテリ交換と同時に行う（東京医科歯科大学病院ルール）．4秒に1回の断続音ではなくピッと1回の警報音が発生し，その頻度が次第に増加するので注意
緑色の電源ランプの点滅 バッテリ残量計の緑色のランプの点滅 1秒に1回の断続音	Power Cable Disconnected	◦1本の電源ケーブルが外れているか断線している	◦電源ケーブルのゆるみがないか？外れていないか？確認 ◦バッテリークリップやPMケーブルの損傷は別のものと交換する ◦電源ケーブルの損傷や接続部の破損が考えられる場合は，コントローラ交換
アラームランプの点灯なく4秒に1回の断続音	WARNING:Low Speed Operation	◦回転数がlow speed limit未満になっている	◦Low speed limitを間違えて設定していないか確認 ◦回転数が8,000rpm設定の場合，low speed limitも8,000rpmとなるため，PIイベントが頻発した際，回転数は200rpm低下するため発生する可能性がある

（ニプロより提供）

$$PI = [（最大流量－最小流量）/ 平均流量] \times 10$$

　計算式からも理解できる通り，流量の変動から拍動性を求めている．流量は，血液ポンプに対する前負荷，後負荷で変動する．PIが高い場合は，血液ポンプに対して前負荷が高いことを示しているため，心エコー図所見やBNP，胸部X線写真等を参考に回転数を上げるか検討する．PIが低い場合は，血液ポンプに対する前負荷が低いことを示している．血液ポンプにより左室内の血液がしっかり脱血されている．つまり，血液ポンプによるサポートが高いことを示している．PI変動の要因と解釈について**表8**に簡単にまとめた．

　表示されているPI値が45％以上変動した場合は，PIイベントとしてイベント履歴に保存

表 8　PI 変動の要因と解釈

	要因	解釈
PI の上昇	前負荷増加	循環血液量の増加，β遮断薬の増量，心機能の改善
	後負荷増加	血圧上昇（降圧薬の減量）
	回転数を下げた	前負荷の増加
PI の低下	前負荷減少	循環血液量の低下，脱水，右心不全
	後負荷減少	血圧低下（降圧薬の増量）
	回転数を上げた	前負荷の減少

される．ただし，アラームの発生はない．PI イベントの要因は，脱水による影響が大きいため，朝方起こることが多い．また，不整脈や前屈等の体動，くしゃみや咳などでも発生する．

(2) Pump speed の制御

PI イベントを検知した場合は，sucking 回避のため，low speed limit 設定まで回転数を下げる．Low speed limit は通常 pump speed 設定の －400 ～ －600rpm に設定される．ただし，平均 PI 値が高い場合（自己心の拍動性が強い），low speed limit を 200rpm 下回るような設計もされている．とくに，pump speed と low speed limit の設定が近い場合等は low speed limit を下回る場合が生じる．

Pump speed 設定を 8000rpm にした場合は，low speed limit の最低値も 8000rpm となる．このような症例では，PI イベントが発生した場合は上記の安全機構が発生し 7800rpm に低下する場合がある．体格の小さい人や脱血管の位置等により pump speed 設定を 8000rpm に設定せざるをえない．PI イベントが頻発した場合は安全機構により 7800rpm に低下する．

外来時等モニタリングとして，"Low Speed Operation" がイベント履歴に残っていないか，バッテリ駆動中に 4 秒に 1 回の断続音が鳴らなかったか確認する必要がある．**図 5** に pump speed 8,000rpm で PI イベントが頻発した症例の解析結果を示す．縦の赤い破線の期間中，緑の pump speed が 7,800rpm で推移しているのがわかる．このような場合は，我々は，脱水にならないよう水分補給を促すと共に，回転数低下に伴う血栓形成のリスクも考え，PT-INR を 2.8 程度まで延長して管理する．また，β遮断薬を増量できるようであれば，心拍数を低下させ少しでも左室の拡張時間を延長させ，前負荷を増やす工夫を行っている．

PI イベントは，ほとんどの患者で毎日数回から数十回発生する．発生頻度が高い場合は，不整脈，体動，時間帯を把握し，BNP の低下や LDH の上昇がないか，尿の色はどうか，血液検査結果と合わせて推移を評価する．また，心エコー図所見を参考に pump speed を下げる必要もある．

PI イベントの発生頻度が高い場合は，前述のような検討が必要である．しかし，1 日 10 回程度発生していた症例にもかかわらず，まったく PI イベントが発生しない場合は，循環血液量増加の可能性もある．HeartMate II のモニタリングとして，PI イベントは月単位で記録して評価すると共に，定期的な心エコー図検査，血液検査データ，薬剤，体重変化を捉えて pump speed を調節する必要がある．

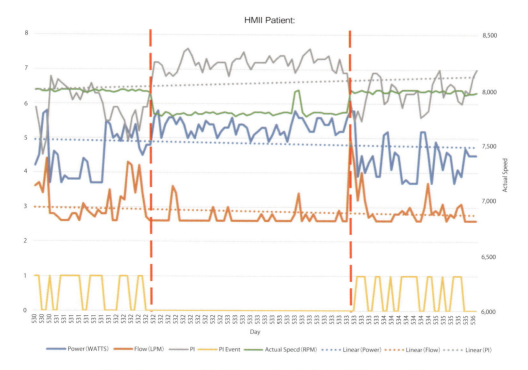

図5 Pump speed 8,000rpm で PI イベントが頻発した1症例

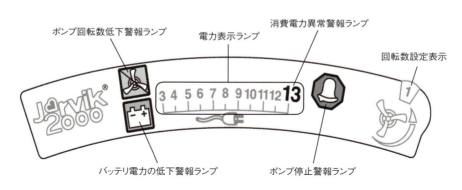

図6 Jarvik2000 コントローラ表示部
（センチュリーメディカルより提供）

4-2-3 Jarvik2000

　アラームの種類は4種類あり，警報音が発生する2種類と表示のみの2種類と少ない．**表9**に警報表示の解説と対処方法をまとめた．Jarvik2000は，他のVADと異なり，アラーム履歴やイベント履歴を保存するシステムがないため，医療スタッフがモニタリングできる項目は，点検時にコントローラ表示部を確認する以外にない（**図6**）．また，警報音が発生しなくともアラームとして重要な項目があるため，スタッフや患者，介護者が装置の特性を理解することが重要である．当院でのJarvik2000管理におけるモニタリングとして注意しているポイントについて**表10**にまとめた．

表9　Jarvik2000 アラーム表示

アラーム表示	アラーム種類 警報音／表示ランプ	現象	対処方法
（ベルのアイコン）	ポンプ停止警報 連続音／赤色	・血液ポンプ停止または回転数が5,000rpm以下に低下 ・バッテリが完全に放電 ・ケーブルの接続が外れている ・コントローラやケーブルの損傷	・体内ケーブルに接続されている体外ケーブルを取り外し，直接予備のコントローラに接続する ・予備のバッテリケーブルを予備のコントローラに接続し，予備の携帯型バッテリに接続する
（バッテリのアイコン）	バッテリ電圧低下警報 断続音／黄色	・携帯型バッテリ残量5〜10分未満 ・据置バッテリ残量15分未満	・バッテリ交換
12 13	バッテリ電力過剰警報 警報音なし／黄色	・血液ポンプ内血栓症 ・ポンプベアリング破損 ・13W以上の消費電力を検知	・予備のコントローラに交換
（ポンプのアイコン）	ポンプ低回転 警報音なし／黄色	・十分に充電されていないバッテリの使用 ・ケーブルの損傷 ・設定された回転数から200rpm低下	・バッテリ交換 ・予備のYケーブルに交換 ・予備の体外ケーブルに交換

（センチュリーメディカルより提供）

表10　Jarvik2000 モニタリングとしての注意点

項　目	注意点	要　点
アラームの発生はないか	バッテリ電力過剰 血液ポンプ低回転	・歩行後など心拍数が増加した後は，通常より消費電力が上昇することがあることを理解する ・ILS（intermittent low speed）が作動中は消費電力が3W以下となるため異常ではないことを確認する
アラーム用電池のキャップが緩んでないか	キャップが少しでも緩んでいると電源消失時に警報音が鳴らない	・定期的に観察すること ・バッテリ交換時など操作後に必ず確認するように指導する
バッテリ残量表示の確認	携帯型バッテリはフル充電されていても急激に残量が低下することがある	・メモリー効果ではなく，使用するごとに携帯型バッテリに内蔵されている電流量積分素子の誤差が生じて起こる ・バッテリを完全放電すると誤差がリセットされるため，可能であれば海外のようにバッテリ電圧低下警報が鳴ってから交換するように指導する ・心理的に不可能な場合は，充電が完了し残量表示が5つ点灯となった時点で回収してリセット作業を行う
警報用スピーカテストの実施	警報用スピーカの内部断線の確認	・アラーム電池交換時や外来通院時など定期的にバッテリケーブルを外してアラームが鳴るか確認する ・他社製品と異なり，セルフテストやスピーカテストがないため定期的な実施が必要
ポンプ動作音の確認	担当スタッフごとに確認する場所が変わらないように写真を撮って確認する場所を決める	・3Mリットマンエレクトロニックステスコープ Model3200を用いて，ポンプ音を録音する ・新規スタッフが介入してもポンプ音の違いが分かるように工夫する
患者日誌の確認	記入が適正に行えているか確認	・メールで定期的に患者日誌を送信してもらう ・体重の変動や血圧等日々の状態を把握できているか？ ・コアグチェックによるPT-INRの値を確認する ・装置の数値（回転数設定，消費電力）を把握する

（センチュリーメディカルより提供）

4-2-4 HVAD

コントローラアラームの種類は 16 種類あり，緊急度に応じて高・中・低と分類される．「高」は最大音量で断続音，「中」は 1 分及び 5 分経過時点で大きくなる断続音，「低」は 5 分及び 10 分経過時点で大きくなる断続音となっている．アラーム発生時はコントローラ画面に 2 行テキストを表示する（**図7**）．1 行目は発生しているアラーム内容を表示し，2 行目にアラームの対処方法が表示される．**表11 ～ 13** にアラーム表示の詳細と実際の対処方法をまとめた．

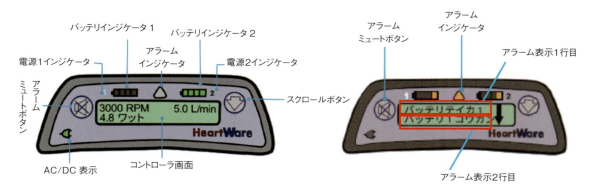

図7　HVAD コントローラ画面、ボタン、表示インジケータ

表 11　HVAD コントローラアラームの種類（高－重要）

アラームの種類と表示	アラーム表示 1 行目	アラーム表示 2 行目	現　象	対処方法
高 - 重要 表示なし	メッセージなし	メッセージなし	○両電源消失 ○血液ポンプ停止	○新しい 2 つの電源を接続する ○コントローラを交換する ○メーカに連絡
高 - 重要 （赤色に点滅）	VAD テイシ	ドライブライン セツゾク	○ドライブラインの外れ ○ドライブラインの断線 ○コネクタ機能不全／破損 ○血液ポンプの電気的故障	○ドライブラインを再接続する ○ログファイルをダウンロードし，メーカに連絡
		コントローラ コウカン	○コントローラの故障 ○血液ポンプの故障 ○血液ポンプに血栓または機器内にその他の物質がある	○コントローラを交換する ○ログファイルをダウンロードし，メーカに連絡
	コントローラ エラー	コントローラ コウカン	○コントローラ構成品の故障	○コントローラを交換する
	バッテリギレ	バッテリ 1 コウカン	○バッテリ 1 またはバッテリ 2 の残量に限りがある ○著しいバッテリ低下がある ○適切な第 2 電源が接続されていない	○問題のあるバッテリを満充電されたバッテリまたはコントローラ AC/DC アダプタと交換する ○新しい電源でアラームが解消しない場合は，コントローラ交換をする
		バッテリ 2 コウカン		

表12 −① HVAD コントローラアラームの種類（中）

アラームの種類と表示	アラーム表示1行目	アラーム表示2行目	現象	対処方法
中 （黄色に点滅）	デンキエラー	ヨウレンラク	○ 血液ポンプとコントローラの電気的な接続障害が発生している ○ ドライブラインの一部断線 ○ コネクタの機能不全 ○ コントローラ構成品の故障 ○ 血液ポンプの機能不全 ○ コントローラの落下	○ ドライブラインコネクタが接続されているか確認する ○ 病院での患者の診察が必要 ○ ドライブラインの欠陥またはアラームの再現性を確認する ○ ログファイルをダウンロードし，メーカに連絡
	Highワット		○ 血液ポンプのワット数値（消費電力）が上昇し，高電力アラーム設定値を超えている ○ アラームの設定値に近づきすぎている ○ 機器内に血栓またはその他の物質がある ○ ポンプ速度の設定が高い ○ ポンプ流量が高い ○ 血液ポンプの電気的障害	○ 高電力アラーム及びポンプスリードの設定が正しいか確認する ○ 血液凝固検査の確認を検討する ○ 患者の溶血を確認する ○ ログファイルをダウンロードし，メーカに連絡 ○ 心臓の前負荷，大動脈弁閉鎖不全（AI），血栓等を確認するため，心エコー図を検討する
	Lowフロー		○ ポンプ流量が低流量アラーム設定値を下回った ○ アラーム設定値に近い ○ sucking ○ ポンプ速度の設定が高すぎるか低すぎる ○ 血液ポンプの充満不良（タンポナーデ，血液流量減少，右心不全，不整脈，インフローカニューレの閉塞等） ○ 高血圧 ○ 送血用人工血管のねじれ	○ 血液ポンプのパラメータを確認する ○ 低流量アラーム設定値及びヘマトクリット値の設定が正しいことを確認する ○ 平均血圧を確認する．（MAP < 85 mmHg） ○ モニタに接続し，左室充塡不良の原因を検討しながら波形を評価する．必要に応じ，緊急輸液療法を検討する ○ 心エコー図検査を検討する ○ 患者側の原因が特定できない場合，ログファイルをダウンロードし，メーカに連絡

表12-②　HVADコントローラアラームの種類（中）

アラームの種類と表示	アラーム表示1行目	アラーム表示2行目	現象	対処方法
中 （黄色に点滅）	キュウインハンノウ	ヨウレンラク	○ポンプ速度の設定が高すぎる ○血液ポンプの充満不良（右心不全，血液量減少，タンポナーデ，不整脈，インフローカニューレの閉塞等） ○血液ポンプ内に血栓またはその他の物質がある	○ポンプ流量のトレンドを確認し，平均流量の減少を評価する ○緊急輸液療法の検討及び心室充填不良の原因を修正する。 ○ポンプスピードを下げることを検討する ○心エコー図検査を検討する ○ログファイルをダウンロードし，メーカに連絡
	コントローラエラー	ヨウレンラク	○コントローラ構成品の機能不全を起こしているが血液ポンプは作動している	○アラームの頻度と時間，その他に発生しているアラーム，ポンプ流量，ポンプ速度，電源を確認する ○患者に息切れ，胸痛，動悸，めまい等がないか確認する ○単独のアラームの場合，患者のモニタリングを行い，次回来院時にログファイルをダウンロードする
		ヨウレンラクアラームオフ	○コントローラ構成品の機能不全 ○吸引検出が無効化された ○低流量アラームが無効化された ○血液ポンプの接続アラームが無効化されている可能性がある ○高電力アラームが無効化されている可能性がある	○24時間以内に複数回アラームが発生し，その他には問題がない場合，来院を勧め評価を行う ○1時間以内に複数回アラームが発生し，その他のアラームまたは症状もある場合は，緊急来院にてコントローラを交換し評価を行う ○最初のコントローラと新しいコントローラからログファイルをダウンロードし，メーカに連絡する

表13　HVADコントローラアラームの種類（低）

アラームの種類と表示	アラーム表示1行目	アラーム表示2行目	現象	対処方法
低 （黄色に点灯）	バッテリテイカ1	バッテリ1コウカン	○バッテリ残量が低下している（25％未満）	○低残量のバッテリを，満充電されたバッテリまたはコントローラAC/DCアダプタと交換する
	バッテリテイカ2	バッテリ2コウカン		
	デンゲンセツダン	デンゲン1サイセツゾク	○電源が外れているか，正しく機能していない	○電源を再接続する ○電源を交換する ○コントローラの交換を検討する（良好な状態が確認されている電源を接続してもアラームが解除されない場合）
		デンゲン2サイセツゾク		

4-3 その他（電源,ドライブライン等）

VADを管理するうえで，装置の動作管理に重点が置かれるが，それと同等に患者のQOL維持に必要不可欠なものが，電源供給とドライブラインの管理になる．

この項では，各装置の電源管理上のモニタリングとドライブラインの管理についてまとめた．

4-3-1 電源におけるモニタリング

装置ごとに，バッテリの使用時間が異なるが，EVAHEART以外は，非常用バッテリを搭載していない．そのため，バッテリと外部電源の両電源を喪失した場合は，血液ポンプ停止リスクがある．

使用しているバッテリはそれぞれ番号を記入して順番に使用するように指導する．また，バッテリの外観等をしっかり確認するよう指導し，落下や衝突等が発生した場合は必ず病院で確認する．**表14**に装置ごとの電源形態と管理のポイントについてまとめた．

（1）停電時の対応

装置ごとに停電時の対応は異なる．とくに就寝時は，バッテリ駆動から外部電源に切り替えるタイプが多いため，停電時の管理も十分理解しておく必要がある．

EVAHEARTのようにAC/DCアダプターとバッテリの両方が接続され，停電が発生した場合は"ピー"と1回警報音が鳴るだけでバッテリ駆動に切り替わる装置やHeartMate ⅡやHVADのように就寝時は別電源供給システムに切り替えてしまうため，停電が発生した場合は，速やかにバッテリへの交換が必要な装置，また，Jarvik2000のように常にバッテリ駆動の装置が存在する．

装置ごとの特性を理解し指導することが重要であるが，満充電のバッテリがすぐに使用できるよう確認すること，長時間停電になる場合を想定して，3Pコンセントと発電機を備えている消防署や医療機関と連携が取れる体制を作る．3Pコンセントは医療機関では当たり前に使用しているが，消防署等では，3Pコンセントの存在自体を知らない場合も多く事前の確認が必要である．

（2）電源喪失を軽減するための工夫

J-MACS有害事象判定委員会（2016年版）は装置の不具合について，127件（63症例）の判定評価を報告した．装置別内訳は，DuraHeart：6件（6症例），EVAHEART：55件（14症例），HeartMate Ⅱ：34件（26症例），Jarvik2000：32件（17症例）であった[3]．（　）内の症例数は，植え込まれたVADの血液ポンプ台数に基づき算出している．

そのうち，電源喪失は，HeartMate Ⅱ：1件（1症例），Jarvik2000：12件〔外部バッテリ：4件（3症例），携帯型バッテリ6件（5症例），バッテリケーブル2件（2症例）〕とJarvik2000が他の装置に比べ多い．患者または医療者の取扱いが原因とされているものの，物理的な対応策が現状ないため，施設ごとに対応策を検討する必要がある．

当院では，ドレーン等のkinking防止に使用されているスパイラルチューブを電源接続箇

所に巻くことで，物理的な対応策とまでは言えないが，心理的な注意喚起で対応している．この対策後からは，Jarvik2000での電源喪失は発生していない（図8）．また，就寝後にトイレ等へ移動する場合，慌てた状況で携帯型バッテリへの接続を行うと電源喪失のリスクが高くなる可能性があるため，PMケーブルを接続したまま移動するトレーニングや据置バッテリのまま移動できる工夫を行っている（図9）．

表14 装置ごとの電源形態と管理のポイント

装置名	電源形態	駆動時間	管理のポイント
EVAHEART	バッテリ AC/DCアダプター	1本で4～5時間駆動 リチウムイオン2次電池	◦ バッテリ交換の際は必ず満充電のバッテリをコントローラに接続して使用する ◦ 1本のバッテリの電力供給可能時間が3時間を切るか，充放電回数約500回で交換する ◦ バッテリの使用期限がアイコンで操作パネルに表示されるため確認する ◦ 非常用バッテリがあるため，電源喪失のリスクが低い ◦ 非常用バッテリは6ヶ月ごとに交換 ◦ 2Pコンセントで使用可能
HeartMate II	バッテリ パワーモジュール（PM）	2本で6～10時間駆動 リチウムイオン2次電池	◦ 週1回バッテリ及びクリップの金属端子のクリーニングを行う ◦ バッテリークリップの破損やバッテリークリップのO（オー）リングの亀裂等がないか確認する ◦ 電力供給可能時間が4時間を切るか，充放電回数約360回，または3年の早いほうで交換する ◦ チャージャで充電する際に，充電ランプが黄色から赤色になる場合があるので，数秒間は充電ランプが黄色から赤色に変わらないか確認する ◦ 約70回ごとにバッテリ残量計のキャリブレーションがあるので実施状況を確認する ◦ バッテリ交換等で片方の電源ケーブルで60秒以内なら1本でも電力供給ができる．60秒以内に交換ができるか確認する（60秒以上片方のみで使用すると血液ポンプが停止する危険性が高まる）
Jarvik2000	携帯型バッテリ 据置型バッテリ ※2018年までは携帯型バッテリと据置型バッテリの2種類が供給されていたが，2018年から2019年にかけて携帯型バッテリのみの供給に変更されている	携帯型は1本で8～12時間駆動 据置型は最長24時間，推奨は10～12時間 リチウムイオン2次電池	◦ 表9のバッテリ残量表示の確認を参照 ◦ バッテリケーブルの接続がゆるくないか，亀裂等がないか確認する ◦ 電源切り替えはYケーブルを用いて行うが，1系統のバッテリで駆動させるため，電源喪失が一番多い装置である ◦ 携帯型バッテリは2年ごと，据置バッテリは3年ごとに交換 ◦ 据置型バッテリには残量表示がないため，充電完了がわからない場合は，充電を再度行い，CHARGEランプがすぐに消灯するようなら充電が完了していることが確認できる
HVAD	バッテリ ACアダプター DCアダプター	1本で4～7時間駆動 リチウムイオン2次電池	◦ 1本のバッテリが25％未満まで消費した場合，自動的にもう一方のバッテリに切り替わる ◦ 消耗したバッテリを交換するのは1日1回で，アラームインジゲータが黄色に点灯したら交換する（残時間2.5～4時間） ◦ バッテリは充放電回数500回，または1年の早いほうで交換する． ◦ ACアダプターは2Pコンセントで使用可能

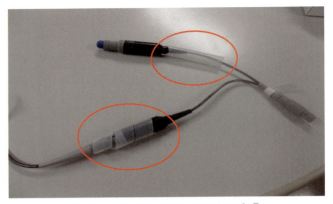

図8 電源喪失軽減に向けた工夫①

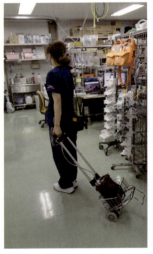

Jarvik2000
キャリーカートにかごを取り付け据置型バッテリを固定して移動可能かトレーニングする

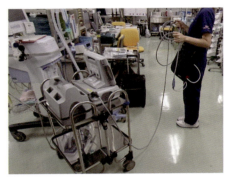

HeartMate Ⅱ
PMケーブルを接続した状態でどの範囲まで室内で移動可能かトレーニングする

図9 電源喪失軽減に向けた工夫②

4-3-2 ドライブラインの管理

J-MACS有害事象判定委員会（2016年版）におけるドライブライン関連は[3]，DuraHeart：2件（2症例），EVAHEART：2件（2症例），HeartMate Ⅱ：9件（5症例），Jarvik2000：2件（2症例）となっている．（　）内の症例数は，植込まれたVADの血液ポンプ台数に基づき算出している．装置ごとに過去の事例をまとめた．

(1) DuraHeart

◆ドライブラインの外層シリコン剤の損傷（1例）

ドライブラインの外層シリコン材が損傷したもの．ヨウ素系ゲルを長期間シリコンケーブルに塗布していたため発生した可能性がある．シリコンゲルを用いて損傷部位修復が行われ

た．ヨウ素系ゲルの長期使用は避ける．

　◆ドライブライン中間コネクタ外れ（1例）

　経皮ケーブルの中間コネクタ接続部への異物混入により，引っ張り負荷の際に接続が外れた．中間コネクタは着脱する部位ではないため，異物混入の原因は不明．

（2）EVAHEART

　◆ドライブラインのファブリック表面破れ（1例）

　ドライブラインケーブルの体外露出部位のファブリック表面が創部周辺の洗浄の際，ブラシ等による外部からの過度な力によって破れたと推測されている．破損したファブリックはプロリン縫合糸で縫合し接着剤で固定した．過度なブラッシングには注意が必要である．

（3）HeartMate II

　◆ドライブラインのファブリック表面破れ（1例）

　ドライブライン感染に対してオキシドールによる繰り返し消毒（摩耗）が原因でドライブラインケーブルのベロア被覆が損傷した．オキシドールの使用は避ける．

　◆ドライブラインの断線（4例）

　ハートランプが表示され血液ポンプが停止したため，ポンプ交換まで至った．解析結果では，いずれも体内部分の網組シールドに複数の損傷が確認され，内部導線の絶縁体に損傷があり，断線が認められた．ドライブラインの繰り返し屈曲によるものと推測される．日常生活の動作により，物理的に擦れて導線が損傷し短絡することは起こり得る事象であるが，血液ポンプ停止に直結する事象であることから，過去の事例を集積し，屈曲不可の要因分析を行っている．

　Wever-Pinzonら[4]は，ドライブラインの6本の導線のいずれかが破損した場合，ドライブラインの誤動作を招き，潜在的に血液ポンプ停止する可能性を報告している．ただし，1本の断線の場合は，バッテリ駆動では（接地線と接触してアースに電気が漏れない環境）では血液ポンプ停止は起こらない．ドライブラインの損傷を疑った場合は，PM駆動からバッテリ駆動に切り替えることで，ドライブライン断線の症状を一時的に抑えることが可能となると報告している．

　HeartMate IIではドライブライン断線が疑われる場は，PM駆動からバッテリ駆動へ切替えることを指導する．

　◆システムコントローラのアンロックによるドライブラインの外れ（1例）

　ドライブラインロックがアンロックになって緩くなっていたため外れた事例，医療機関の工夫で滑り止めシートを用いて固定したとのことであった．当該患者が，ロック確認のため，ロックとアンロックを繰り返し実施したことが緩みの要因と推測されている．

　当院でも外来時にアンロック状態になっている症例を見かけることがあるため，バッテリ交換時など目視による確認を徹底させている．

（4）Jarvik2000

　◆体外ケーブルの抜去不能＋外部コントローラのコネクタ部亀裂（1症例）

　体外ケーブルの定期交換の際に外部コントローラのコネクタ部に亀裂があり，体外ケーブ

ルの抜去不能が生じた事例が報告されている．報告によると，「調査した結果，体外ケーブルはコントローラコネクタ部に斜めに差し込まれており，生活において鞄の中等に入れていた外部コントローラが，外部からの圧力等でケーブルコネクタ部が斜め方向に押され，押し込まれた力によって外部コントローラコネクタ部に亀裂が入り，ロック部が壊れ抜けなくなった」と推測しているようである．

現在，専用の鞄ではコネクタ部に外部の圧力がかかりにくい工夫がなされているが，定期的な観察は必要であり，専用の鞄を使用しない場合は，コネクタ部に圧力がかからないよう確認が必要である．

◆体外ケーブルのシリコンチューブの外れ＋ドライブラインのシリコンチューブの裂け（1症例）

体外ケーブルを保護しているシリコンチューブが外れたため，体外ケーブルを交換した．接着不全もしくは，患者の移動時等にケーブルにストレスがかかり，接着が外れてしまった可能性が推察される．体外ケーブルにストレスがかからないように，指導を行う必要がある．

シリコンチューブの裂けについては，感染処置のためドライブラインのベロア被覆をはがしている際に，誤ってシリコンチューブが裂けたことが考えられた．裂け目に対してはシリコンテープによる補強が行われた．

（5）まとめ

ドライブライン有害事象は，人為的ミスも多いが，現状ではどのタイミングで発生するかはわからない．客観的な評価ができない以上，体位や動きによりアラームが発生しないか？目視で確認できる損傷はないか？ 触った感触に異常はないか？ 体重増加はどうか？ 活動レベルの変化はないか？ 屈曲や捻れに繋がる動作はないか？等日頃の活動を確認しながら安全確認を行っていく必要がある．［倉島直樹］

文献

1) Salerno CT, Sundareswaran KS, Schleeter TP, et al. Early elevations in pump power with the HeartMate II left ventricular assist device do not predict late adverse events. J Heart Lung Transplant 2014; 33: 809-15.
2) Jorde UP, Aaronson KD, Najjar SS, et al. Identification and management of pump thrombus in the HeartWare left ventricular assist device system: A novel approach using log file analysis. JACC Heart Fail 2015; 3: 849-56.
3) J-MACS 有害事象判定委員会．植込型補助人工心臓にかかる有害事象判定結果等について（2016年版）．http://www.pmda.go.jp/files/000222260.pdf Accessed 5 May 2018
4) Wever-Pinzon O, Givens RC, Jorde UP, et al. Repetitive HeartMate II pump stoppage induced by transitioning from battery to main power source: the short-to-shield phenomenon. J Heart Lung Transplant 2015; 34: 270-1.
5) 立石 実，西中知博，布田伸一，ほか．植込み型補助人工心臓 EVAHEART におけるドライブライン管理法の考察．適応医学 2017; 21: 22.
6) 小野 稔．日常生活としての人工心臓．Therapeut Res 2017; 38: 563-6

5 在宅モニタリングの現状と将来

5-1 これまでの在宅支援の取組みから

　重症心不全患者に対する VAD 治療の発展により，心臓移植までの橋渡し治療としての VAD 植込み症例は増加している．一方で，現実としては心臓移植までには長期の待機を要しており，その間には心不全，DLI，脳血管障害等の合併症のリスクを有する．これらの合併症の予防・治療等の管理には，多職種からなるハートチームによる密な連携が必須である．また生活の維持や QOL の向上のため，長期入院から在宅管理へと移行していくことも重要である．

　当院（東京女子医科大学病院）では，植込型 VAD が保険適用された 2011 年から訪問診療・訪問看護との連携を開始した．VAD 患者と介護者に対して，在宅医療施設，訪問看護師，訪問理学療法士と協働し，日常生活指導，ドライブライン皮膚貫通部ケア，体調管理，機器管理，在宅リハビリテーション等の支援を行っている．

　本項では，その現在までの取組みと将来展望について，また完全非公開型医療介護専用 SNS MedicalCare STATION を用いた医療連携の実際について記述する．

5-1-1 心不全の在宅治療の現状
（1）地域医療連携及び医療介護連携システムの必要性
　地域と医療施設の連携を図るシステムが，現代医療のすべての領域において必要かつ不可欠なことは議論の余地がない．現在，癌治療等では緩和療法の導入や在宅加療の普及が進んでいる．しかしながら末期心不全に対する在宅加療，緩和療法はわが国ではいまだに導入段階であり，標準化はできていない．

　地域医療連携システムとして，地域の医療機関同士で医療情報を共有するシステムと医療介護連携システムの両方が必要である．

（2）急性増悪時及び終末期の対策
　心不全は原疾患の進行と共に急性増悪を繰り返し，徐々に生活活動が落ちていくため，早期に在宅医療の導入が行われることが多い．また将来起こるであろう急性増悪に備えて，定期的に医療者は患者・家族と希望する医療やケアについて繰り返し話し合い，同意を形成することが必要である．

　在宅医療の導入時に患者と家族に事前指示書を使用して，終末期に在宅での看取りを

希望するか等の意思を医療ソーシャルワーカー（Medical Social Workers：MSW）と共に確認している施設も既にある．患者や家族の意思は十分尊重されるべきである．

また症状増悪の際に，どこまで在宅管理が可能なのかを判断するのも重要である．対応の指標となるのがいわゆる急性心不全のクリニカルシナリオ（clinical scenario：CS）で，CS 2 以上では循環器専門施設への入院加療が適切である．それでも在宅医療の継続を強く希望する場合には，症状緩和の対策を取りながら在宅加療を継続する．

末期癌同様に，心不全による苦痛は身体的・精神的なトータルペインであることを理解し，チーム医療による包括的ケアが必要である．

5-1-2 ハートチームアプローチの実際

長期入院から在宅管理へのシームレスな移行を行うためには，従来の心臓移植施設または植込型補助人工心臓実施・管理施設，すなわち先進医療を行う医療機関の VAD ハートチーム（他院では VAD チームとも言う）ではなく，地域の在宅医療ハートチームの構築が必要となる．それには，VAD ハートチームの医師及び人工心臓管理技術認定士資格をもつ ME や看護師が中心となり，地域の在宅医療の診療所や訪問看護ステーション等との緊密なネットワークを新たに構築し，互いに連携することが重要である．

当院では，心不全在宅医療に精通した循環器内科医師が運営する診療所と連携し，ネットワークの構築を行った．VAD ハートチームから在宅医療ハートチームへの移行（**図1**）はできる限りシームレスに，VAD 合併症の予防と本人及び介護者の QOL に配慮しつつ行っている．とくに在宅医療ハートチームでは診療所のスタッフを中心に多職種訪問医療を展開している．

（1）在宅管理

VAD 患者の在宅医療は，リハビリテーションや薬剤管理を含み，合併症の予防や早期発見，それによる重症化の予防を可能にし，植込型補助人工心臓管理施設（以下，VAD 管理施設）への通院頻度を減少させ，再入院の回避に役立っている．結果として患者・家族の精神的，肉体的な負担軽減も可能になると考えている．

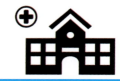
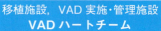
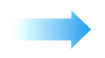
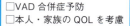

図1　VAD ハートチームから在宅医療ハートチームへの移行

実際の在宅医療では，24時間介護の原則等により，介護者の肉体的，精神的な負担が増大する．また遠隔地なことが多い植込型補助人工心臓実施施設（以下，VAD実施施設）への外来通院も本人はもちろん介護者にとっては大きな負担となっている．しかし，在宅医療ハートチームが機能的に介入することにより，介護者の精神的，肉体的な負担軽減も可能になると考えられる．

（2）外来管理

　当院の外来では人工心臓管理技術認定士の資格をもったMEが中心となり，機器の管理や点検を行う．アラーム作動の状況や，操作の確認を行っている．また人工心臓管理技術認定士の資格をもった看護師（VAD認定看護師）が生活指導，ドライブライン皮膚貫通部ケア，精神的ケア，家族ケアを含む総合的ケアを行う．VAD担当医師は診察，薬物治療の調整，ドライブライン皮膚貫通部処置等を総合的に行う．この三者が互いに連携し情報を共有して外来診療を継続している．

　在宅医療ハートチームの中心的役割は在宅医が担い，VAD実施・管理施設と密に連携して診療にあたっている．

5-1-3 医療介護用コミュニケーションツールの活用

　VADハートチームから在宅医療ハートチームへのシームレスな移行は現実には容易ではない．入院時より連携を開始し，在宅医療ハートチームとの連携を前提に退院の準備をすることが必要である．

　退院後VADハートチーム，在宅医療ハートチーム間の連携，情報共有のツールとして活用するのが完全非公開型医療介護専用SNS, MedicalCare STATIONである（**図2**）．本システムは在宅VAD管理用に開発されたものではなく，東京都内等の在宅診療で一般的に使用されているシステムである．病院と在宅診療所のコミュニケーションツールとして多職種

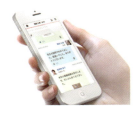
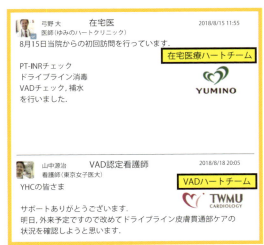

図2　MedicalCare STATIONを活用した連携・情報共有
（MedicalCare STATIONより提供）

連携に有用で，既に多くの実績が報告されている．

　本システムはドライブライン皮膚貫通部の様子やPT-INRの変化等の共有に有用であり，情報伝達が迅速に行われ，患者，介護者の不安の軽減，在宅でも専門的な医療情報の伝達が可能となる等，医療者と患者，介護者との距離もより近くなり医療連携が充実することとなった．

　また医療資源データーベースアプリの機能拡張も可能であり，今後在宅VAD治療に特化した機能拡張アプリ等の開発により，医療連携をさらに活発に有意義に展開することも可能である．

5-1-4 在宅VAD管理専用ツールとモニタリング

　VAD患者の在宅管理は始まったばかりで，患者数も少なく，手探り状態の中で進めているというのが現状である．介護者負担，在宅医療ハートチームのスタッフの不安解消，保険診療報酬の見直し，本人や介護者による事前指示書の内容の変更への対応，終末期の迎え方等，多くの課題が残されている．

　現在，DT治療（destination therapy：心臓移植適応のない患者の長期在宅治療）導入の期待が高まる中で，在宅医療とのシームレスな連携は大変重要な課題である．生命維持装置であるVADを植え込まれた患者を社会がどう受け入れていくのかという，社会の基盤整備が必要であることは議論を俟たない．

　在宅と病院を連携するためのより優れたツールを用い，必要な医療情報が適切にモニタリングされることが重要である．ペースメーカ領域で既に行われているように，近い将来VADの遠隔モニタリングシステムが構築され，より高度な在宅管理が可能になることが期待される．［齋藤　聡］

5-2 新しい在宅管理用アプリケーション開発の観点から

　情報通信技術の発達により，医療を取り巻く環境は大きく変化してきた．近年，健康促進を目的としたスマートフォンアプリの活用，遠隔医療患者のモニタリング，視聴覚通信技術を用いた遠隔診療やコンサルテーション等，様々な医療分野で通信技術を活用した取組みが行われている．このような遠隔医療は，利用が安易で安価であり，病院やクリニックにおける待ち時間や医療費の削減に役立つと期待されている．2018年には厚生労働省から「オンライン診療の適切な実施に関する指針」が示された．今後はさらなるネットワーク技術や情報通信機器の発展と共に，遠隔医療の活用範囲が拡大すると考えられる．

　植込型VAD患者の在宅療養においては，PT-INRとワルファリン内服量の確認，ドライブライン皮膚貫通部の感染徴候や出血の確認，機器駆動状況の確認等，特有の管理が必要となる．そのため，移植施設，VAD実施・管理施設，在宅ケアなど複数の施設，そして医師，

看護師，薬剤師，ME等の様々な職種がチームとして患者や家族を支える必要がある．

現在，電話やメール，インターネット回線を用いたテレビ電話等を用いた在宅管理の取組みがなされており，本書においても報告されている．最適な在宅管理のあり方は患者ごとに異なるため，様々なチャンネルを選択できることが望ましい．ここでは，植込型VAD患者に特化したアプリケーションを使用した在宅管理システムについて紹介する．このシステムの特徴は，医療者のみの情報共有ではなく，患者や家族が入力した内容を多職種で共有できる点にあり，医療者が入力した内容についても患者や家族が確認できるようになっている．患者が在宅管理の主体となり，情報を発信するものである．

5-2-1 システムの基本設計

このシステムは2つのアプリケーション（以下，アプリ）で構成されており，現在はiPadで使用するように設計されている．1つは患者用（LVAD@home），もう1つは医療者用（LVAD@care）である．アプリをインストールしたiPadを患者と医療者が持ち，それぞれを紐付けすることで，入力した内容を共有することができる．VAD実施施設の医療者に限らず，訪問看護師や地域の医療施設の医療者ともアプリを通して情報を共有することが可能である（**図3**）[1]．

患者用アプリ（LVAD@home）には，3つの入力画面がある（①体温・体重・食事・ワルファリン内服量など体調に関連する項目を入力する画面，②血液ポンプ駆動状況を入力する画面，③ドライブライン皮膚貫通部の状況を入力する画面）．入力した項目の一部はグラフに連動し，経時的な変化を把握することができる．また，コメントの入力や写真，動画（20秒間）の共有も可能である（**図4**）．

医療者用アプリ（LVAD@care）は，複数患者の入力内容を確認することができる．事前に登録したIDとパスワードを入力すると，担当患者の一覧が表示され，患者を選択すると，各患者の記録画面に移動し，詳細を確認することができる．また，必要時，患者にコメントすることも可能で，その内容は他の医療者とも共有される．

5-2-2 システムセキュリティ

個人情報保護のためiPad端末とサーバの通信については，以下の対策を講じた．①アプリは登録されたiPadのみダウンロード可能，②サーバへのアクセスは認証後登録端末からのみ利用可能，③すべての情報は暗号化されて送受信される，④すべてのユーザーアクセスはサーバに記録される，⑤端末の紛失報告があった時点で直ちにサーバアクセスは停止され利用不能となり，iPad本体にはデータは残らない．

5-2-3 システム運用の実際

VAD実施施設において，患者，心臓血管外科医，循環器内科医，薬剤師，臨床検査技師を対象にシステムの運用を行った．患者には，退院1週間ほど前にLVAD@homeをインストールしたiPadを渡し，使用方法を説明した．入院中から入力の練習をしてもらい，

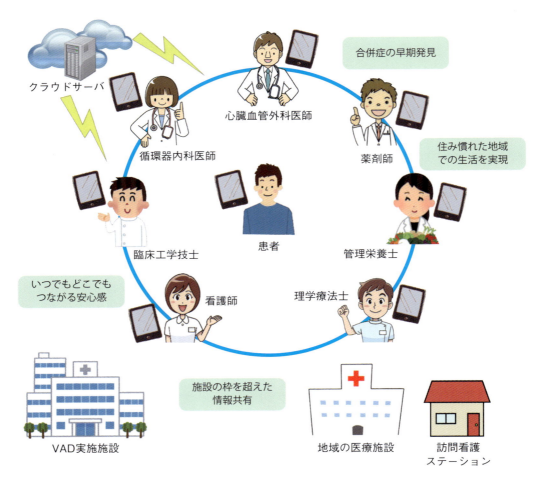

図3　植込型VAD患者の在宅療養安心サポートシステム

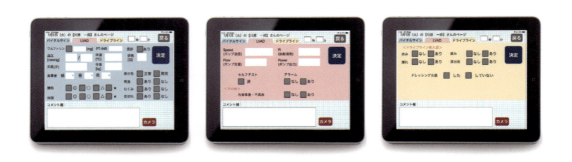

図4　LVAD@home（患者用アプリ）の画面

退院直後から使用を開始した．医療者へは職種ごとに LVAD@care をインストールした iPad を渡し，使用方法の説明をしてから運用を開始した．患者，医療者ともに操作方法がわからない等の問題はなかった．

（1）入力状況

患者は在宅管理期間中，ほぼ毎日 LVAD@home に入力していた．患者によっては朝に入力する内容，夜に入力する内容に分け，1日2回以上入力していた．患者がコメント欄に記載した内容は，ドライブライン皮膚貫通部に関することが最も多く，風邪をひいたなど体調に関すること，ポンプパラメータに関すること等であった．挨拶や感謝を伝える入力もあった．

医師から患者へは，患者からのメッセージへの回答やアドバイスがほとんどであった．薬剤師はワルファリン服用量の指示や市販の風邪薬を飲んでいいか等の質問への回答をしていた．ME は予備バッテリを外来に持参するよう伝えたり，機器講習の日程調整等をしていた．

（2）写真による早期発見

写真の使用頻度は対象者によって幅があったが，その多くはドライブライン皮膚貫通部を撮影したものであった．その写真によって，早期対処が可能となった例を2つ紹介する．1つは，患者が送った写真を見た医師がドライブライン皮膚貫通部の感染を疑い，予定より早く受診を促した例である．患者は創部の培養検査の結果，DLI と診断され抗菌薬治療が行われた．患者はその後もドライブライン皮膚貫通部の画像と共に報告を続け，ポンプポケット感染や菌血症を発症することなく経過した．別の例では，医師がドライブライン皮膚貫通部からの出血を確認し，患者に受診するようメッセージを送り，止血処置を行った．患者はその後も出血と滲出液の状況を写真と共に報告していた．

（3）ワルファリン服用マネジメントへの活用

VAD 患者は血栓塞栓症予防のために厳密な抗凝固管理が必須である．このシステムでは，きめ細やかな在宅抗凝固療法マネジメントを行うことが可能である．患者は在宅で原則週1回のコアグチェックによる PT-INR 自己測定を行い，その結果を LVAD@home に入力する．薬剤師は LVAD@care で PT-INR を確認し，医師と薬剤師が協働で作成したアルゴリズムに基づいて投与量を決定し，ワルファリン服用量と次回 PT-INR 測定日を患者に伝える．PT-INR が低下した患者に薬剤師がメッセージを送ったところ，患者から「体調の変化はないがここ数日仕事が忙しい」という返信があった．そこで薬剤師は医師にワルファリンの増量と早期のコアグチェックを提案し，それにより短期間で PT-INR 目標値に再度到達することが可能となった．このシステムを用いたワルファリン服用マネジメントでは，PT-INR だけでなく，食事量や体重，体調など継続的なデータに基づいて患者状態を把握できること，指示内容が残せて見返せること等の利点がある（**図5**）．

（4）使用者の声

患者からは「電話をして聞くようなことではない些細なことでも質問できたので，気が楽だった」，「電話とは違い，文字として内容を残せるので，後から見直すことができて助かる」，「医療スタッフとつながっているようで安心できた」等の声が聞かれた．医療者からは，「毎日

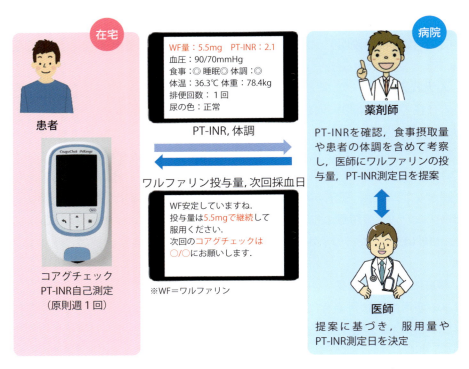

図5　LVAD@home, LVAD@care を介したワルファリン服薬マネージメント

写真をはじめ，情報を送ってくれるので安心できる」，「電子カルテより手軽で確認しやすい」，「他の職種と患者のやり取りが確認できるのは役立つ」等のよい反応もあった一方で，「患者が増えると閲覧するだけでも大変」との声もあった．

入力の負担について，患者は感じていなかったが，医療者からは「iPad は入力しにくい」との意見があった．

5-2-4 今後の課題

少人数の対象者ではあったが，10〜60 歳代まで幅広い年齢の患者が，一定期間，問題なく運用することができた．患者と医療者からの評価も良好であったが，一方で，今後，同様のシステムを拡大していくにあたっての様々な課題も明らかとなった．

今回の運用では，医療者に LVAD@care の閲覧頻度等の規定は設けなかった．患者へは緊急の場合は必ず従来の電話連絡をするよう伝え，大きな問題なく経過したが，有害事象の見落としや対処の遅れを生じさせない対策の検討が必要である．

データを蓄積し，医療者の介入が必要な状況を自動で判断するようなアルゴリズムの開発等も求められるだろう．それにより，対象者が増えた場合の医療者の負担を軽減することも可能となる．また，患者の状況や職種によって確認したい情報が異なっていたため，画面の表示方法や必要項目を選択性にする等の工夫が必要かもしれない．

さらに，持続可能なシステムにするための費用負担について考える必要がある．患者負担にすべきか，医療機関の負担にすべきか，公的資金の対象とすべきかの議論の材料にす

るためにも，患者アウトカムに着目したシステムの有用性を実証することが望まれる．

［内海桃絵］

文献

1) Nomoto S, Utsumi M, Minakata K. A cloud-based home management system for patients with a left ventricular assist device: a case report. Int J Artif Organs 2016; 39: 245-8. 8

V 章

外来における
VAD管理

1 外来診療体制

1-1 重症心不全治療の最大の目的とは

　補助人工心臓（ventricular assist device：VAD）チーム（以下，VAD チーム）に求められる役割は VAD 治療全体の中で単一ではないことが多い．例えば，時間軸にそって考えれば，VAD 装着前の管理，VAD 装着手術及び周術期管理，術後の急性期管理，回復期〜維持期の管理，遠隔期管理とそれぞれのフェーズによって VAD チームに求められる役割は変わる．

　植込型補助人工心臓（implantable continuous-flow ventricular assist device；以下，植込型 VAD）による治療が患者及び患者家族に与える最も大きな福音は，病院外で日常の生活が送れることであり，安定して，安全に，安心して在宅治療を継続することが VAD チームに求められている．外来診療こそが植込型 VAD による重症心不全治療の最大の目的であり，本章では維持期から遠隔期にあたる「VAD 装着患者（以下，VAD 患者）の外来管理」について，それぞれの専門家に述べてもらう．

1-2 外来におけるVADチームの役割

　わが国の心臓移植待機患者の 9 割は VAD 治療を要し，しかも心臓移植待機期間は数年の長期にわたる．加えて，近い将来植込型 VAD による destination therapy（DT）が保険適用されれば，生涯にわたって VAD 治療を行う必要がある患者も出てくる．

　VAD 患者が安全かつ安心して在宅での VAD 治療を継続するためには，外来における VAD チームの役割は極めて大きい．VAD 患者の生活の質（quality of life：QOL）を保ち日常生活動作（activities of daily living：ADL）を拡大していくためには，VAD の合併症を予防し，問題や不安を早期に解決していく必要がある．

　外来診療体制を確立するためには，VAD 患者に想定される不安要素を VAD チームで予測し，あらかじめ対策を講じておく必要がある．例えば，原疾患による心機能の変化を評価し，その予後を予測しつつ行う高度な循環管理，ドライブライン皮膚貫通部感染症（driveline infection：DLI）や脳卒中，他臓器不全等の合併症の予防と治療，機器のトラブル対応や

メンテナンス，栄養管理や運動療法等の生活指導，心臓疾患以外の手術（例えば癌）や出血を伴う外傷等が発生した場合の抗凝固療法，災害時の連絡手段や電源の確保，VAD患者及び家族など介護者へのストレスケア，療養型入院施設や，自施設以外の植込型補助人工心臓実施施設（以下，VAD実施施設）や植込型補助人工心臓管理施設（以下，VAD管理施設）との連携，経済的なサポート，終末期の緩和ケア等があげられる．これらすべてに対応するためには多職種によるチームが必要となる．

　循環器内科医師をリーダーとし，心臓血管外科医師，看護師や薬剤師，臨床工学技士（ME），補助人工心臓管理技術認定士，理学療法士（PT），精神科医師，臨床心理士，管理栄養士，検査技師，医療ソーシャルワーカー（Medical Social Workers：MSW），病院事務職等，多くのメディカルスタッフと共にVADチームを構成し治療を行う必要がある．一見すると難しく大変そうに思えるが，チームとして動きだせば，自分の最も得意とする役割に徹すればいいため，チームメンバーのストレスは思いのほか小さく，かつやり甲斐は大きい．重要なことはメンバー間で問題点と解決への方向性をしっかりと共有することであり，相互のコミュニケーションが重要であることは強調しておきたい．

　各論は次項に委ねるとして，本項では外来診療体制について概説する．

1-2-1 原疾患による心機能の変化とその対応（循環器内科医）

　外来診療を担う医師による心機能の評価は重要である．特発性拡張型心筋症や拡張相肥大型心筋症等では，徐々に心機能低下が進行してポンプ流量の低下や，心房細動（atrial fibrillation：AF）や心室頻拍（ventricular tachycardia：VT）等の不整脈の発生を経験することが多い．大動脈弁閉鎖不全（aortic insufficiency：AI）や右心室の拡大及び収縮能の低下（右心不全）もよく経験する．

　月1回の診察や採血に加え，半年に1回程度は心電図や心エコー図，胸部X線写真による評価を行う．安定していても1年に1回はカテーテル検査による血行動態の評価を行ってポンプ回転数の最適化を行う必要がある．不整脈のコントロールや肺血管抵抗への介入等は，循環器内科医の最も得意とするところである．

　各論は別項に譲るが，外来診療で得たVAD患者の情報を，他のメンバーと共有する機会を設けるよう心がけてほしい．

1-2-2 ドライブライン皮膚貫通部の管理〔循環器内科医，看護師（皮膚・排泄ケア〈WOC〉認定看護師を含む）〕

　VADの外来診療で最も頭を悩ませる問題である．その程度は様々で，皮膚のかぶれ（テープや汗による）や発赤，ポンプポケットの形成等の感染を伴わない比較的軽症なものから，ドライブラインに沿って深部に至る感染まで経験する．

　ドライブライン皮膚貫通部及びその周囲の皮膚にトラブルが発生した場合には，受診の回数を増やす等の対応が必要になる．残念ながらドライブラインの固定方法や消毒方法の変更等では対応しきれない症例もよく経験し，再入院を余儀なくされる患者も多い．

体重増加や皮下脂肪の付き方に影響されることも多々あるため，栄養管理や運動，生活指導とも関わってくる．「なぜ創部が悪くなるのか」を検討し，必要に応じて管理栄養士やPTとも相談をしつつ，創部悪化の原因を探り，これを排除するようにする．

1-2-3 脳卒中（脳梗塞や脳出血）の予防と発生時の対応（循環器内科医，薬剤師，看護師，人工心臓管理技術認定士，ME，管理栄養士等）

脳卒中を予防するために，VAD患者には厳格なワルファリンコントロールが必要となる．コアグチェックの使用が便利であり，スケールを作成しておけば，多くは患者が自己判断でワルファリンの内服量を調整できる．安定していれば週2回程度の測定で済む．スケールから大きく逸脱したときは医師が調整するが，電話指示で済むことが多い．

コアグチェックの使い方やワルファリンの服用については薬剤師からの指導が効果的である．ワルファリンの効果を減弱させる食品について，管理栄養士が行う食事の指導は必須である．ワルファリンのコントロールに難渋する症例では，定期的に食事の指導を行うと安定することが多い．

脳卒中を発症してしまった場合には，後遺症の軽重を決めるのは時間であり，本人または介護者が「おかしい，いつもと様子が違う」と思ったときに，24時間365日，いつでもすぐに病院に連絡を入れるよう指導する．加えて，VADチームで救急搬送を受け入れる体制を作ることが必要となる．これらの際に連絡を受ける医療者を誰にするかは，各施設で決めればよいが，少人数の医師や看護師，人工心臓管理技術認定士で対応すると医療者の疲弊が問題になるので注意が必要となる．

1-2-4 他臓器の障害の予防（循環器内科医，薬剤師，ME，人工心臓管理技術認定士）

他臓器，とくに肝機能や腎機能障害に関しては，自己心機能の低下や不整脈の発生によるポンプ流量の低下（低心拍出）や中心静脈圧の上昇（うっ血）の関与を常に意識する必要がある．こうした領域は，循環器内科医の最も得意とするところであり，詳述は避ける．

血液ポンプ内血栓や送血管のkinking等によるポンプ流量の低下にも注意が必要となる．最も信頼できる血液ポンプ内血栓の指標として乳酸脱水素酵素（lactate dehydrogenase：LDH）の上昇がある．LDHの異常な上昇を認めた場合には，心エコー図によるRamp試験等の精査の実施を検討する．また，血液ポンプ内血栓を疑った場合には，速やかに心臓血管外科医と情報を共有する．

薬剤による肝機能，腎機能障害もよく見かける．疼痛のコントロールに安易にロキソプロフェンを用いると，後々腎機能障害に悩まされる．抗菌薬も同様であり，長期にわたって安全に服用できる薬剤を選択するために，薬剤師への相談を怠ってはならない．

1-2-5 機器のメンテナンスやトラブルへの対応（循環器内科医，看護師，ME，人工心臓管理技術認定士，心臓血管外科医）

通常の機器メンテナンスは月に1回MEまたは人工心臓管理技術認定士が行う．Low

flow alarm 等のアラームが多発している場合には，循環器内科医に報告し，対応を検討する．
　機器トラブルの中で最も注意が必要なことは血液ポンプ停止である．緊急の場合，介護者にバッテリやコントローラの交換を行ってもらう．そのためにME，人工心臓管理技術認定士から介護者に緊急時の手順を年に1回ほど確認しておくようにする．適切な対応を教育することに加えて，24時間365日，いつでもすぐに救急隊や病院に連絡を入れるよう指導する．加えて，患者居所の近隣の救急隊にVAD患者であることを知らせ，ドライブラインを切断したり，不用意に胸骨圧迫を行ったりしないよう，あらかじめ情報提供を行っておく必要がある．

1-2-6 栄養管理・運動療法・生活指導（看護師，管理栄養士，PT）

　VAD患者のQOLを保ち，ADLを拡大するためには，栄養管理と運動及び生活指導が必須である．
　栄養管理により肥満や塩分の過剰摂取を防ぐことは，心不全治療の基本である．バランスのよい，適度なカロリーの食事による肥満の予防はドライブライン皮膚貫通部の状態を良好に保つためにも一役買っている．
　VAD患者が居所で安静を保っていては，筋力低下や活動性の低下を招く．しかしながら不適切な運動によってドライブライン皮膚貫通部の創部の悪化を来す症例も散見される．VAD患者が安心して，安全な運動ができるようにPTによる運動の指導は重要である．可能であれば通院による心臓リハビリテーションに参加させることが望ましい．
　看護師からの生活指導も重要であり，規則正しい生活を心がけ，インフルエンザ等の感染症の流行期には，人混みを避け，マスクの装着，うがいや手洗いの励行を促す．

1-2-7 大量の出血を伴う可能性がある手術や外傷等が発生した場合の抗凝固療法（循環器内科医，薬剤師，心臓血管外科医）

　出血を伴う開腹手術等の大きな処置が必要な場合には，極めて高度な判断が必要となる．植込型VADは体循環動脈系に装着されている人工物であるため，抗凝固療法の中止は血液ポンプ内血栓，血栓性脳梗塞のリスクを高めることが予測される．また血管内のボリュームが失われることで，ポンプ流量の低下が懸念される．連続流ポンプの場合，コルトコフ音による血圧の測定が困難なことも多く，救急医や執刀医，麻酔科医との連携を密にとる必要がある．
　万一血液ポンプ内血栓によるポンプ流量の低下を来した場合，ポンプ交換も必要となるため，心臓血管外科医のバックアップは必須である．

1-2-8 災害時の連絡手段や電源の確保（循環器内科医，看護師，ME，人工心臓管理技術認定士，心臓血管外科医）

　VAD装着後，初回退院前に必ず災害時にとるべき行動の教育を当センターでは人工心臓管理技術認定士が行い，近隣の救急隊にVAD患者であること，非常時には電源確保に協力をしてほしいことを知らせる．安全が確保された後に移動が可能であれば，自施設

まで来院する努力をするように指導する．地震や火災，台風等の自然災害を想定し，VAD患者の居所の環境によって個別の対応方法を検討しておく．

1-2-9 患者及び介護者へのストレスケア（看護師，精神科医，臨床心理士）

　終わりの見えない治療や将来への不安，24時間介護者同伴の必要性から，VAD患者や介護者が大きなストレスを抱えていることが多い．これらのストレスは，診察室で医師に訴えることは少なく，気づかないことも多い．定期的に診察にあたる医師や看護師がさりげなくストレスを感じていないかを確認し，必要に応じて臨床心理士や精神科医によるメンタルケアを行うことで救われる者も多いと感じている．

1-2-10 療養型入院施設や，他のVAD実施・管理施設との連携（循環器内科医，看護師，ME，人工心臓管理技術認定士，事務職員）

　療養型入院施設を含む，「非VAD実施・管理施設」に入院することになる場合，最も問題になるのは24時間介護者が一緒に居られるかどうかである．その施設に，少なくとも介護者と同等の知識をもつ医療者がいなくては，機器のトラブルや長時間の停電等が発生した場合に，VAD患者の安全が担保できない．当該入院施設の医療者（療養型入院施設の場合，多くの場合は，医師，看護師とPTが想定される）への講習や勉強会を循環器内科医，看護師，ME，人工心臓管理技術認定士により行うことが望ましいと考える．

　また，他のVAD実施・管理施設と連携する場合には，植込型VADの指導管理料をどうシェアするか，各施設の病院事務職員で話し合っておいてもらう必要がある．お金のことで施設間でもめると，相互の協力にヒビが入る可能性があるので，注意を要する（例：診療回数に応じて分ける，あるいはJ-MACS（Japanese registry for Mechanically Assisted Circulatory Support）登録施設側に幾分多く配分する等．P.286「3-5」の(2)も参照のこと）．

1-2-11 経済的なサポート，就労支援（MSW，事務職員）

　社会福祉や公的支援に関わることは，MSW及び病院事務職員によって行われることが多い．

　就労支援（職場復帰）への支援も大切である．自営業の場合を除くと，多くの場合に問題となるのは介護者が一緒に居られるかどうかである．少なくともバッテリ駆動中の機器トラブル等については介護者と同等の知識をもつ者（サポーターと呼ぶ）がいなくては，就業時間中に発生した機器のトラブルや合併症への対応が遅れてしまう．また，単独で行動させないことや，職場内での救急対応への理解と協力，通勤から職場に入るときの同伴者の交代等も，職場の人たちと個々に話し合う必要があり，循環器内科医，看護師，ME，人工心臓管理技術認定士により，チームとして説明し理解を求め，勉強会や講習によりサポーターを養成する等の交渉を行うことが望ましい．

　サポーターが欠勤（病欠等）したり，通勤時に介護者が同行できないような場合は，VAD患者は自宅待機となることも理解をしてもらう．

1-2-12 終末期緩和治療

VAD患者にもいつか死が訪れる．死の原因が癌，他臓器不全，脳合併症等，VAD機器に起因しない原因の場合には，VAD停止の検討を含め，終末期の治療が必要になる．詳しくは後の章に委ねるが，多職種によるチーム医療が求められる．

VAD患者でも，死後の臓器や組織提供が可能であり，オプションとしての提示も考慮してもらいたい．

＊　　　＊　　　＊

外来における診療体制の総論を，われわれのチームの経験から記した．雑多な内容となってしまいわかりにくいところもあると思うが，各論は後の項に譲ることとする．皆さんの外来診療の一助になることを祈念する．[**簗瀬正伸**]

2　外来受診時のチェックポイント

2-1　臨床工学技士の立場から

2-1-1 病棟管理と外来管理

患者が入院している時は，異常があった際にも医療者の目がありトラブルにも対応しやすい．当院（東京大学医学部附属病院）では，看護師が毎日機器のパラメータや電源管理の確認を行っている．ME は週に 2 回，駆動状況や外観など簡易版チェックリスト（**図 1**）を用いて点検を行っている．入院が長期に及ぶ場合，1 ヶ月に 1 回はより詳細なチェックリストを用いて点検を行う（**図 2**）．

一方，外来通院になることで，約 1 ヶ月に 1 回の定期外来における点検以外は医療者の目が届かなくなる．当院では，できる限り患者の状況を把握するために，外来以外にテレビ

EVAHEART C02 チェック表　患者氏名　　　　　　　　様（EVA-T　　）　Ver1.1 2013.2

日		/	/	/	/	/	/	/	/	/	/	/	/	/
時		:	:	:	:	:	:	:	:	:	:	:	:	:
消費電力（W）														
回転数（rpm）														
音		□異常なし	□異常なし	□異常なし	□異常なし	□異常なし	□異常なし	□異常なし	□異常なし	□異常なし	□異常なし	□異常なし	□異常なし	□異常なし
CSU	in(kPa)													
	out (kPa)													
電源		□ AC	□ AC	□ AC	□ AC	□ AC	□ AC	□ AC	□ AC	□ AC	□ AC	□ AC	□ AC	□ AC
外観		□異常なし	□異常なし	□異常なし	□異常なし	□異常なし	□異常なし	□異常なし	□異常なし	□異常なし	□異常なし	□異常なし	□異常なし	□異常なし
封印シール		□異常なし	□異常なし	□異常なし	□異常なし	□異常なし	□異常なし	□異常なし	□異常なし	□異常なし	□異常なし	□異常なし	□異常なし	□異常なし
パイロットランプ		□点灯	□点灯	□点灯	□点灯	□点灯	□点灯	□点灯	□点灯	□点灯	□点灯	□点灯	□点灯	□点灯
予備バッテリ		□ FULL	□ FULL	□ FULL	□ FULL	□ FULL	□ FULL	□ FULL	□ FULL	□ FULL	□ FULL	□ FULL	□ FULL	□ FULL
バックアップコントローラ		□あり	□あり	□あり	□あり	□あり	□あり	□あり	□あり	□あり	□あり	□あり	□あり	□あり
Ht Ca		%	%	%	%	%	%	%	%	%	%	%	%	%
備考														
サイン														

東京大学医学部附属病院

図 1　病棟で使用する簡易版チェックリスト

EVAHEART C02 機器メンテナンスシート

点検日＿＿＿＿　患者名＿＿＿＿　ID＿＿＿＿　確認者サイン＿＿＿＿

1. パラメータ確認　Ht　　%（　月　日）

点検前		時　分現在
回転数（rpm）	表示	
	指示	
消費電力（W）		
推定流量（ℓ/min）		
CSU（kPa）	in	
	out	表示　　　　指示
消費電力 フロー波形の確認		□ 異常なし □ 所見あり （詳細　　　　）

交換部品
- □ なし
- □ あり
  - □ クールシールユニット　（SN　　　　）
  - □ コントローラ　（SN　　　　）
  - □ 非常用バッテリ　→ □ 充電確認　（SN　　　　）
  - □ バッテリ　No.　　SN
    - → □ 充電OK
  - □ その他

2. データ確認

・イベントデータ　□ イベントなし　□ イベントあり

発生日時	エラーコード	状況

・イベントデータ　□ 異常なし　□ 所見あり　（詳細　　　　）
　□ データ保存（USB）

3. 外観点検

- 封印シール
  - □ 異常なし
  - □ 破綻　（詳細　　　　）
- コントローラ・血液ポンプケーブル外観
  - □ 異常なし
  - □ 所見あり　（詳細　　　　）
- コントローラ内部
  - □ 異常なし
  - □ 所見あり　（詳細　　　　）
- 付属品確認
  - □ バッテリ
  - □ バックアップコントローラ
  - □ その他

4. 血液ポンプ動作音（ステートにて聴診）
- □ 異常なし
- □ 所見あり　（詳細　　　　）

5. 非常バッテリ残量
- □ 緑色
- □ 黄または赤　→ 充電実施　□ OK　□ 不可

備考，コメント記載欄
- □ 自宅，院外での状況確認（付属品，アラーム発生　等）

6. テストボタン（表示パネルランプ，アラーム確認）
- □ 異常なし
- □ 所見あり　（詳細　　　　）

7. クールシールユニット

- 液色
  - □ 透明
  - □ 着色（淡黄・赤褐色・その他＿＿＿＿）
- リザーバ内エア
  - □ 問題なし
  - □ エア抜き実施（除去量＿＿＿ml）
- 補液
  - □ 実施せず
  - □ 実施（補液量＿＿＿ml）
- 実施事項
  - □ 流路洗浄
  （クールシール交換時は必須）（in＿＿＿ml，out＿＿＿ml）
  - □ 本体とCSUの接触点の清掃（乾いてから装着）

8. 点検終了前チェック

点検後		時　分現在
回転数（rpm）	表示	
	指示	
消費電力（W）		
推定流量（ℓ/min）		
CSU（kPa）	in	
	out	表示　　　　指示
消費電力 フロー波形の確認		□ 異常なし □ 所見あり （詳細　　　　）

- チェック項目
  - □ 血液ポンプはOnになっているか
  - □ クールシールはOnになっているか
  - □ コネクタカバーはあるか
  - □ 封印シールは貼り忘れていないか
  - □ バッテリ残量は十分か（帰宅まで考慮して）

東京大学医学部附属病院　2013.2　Ver.1-1

図2　病棟で1ヶ月に1回使用する詳細なチェックリスト（外来でも使用）

電話や電子メールを使用したシステムを構築している（Ⅳ章 3-3 参照）．しかし，基本的には在宅療養中は患者や介護者頼みの管理となりやすい．患者により性格や生活態度は様々であるため，外来点検の際にはそのことを念頭におき，それぞれの患者に合わせた対応が必要となる．

2-1-2 外来の流れ

外来では，患者は機器の点検とレシピエント移植コーディネーターや看護師の問診を受けた後，医師の診察となる．ME が行うことは，機器の回転数・消費電力等のパラメータやアラーム発生状況の確認，外観点検であり，図2 のチェックリストを用いて点検を行っている．また，定期交換・点検，機器の再トレーニングも実施する．

機器に関してとくに問題がない場合，点検の実施内容を電子カルテに記載して医師の診察までに確認できるようにしている（図3）．重大なイベントがあった際には，直接医師や看護師に内容説明をして最終的な判断を仰ぐ．

外来の機器点検を行っている場所でレシピエント移植コーディネーターや看護師が日常生

血液ポンプ駆動状況
回転数：8,400rpm
PI（拍動指数）：5.5（6.1 〜 6.8）
ポンプ出力：4.5（4.5 〜 5.2）W
（流量：---（---）lpm）

機器の外観：異常なし
アラーム：発生なし
セルフテスト：問題なし

3/13 〜の履歴が残っており，PI イベントは 1 日 0 〜 3 回

図3　電子カルテ記載内容
（　）は前回外来から外来当日までの自己管理表の値．機種は HeartMate Ⅱ

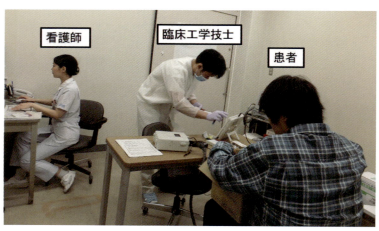

図4　外来点検中の様子
看護師が問診を行い，ME が機器点検を行っている

活に関する問診を行っているため，機器に関する情報だけでなく，患者の体調やドライブライン皮膚貫通部の状態，現在の生活といった情報もできる限り取り入れて，患者と介護者の状態を総合的に把握するように努めている（図4）．

(1) パラメータ，アラーム発生状況の確認

外来受診時はパラメータの点検だけでなく，過去の記録と比べて大きな変動がないか確認する．EVAHEART は履歴が長期間にわたって記録されるため，データを抽出することでトレンドを追うことができる．一方 HeartMate II は 120 件，Jarvik2000 では全く履歴が残らないため，把握できることに限界がある．そのため，患者が毎日記載している自己管理表（患者日誌）の値を確認し推移をみる（図5）．また，とくに後者ではイベントがあった際には患者や介護者からの情報が非常に重要となる．患者によっては細かく状況を書き残し，すぐに連絡をくれる場合もある．その一方で，一切状況を覚えていない患者もおり，判断に難渋することもたびたびある．できる限りイベントの原因を追究するため，患者や介護者に情報を残すよう伝えている．とくに一番重大なのはどの機種においても血液ポンプ停止である．それが患者の電源管理上のミスなのか，機器自体の問題なのかを区別して対応する必要がある．以下に各デバイスにおける特徴をあげる．

① EVAHEART

トレンドデータとイベントデータをもとに，患者と事実関係の確認を行う．コントローラに非常用バッテリが付属されているため患者の操作ミスによる電源喪失は起こり難い．血液ポンプの再起動（E-30, 31）が頻回に起きている場合には，クールシールユニット（CSU）の

図5 Jarvik2000 の自己管理表
ME はダイヤルや消費電力，機器トラブルの有無を確認している

補液を行ったうえで流路洗浄を検討することもある．

② HeartMate Ⅱ

　PI（pulsatility index：拍動指数）イベントや1日の電源交換の頻度等で，患者により履歴が残る日数が異なり，数日のこともあれば1ヶ月の場合もある．機器の異常による「PUMP OFF」は，連続音が鳴り患者の自覚症状があることで判明することがほとんどである．しかし，連続音が短時間であり断続音のように聞こえていたため患者が半ば無視していることや，自覚症状を伴わないこともあり，外来で履歴を確認した際に偶然見つかるものもある．重要な情報を含んだ履歴を見分けることが大事になる．

③ Jarvik2000

　電源喪失は患者や介護者の自己申告がなければ全くわからず，最も詳細に状況を聴取しなければならない．患者の操作ミスの頻度が高い場合には対策を講じることもある（図6）．機器の問題と考えられる場合には，まず体外の構成品を交換して経過観察する．

（2）**外観点検**（図7）

　明らかな外観の異常があった場合には患者や介護者が病院に連絡をしてくることが多い．しかし，細かい部分や死角になる部分については気づいていないこともあるため，外来では破損や汚れ等できる限り丁寧に確認する．すべてのデバイスでケーブルはとくに念入りに観察する．

（3）**定期交換・点検**

　デバイスごとに定期交換や定期点検の時期が異なる．よって必要な物品は交換より前の外来，もしくはメールで連絡しておき，その次の回に持参してもらい交換や点検を行う．また，移植待機期間が長くなるにつれて経年劣化や破損するものもあるため，適宜交換や追加をする．

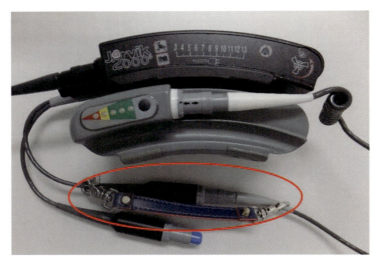

図6　患者の操作ミス対策の1例
Jarvik2000のバッテリ交換時の操作ミスが多い場合に，使用中の電池ケーブルに沿わせて〇印の電源喪失防止用のケーブルを接続して操作ミスを未然に防いでいる

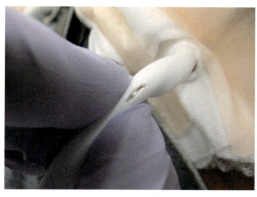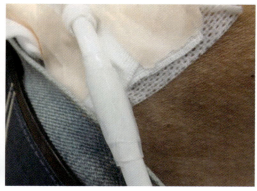

図7　HeartMate Ⅱのケーブル被覆の損傷
内部のケーブルに損傷がないと考えられる場合にはシリコンテープで補修し経過を追う

2-1-3 機器トレーニング
(1) サポーターへのトレーニング
　患者が就労復帰を希望する場合には，職場の人に機器トレーニングを受けてもらうことが望ましい．そのため，勤務先の人に患者の外来通院と合わせて一緒に来院してもらい機器トレーニングを行っている．家族等の介護者と異なり機器のすべてを把握してもらう必要はなく，機器の概要とトラブルシューティングを中心に説明を行う．患者自身に意識がある場合は，基本的に本人が対応するので，意識がないときの対応について重点的に指導をする．
　また移植待機期間は年々長くなっており，当初機器トレーニングを受けた配偶者，親，きょうだいといった介護者以外に，必然的に他の介護者が必要になる場合もある．さらに患者のQOL向上のために必要であると考えられる場合にも，機器トレーニングを行うことがある．当院ではサポーターレベルの機器トレーニングの希望があった際には，必要性の有無を検討したうえでなるべく柔軟に対応するよう努めている．

(2) 再トレーニング
　VAD患者とその介護者は，入院中に機器トレーニングとその評価を受け合格したのち退院となる．しかし，移植待機中にこれといったトラブルもないと緊急時の対応について忘れがちである．とくに高次脳機能障害の合併や，高齢の介護者の場合，トレーニングに期間を要し難渋することもあり，特別なトレーニングで修了していることもある．またトレーニング自体はスムーズに修了していても，実際に覚えていられる期間は人によって様々である．よって，再トレーニングは必要不可欠であるが，実施期間に関しては患者や介護者それぞれに応じて検討していく必要がある．当院では患者により異なるが，トラブルシューティングを中心に約半年に1回程度の再トレーニングを行っている．［**古賀早也香**］

2-2 看護師の立場から

　退院プログラムに沿ったトレーニングを経たあとに，在宅管理へ移行となる．在宅管理においては，定期的な外来受診，患者本人の自己管理，介護者（家族等）の協力，多職種との連携及び管理体制が必要である．

2-2-1 外来診療

　外来診療開始前に患者日誌（自己管理表）や問診等で情報収集を行い，得た情報をもとに自己管理の状況を評価し，教育・指導を行う（表1）．

（1）患者日誌（図8）

　患者日誌は，異常の早期発見や体調の変化，機器の異常，ドライブライン皮膚貫通部の状態等を把握するために重要である．外来診療開始前に確認を行い，自己管理の状況を評価し，評価内容に応じた教育・指導を行う．

（2）情報収集

　外来診療前にバイタルサイン（体温，脈拍数，血圧）や体重を測定，日常生活の様子，

表1　看護指導のポイント

日常生活	◦規則正しい生活を心がける ◦激しい運動や重いものを持つのは避ける ◦適度な運動（ウォーキング等）を心がける ◦腹圧がかかることは避ける ◦こまめに水分補給（できるだけ多く飲む）
外来受診	◦基本は月に1回 ◦状況に応じて増減する
食事	◦納豆，クロレラ，青汁禁止 ◦ビタミンK含有量が多い食品は避ける（海苔の佃煮等） ◦バランスのよい食事を心がける ◦塩分や脂肪分の摂り過ぎを避ける ◦検査結果に応じた食事指導
感染予防	◦マスク，手洗いなど感染予防を心がけ，常に清潔を保つように心がける ◦感染症感染者との接触は避ける ◦ドライブライン皮膚貫通部の消毒前は必ず手洗いを励行し，素手では触らない
乗り物	◦自動車，自転車，バイクの運転は禁止
社会復帰	◦病状によるが可能 　ただし，就学先や就労先の協力と理解は必須であり，安全確保のため緊急時の対応に関するトレーニングが必要である
その他	◦異常の早期発見のために，患者日誌は毎日記録する ◦異常時は速やかに病院へ連絡をする ◦服薬は指示通りに内服する（とくにワルファリン） ◦合併症の早期発見，早期治療（とくに脳合併症） ◦PT-INRの把握，指定された日にコアグチェック測定の確認，ワルファリン投与量の確認及び指導 ◦患者及び家族の精神的評価及びケア ◦内服薬投与量変更の場合は服薬指導 ◦検査結果に応じて生活指導 ◦自己管理の評価，介護者のサポートに関する評価

日付	/	/	/	/	/	/	/
設定時刻（ : ）							
体温							
血圧							
脈拍							
体重							
皮膚貫通部の状態	異常なし / 異常あり	異常なし / 異常あり	異常なし / 異常あり	異常なし / 異常あり	異常なし / 異常あり	異常なし / 異常あり	異常なし / 異常あり
ポンプスピード							
ポンプパワー							
補充電バッテリ本数							
身体の状態	□頭痛 □しびれ □なし □めまい	□頭痛 □しびれ □なし □めまい	□頭痛 □しびれ □なし □めまい	□頭痛 □しびれ □なし □めまい	□頭痛 □しびれ □なし □めまい	□頭痛 □しびれ □なし □めまい	□頭痛 □しびれ □なし □めまい
セルフテスト							
朝内服							
昼内服							
夜内服							
ワルファリン量							
ワルファリン内服							
その他							

※「身体の状態」の頭痛・めまい・しびれのいずれかの項目にチェックがついた時は，すぐに担当医師に連絡してください

図8 患者日誌（HeartMete Ⅱ用）

運動量，食事量や内容，睡眠時間や質，家庭や職場・学校での様子やコミュケーション（が周りととれているか），服薬コンプライアンス，胸部や腹部症状の有無，神経症状の有無，浮腫の有無，検査データ，困っていることや悩んでいること等の情報収集を行う．

（3）機器の管理及びチェック（図4）

ME により機器の点検，トレンドデータ，アラームの確認等が行われる．トレンドデータやアラームの種類に応じて，バッテリ交換時間，飲水量など状況に応じた指導を行う．また，ME と協力し，不定期に患者及び介護者へ筆記テスト（図9）やデモ機を使用しバッテリ交換やコントローラ交換の実技テストを行い，機器取扱い方法，緊急時の対処法の安全管理チェックと指導を行う．

（4）ドライブライン皮膚貫通部の管理及び患者教育

ドライブライン皮膚貫部の確認を外来診療時に毎回行う．外したガーゼの付着物（滲出・膿・出血）や臭気の有無，ドライブライン皮膚貫通部の発赤・腫脹・出血・膿・疼痛・肉芽・掻痒等の有無，周辺の皮膚の発赤・発疹・掻痒の有無を確認し，皮膚貫通部やスキントラブルの有無について評価を行う．監視培養，ドライブライン皮膚貫通部の撮影も行いモニタリングする．

ドライブライン皮膚貫通部の感染徴候や周辺の皮膚に変化があった場合は，発汗量や活動量・活動範囲，過度な力をかけていないか，消毒手技や消毒環境等も確認し，評価する．

評価内容に応じて，テープ剤，消毒回数，皮膚被膜材，ドライブラインの固定方法等の変更を行い，変更内容や方法，生活指導等を患者と介護者へ指導する．統一した消毒手

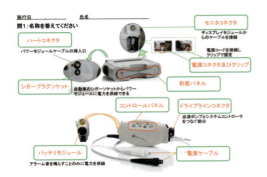

図9 筆記テスト（HeartMete II 用）
内容は適時変更している

表2 消毒手順チェック表

月　　日　　〇：できた　　△：もう一息（助言のもとできた）　　×：できない

手順（チェック項目）	評価	備考欄
1. 手洗いをする		
2. 消毒物品を置く場所を確保する		
3. テープを用意する（メフィックスとシルキー）．シルキーには切り込みを入れる		
4. マスク・手袋をする（手袋はフィットしているか確認）		
5. 洋服をまくる（創部にかからないように）		
6. ブルーシートを腰から背中へ敷く		
7. ビニール袋をセッティングする		
8. ネオケアの下端を持ち，清潔に開ける（一度開封した蓋は戻さないこと）		
9. ヘキザック 0.05％液を清潔に注ぐ（容器に垂れずに注ぐことができているか確認）		
10. メフィックスもしくはパーミロールを端から清潔に剥がす		

11. テープを剝がし終えたら，一気にガーゼを取る		
12. ガーゼに滲出・出血がないか確認する		
13. Yガーゼを取る		
14. ネオケアからピンセットを清潔に取り出す （不潔部位を保持しているか確認） 不潔　清潔		
15. ピンセットで綿球を正しく保持する		
16. 消毒中に手・指が「清潔区域」に触れない		
17. ケーブル挿入部の消毒（中心から外側へ向かって消毒していく．ケーブルの下はよく消毒する）		
18. ケーブル挿入部の周囲とケーブルの消毒（とくにケーブルの下やベロア部分も消毒できているか確認する）		
19. ケーブルは必要以上に持ち上げない		
20. あてガーゼを清潔に開け，消毒した範囲内に置く		
21. あてガーゼの周りを，濡れガーゼもしくは乾いたガーゼで拭き取る（このときあてガーゼに当たらないようにする）		
22. キャビロンスプレーをテープ貼用部分に噴霧する		
23. キャビロンが乾いたのを確認し，あてガーゼの周囲をテープで固定する		
24. 4辺をテープで固定した後，切れ込みを入れたテープでケーブルを固定する		
25. バンドで固定し，後片づけをする		

評価者：＿＿＿＿＿＿＿＿

技の指導，評価を行うことは重要であり，写真入りのチェックリスト（**表2**）を用いる等，視覚的な資料を活用する．

在宅で変化があれば，写真を送付してもらい状況に応じて来院指示やアドバイスを行う．

（5）メンタルサポート

長期にわたる移植待機及びVAD装着となるため，病状の改善や悪化の繰り返し，将来への不安や焦り，死への恐怖，VAD装着により行動範囲の制限，経済的負担，社会からの疎外感など様々な精神的ストレスが生じてくる．患者，家族個々に話を傾聴し，精神的評価を行うなどメンタルケアの継続は重要である．評価内容によっては，精神科医や臨床心理士等の介入も必要である．

（6）社会的サポート

病状によるが社会復帰は可能である．ただし，就学先や就労先の協力と理解が必要であり，安全確保のため緊急時の対応に関するトレーニングが必要となってくる．復学や復職が可能な場合は，患者や学校・職場と連携しサポートを行う．新たに就学や就職をする場合は，早期に社会復帰できるよう院内就労支援を紹介する等，患者にあわせてアドバイスやサポートを行う．

（7）PT-INR コントロール

VAD患者のプロトロンビン時間国際標準比（prothrombin time-international normalized ratio：PT-INR）コントロールは重要である．在宅でのコアグチェック測定によりPT-INRのコントロールを行いPT-INRを安定させる．コアグチェック測定が不可な患者の場合は，適時来院してもらいPT-INRのコントロールと服薬指導を行う．

（8）緊急時の対応

24時間体制で患者や家族から連絡を受け，連絡内容に応じて医師やMEへ連絡を行い，緊急時の対応を行う．患者や家族へアラームやコントローラ表示による異常の把握，バイタルサインの確認，患者の意識や神経症状の有無等を行い，バックアップ用のコントローラへの交換，緊急来院の可否，救急車使用による来院等の指示を行う．

（9）地域との連携

在宅療養では，VAD管理ができる病院の近隣2時間圏内に居住し，介護者は24時間対応することが義務付けられている．居住地によっては転居を余儀なくされる場合があり，患者が住み慣れた地域で治療を継続できるよう，地域の植込型補助人工心臓管理施設との連携は重要である．患者や介護者の高齢化，長期化する移植待機，DTが今後導入される予定でもあり，長期にわたる介護者の負担を軽減するためにも，地域の訪問看護ステーションとの連携も必要不可欠である．［土屋美代子］

2-3 外来診察医の立場から

2-3-1 外来受診時に考慮すべき視点

植込型 VAD を装着した患者が安全な在宅管理を続けるために，VAD 外来でチェックすべき項目は多岐にわたり，通常の心不全患者の外来とは異なる視点が要求される．外来受診時に考慮すべき主なチェックポイントを**表 3** に列記した．もちろん，これらは医師の診察のみですべてをカバーできるわけではない．VAD 外来は VAD コーディネーター，看護師，ME など多職種で構成されるべきであり，とくにドライブラインに関連した皮膚トラブルが多いことから，可能であれば皮膚科医や WOC 認定看護師がいつでも併診できる体制が望ましい．

本項では，外来診察医の立場から**表 3** の各項目について概説する．

表 3　VAD 外来におけるチェックポイント

□循環管理 　✓血圧 　✓不整脈 　✓弁膜症 　✓心不全 □抗凝固管理 　✓PT-INR の測定 □ドライブライン管理 　✓ドライブライン感染（DLI） 　✓皮膚トラブル □機器管理 　✓定期的メンテナンス 　✓駆動状況のチェック □日常生活の管理 　✓機器管理 　✓創部ケア 　✓生活管理 　✓社会復帰の促進	□患者教育 　✓患者・介護者に対する継続的教育 □心臓移植に向けた準備 　✓他臓器機能，肺血管抵抗 　✓歯科受診 　✓抗 HLA 抗体 □協力病院及び地域包括ケアシステムとの連携 　✓緊急時の初期対応 　✓日常生活の介助，外来もしくは在宅リハビリテーション 　✓合同カンファレンス

2-3-2 循環管理

（1）血圧

通常，重症心不全患者は低血圧を示すが，VAD 装着後はむしろ必要以上に血圧が上昇することが多い．血圧管理は①脳合併症の予防，②大動脈弁逆流（aortic regurgitation：AR）の予防，③心不全及び血液ポンプ内血栓の予防，という合併症管理の観点から極めて重要である．国際心肺移植学会のガイドラインによると平均血圧は 80mmHg 以下が望ましいとされており[1]，最近発表された PREVENT 試験からも血液ポンプ内血栓症予防のために平均血圧 90mmHg 以下が推奨されている[2]．一方で，過度の降圧は起立性低血圧を生じやすく，患者の QOL を損ねるのみならず安全面でも問題となる．

降圧薬としては，心不全治療薬としてのアンジオテンシン変換酵素（angiotensin-converting enzyme：ACE）阻害薬もしくはアンジオテンシン受容体拮抗薬（angiotensin receptor blocker：ARB），β遮断薬が基本となる．降圧不十分の場合には血管拡張薬（カルシウム拮抗薬，ヒドララジン，硝酸薬）を用いる．体液量が過剰な場合には利尿薬の追加が有効である．VADの回転数を低下させれば体血圧は低下するが，循環不全を呈するリスクがある．血圧を下げる目的で不用意に回転数を低下させることは慎むべきである．

（2）不整脈

VAD装着後の不整脈（とくに心室性不整脈）の原因は，①もともとの心疾患に伴うもの，②VAD装着手術に伴うもの，③VAD装着後，脱血管が左心壁に接触することに起因するもの，が考え得る．VAD装着後は，致死性不整脈であってもすぐに循環が破綻することはないため，意識下作動を回避するために植込型除細動器（implantable cardioverter defibrillator：ICD）を停止して管理することもある．持続する心室性不整脈に伴い右心不全が出現し，右室からの駆出が低下しVADの脱血不良を引き起こすことがあり，早急な対応を必要とする．一方で，年単位で心室細動（ventricular fibrillation：VF）のまま外来で経過しえた症例も報告されている[3]．

持続する心室性不整脈に対してはβ遮断薬，さらにはアミオダロンやソタロール等の抗不整脈薬が適応となるが，難治性となり繰り返すことも多い．少数例ながらカテーテルアブレーションの有効性も報告されている[4]．電気的除細動は外来で安全に施行可能である．

（3）弁膜症

VAD装着後，最も問題となる弁膜症は大動脈弁閉鎖不全（aortic insufficiency：AI）である．VADの送血により大動脈弁に逆行性のストレスがかかり，弁の変性が生じることが原因とされ，経時的に進行する．II度以上のAIの存在は血行動態に影響を及ぼすとされている[5]．

予防には大動脈弁を開放させるようVADの回転数を上げすぎずに自己心への前負荷を維持することが望ましいが，自己心機能によっては困難なことも多い．過度に低い回転数は循環不全や血液ポンプ内血栓症のリスクとなるため避ける必要がある．AIが進行した場合には左心不全を呈するため，VADの回転数を上げて対応せざるをえないが，さらにAIを増悪する悪循環に陥る．全身状態が悪化する前に外科的介入を考慮すべきである．

（4）心不全

VAD装着後にもかかわらず心不全徴候が出現した場合には，その原因を明らかにする必要がある．

VAD装着後に心不全を呈し得る原因を**表4**に示す．左心不全を呈している場合は，VADそのものに何らかの問題がある可能性，もしくはAIが進行している可能性を考えなくてはならない．また，血圧が高い例では流量が低下しやすく，これも心不全の原因となりえる．原因の特定には心エコー図や造影CTが必要である．

右心はVADによってサポートされないため，

表4　VAD装着後の心不全の主な原因

- 左心不全
    - ポンプ機能不全（血液ポンプ内血栓症）
    - 送脱血管の狭窄・位置異常
    - 大動脈弁逆流（AR）
    - 体血管抵抗高値
- 右心不全
    - 右心機能低下
    - 不整脈
    - 三尖弁逆流（TR）
    - 肺血管抵抗高値
- 体液量過剰・不足

もともとの自己右心機能が悪い場合には VAD 装着後に右心不全を呈する場合がある．VAD の回転数が高いと，左室拡張末期圧が低下し右心の後負荷軽減が期待される一方で，心拍出量増加，中隔の左室側へのシフトに伴う三尖弁逆流の増加により右心の前負荷が増大する可能性もある．肺血管拡張薬は右心不全症例に有用であると考えられるものの，確立したエビデンスはない[6]．右心不全症例における内服調整・回転数調整は慎重を要する．

いずれにせよ，外来で心不全症状が出現した場合には原因検索及び内服調整・回転数調整のために入院加療が必要と考えられる．長期にわたる補助期間中には様々な変化が生じ，その時々に適切な回転数に変更する必要があることを念頭におくべきである．

VAD 装着後に左心不全を呈し得る注意すべき病態として，血液ポンプ内血栓症がある．血液ポンプ内血栓症は溶血や心不全を呈し，重症となると血液ポンプ停止のリスクもある重篤な合併症である．治療介入開始，さらには血液ポンプ交換のタイミングを逸しないように，外来では早期の発見が重要である．

LDH や脳性ナトリウム利尿ペプチド（brain natriuretic peptide：BNP）の値を含めた溶血及び心不全の兆候には常に注意を払う必要がある．また，血液ポンプ内血栓症の発症に伴いモータ音の変化が生じた例が報告されており，外来では血液ポンプのモータ音の聴診が推奨される．消費電力の上昇も特徴的な所見とされる．血液ポンプ内血栓症の診断及び治療のフローチャートを図 10 に示す[7]．

外来で悩ましいのは，本人の自覚症状がなく LDH 上昇が見られた場合であるが，LDH の上昇自体がリスクの高い状態であることを考慮し，原因精査及び必要あれば早期の治療介入を躊躇すべきではないと考えられる．

2-3-3 抗凝固管理

抗血栓療法の適切な管理は極めて重要で，抗凝固療法としてのワルファリンと抗血小板薬の併用が基本となる．外来受診時には常に PT-INR を測定し，ワルファリンの投与量を調節する．目標とする PT-INR の範囲は各デバイスにより異なっており，その範囲内で管理する．PT-INR の変動が大きい患者には，在宅での PT-INR を測定することもある．抗血小板薬はアスピリン 100mg の使用が一般的である．

PT-INR の適切な範囲，また抗血小板薬の併用の必要性については，十分なエビデンスに基づくプロトコールは確立しておらず，これらの薬剤を減量しても安全という報告もある[8),9)]．出血リスク，血栓症の既往等を考慮して症例ごとの調節が求められる．

2-3-4 ドライブライン管理

わが国における VAD 患者の再入院の最大の原因は DLI であり[10]，外来診察において最も注意を払うべき事項である．DLI による再入院を減らすためには外来での手間を惜しむべきではなく，当院（九州大学医学部附属病院）ではトラブルの有無にかかわらず，基本的に毎回被覆材を外して直接確認すること，頻繁に培養を採取すること，創部の様子を写真に撮りカルテに記録すること，を原則としている．

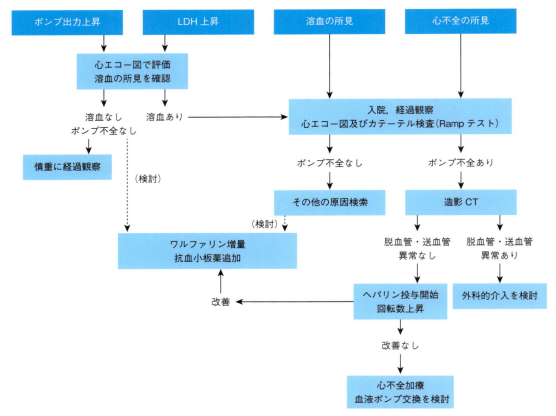

図10 血液ポンプ内血栓症の診断・治療のアルゴリズム
(Goldstein DJ, John R, Salerno C, et al. Algorithm for the diagnosis and management of suspected pump thrombus. J Heart Lung Transplant 2013；32: 667-70 より改変引用)

また，ドライブライン皮膚貫通部の感染のみならず，被覆材や固定器具による接触性皮膚炎の出現等にも注意が必要である．

治療介入のタイミングの判断は難しいが，当院では感染兆候が認められた場合はまずは洗浄の強化及び内服抗菌薬の開始，それでも改善が見られない，もしくは内服抗菌薬中止後に再燃を認めた場合には入院の適応とする等，段階的な治療強化のフローチャートを作成している．

2-3-5 機器管理

外来受診時には毎回機器の駆動状況を確認し，また各機種に定められた定期的なメンテナンスも忘れずに行う必要がある．どの施設も主にMEが担当している業務と思われるが，機器の駆動状況から患者の病態（脱水，不整脈，血液ポンプ内血栓等）が推測されることは頻繁にあり，また在宅での機器管理の状況からひいては生活管理の状況も推測できることがある．

機器チェックは外来における貴重な情報源の1つであり，外来診察医とMEとの密な情報共有が重要である．

2-3-6 日常生活の管理

在宅での自己管理は植込型 VAD 治療の基本であり，日常生活の状況を把握し正しく指導することは外来の大切な役割の 1 つである．当院では主に VAD コーディネーターの問診において，在宅での患者・介護者の現状を把握している．VAD の在宅管理は介護者にとっても負担であり，介護者の様子にも注意を払う必要がある．

患者日誌（自己管理表）は重要な情報源であり，血圧及び体重を毎日測定して記録する，機器情報を記録するという習慣が維持できているかどうかを確認する．

VAD 装着後に体調が良くなって食欲が増進し，急激に体重が増加する例がある．肥満は DLI のリスクであることが示唆されており[11]，コントロール困難な例では外来での栄養指導等を行い積極的に介入している．毎日食べたものの写真を撮影してもらい，どのように改善すべきかを一緒に考えることも効果的である（レコーディングダイエット）．

2-3-7 患者教育

前項で述べた通り，在宅での自己管理は植込型 VAD 治療の基本である．VAD 装着後の入院中には退院プログラムとして機器管理，日常生活の管理など様々な患者教育が行われるが，その後の在宅管理は長期にわたるため，知識や手技を正しく定着させるために継続的な再教育が必要である．

外来での再教育は，VAD 外来を担当する ME や看護師と協力して行う必要があり，患者本人のみならず介護者に対しても行う．当院では，機器トラブル時の対応方法の確認，ドライブライン皮膚貫通部の洗浄・消毒手技の確認等を外来で定期的に行っている．

2-3-8 心臓移植に向けた準備

現在，わが国では心臓移植待機患者が植込型 VAD 治療の適応であるので，VAD 外来においては安全な在宅管理という側面以外に心臓移植の待機期間という視点も重要である．心臓移植待機中の患者はいつドナーコールが来ても心臓移植を受けられるよう備えておく必要があり，定期的な歯科受診や他臓器機能（肝機能，腎機能，肺血管抵抗等）の精査，抗 HLA 抗体検査等も必要に応じて施行する．

2-3-9 協力病院及び地域包括ケアシステムとの連携

VAD を装着し自宅で生活する患者は増加しており，植込型補助人工心臓実施施設（以下，VAD 実施施設）の外来のみで管理することは困難になりつつある．また，遠方に在住の患者の場合，VAD 実施施設のみでは緊急時の対応が困難である．そのような状況を解消するため，植込型補助人工心臓管理施設（以下，VAD 管理施設）の認定が開始され，2019 年 4 月時点で全国 9 施設が認定されている．

当院では，VAD 管理施設の制度が開始される前より，とくに遠方の患者を自宅で管理するために患者の居住地域の協力病院との連携を重要視してきた．最も重要な連携内容は脳合併症を含めた緊急時の初期対応であるが，その他にも協力病院の VAD 管理の習熟度に

応じて，外来での抗凝固管理，外来リハビリテーション，合併症を生じた患者の入院管理等にも対応してもらっている．

連携を依頼する際は，退院時に必ず患者・介護者と共に協力病院を訪問し，病院スタッフに対してVAD管理に関する説明を行うと同時に実際の患者・介護者の様子を見てもらい，VADを装着した日常生活を具体的にイメージしてもらう．さらには，合併症や外来受診等の情報は必ず当院と共有することとし，常に当院がバックアップすることを約束することで，VAD管理に慣れていない病院スタッフの不安を軽減するよう努めている．

これらの協力病院の一部はVAD管理の経験を積み，VAD管理施設となる準備を進めてもらっている．これからさらなるVAD患者の増加が予想される中，どの地域に住むVAD患者も安心して生活できるよう，VAD実施施設とVAD管理施設がより緊密に連携し情報を共有するシステムの構築が重要である．

また当院では，一部の患者に対して訪問看護や訪問介護，訪問リハビリテーション等の地域包括ケアシステムを提供している．導入の際には，主治医，VADコーディネーター，患者・介護者，訪問を行う担当者等を含めて合同カンファレンスを行い，VADに関する説明を行うと同時に訪問内容を決定している．比較的高齢の患者の日常生活の介助や，脳合併症後の在宅でのリハビリテーションの継続等が主な目的であるが，ドライブライン皮膚貫通部の観察や体調管理を患者・介護者と共に行うことで，異常の早期発見につながる事例もある．また，在宅で継続的な患者サポートを要求される家族の負担軽減にもつながっている．

一方で，VADの在宅管理の基本は自己管理及び家族のサポートであり，このようなシステムの過剰な利用が患者の自立を妨げることがないよう注意が必要である．

まとめ

VAD患者の外来でのチェックポイントについて概説した．これらの情報を多職種で協力して収集し，共有することが重要である．また，VAD外来を循環器内科医もしくは心臓血管外科医のどちらがメインで行うかは，施設の状況にもよるため一概には言えないが，それぞれ得手・不得手があることを理解し，双方がいつでもコンサルトできるチーム体制づくりが重要であろう．［藤野剛雄］

2-4 理学療法士の立場から

2-4-1 植込型VAD患者の身体的特徴

わが国における植込型VADの適応となる患者は，65歳未満で心臓移植レシピエント登録を完了した重症心不全患者である．VAD適応となった患者の多くは，VAD植え込み後より倦怠感を中心とした自覚症状が改善してくることが多い．一方で，VADを植え込む前は重症心不全で長期臥床や強心薬持続静注管理が必要であった症例が大半を占める．し

がって，比較的若い患者であるとはいうものの，デコンディショニングや悪液質による身体機能低下を有している症例が非常に多い．

実際に欧米で実施された trial をみると，平均年齢 58 歳の比較的若い VAD 患者であるにもかかわらず身体的な虚弱（フレイル）を有している患者が全体の 59％もおり，さらにフレイル項目の中でも歩行速度が遅いと判定された患者は 81％も存在していた[12]．したがって，わが国における VAD 患者の年齢は高齢ではないものの，身体機能的には低下していることを念頭において評価ならびに介入を行うべきである．

2-4-2 問診による身体機能評価

日々の体調やバイタルサイン，体重の推移はもちろんであるが，DLI，VAD の駆動状況やアラームの有無を確認する．また，必ず介護者が一緒に付き添っているので，なるべく介護者からも日々の生活の中での変化について聞き取りを行うべきである．

もしも入院期に担当していた VAD 患者を続けて外来で担当する場合には，退院前に自宅訪問で実際の生活状況を確認できると，外来受診時により個別性の高い問診ができるはずである（図 11）．

また，前述のフレイル項目に関して評価する場合，Fried らのフレイル診断基準[13]による評価が推奨されるが，この項目には身体機能の評価が含まれている（表 5）．もしも身体機能評価をする時間や場所が確保できない場合，Yamada らが作成したわが国の簡易版フレイルチェックリストは簡単な 5 項目の問診のみでフレイルを評価することができるために臨床でも容易に使用しやすい（表 6）[14]．

さらに，外来で受診する VAD 患者の多くは，すでに ADL が自立できているケースが多いが，身体機能低下があることから歩行や階段等の動作に困難を感じている症例も多く存在する．このような場合には，患者の自覚的な困難感に着目した評価指標である performance measure for activities of daily living-8（PMADL-8）のほうが変化を捉えやすくなる（表 7）[15]．この PMADL-8 は最高酸素摂取量との相関も認められており[16]，心不全に特異的な ADL 評価として使用できる．

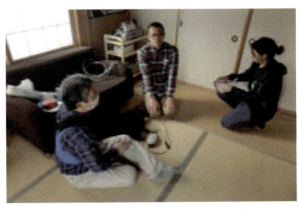

図 11　自宅で生活動作の確認風景

表5　Friedらのフレイル診断基準

1. 体重減少
2. 易疲労性
3. 身体活動レベル低下
4. 歩行速度低下
5. 握力低下

＊上記5項目中3項目以上該当した場合をフレイル，1〜2項目該当した場合をプレ・フレイルと定義．各項目の詳細については原典を参照
(Fried LP, Tangen CM, Walston J, et al. Frailty in older adults: evidence for a phenotype. J Gerontol A Biol Sci Med Sci 2001; 56: M146-56 より引用)

表6　簡易版フレイルインデックスの診断基準

1. 6ヶ月で2〜3kg以上の体重減少がありましたか？
2. 以前に比べて歩く速度が遅くなってきたと思いますか？
3. ウォーキング等の運動を週に1回以上していますか？
4. 5分前のことが思い出せますか？
5. (ここ2週間)訳もなく疲れたような感じがしますか？

＊上記3項目以上満たす場合は要介護，転倒，死亡リスクが有意に高くなる
(Yamada M, Arai H. predictive value of frailty scores for healthy life expectancy in community-dwelling older Japanese adults. J Am Med Dir Assoc 2015; 16: 1002 e7-11 より引用)

表7　PMADL-8

1. ものにつかまらず，床から立ち上がる・腰を下ろす
2. お風呂で体と髪を洗う
3. 手すりにつかまらず，2階までのぼる
4. 掃除機をかける
5. 重い引き戸を開ける・閉める
6. 車に乗り降りする
7. 同年代の人と同じ速さで歩く
8. ゆるやかな坂道を10分のぼる

＊上記を①とても楽，②やや楽，③いくらか辛い，④とても辛い，の4段階で評価
(Shimizu Y, Yamada S, Suzuki M, et al. Development of the performance measure for activities of daily living-8 for patients with congestive heart failure: a preliminary study. Gerontology 2010; 56: 459-66 より引用)

なお，VAD患者では血栓塞栓症や抗凝固療法に伴う出血で脳血管障害を合併しているケースもある．前述で紹介したフレイル評価やADL評価は，基本的にはADLが自立したVAD患者で使用するのが良い．脳血管障害等を合併してADLが自立していない症例に対しては，Barthel IndexやFunctional Independence Measureなど介助量で点数化されるADL評価を行うべきである．

2-4-3　身体機能の評価及び介入

当院（信州大学医学部附属病院）では定期的な心肺運動負荷試験（cardio pulmonary exercise：CPX）に加えて，PTが定期的に身体機能評価を実施している．その内容は握力，膝の伸展筋力，片脚立位時間，歩行速度及び6分間歩行試験（**図12**）であり，評価後に各項目別にフィードバックを行い運動指導を実施している．VAD患者の身体機能に関するデータは依然として少ないが，VAD患者において握力が強い者のほうが3年後の死亡率が低くなる[17]等，徐々にデータが蓄積されはじめている．

前述の身体機能評価を実施し，自宅でできる運動としてスクワットや踵挙げ，壁によりかかった姿勢での腕立て伏せ等の自主トレーニング指導を実施する．その際に，ドライブラインが捻れるような姿勢は避けて指導する．屋外でウォーキング等の有酸素運動を行う場合，介護者の付添いが必要であることから患者1人では実施できない．そのため，患者本人だけではなく介護者に対しても運動の必要性を説明し導入する必要がある．

2-4-4　連携施設や診療所との連携

植込型VADの適応年齢が65歳未満であることから，VAD患者は退院後に地域に戻って復職や復学の可能性も出てくる．しかしながら，VADの植込みや管理ができる病院は限

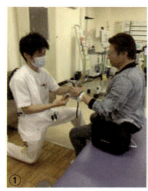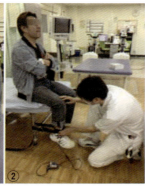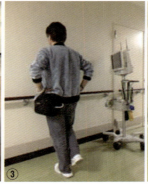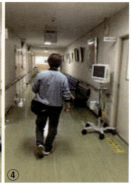

図12　身体機能の評価（①握力，②膝の伸展筋力，③片脚立位時間，④6分間歩行試験）

られているため，退院した地域でVAD患者を経験したことのある施設は非常に少ない．そのため，退院の際には，連携施設（協力病院）や環境（自宅，学校及び職場）の情報共有が必須条件となる．当院でも退院前に医師，看護師，PT，ME，MSW，管理栄養士，薬剤師等の多職種が集まり退院前カンファレンスを実施し，MSWや看護師を中心に地域や連携施設の受け入れ状況について情報収集をしてもらっている．

　PTとして必要な情報提供は，専門領域である身体機能やADLに関する情報提供である．冒頭で述べたように，VAD患者は身体的フレイルを合併している割合が約6割存在していることから，退院後すぐに復職や復学ができず外来心臓リハビリテーションを必要とするケースが多い．その場合には，FITT（運動の頻度〈frequency〉，強度〈intensity〉，持続時間〈time〉，種類〈type〉）に基づいた運動処方の内容や前項で述べた身体機能評価の結果から問題点を伝えるようにする．下記にPTが情報提供すべき点について列挙する．

連携施設との確認事項（PTとして）
　① 運動の頻度
　② 運動の強度
　③ 運動の持続時間
　④ 運動の種類（トレッドミル，自転車エルゴメーター，ウォーキング等）
　⑤ 心肺運動負荷試験や6分間歩行試験等の運動耐容能
　⑥ 四肢の筋力やバランス機能等の身体機能
　⑦ 運動時の循環応答

　なお，⑤の運動耐容能の結果であるが，心肺運動負荷試験を実施していない場合，自転車エルゴメーターやトレッドミル，もしくは歩行速度から代謝当量（metabolic equivalents：METs）を推定し，そこから実施可能なADLを情報提供することも可能である．

　　酸素摂取量＝10.8×Watts／体重（kg）+7
　　酸素摂取量＝（0.1×速度［m/min］）+（1.8×速度［m/min］×傾斜［％］*）+ 3.5
　　　*傾斜は，1％の場合0.01を入力する

METs ＝酸素摂取量／3.5

　大切なことは，最終的なアウトカム（復職，復学，趣味活動等）達成のために不足している運動耐容能や身体機能の情報を専門的な立場から情報提供することである．

2-4-5 リハビリテーションのエビデンス

　システマティックレビューやメタアナリシスによると，VAD 患者に対する運動療法は最高酸素摂取量を 3.00 ml/kg/min，6 分間歩行距離を 60.06m 改善させると報告されており[18]，別のシステマティックレビューでもほぼ同様の結果が得られている[19]．しかし，このメタアナリシスでは植込型 VAD 装着患者だけではなく体外設置型 VAD 装着患者が含まれていたり，ランダム化比較試験（randomized controlled trial：RCT）以外の試験（non-RCT や cohort study）も含まれているため結果を解釈するには議論の余地がある．

　そこで，筆者らは植込型 VAD 装着患者と RCT 論文のみを対象としたメタアナリシスを実施した[20]．その結果，まず安全性に関しては，運動療法による有害事象はコントロール群と比較して有意差がないという結果であることから，運動療法が病態を悪化させる可能性は少ないことが明らかとなった．なお，発生した有害事象の中で最も多いのが DLI であった．そのため，PT も普段から感染に対しては十分に気を配っておく必要がある．つぎに最高酸素摂取量，6 分間歩行試験及び QOL に関しては，運動療法が各指標を向上させる傾向はあったものの，統計学的に有意に改善させるという結果は得られなかった．しかしながら，この結果については解析で取り込まれた論文が 2 論文（40 例）だけであり，かつ運動療法介入も 6 〜 8 週間と短期間の結果であることが大きく影響していると考えられる．したがって，VAD 患者に対する運動療法のエビデンス構築のためには，今後も更なる研究成果が必要である．［山本周平］

2-5 エコー検査技師の立場から

2-5-1 心エコー図検査の役割

　VAD は，心機能が重症化し内科的な治療が困難な場合に装着される最先端の医療機器である．これまでの体外設置型 VAD のような入院依存型ではなく，近年は体内植込型が装着件数として圧倒的に増加し，VAD を装着した状態でも，自宅等での生活が可能となってきた[21]．この VAD 装着例は，術後における心臓自体の変化や，左室機能としてどの程度補助されているか定期的な評価が必要となる．この評価は，心エコー図検査が簡便かつ迅速に行えるという利点がある．今回，体内植込型 VAD 装着例における外来受診時を中心とした心エコー図検査の役割として，撮像やそれらの確認事項を中心に述べていく．

2-5-2 心臓周囲の確認

　VAD 装着手術は開胸術であるため，術後早期から胸水や心膜液貯留等は見ておくべきポイントである[22]．術後の貯留を認めない場合には，心臓に対する外的な容量負荷はほとんどないと考えてよい．もしも，これらの液体貯留が認められれば，その程度に関して必ず追加観察し，血行動態への影響や自覚症状の悪化等を来す場合は，ドレナージの適応になることもあるので，その貯留量（貯留部位）や性状についても追加観察をする．

　次に下大静脈の拡張の有無と内径の呼吸性変化である．とくに右心系の拡張不全を来すようになると，必然的に下大静脈は拡張し，呼吸性変化も消失してくる．脱水の場合は逆で，下大静脈の観察すらできないくらいに，下大静脈の長軸はおろか短軸でさえも撮像ができなくなってくる．このような場合は，さらに右側肋間から肝臓にアプローチし，肝静脈の大きさについて観察するとよい．肝静脈自体見えないか非常に小さい場合は，下大静脈も拡張しているとは考えにくいため，中心静脈圧としては低く約 0 〜 5mmHg の程度であると考えてよい．

2-5-3 心臓の評価

　心臓の評価では，左心室の大きさや動きに着目しつつ，左房も観察する．極端な脱血不良や大動脈弁閉鎖不全が重症化していない場合は，左房拡大にはならない．左室径計測は左室拡張末期径，左室収縮末期径，心室中隔厚，左室後壁厚，左室内径短縮率（%FS）が一般的な心エコー図検査の評価項目である．

　このとき，心室中隔の動きは病態と VAD での脱血様式によって大きく変化する．体循環に対する脱血が少ない場合は，左室拡張に伴い心室中隔自体の動きも低下する．VAD の脱血吸引（suction）量が多い場合は，その吸引量を反映して，左室腔は小さくなる（**図 13**）．さらにその影響から，大動脈送血部以降の全身還流は増加し，右心系へ戻る血液量も増加することから右心容量負荷となり，心室中隔の奇異性運動を示すことになる．この右心容量負荷の状態が続くと，その影響から右心不全となる可能性もある．

　したがって，術直後は三尖弁閉鎖不全や右室自体の壁運動も観察し，その経過として，これら右心機能に関しても観察対象とすべきである．経過中，明らかな右室機能低下や，三尖弁閉鎖不全も中等度以上へと増悪していれば，何らかの治療対象となるからである．

2-5-4 心拍出量の計測

　VAD 装着例では，大動脈弁通過血流がほとんどないため，その部位での心拍出量計測ができない．そこで，VAD の駆出を含めた体循環を考慮すると，体循環として還ってきた血流は右室より駆出されるので，右室収縮時における右室流出路径とその通過血流速度積分値より，右心還流（＝体循環）を求める．

　正確な心拍出量計測が要求されるので，断層法での径計測は拡大し，ドプラ計測では，真の血流が記録できるようカラードプラ法をガイドにし，右室駆出血流に対しての角度や中心速度を捉えるようにする（**図 14**）．

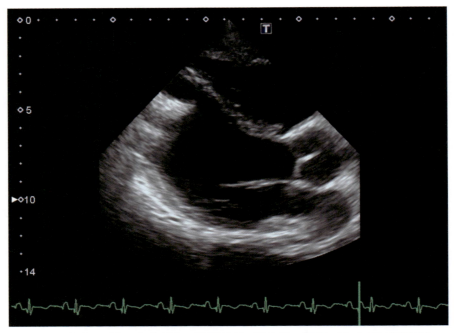

図13 左室の動き，大動脈弁の開閉状況，脱血管の観察（左室長軸断層像）

左室長軸では，大動脈弁の開閉状況，脱血管，左室径計測及び心尖後側壁側から心室中隔方向に脱血管が描出されるのでその観察を行う

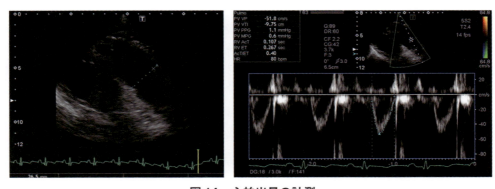

図14 心拍出量の計測

（左）右室流出路径は，なるべく拡大し，肺動脈弁下の壁がみえる部位にて収縮期の時相で内 – 内計測する
（右）左で計測した血管中央にサンプルボリュームを置き，パルスドプラ法により血流速波形を記録し，速度積分値を求める

2-5-5 脱血（管）の評価

左室では心尖部に付けられた脱血管の確認をする．脱血管は，より効率的に吸引するために，左室心尖の側方下部から心室中隔側に入口部が向く状態で装着されていることが多い．もしも脱血管が心室中隔壁に接する場合には，吸引不良（suction failure）を来し，脱血管周辺部分は加速血流となることがある[23]．

これは体外設置型 VAD 装着例に時折みられる所見であるが，体内植込型 VAD の吸引

不良は，起こりにくくなっている．それでも絶対に吸引不良が起こらないとは言い切れないので，脱血管の向きと吸引の状態，そして血栓等の異物が付着していないかについては必ず確認しておきたい（図15）．

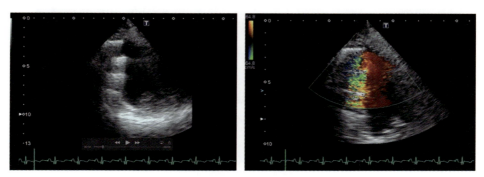

図15　左室脱血（管）の評価（拡大像）
（左）観察としては心室中隔や周囲の腱索等に当たっていないかを確認する
（右）カラードプラ法により脱血管周囲に異常血流がないかについても確認する

2-5-6 左室収縮性の評価

　VADは左室より直接血液を血液ポンプ側へ吸い出していることから，大動脈弁を通過する血流はほとんどない．経過中に左心機能が改善してくると，VADで左室を補助する圧力よりも左室自体の圧が優ることで全身に向けて拍出するようになる．この場合は大動脈弁の開放が認められ，その時点での大動脈弁開放時間は，左室機能の改善を反映している．

　このように断層エコー上で大動脈弁の開放が認められる場合は，収縮期にどの程度の時間開放しているかについても，Mモード法を利用して左室駆出時間（ejection time）の計測が重要である（図16）．大動脈弁が全心拍において開放しない場合もある．大動脈弁の開放が認められない場合，大動脈直上のバルサルバ洞内に血栓形成を認めることがある．このような場合は，大動脈内についても入念な観察が必要である．

2-5-7 VAD送血（管）の評価

　送血管は上行大動脈の腕頭動脈直下に吻合されているので，心エコー図検査では上位肋間アプローチで行うが，描出能としては低くなることから全例で観察できない．送血管は描出し難いが観察対象から外してはいけない．図17はVAD送血管吻合部付近の撮像であるが，送血管及び周囲に異常エコーはなく，VADからの流入血流も加速等の所見はなかった．

2-5-8 拡張能の評価

　左室拡張能の評価であるが，基本的には困難であると考える．左室内での脱血管からのsuction血流も左室流入速波形と重なることや，1心拍ごとによる左室流入速波形の形態も異なるため，左室拡張能を実際に評価することはできない．ただし，右室ではVADの直接

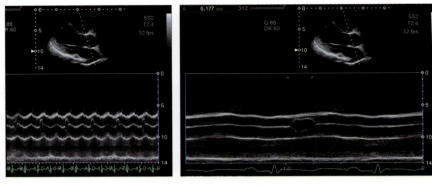

図16 大動脈弁レベル（M モード法）

（左）大動脈弁の開放については M モード法を用い，掃引速度を遅くした状態で観察する（この例では，毎心拍ではないが，1心拍おきに開放していることがわかる）
（右）上記同部位で掃引速度を速くして，大動脈弁の開放時間（左室駆出時間）を求める．M モードでは開放の状態も観察できるため，BOX 様でしっかりとした開放なのかなど形状についても理解できる．この例では，比較的良好な開放パターン（BOX 様）を示しており，駆出時間も 177msec であった

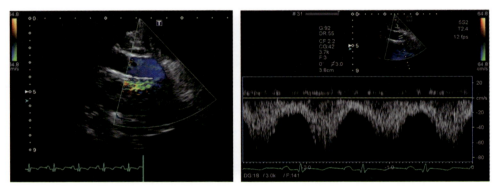

図17 VAD 送血管の評価

上行大動脈の腕頭動脈直下に相当する部位まで上位肋間アプローチを試みると描出されるが，全例ではない．撮像困難な場合が多いが，観察が可能か必ず試みる．
（左）断層像では送血管及び周辺に異常エコーがないか，異常血流シグナルは存在しないかについて観察する
（右）併せて，その血流速波形に問題がないことを証明するために，パルスドプラ法を用いた撮像も試みる

的な影響はないため，三尖弁流入血流等の記録を行うとよい．VAD が左室の補助をして，左室腔や壁運動の程度がどう変化したか，右室機能自体は維持されているか確認したい．

2-5-9 VAD 装着例で起こりうること

VAD により一般に左室は補助され，全身還流としては健常人と変わらない血行動態となっている．左室は VAD による補助がされているが，全身還流が良くなった分，右心系にかかる負担は比較的大きなものになることが予測される．実際に右心不全による低心拍出症候群（low output syndrome：LOS）も VAD 装着例で散見されることから，右心拡大の程度や三尖弁閉鎖不全の重症度に関しても同時に評価したい（**図18**）．

VADは左心室脱血し，大動脈へ送血することを前提とした左心拍出の代償をしている．術後の評価事項としては，心エコー図検査におけるルーチン検査事項を，ある程度は満たすことが必要である．VAD装着例での心エコー図検査の流れを**表8**に示すが，一般的な断面による撮像の仕方に関しては割愛する．個々の症例におけるベースライン心エコー図検査は術直後である．

　VAD装着例の何割かが弁形成（場合により人工弁置換）等の追加手術をすることは少なくない．よって弁の機能評価についても同時に行う必要がある．左心系弁不全（僧帽弁閉鎖不全や大動脈弁閉鎖不全）があったとしても，左室からVADを介しての大動脈へのバイパスとなるため，逆流に関してのしっかりとした定量評価を行うことができない．弁逆流の評価としては，視覚的な定性的評価に留まってしまうが，それで十分であると考える．中でも

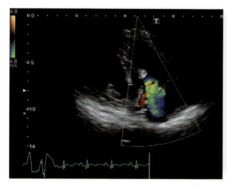 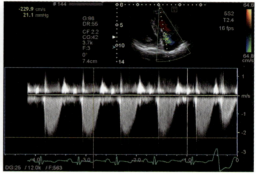

図18　三尖弁の観察

VADのサポートにより全身還流が増加する分，右心にかかる負担はある程度存在する．中でも，三尖弁においては閉鎖不全の増悪につながることもあるので，視覚的逆流量や圧較差について把握する必要がある．
閉鎖不全も高度になってくると，ドプラ波形上層流となり，肝静脈への逆流シグナルが観察できるようになる．
（左）三尖弁閉鎖不全を中等度認める
（右）血流速波形から求めた peak V=2.3m/sec, PG=21mmHg であった

表8　VAD装着例における心エコー図検査の流れ

	評　価	体　位
①	胸水，心膜液の有無確認	仰臥位
②	下大静脈径及びその径の呼吸性変化	
③	左室壁運動の確認と心周期における左室径・左房径計測	左半側臥位 または仰臥位
④	大動脈弁開放の有無（開放ありの場合，開放時間計測）と閉鎖不全の確認	
⑤	VAD送血管（上行大動脈接続部）の還流確認	
⑥	脱血管及びその周囲の確認（血流及び異常エコーの有無）	
⑦	四腔，右心二腔断面での右室，右房拡大の有無確認	
⑧	三尖弁閉鎖不全の有無，ある場合は右室右房間圧較差計測	
⑨	三尖弁流入血流の計測	
⑩	肺動脈駆出血流による心拍出量の計測（VAD込みの心拍出量の程度確認）	
⑪	その他，異常エコーがないかの確認	

（註）検査手順は，実際の心エコーの流れに準じたものである．体位は仰臥位で心臓周囲の確認をしてから心臓評価に入る．心臓評価では，VAD由来のコントローラの配線の関連で左側臥位の体位はとれないため，左半側臥位で行うことになる．手順は本表を参照にすればよいが，緊急エコーの場合は，最も懸念される部位からの撮像が望ましい

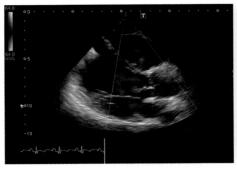
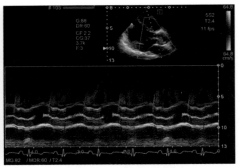

図19 大動脈弁閉鎖不全の観察（カラードプラ法，カラーMモード法）

本例は，ほぼ全心周期で連続性逆流シグナルが認められることより，実際の左室圧はVADのサポート圧よりも低下していることが分かる
（左）大動脈弁閉鎖不全を認めた場合，その到達度に関してはカラードプラ法を用いて観察する
（右）大動脈弁の開放がほとんどなく大動脈弁閉鎖不全が認められる場合は，カラーMモード法にて連続性逆流か否かの確認も行うことができる

大動脈弁閉鎖不全では，脱血管からの血液吸引よりも大動脈弁閉鎖不全が多い場合，相応の左室拡張を来し，LOSの原因にもなることから，大動脈弁閉鎖不全の出現時期やその程度については，経過観察事項として最も重要視される（図19）．

2-5-10 QOL維持のためのツール

VAD装着例の大半は心臓移植までのブリッジであるため，経過中の心機能を維持するためにも心エコー図検査の各種計測と心機能の評価は重要である．とくに，前回値と異なる計測値が認められた場合，その理由について吟味し，計測誤差についても考慮して評価していくべきである．また，LOSが疑われるような循環動態の場合，その原因がVAD由来なのか，心臓自体の問題かについて見極める手法の1つとして，心エコー図検査がある．よって，心エコー図検査はVAD装着例におけるQOLを維持する役割を担っている最善・最強のツールなので最大限に活用してもらいたい．　［橋本修治］

2-6 管理栄養士の立場から

2-6-1 栄養評価の必要性

日々の摂取エネルギー量や栄養素の過不足が低栄養や体重の増減の原因となる．低栄養は感染症のリスクとなり，体格の変化はドライブラインの皮膚貫通部に圧迫や摩擦を生じさせ感染を生じさせやすくする．高血糖の存在は易感染性を生じさせ重症化しやすくなるため食事内容からのアプローチが必要となる．また，ビタミンKの摂取量が一定しないとPT-INR値に影響する．

これらVAD関連の合併症を予防するために食生活や食事内容の確認と教育は重要であ

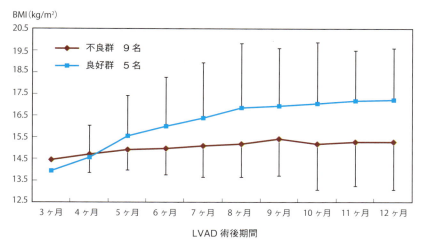

図20　BMI<16の症例における予後別のVAD術後BMIの推移

(上ノ町かおり, 簗瀬正伸, 藤田清治, ほか. 左室補助人工心臓装着患者のBMIに関連した栄養管理と予後の実態. 第24回日本静脈経腸栄養学会抄録, 2009より引用)

る．そして，心臓移植待機の場合には低栄養が移植手術とその後の経過に大きな影響を与える（図20）[24]ため，良好な栄養状態を維持することが求められる．本項では，栄養管理面から外来受診時の具体的な評価事項について述べたい．

2-6-2 受診時の確認事項

スクリーニングとして，食事の摂食状況と体重の変化を聴き，血液検査値（アルブミン：Alb，コリンエステラーゼ：ChE，リンパ球数：LYMPH等）を確認する．この際，絶対値は重要だがこれまでの推移にも着目し，体格の変化や低栄養のリスクが存在すれば詳細なアセスメントを行う．

注意点として，体重はエネルギー出納を確認する重要な評価項目だが，浮腫や利尿薬による体水分量の変化による影響の観察と情報収集が必要となる．Alb値など血液検査データは栄養不良以外による種々の要因が存在し，ある1つの項目のみで判断すると評価を誤ることがあるため，複数の観察項目で確認することが必要となる．以下，詳細なアセスメント方法について解説する．

(1) 摂取エネルギー量の評価

浮腫等の影響を除外できれば，体重の変化はエネルギー出納を表す．即ち，体重の増加は，筋肉や脂肪の増加を示し，体重の減少はその逆である．VAD患者は，高強度の活動が少ないため，多くの場合は体重の増加は体脂肪の増加を表す．減量を意図しない体重減少は，低栄養となる重要なリスク要因であり食事摂取量の詳細な評価と対策が必要となる．一方，過剰なエネルギー摂取により体重が増加する患者も少なくない．体格の変化はドライブライン皮膚貫通部の機械的刺激により炎症，感染を生じさせやすくするため，増加傾向を発見した場合には早々に患者への教育を行う．

必要エネルギー量の設定は，次のようにハリス・ベネディクト式から基礎代謝量を求め，活動係数とストレス係数を乗じて算出する方法がある[25]．

ただし，ハリス・ベネディクト式は臨床で頻繁に使用されているが，実測値と比べて過大評価する傾向にあることに留意して用いる．

推定エネルギー必要量（kcal）＝基礎代謝量×活動係数×ストレス係数

【ハリス・ベネディクトの式】

男性：基礎代謝量＝ 66.47 ＋ 13.75 ×体重（kg）＋ 5.0 ×身長（cm）－ 6.76 ×年齢（歳）

女性：基礎代謝量＝ 655.1 ＋ 9.56 ×体重（kg）＋ 1.85 ×身長（cm）－ 4.68 ×年齢（歳）

【活動係数】

寝たきり：1.0 〜 1.1，ベッド上安静：1.2，ベッド以外の活動：1.3（1 日 1 時間程度の歩行），低い：1.5（1 日 2 時間程度の歩行や立位での活動），ふつう：1.75（1 日 2 時間程度の歩行及び筋肉活動），高い：2.0（1 日 2 時間程度の歩行及び重い筋肉活動）

【ストレス係数】

軽度感染症：1.2 〜 1.5（流行性感冒等），発熱 37℃：1.2，38℃：1.4，39℃：1.6，褥瘡：1.2 〜 1.6

当センター（国立循環器病研究センター）の場合，入院中であれば活動係数 1.2 で多くの場合は体重維持されており，外来では日常の活動量を評価して係数を決定する．ストレス係数は，発熱や感染症等の合併がなければ 1.0 としている．

（2）主観的包括的評価（SGA）

簡便で感度の高い栄養スクリーニング方法として主観的包括的評価（subjective global assessment：SGA）[26]がある．病歴と身体状況を評価項目とし，両者を総合して栄養状態を 3 段階で評価する方法である．

病歴は，前述した「体重変化」と「食物摂取の変化」に加え，悪心，嘔吐，下痢など栄養状態を低下させる主要な原因となる「消化器症状」と歩行の有無等「身体機能性」を患者より聴き取る．

身体状況は，皮下脂肪や筋肉の減少程度を観察する．とくに筋肉の減少はアミノ酸貯蔵の減少を表し，体蛋白の減少により様々な機能異常が生じるほか，サルコペニアを招き QOL の低下や死亡リスクの増大等の問題が生じるため注意が必要となる．筋肉の観察部位として，側頭部（側頭筋），肩（三角筋），肩甲骨（広背筋，僧帽筋，三角筋），大腿（四頭筋），ふくらはぎ（腓腹筋）が重要である[25]．また，浮腫，腹水の有無も触診と聴き取りから判断する．

（3）客観的栄養評価

SGA に加えて臨床検査項目も参考にして総合的に栄養状態を評価するとよい．栄養評価に有用な指標として，Alb や ChE，LYMPH，総コレステロール（CHO），ヘモグロビン（Hb）

等を用いる．しかし，いずれの検査項目も栄養状態以外の影響を受けるため，検査値を単独で判断することは不適切であり，検査値を全体として病態も考慮したうえで総合的に評価する必要がある．また，栄養評価ツールとして，Controlling Nutritional Status（CONUT）[27]や Geriatric Nutritional Risk Index（GNRI）[28] が心不全の予後予測に有用なことが報告されている．当センターにおいても心臓移植患者に対し CONUT スコア 5 点未満の群で移植後在院日数が有意に短いことを確認しており，移植前に良好な栄養状態を保つ必要性が示されている．

しかし，CONUT や GNRI は予後をみるよい指標であるが，疾患の重症度を表している可能性があるため，栄養状態のみを示す指標とは言えないとされていることに注意が必要である．

2-6-3 心臓悪液質（cardiac cachexia）

心不全が原因で，食欲不振や慢性炎症により体重減少が進行している状態を心臓悪液質（cardiac cachexia）と呼ぶ．心不全の独立した予後因子であり[29]，死亡率は 3 ヶ月で 18％，6 ヶ月で 29％，12 ヶ月で 39％，18 ヶ月で 50％と非常に予後不良とされる．診断基準として，慢性心不全が存在し，12 ヶ月における 5％以上の体重減少または BMI20kg/m²未満に加えて，筋肉の低下，全身倦怠感，食欲不振，除脂肪量指数の減少，生化学指標のうち 3 つ以上を認める場合に心臓悪液質と診断することが提唱された．

長期の慢性心不全治療の中で炎症性サイトカイン等による食欲低下や腸管浮腫による栄養の吸収障害，蛋白濾出等により栄養障害が進行し，とくに VAD 装着前に心臓悪液質となっていることが多いため，早期に発見し介入する必要がある．十分なエネルギーと蛋白質を中心に微量元素やビタミン等も含めて欠乏しないよう食事指導や栄養補助食品の提案等の介入をしている．

2-6-4 患者教育

在宅にて栄養管理を行うのは患者や家族であり，入院中のような詳細な栄養評価や介入は困難であることが多い．簡易かつ重要な栄養状態の確認方法として体重と摂取量の変化を日々確認し，自主的に摂取エネルギーや塩分量，栄養素の過不足を省みることができるよう教育する．

管理栄養士による栄養食事指導を外来時，または定期検査入院時に必要に応じて適切な時期に繰り返し実施することで在宅での食事環境や食事内容の変化を継続的に確認することができ，患者自身も食事の摂り方について理解が深まり，ひいては心臓移植後の食事療法へとつながっていく．血糖コントロールや PT-INR，栄養状態，食環境について課題が生じた際には，入院時において医師，看護師，薬剤師，臨床検査技師等の多職種で情報を共有し課題を解決する．

2-6-5 チームによる食事指導の実際

栄養食事指導の事例を紹介する．患者は肥満と 2 型糖尿病を既往にもつ特発性拡張型

心筋症の47歳男性であり，心臓移植適応の判定を受けVAD植込み術が施行された．しかし，退院後に過食がみられ退院時74.8kg（BMI 24.6kg/㎡）から1ヶ月後79.2kg（BMI 26kg/㎡）に体重増加が認められた．外来時に過食の注意を行ったが、さらに2ヶ月後82.5kg（BMI 27 kg/㎡）に増加しており，自己管理による体重コントロールが困難である状況のため，体重75kgまで減量し維持することを目標に多職種による指導介入が行われた．

　心臓内科医，糖尿病内科医により，患者と妻に対して体重と生活管理の医学的な意味や移植に向けた自己管理の重要性が説明され，目標と課題について各治療スタッフに共有された．

　臨床心理士により，目標が達成できないことのストレスや患者の気持ち，心理的問題点が評価された．「空腹を満たす」というフレーズが何度も出てくること等から満腹感について栄養指導で内省が進むと望ましいこと，体重や食事の写真など客観的に確認可能な物を常に設定しモニタリングを行う必要性について提案された．

　レシピエント移植コーディネーターにより，常に体重や生活内容について繰り返し確認を行い，体重など短期目標を計画し目指すこと，患者本人がメールで体重や歩数，食事の写真を送信することによるレコーディングダイエットなど行動したことが見えるように働きかけた．

　管理栄養士は，写真の料理画像から栄養価計算をして減量方法についてレシピエント移植コーディネーターと情報共有し，本人と家人に対して食事指導を繰り返し実施した．外食や総菜利用と間食が多いことによるエネルギー過剰が表面的な問題点であったが，単に日常の食事内容についてエネルギー計算し，過剰分について減らすよう指導しても行動変容を起こすことは困難である．何がそのような行動を起こさせるのか，きっかけはあるか，いつどこで誰と食事をするのか，生活習慣はどのようか，本人の食への意識や家人の協力はどうか等について深く評価していくことが対策を講じるためには必要不可欠である．そうすることで，調理担当である妻が子供を中心とした食事を作ることに思い入れがあるために，揚げ物など高カロリー料理が頻回になること，総菜の利用や家族で外食が多くなることが明らかになり，必要量の食事をあらかじめ取り分けることや宅配食の利用など具体的な提案ができ，教育計画として目標エネルギーに応じた食品構成の教育（米飯は150gに調整，牛乳は200mℓに減らすか低脂肪に変更する等），総菜や宅配食にある栄養表示の見方や選択方法等の立案が可能になった（**表9**）．

　その後，DLI治療目的の入院や減量教育入院があったが，77kgまで体重減少が進んだ．また，エネルギー制限による栄養障害の有無について栄養サポートチームにより栄養評価がされた．

　以上のように各スタッフ間での情報共有と密な連携によって，専門職として各方面からの介入がより効果的となり，管理栄養士単独では達成困難な教育に対して介入の糸口をつかむことが可能になる．

表 9 指導介入前と指導介入後の 1 日の摂取カロリー比較

	栄養士介入開始時	介入から 8 ヶ月後
体重（BMI）	81.4kg（26.7kg/m²）	77.3kg（25.3kg/m²）
指示エネルギー量	1,400kcal／日	1,400kcal／日
推定摂取エネルギー量	2,400kcal／日	1,600kcal／日
朝食	コッペパン 3 個、または菓子パン サラダ（ドレッシング多量） カフェオレ（牛乳 350mℓ含む） 600kcal	食パン 5 枚切 1 枚（ジャム等なし） 総菜サラダ 無糖コーヒー（低脂肪牛乳 350mℓ含む） 400kcal
昼食	ラーメンなど麺類 1 人前 サラダ（ドレッシング多量） 800kcal	おにぎり 2 個 コンビニサラダ 味噌汁 500kcal
夕食	カレーライス（米飯：約 250g） サラダ（ドレッシング多量） 800kcal	米飯 150g 総菜（200〜300kcal 分） 野菜サラダ（ドレッシング） 妻の調理した煮物等 600kcal
外食	週 3 回程度 例：回転寿司（14 皿、茶碗蒸し） 他：焼肉屋，中華料理屋等 1,800kcal	週 1 回程度 介入前とほぼ同内容 1,600kcal
間食	カフェオレ（ノンシュガー） 炭酸水，果物（少量） 週 2〜3 回，職場で土産の菓子類 200kcal	介入前とほぼ同内容 100kcal
主な食事内容における課題	○品数は少ないが適量の 1.5〜2 倍摂取している ○外食が頻回で過食の主因	○外食が少ない時は 75kg 以下に達成できたが，頻回になるとリバウンドしてしまう
目標・計画	○1,400kcal の食品構成に調整 　とくに主食量を意識する	○外食の頻度を減らす ○宅配食を検討

まとめ

　VAD 患者は様々な合併症を予防するため，適切に栄養状態や栄養摂取量を評価し，低栄養，及び過栄養を防ぐ必要がある．心不全の栄養評価は困難であるが，予後に関係するため非常に重要である．主観的，及び客観的栄養評価法を総合的に用いる必要があり，可能であれば多職種で評価することが非常に有用である．　[**皆川健太**]

文献

1) Feldman D, Pamboukian SV, Teuteberg JJ, et al. The 2013 International Society for Heart and Lung Transplantation Guidelines for mechanical circulatory support: executive summary. J Heart Lung Transplant 2013; 32: 157-87.
2) Maltais S, Kilic A, Nathan S, et al. PREVENtion of HeartMate II pump thrombosis through clinical management: The PREVENT multi-center study. J Heart Lung Transplant 2017; 36: 1-12.
3) Imamura T, Kinugawa K, Nitta D, et al. Fontan-like hemodynamics complicated with ventricular

fibrillation during left ventricular assist device support. Int Heart J 2016; 57: 515-8.
4) Sacher F, Reichlin T, Zado ES, et al. Characteristics of ventricular tachycardia ablation in patients with continuous flow left ventricular assist devices. Circ Arrhythm Electrophysiol 2015; 8: 592-7.
5) Sayer G, Sarswat N, Kim GH, et al. The hemodynamic effects of aortic insufficiency in patients supported with continuous-flow left ventricular assist devices. J Card Fail 2017; 23: 545-51.
6) Ravichandran AK, LaRue SJ, Novak E, et al. Sildenafil in left ventricular assist device is safe and well-tolerated. ASAIO J 2018; 64: 280-1.
7) Goldstein DJ, John R, Salerno C, et al. Algorithm for the diagnosis and management of suspected pump thrombus. J Heart Lung Transplant 2013; 32: 667-70.
8) Netuka I, Litzler PY, Berchtold-Herz M, et al. Outcomes in HeartMate II patients with no antiplatelet therapy: 2-year results from the European TRACE study. Ann Thorac Surg 2017; 103: 1262-8.
9) Zayat R, Khattab MA, Grottke O, et al. Survival of HeartMate II patients despite cessation of anticoagulation– outcomes and hemostatic analysis. Circ J 2018; 82: 1309-18.
10) Kimura M, Nawata K, Kinoshita O, et al. Readmissions after continuous flow left ventricular assist device implantation. J Artif Organs 2017; 20: 311-7.
11) Raymond AL, Kfoury AG, Bishop CJ, et al. Obesity and left ventricular assist device driveline exit site infection. ASAIO J 2010; 56: 57-60.
12) Joseph SM, Manghelli JL, Vader JM, et al. Prospective assessment of frailty using the fried criteria in patients undergoing left ventricular assist device therapy. Am J Cardiol 2017; 120: 1349-54.
13) Fried LP, Tangen CM, Walston J, et al. Frailty in older adults: evidence for a phenotype. J Gerontol A Biol Sci Med Sci 2001; 56: M146-56.
14) Yamada M, Arai H. predictive value of frailty scores for healthy life expectancy in community-dwelling older Japanese adults. J Am Med Dir Assoc 2015; 16: 1002 e7-11.
15) Shimizu Y, Yamada S, Suzuki M, et al. Development of the performance measure for activities of daily living-8 for patients with congestive heart failure: a preliminary study. Gerontology 2010; 56: 459-66.
16) Kono Y, Yamada S, Iwatsu K, et al. Predictive value of functional limitation for disease severity in patients with mild chronic heart failure. J Cardiol 2012; 60: 411-5.
17) Chung CJ, Wu C, Jones M, et al. Reduced handgrip strength as a marker of frailty predicts clinical outcomes in patients with heart failure undergoing ventricular assist device placement. J Card Fail 2014; 20: 310-5.
18) Mahfood Haddad T, Saurav A, Smer A, et al. Cardiac rehabilitation in patients with left ventricular assist device: a systematic review and meta-analysis. J Cardiopulm Rehabil Prev 2017; 37: 390-6.
19) Ganga HV, Leung A, Jantz J, et al. Supervised exercise training versus usual care in ambulatory patients with left ventricular assist devices: A systematic review. PloS One 2017; 12: e0174323.
20) Yamamoto S, Hotta K, Ota E, et al. Exercise-based cardiac rehabilitation for people with implantable ventricular assist devices. Cochrane Database Syst Rev 2018; 9: CD012222.
21) 日本循環器学会 / 日本心不全学会合同ガイドライン．急性・慢性心不全診療ガイドライン（2017 年度改訂版）．http://j-circ.or.jp/guideline/pdf/JCS2017_tsutsui_h.pdf Accessed 25 Jun 2018
22) 日本循環器学会 / 日本心臓血管外科学会合同ガイドライン（2011-2012 年度合同研究班報告）．重症心不全に対する植込型補助人工心臓治療ガイドライン．http://www.j-circ.or.jp/guideline/pdf/

JCS2013_kyo_h.pdf Accessed 18 Apr 2018

23）西村　隆．植込型補助人工心臓時代における体外式補助人工心臓の役割．人工臓器 2012; 41: 86-9.
24）上ノ町かおり，簗瀬正伸，藤田清治，ほか．左室補助人工心臓装着患者のBMIに関連した栄養管理と予後の実態．第24回日本静脈経腸栄養学会抄録，2009.
25）日本病態栄養学会，編．認定NSTガイドブック2017 改訂第5版．東京：南江堂，2017.
26）Detsky AS, McLaughlin JR, Baker JP, et al. What is subjective global assessment of nutritional status? JPEN J Parenter Enteral Nutr 1987; 11: 8-13.
27）Kinugasa Y, Kato M, Sugihara S, et al. Geriatric nutritional risk index predicts functional dependency and mortality in patients with heart failure with preserved ejection fraction. Circ J 2013; 77: 705-11.
28）Nochioka K, Sakata Y, Takahashi J, et al. Prognostic impact of nutritional status in asymptomatic patients with cardiac diseases: a report from the CHART-2 Study. Circ J 2013; 77: 2318-26.
29）Anker SD, Ponikowski P, Varney S, et al. Wasting as independent risk factor for mortality in chronic heart failure. Lancet 1997; 349: 1050-3.

3 在宅植込型補助人工心臓指導管理料について

3-1 C116指導管理料とは

　在宅植込型補助人工心臓（植込型VAD）（非拍動流型）指導管理料（以下「C116指導管理料」と記す）は，植込型VAD（非拍動流型）を使用していて入院していない患者を診療するにあたって算定することができるもので，「医科診療報酬点数表」の「第2章　特掲診療料」「第2部　在宅医療」「第2節　在宅療養指導管理料」に記されており，「第2部　在宅医療」と「第2節　在宅療養指導管理料」の冒頭に記載された通則も適用される[1]．

　C116指導管理料には非常に高額な診療報酬（45,000点）が設定されているが，植込型VADの在宅管理・通院治療を行っていくうえで必要となる多額の費用がこれに包括されており，適切に算定して診療報酬請求することが重要である．C116指導管理料の算定に不備があると，高額の病院持ち出しが生じてしまう可能性がある．

　なお，「（非拍動流型）」とは，2004年に保険適用になった植込型・拍動流型VADであるNovacorに対して設定された「C115 在宅植込型補助人工心臓（拍動流型）指導管理料」（現在は削除）とは異なる指導管理料として，2011年以降に保険適用となった植込型・非拍動流型VADに対して設定されたためにつけられたものである．

3-2 算定要件

① 植込型補助人工心臓実施施設あるいは植込型補助人工心臓管理認定施設であること
② 地方厚生局長等に届け出ていること
③ 駆動状況の確認と調整，抗凝固療法の管理等の診察を行うこと
④ 緊急時の対応を含む療養上の指導管理を行うこと
⑤ 機器の設定内容と指導管理の内容を診療録に記載すること
※看護師等が患者のもとへ出向いて，医師と電話等で相談して必要な点検や確認，指導を行っても算定できない．医師が直接診察する必要がある．
※介護者のみが来院し，介護者から病状等を聴取して介護者のみに指導管理を行っても算定できない．患者本人を医師が診察する必要がある．

3-3 算定できる医療機関とタイミング

① ひと月1回を限度として算定
② 同一の患者に対して同一月に指導管理を2回以上行った場合には、1回目の指導管理を行った時に算定
③ 複数の医療機関で同一患者に指導管理を行っている場合は、主たる指導管理を行っている医療機関において算定（3-5(2)も参照）
④ 当該月に外来等で医師が診察し指導管理を行った時に算定
⑤ 入院中の患者が退院する時、退院日1回に限り算定

※退院日に算定した場合は、当該退院月に当該医療機関の外来等で指導管理を行っても算定できない．
※退院日に算定していない場合は、当該退院月に当該医療機関の外来等で指導管理を行った場合には算定できる．
※退院日に入院医療機関で算定していても、当該退院月に当該入院医療機関以外の医療機関の外来等において指導管理した場合は、診療報酬明細書の摘要欄に当該算定理由を記載して算定できる．すなわち退院月には2つの医療機関で算定できる．
※退院の日からひと月以内であっても、翌月であれば算定できる．
※死亡退院や他の医療機関へ転院する場合は算定できない．

3-4 指導管理料に包括される費用

① 療養上必要なモニタ、バッテリ、充電器やその他付属品等、機器のメンテナンスに必要な費用
② ドライブライン皮膚貫通部等に用いる衛生材料費
③ 自己検査用血液凝固分析器（「コアグチェック」）を用いて血液凝固能の自己測定を行うのに要する費用

※不具合発生時の機器構成物品交換や定期交換等の費用、あるいはそれら費用を含めた管理委託契約を当該医療機器販売企業と締結している場合はその契約費が包括される．コントローラ交換等においては非常に高額の費用が必要となるが、C116指導管理料報酬はこの費用の原資になる．
※自己検査用血液凝固分析器（「コアグチェック」）を用いた患者の血液凝固能の自己測定は2012年9月に保険適用となったが、これに関わる費用はC116指導管理料に包括され、分析器本体やテストストリップ（試験紙）及び穿刺具の費用を別に算定することはできない．

※EVAHEARTはクールシールユニット（CSU）を3ヶ月ごとに交換することとなっているが，CSUは「第4節　特定保険医療材料料」に「010　水循環回路セット　1,080,000円」として設定されており[1]，C116指導管理料とは別に算定できる．ただし，CSUに関して前回算定日から3ヶ月以内に算定する場合には，その詳細な理由を診療報酬明細書の摘要欄に記載する必要がある．

3-5　その他（入院中の管理料，報酬の配分，J-MACS）

（1）入院中の管理料

入院治療中の管理料は「医科診療報酬点数表」の「第2章　特掲診療料」「第10部　手術」「第1節　手術料」「第8款　心・脈管」に記されている「K604-2　植込型補助人工心臓（非拍動流型）」の2日目以降[1]が実質的管理料に当たり，これで算定する．当該月に入院治療を要してK604-2を算定している場合でも，前述のごとく退院日等にはC116指導管理料を算定できる．

「K604-2　植込型補助人工心臓（非拍動流型）」の91日目以降は1日につき1,500点で，30日間で45,000点となり，入院治療を継続しなければならない患者でもC116指導管理料と同等の診療報酬を算定して機器のメンテナンス等の原資とすることができるようになっている．

（2）複数の医療機関で連携して同一の患者を指導管理している場合

複数の医療機関で同一の患者に指導管理を行っている場合，保険制度上は主たる指導管理を行っている医療機関1つだけがC116指導管理料を算定できる（3-3の③参照）が，主たる指導管理を行っている医療機関が算定して得た指導管理料報酬を，病院事務間で相談し複数の医療機関で配分することは可能である．複数の医療機関で配分する場合には，機器メンテナンス（あるいは管理委託契約）の費用等必要となる支出，在宅療養中の相談への対応も含めた労務の分担割合を十分に考慮しなければならない．

上記支出や各種労務に対する人件費の割合は，患者の状況に応じて変化し，複数の医療機関でその負担割合を正確に見積もることは非常に難しい．そのため，当院（東京大学医学部附属病院）では，複数の医療機関で連携して同一の患者を診る場合，主たる管理施設がC116指導管理料報酬のすべてを得て，そこに包括されるべき費用・支出もすべて担うことにしている．連携施設に患者を移管する場合には，移管先施設がC116指導管理料報酬のすべてを得て当院への配分は求めない代わりに，機器メンテナンスや各種相談対応・J-MACS業務等をすべて担ってもらっている（次の「（3）J-MACSについて」も参照）．

（3）J-MACSについて

VADのレジストリーであるJ-MACSは，VAD患者の定期的状態の入力のみならず，有害事象発生時にも随時報告を要し，J-MACS入力は相当な業務量になることもある．

診療報酬点数表に明文化はされていないものの，J-MACS 入力に関する人件費も C116 指導管理料に包括されていると考えるのが妥当で，複数の医療機関で連携して管理している VAD 患者については，中心になって管理している医療機関で C116 指導管理料を算定し，その医療機関が J-MACS 業務も担うべきである．［木下　修］

文献
1) 診療点数早見表［医科］2018 年 4 月版：現在の診療報酬点数表．東京：医学通信社，2018．

VI章

VAD患者の緩和・在宅・終末医療

1 VAD患者への緩和ケア

1-1 QOL改善のための緩和ケア

　近年の植込型補助人工心臓（implantable continuous-flow ventricular assist device；以下，植込型VAD）機器の進歩により，過去には困難であった在宅でのVAD治療が可能となった．合併症が少なく良好な長期成績を得ている第2世代以降の植込型VADは長期的な在宅での治療を可能にし，わが国の心臓移植ドナー不足の現状ともあいまって，その数は急速に増加している．

　VADは心臓移植を必要とする最重症心不全患者の生命予後を改善し，生活の質（quality of life：QOL）を向上させるのは間違いないが，逆に長期にわたるVAD治療により発生する新たなQOL低下が問題となる．例えば脳卒中やドライブライン感染（driveline infections：DLI）といったVAD装着患者（以下，VAD患者）の合併症は長期の入院を余儀なくせしめ，心不全以外の理由により日常生活動作（activities of daily living：ADL）を著しく低下させる．また，長期にわたる在宅VAD治療による経済的な問題や家族を主とした介護者の負担の増加等，健康と直接関連しないQOLの低下も問題となる．

　今後，ますます植込型VADによる在宅治療が長期化し，destination therapy（DT）を見据えていくうえで，患者や介護者のQOL改善，つまり適切な緩和ケアの実践は必要不可欠である．

　在宅VAD治療は本来ならば退院できないレベルの末期心不全に対する治療であることを考えると，緩和ケアは，1）心不全患者に対する緩和ケアの考え方をベースにし，2）VAD患者に特異的な緩和ケアも同時に実践する必要がある，といえる．本節では，近年急速に普及しつつある心不全緩和ケアの基本について概説し，さらに在宅VAD治療でどのような緩和ケアが可能か，その課題は何かを考えたい．

1-2 心不全緩和ケアとは

1-2-1 癌緩和ケアとの違い

　「緩和ケア」は癌に罹患した患者の痛みや吐き気といった身体症状を軽減すると共に，

精神面での変調，社会的・経済的問題を多面的にサポートする医療として認識されている．しかし，癌だけでなく心不全を含めた非癌疾患でも末期・終末期の苦痛は著しく，緩和ケアの対象となると考えられる．

癌の緩和ケアと心不全の緩和ケアとに本質的な違いはないが，悪性疾患と慢性疾患という大きな違いがあり，病態の進行過程や症状の出現経過が異なる．そのため，心不全緩和ケアでは癌と異なった対応が必要とされる．

まず，終末期を迎える経過の違いである．末期から終末期にいたる経過は，癌の場合，比較的QOLが保たれた状態で経過し，死の1～2ヶ月前から急速に体調やADLが低下する．一方，心不全では，増悪寛解を繰り返しながら数年かけて身体機能が低下する．状態は悪化傾向を辿るものの，治療により低下した身体機能が一旦改善，しかし最後は比較的急速に悪化し死を迎える（**図1**）[1]．有効な心不全治療がなされれば劇的に身体機能が改善しQOLも向上するため，病気の治療そのものが緩和ケアであるという側面をもつ．

次に，心不全では末期～終末期になっても機械的循環補助や心臓移植など積極的治療の選択肢が残されることを特徴とする[2]．「緩和ケアを中心とした医療を受ける」というと一般的には積極的治療をあきらめ，症状を和らげるだけの治療に移行するとの印象を受けるが，心不全の場合，末期になっても積極的治療のオプションを検討するため，緩和ケアと積極的治療の両方の備えが必要となる．

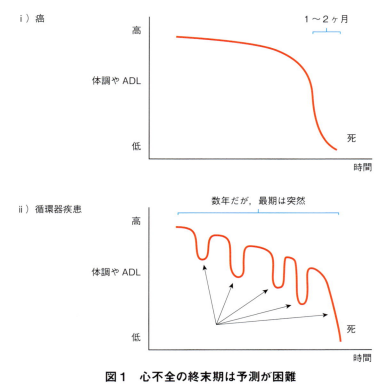

図1　心不全の終末期は予測が困難

(Lynn J. Perspectives on care at the close of life. Perspectives on care at the close of life. Serving patients who may die soon and their families: the role of hospice and other services. JAMA 2001; 285: 925-32 より引用)

ステージDであらわされる末期心不全とは，「適切な治療を実施していながら再発する，治療抵抗性で，慢性的にNYHA Ⅲ〜Ⅳ度の症状を呈する状態」と定義されるが[3]，増悪寛解を繰り返す心不全の連続性から，末期心不全か否かの判断が困難な場合も多い．したがって医療者から患者側への説明が不十分になりがちで，認識が甘いまま知らず知らずのうちに終末期に近い状態となっているケースも多く見受けられる．

これら心不全特有の症状経過を理解し，心不全自体の治療と並行しながら症状緩和を目指し，治療を選択していく意識とスキルが，心不全患者のQOLを高めるために不可欠である．

1-2-2 苦痛等の症状に対するアプローチ

末期心不全における主要な症状として，呼吸困難，食欲不振，疼痛，抑うつがあげられる．過去の報告では，末期心不全の60〜88％に呼吸困難が，35〜78％に疼痛が，69〜82％に全身倦怠感が認められる[4)〜6)]．また，抑うつ・不安，不眠等のメンタルヘルスの失調を来し，心不全患者の30％以上，入院を要する末期心不全患者では70％に及ぶ患者に抑うつ症状を認める[7]．体液貯留や低心拍出に伴う心不全それ自体の症状であっても，精神的・心理的な問題が背後にあり，症状が修飾されている可能性があることに留意すべきである．ここでは各症状に対する主なアプローチについて簡単に述べる．

（1）呼吸困難

「呼吸時の不快な感覚」と定義される主観的な症状である．必ずしも低酸素血症や体液貯留に起因したものとも限らないため，呼吸困難の原因を評価する必要がある．

肺うっ血に伴う症状であれば，利尿薬や血管拡張薬を用いる．心筋虚血が呼吸困難の原因である場合は，硝酸薬が有効なこともある．末期心不全では，不安感等の精神的要素が呼吸困難を増強していることがあり，ベンゾジアゼピン系抗不安薬が有効である．モルヒネは呼吸困難に対して緩和効果が認められ，1日あたり5〜10 mg程度の比較的低用量でも有効とされる．とくに頻呼吸の患者に対して有効だが，嘔気・嘔吐，便秘等の副作用や，腎機能障害を併発している場合は使用しづらい等の問題がある．

（2）疼痛

心不全患者における疼痛は多様であり，原因同定が難しい．心不全に伴う狭心痛や腸管の虚血が原因となりえる．痛みの強さやパターン（持続痛か突出痛か），性状（内臓痛か体性痛か神経障害性疼痛か）を十分に評価し，治療薬剤やその使用方法を選択する．

基本的にはWHO方式三段階鎮痛法（WHOラダー）に従うが，末期心不全患者では腎機能障害悪化や体液貯留増悪のリスクがある非ステロイド性抗炎症薬（non-steroidal anti-inflammatory drugs：NSAIDs）は避け，アセトアミノフェンが推奨される．また，不安等の心因反応が疼痛の原因または症状悪化に関わっていることがあり，その場合は抗不安薬投与などのメンタルアプローチが必要である．

（3）全身倦怠感

治療可能な全身倦怠感の原因，例えば疼痛，貧血，感染症，抑うつ等があれば，治療を行う．心不全に伴う低心拍出による倦怠感では，薬物療法が奏功しないことが多く，気

分転換等の環境の改善，エネルギー温存療法（1日の中で優先度の高い活動を，倦怠感が少なく活気のある時間帯にのみ行う）等が行われる．

癌緩和ケアでは，副腎皮質ホルモン（ステロイド）の投与が検討されるが，心不全では体液貯留や電解質変化により病態に悪影響をもたらすことが懸念され，投与する際，注意が必要である．八味地黄丸，六君子湯等の漢方薬が使用されることもある．

（4）抑うつ・不安

抑うつ症状は，それ自体が心不全患者の独立した予後予測因子であることが知られているが，約 90% の患者で適切な治療がなされていない[7),8)]．

薬物治療として，選択的セロトニン再取り込み阻害薬（selective serotonin reuptake inhibitor：SSRI），セロトニン・ノルアドレナリン再取り込み阻害薬（serotonin noradrenalin reuptake inhibitor：SNRI），ノルアドレナリン作動性・特異的セロトニン作動性抗うつ薬（noradrenergic and specific serotonergic antidepressant：NaSSA）が薬物治療として選択される．近年 β 遮断薬と SSRI の同時投与で死亡率上昇の報告がされており[9)]，心不全患者での最適な抗うつ薬は明らかにされていない．三環系抗うつ薬，四環系抗うつ薬は心血管系の副作用の頻度が高く，心不全患者への投与には注意が必要である．

不安に対しては，ベンゾジアゼピン系抗不安薬が第 1 選択となるが，うつ状態が背後に存在する場合もあり，抗うつ薬も検討される．また，専門家によるカウンセリングなど非薬物療法も有用である．

（5）終末期の苦痛

心不全終末期で死を間近に控え，他の方法では緩和できない苦痛に対する最終手段として，適切な量の鎮静薬を用いて故意に意識を低下させる方法がある．

第 1 選択としてミダゾラムが使用される．始めは頓用的な軽い鎮静から開始し，症状が持続する場合に鎮静を増強する漸増法が一般的である．血行動態や呼吸抑制への影響が少ないデクスメデトミジンも使用されるが，ミダゾラムと比較すると低い鎮静深度しか得られない．

1-3 チームで取り組む緩和ケア

1-3-1 多職種であること，チームで診療にあたること

欧米のガイドラインでは，「心不全末期には患者の QOL を重視した医療を行うと共に，患者や家族に予後を適切に伝え，希望する終末を達成できるように多職種からなるチームで診療にあたるべき」とされている[10)]．末期心不全患者の抱える苦痛は多面的であり，全人的苦痛（total pain）と呼ばれる．「全人的」とは，身体的苦痛のみならず，心理的，社会的，スピリチュアルな苦痛が混在する状態をいう[11)]．

全人的苦痛を解決できるのは，医療者の融通，つまり例えば医師のみ，看護師のみといっ

た一方面からのアプローチではなく，医師，看護師，薬剤師，心理専門職者，リハビリテーションスタッフ，管理栄養士，医療ソーシャルワーカー（Medical Social Workers：MSW）といった多職種がそれぞれの専門性を発揮し，協働して診療にあたることである．

患者の抱える問題点は何か，どのような介入をしたら苦痛の緩和に有効かということを多職種でディスカッションする機会をもち，そこで得られた情報をもとに各専門職がそれぞれの専門性を活かして患者ケアにあたることが必要である．有機的な多職種連携のためには，そうした診療の枠組みを構築することが重要である．

当センター（国立循環器病研究センター）では2013年，わが国で初めて循環器疾患に特化した緩和ケアチームを創設し，VAD患者の依頼も受けている．

表1　依頼の内訳

依頼内容	依頼数	%
心不全症状緩和	103	43
精神症状緩和	102	43
疼痛コントロール	46	19
意思決定支援	44	18
家族ケア	30	13
退院支援	12	5
その他	9	4

※依頼総数：240例
同時に複数の依頼内容がある場合あり

1-3-2　主治医チームからの依頼方式

当センターの循環器緩和ケアチームは，医師（循環器科医，移植医療専門医，精神科医），看護師（急性・重症患者看護専門看護師，緩和ケア認定看護師），薬剤師，心理専門職者，理学療法士（PT），管理栄養士，MSWからなる．VAD患者や心臓移植前後の患者に対応するため，移植医療専門の医師がチームに加わっていることが特徴的である．

当センターの循環器緩和ケアは病棟での主治医チームからの依頼方式をとっている．循環器疾患患者，中でも末期重症心不全患者が抱える様々な問題を前にして難渋する病棟医師や看護師が緩和ケアチームへ依頼するところから始まる．チーム結成から2017年4月までの約3年半で合計240例の依頼を受けたが，内訳としては，**表1**のように心不全症状緩和，精神症状緩和のニーズが多かった．他にも疼痛コントロールや意思決定支援といった幅広い依頼を受けている．

1-3-3　患者評価と介入

依頼を受けると初回コンサルト時に，患者の主治医チームと循環器緩和ケアチームとでディスカッションを行う．依頼があった個々の患者に対して，現在までの病状経過，病態，行われている治療，患者の症状，患者や家族の個性等を主治医チームからプレゼンテーションしてもらう．医学的，社会的な問題点や疑問点を明らかにしながら多職種で意見を出し合い，治療のゴールを明確にし，皆で共有する．ゴールを達成するために循環器緩和ケアチームが介入できるポイントを話し合うと共に，主治医チームへの助言を行っている．

その後は，週1回のチームによる回診とカンファレンスを行う．チーム回診では多職種で患者を訪室する．患者と実際に接触することで，患者の懸念や苦痛になっていることを直接聞くと共に，現在のADL，栄養状態，精神状態等をある程度把握することができる．さらに，ナースステーションで担当看護師から患者の情報を収集する．チームで定期的に接すること

で，患者に安心感を与え患者からの信頼を得る効果もある．

　回診時に緩和ケアチームの看護師がエドモントン症状評価システムを用いたQOL評価を行い，呼吸困難感，疼痛や不安など身体症状及び精神症状の，自覚及び他覚的評価を行っている．また，チームのメンバーはそれぞれの職種に最も関わりのある問題点について，現在の状況をあらかじめ情報収集しておく．心臓移植を予定している患者であれば，レシピエント移植コーディネーターとも連携を取りながら状況を把握する．VAD管理中の場合は患者だけでなく介護者とも接触を図ることが重要で，大事なポイントである．

　定期カンファレンスでは各職種が把握している情報に基づきディスカッションし，循環器緩和ケアチームとしての介入方法及び介入内容を週ごとに見直していく．さらに主治医とも適宜連絡を取り，カンファレンスで意見を交わす（**図2**）．

　循環器緩和ケアは個々の患者への支援が原則であり，投与薬剤の選択等，治療自体の直接的な指示は行わないが，カンファレンスで話し合われた主治医チームへの助言は電子カルテに記載され，誰もが情報共有できる．

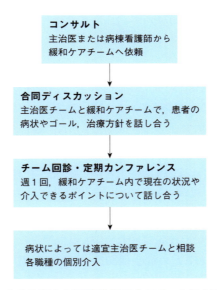

図2 主治医チームの依頼から循環器緩和ケアチームによる介入までの流れ

　家族支援は直接患者家族と接する循環器緩和ケアチーム看護師が担うことが多い．メンタルケアに関しては，循環器緩和ケアチームの心理専門職者が面談し，必要に応じて心理療法を行う．薬剤師，管理栄養士，PT，MSWも直接介入するか，主治医チームの担当者に助言することで必要な介入を行っている．各職種の具体的役割を**表2**に示す．

1-3-4 循環器緩和ケアとDT

　2018年現在，日本国内においてDTのための植込型VAD治療は保険適用されていないが，急性・慢性心不全診療ガイドライン（2017年度改訂版）[12]においてはDT時代にお

表 2 職種ごとの役割

職　種	役　割
医　　師	身体，精神症状のマネジメントにあたる．心不全の病態把握が重要であり，循環器科医が中心となるが，循環器領域だけでなく，全身状態や精神状態の全体的な把握が必要であり，ジェネラリストとしての要素も必要である
看　護　師	身体症状，精神症状の把握と評価を行い，患者や家族の相談窓口となる．また，チームメンバーの連携を促進させる
薬　剤　師	末期心不全患者では，肝機能や腎機能が障害されている場合が多い．適切な薬剤の選択への助言や，副作用のモニタリング等を行う
心理専門職者	患者や家族へのカウンセリングや心理療法を行う
理学療法士	運動療法やリハビリテーションを行う
管理栄養士	適切な食事の種類や形態を選択し，患者の栄養サポートを行う
医療ソーシャルワーカー	患者，家族の心理社会的苦悩に対する相談支援や，退院先の施設への相談及びサービスの調整等を行う

ける事前指示書の重要性について述べられている．

　われわれの日常診療においてもVAD患者が心臓以外の理由で終末期に至るケースに遭遇するようになり，今後循環器緩和ケアチームによる在宅VAD治療は避けて通れないプロセスになるものと考えられる．

（1）脳血管障害による後遺症

　VAD患者は脳出血や脳梗塞といった脳血管障害を合併することが少なく，また今後は虚血性心疾患を基礎疾患とする動脈硬化リスクの高い患者も増えていくこと，DTが導入されるとVAD患者の年齢もあがり装着が長期化することから，脳血管障害の合併症の増加が予想される．

　脳血管障害発生後しばらくは入院治療となるが，病状が安定してからはリハビリテーションを行い，在宅VAD管理へと移行することになる．後遺症の程度によるが，患者がこれまでは1人で可能であった薬剤管理，VAD機器管理等が不可能になる症例も存在し，その場合には家族に頼らざるをえない．中には寝たきり状態や準寝たきり状態となり，通常のVAD治療に加えて「介護」が加わるため社会保障サービスを利用するケースも出てくるものと思われる．

（2）進行悪性腫瘍

　VAD患者に進行悪性腫瘍が見つかった場合，たとえ部分切除や区域切除が可能であっても5年以上再発しないことを確認するまでは心臓移植非適応となり，期限が付いた状態のDTとなる．

　治癒切除ができない場合には，完全なDTとなる．これまでと同様に在宅VAD管理を継続するが，心臓移植という大きな目標が遠のき，または絶たれ，患者及び家族の精神的ダメージは大きい．やがて訪れる癌終末期を前に，どのような最期を迎えたいかなどadvance care planning（ACP）を行い，患者自身に事前指示書を提示してもらうことも検討すべきである．

　ACPや事前指示書作成にあたっては，主治医を中心に，精神科医師，看護師，レシピ

エント移植コーディネーター，緩和ケア認定看護師，心理専門職者といった多職種によるアプローチが必須である．

（3）非治癒感染症

進行悪性腫瘍と同様に治癒が期待できない感染症を指す．移植後の免疫抑制薬により感染症悪化の懸念がある非治癒感染症（例えば一部の非結核性抗酸菌症等）についてもDTとなる．進行悪性腫瘍と違って必ずしも進行性ではないが，DTである以上は事前指示書の作成を検討する必要がある．

1-4 在宅VAD治療までのサポート体制

これまで当センターにおける循環器緩和ケアチームの実際を述べてきたが，ここからは当センターで経験した事例をもとに循環器緩和ケアチームによる在宅VAD治療についての考えを述べたい．

症例はVAD装着下に心臓移植待機をしていたが，経過観察中に脳血管障害による重度後遺症を認め，高次脳機能障害，意思疎通困難，そして運動麻痺等で24時間にわたり見守りが必要な状態となった事例を考えたい．VAD装着下に病状の安定が得られたため，在宅へ移行することになった．本事例での循環器緩和ケアチームによる支援を概説する．

1-4-1 家族サポート体制を再構築

VAD装着下では，介護者の存在が必須であり患者の家族がその役割を担っている．しかし，その家族サポート体制も家族の結婚，仕事（転職），病気や死別等で刻々と変化する．

ほとんどのVAD患者は自身で機器操作は可能であるが，脳血管障害による重度の高次脳機能障害や運動麻痺を負った場合には，介護者である家族が通常の介護や機器操作に加え，ドライブライン管理をはじめとした機器に関連した日常生活管理を行う必要があり，家族の身体的負担，時間的拘束は計りしれない．また，これまで外出ができていた患者も屋内での生活となり，介護者も自宅から出ることができない状態となってしまい，そのことによる精神的負担も大きいと思われる．

複数の介護者が存在すれば問題ないが，実際には役割を十分に分担できる程の介護者が存在するケースは少ないと思われる．さらに今後は，介護者の担い手である患者の妻や夫，あるいは患者の両親等においても高齢化が予測される．患者の子供が介護者のケースもあるものの，多くは働き盛りであったり，家庭があったりと24時間を患者介護に充てることが難しいのも事実である．

これらの問題を解決するために循環器緩和ケアが介入することは有益である．レシピエント移植コーディネーターが中心になり緩和ケア認定看護師と共に介護者である家族と面談を行い，悩みやストレスを傾聴し，家族の抱える問題点を明確にしたうえで家族サポート体制

の再構築を，家族と共に無理なく図っていくことが重要である．

　1人ひとりの家族の生活スタイルに合った患者サポート体制を提案し，1週間のスケジュール表を作成することも有益である．週間予定表にて家族それぞれの役割を明確化することで，各々プライベートの予定も立てやすくなり，負担軽減につながる．また，介護者の休養やリフレッシュのためにも植込型補助人工心臓実施・管理施設と連携してレスパイト入院を導入するのも有用である．

1-4-2 社会保障サービスの利用

　循環器緩和ケアチームには MSW も関わり，介護者である家族に社会保障サービスの具体的な情報提供を行い，利用してもらうことでより良い医療の提供と家族負担の軽減に寄与できる．

　介護保険を利用した訪問看護やデイサービスもその1つである．当センターでは，これまでにも地域の訪問看護ステーションと協力し，在宅にて VAD 患者のケアを行っている．そのためには VAD の知識の共有が必要となり，訪問看護ステーションのスタッフには，患者の家族と同様の VAD についての講義及び試験を行うようにしている．

　そして，前述した1週間のスケジュール表をもとに在宅医療スタッフが介護や VAD 管理のサポートを行う．開始当初は，当センターの医療チーム，訪問看護ステーションスタッフ，そして家族が一同に会したミーティングを行い，現状や改善点等の共有を図っている．

　現在のところ，当センターでは患者ケアについては患者の家族が行うものとしているが，抗凝固療法の PT-INR チェックや薬物内服量調節，食事介助，体位変換，ドライブライン皮膚貫通部観察及びケア等を（介護者である）家族は訪問看護師と共同して行っている．何かあれば家族は訪問看護ステーションへ相談することができるし，病状が悪化した際には，家族または訪問看護師から当センターへ連絡がある．

　また，リハビリテーションについても当センターの PT と訪問リハビリテーションの PT が密に連絡を取り合うことで，廃用症候群を進行させることなく，患者や家族負担の軽減へと結びついている．

1-4-3 地域医療施設との情報共有

　VAD 患者は今後は，全国で増えていくものと思われる．そして，近い将来に患者ケア，入院管理，そして外来管理は全く手が回らなくなることも予想される．植込型補助人工心臓実施・管理施設の増加は見込まれているものの，それ以上に患者が増えると予測されているからである．

　そこで近隣の病院へ VAD 治療や管理の実際について啓発することが重要になってくる．当センターでは実際に，近隣の病院へ緊急時対応やレスパイト入院の依頼を行っている．この際，病院のスタッフには当センターで VAD の講義を受けてもらい，当センターで定めた VAD 管理の試験に合格することを介護者と同様に求めている．これは十分な病状共有と面談・連絡を重ねたうえで現状の問題点を理解してもらう必要があると考えてのことであり，

近隣病院にはあらかじめこのシステムを受け入れてもらっているのが実状である．

また，デイサービスの施設とも協力し，介護者付添いのもと週1～2回のシャワー浴やレクリエーション，リハビリテーションも行うことができ，患者だけでなく介護者である家族の精神上のリフレッシュにも役立っている．これも，当センター，訪問看護ステーション，デイサービス提供施設，患者及び家族が病状を共有したうえで成り立つものであり，これら1つひとつが医療の質を高め，さらに家族負担を軽減することにもなっている．

まとめ

緩和ケアではとりわけチーム医療が重要である．末期患者の苦痛は複雑な背景から多面的な様相を呈しており，したがってその評価及びアプローチには多職種による介入が必要だからである．

重症心不全からVAD治療となった患者でも同じであり，チーム医療なしには成り立たない．在宅VAD治療でも緩和ケアのチーム医療が実践されるべきであるが，通常の緩和ケアとの相違を理解し，心不全及びVAD特有の問題を認識しケアに取り組む必要がある．

重篤な後遺症を負ったVAD患者の在宅への移行は主治医や病棟の看護師のみでは不可能であり，主治医チーム，循環器緩和ケアチームに加えて地域を巻き込んだ対応が求められる．まだ需要は少なく，一般化しているとは言い難いが，症例を経験していく中でこのような医療のあり方を提起することが肝要である． [**菅野康夫／黒田健輔**]

文献

1) Lynn J. Perspectives on care at the close of life. Perspectives on care at the close of life. Serving patients who may die soon and their families: the role of hospice and other services. JAMA 2001; 285: 925-32.
2) Friedrich EB, Böhm M. Management of end stage heart failure. Heart 2007; 93: 626-31.
3) Yancy CW, Jessup M, Bozkurt B, et al. 2013 ACCF/AHA guideline for the management of heart failure: a report of the American College of Cardiology Foundation/American Heart Association Task Force on Practice Guidelines. J Am Coll Cardiol 2013; 62: e147-239.
4) Solano JP, Gomes B, Higginson IJ. A comparison of symptom prevalence in far advanced cancer, AIDS, heart disease, chronic obstructive pulmonary disease and renal disease. J Pain Symptom Manage 2006; 31: 58-69.
5) Krumholz HM, Phillips RS, Hamel MB, et al. Resuscitation preferences among patients with severe congestive heart failure: results from the SUPPORT project. Study to Understand Prognoses and Preferences for Outcomes and Risks of Treatments. Circulation 1998; 98: 648-55.
6) Levenson JW, McCarthy EP, Lynn J, et al. The last six months of life for patients with congestive heart failure. J Am Geriatr Soc 2000;48:S101-109.
7) Rutledge T, Reis VA, Linke SE, et al. Depression in heart failure a meta-analytic review of prevalence, intervention effects, and associations with clinical outcomes. J Am Coll Cardiol 2006; 48: 1527-37.
8) Vaccarino V, Kasl SV, Abramson J, et al. Depressive symptoms and risk of functional decline and death in patients with heart failure. J Am Coll Cardiol 2001; 38: 199-205.

9) Fosbøl EL, Gislason GH, Poulsen HE, et al. Prognosis in heart failure and the value of β-blockers are altered by the use of antidepressants and depend on the type of antidepressants used. Circ Heart Fail 2009; 2: 582-90.
10) Ponikowski P, Voors AA, Anker SD, et al. 2016 ESC Guidelines for the diagnosis and treatment of acute and chronic heart failure: The Task Force for the diagnosis and treatment of acute and chronic heart failure of the European Society of Cardiology (ESC)Developed with the special contribution of the Heart Failure Association (HFA) of the ESC. Eur Heart J 2016; 37: 2129-200.
11) Saunders CM, editor. The management of terminal illness, 2nd ed. London: Edward Arnold, 1985.
12) 日本循環器学会/日本心不全学会合同ガイドライン. 急性・慢性心不全診療ガイドライン（2017年度改訂版）. http://j-circ.or.jp/guideline/pdf/JCS2017_tsutsui_h.pdf Accessed 30 June 2019

2 VAD治療における緩和ケアと臨床倫理

2-1 VAD治療における緩和ケアと問題点

2-1-1 VAD治療と緩和ケア

　植込型VADは要件を満たす治療抵抗性心不全患者への選択肢として推奨されているが，同時に心不全患者は身体的苦痛のみならず，精神心理的苦痛，社会的苦痛を抱えることも知られており，それらに対する介入を行うことでQOLを高めるアプローチである緩和ケアの提供も推奨されている（**図1**）[1),2)]．決して，緩和ケアは終末期においてのみ提供される医療ではないことは本節においてもまず確認しておきたい．もちろん，VAD患者も様々な苦痛を抱えるため，緩和ケアの対象である．

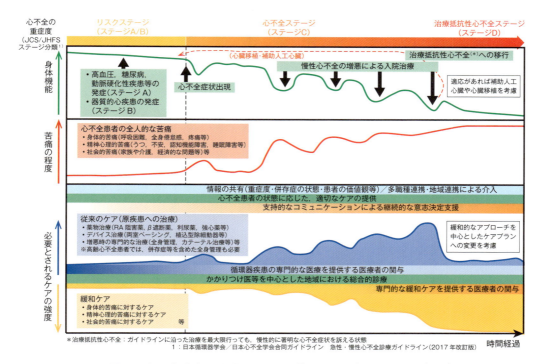

図1　心不全患者の臨床経過および提供されるケアのイメージ
（循環器疾患の患者に対する緩和ケア提供体制のあり方に関するワーキンググループ．循環器疾患の患者に対する緩和ケア提供体制のあり方について．2018年4月．厚生労働省．
http://www.mhlw.go.jp/file/05-Shingikai-10901000-Kenkoukyoku-Soumuka/0000204784.pdf より引用）

一方でVAD治療は機器を用いた心臓の代替療法であり，自己心で生存している患者の抱える問題に加え，VADの停止に関する議論も必要となり，意思決定の方法論と臨床倫理に関する知識の習得と共有が求められる．

2-1-2 難治性心不全患者の治療方針

図2[3]にDTまで含めた難治性心不全患者の治療方針をまとめる．治療方針は，医学的判断に加えて患者が意思決定をすることで決まる．ここで意思決定を支えるための過程がACPといわれ，難治性心不全患者の意思決定において重要視されている．

ACPとは，将来意思決定能力がなくなったときに備えて，あらかじめ自分が大切にしていること，治療や医療に関する意向，代理意思決定者等について専門職者と話し合うプロセスであり，心不全患者へも実施が推奨されており[1]，患者の意向を複数回にわたり確認しながら医学的判断も踏まえたうえで，治療方針を決定していくこととなる．状況次第では，VAD交換もVAD停止も治療方針の選択肢となり得るが，専門職者の推奨に対して患者や代理意思決定者の同意が得られない場合には，後述する臨床倫理の方法論を用いる．

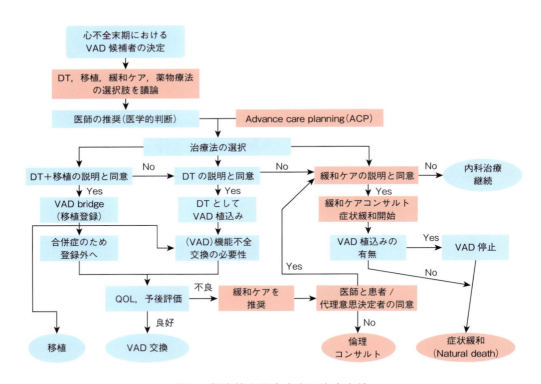

図2　難治性心不全患者の治療方針
(Dudzinski DM. Ethics guidelines for destination therapy. Ann Thorac Surg 2006; 81: 1185-8より改変引用)

2-2 意思決定支援，方針決定の流れ

臨床倫理について述べる前に，意思決定支援と方針決定の流れについて確認しておきたい．2018年度，「人生の最終段階における医療・ケアの決定プロセスに関するガイドライン」（2015年）の見直しが行われ，患者本人が意思決定できる場合には本人を中心に合意形成し方針を決定すること，患者本人の意思が確認できない場合は，本人が代理で意思決定を委ねた家族等（代理意思決定者）が本人にとって最善と考えられる方針を選択する．それも難しい場合には，患者本人にとって最善の方針を医療・ケアチームで慎重に判断することが原則となっている．上記いずれの場合においても決定が困難な場合には，複数の専門家で構成される話し合いの場を設置し，方針の検討を行うことが示されている（図3）[4]．

2015年度の同ガイドラインに次の内容が追記，改訂されている．

① 患者本人の意思は変化し得るものであり，医療・ケアの方針についての話し合いは繰り返すことが重要であることを強調すること
② 患者本人が自らの意思を伝えられない状態になる可能性があることから，その場合に本人の意思を推定し得る者となる家族等の信頼できる者と事前に繰り返し話し合っておくことが重要であること

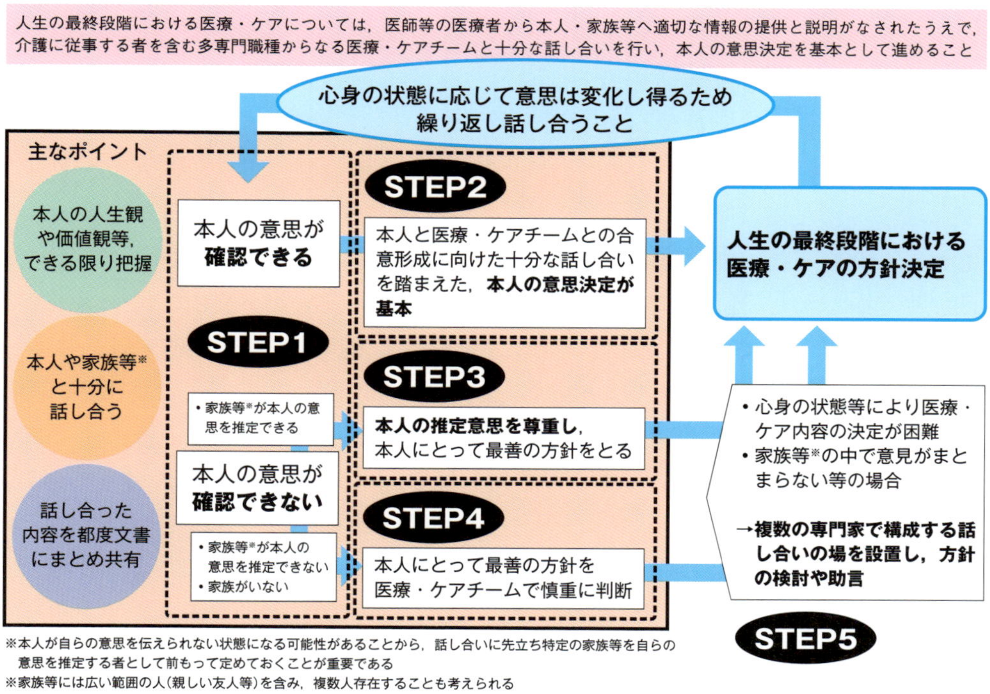

図3 人生の最終段階における医療・ケアの決定プロセスに関するガイドライン 意思決定支援や方針決定の流れ（2018年度版）

（人生の最終段階における医療の普及・啓発の在り方に関する検討会．人生の最終段階における医療・ケアの決定プロセスに関するガイドライン解説編．改訂2018年3月．
https://www.mhlw.go.jp/file/06-Seisakujouhou-10800000-Iseikyoku/0000197722.pdf より一部改変引用）

③ 病院だけでなく介護施設・在宅も想定すること

この意思決定支援と方針決定の流れは，疾患，場所を問わず有用であり，在宅VAD治療中の患者も対象に含まれる．

2-3 臨床倫理と方法論

ここから臨床倫理についてその原則を概説し，ついで，方法論の1つとしてJonsenにより提唱されている臨床倫理の4分割法[5]を取り上げる．

VAD治療において，強心薬や人工呼吸器の使用，透析導入の是非，心臓以外の問題が不可逆的な状態（終末期）と判断された場合の追加治療の差し控えの判断，VAD治療中止の是非，医学的判断と患者本人，家族の希望が乖離する場合など倫理的判断に苦慮する場面は多く存在する．そのような問題を解決する際に臨床倫理の原則を知る必要がある．

米国では1960年代より，倫理，哲学，法律といった医療以外の研究者が中心になり脳死・臓器移植，遺伝子治療といった先端医療の倫理的問題を議論する中で生命倫理（bioethics）という学問が発展し，その中で，①自律性尊重（respect for autonomy），②無危害（nonmaleficence），③善行（beneficence），④正義（justice）の4原則が示された．

① 自律性尊重…患者本人の自由意思による決定の尊重
② 無危害…患者に危害を加えない
③ 善行…患者のために最善を尽くす
④ 正義…患者を対等に扱い，専門知識に基づき，医療資源の配分を正しく行う

しかし，1980年代以降，臨床に根ざした倫理的な問題検討の必要性について医療者から問題提起がなされ，臨床倫理（clinical ethics）という考え方が発展してきた．臨床倫理の目的は日常診療において生じる倫理的課題を認識，分析し，解決を試みることにより，患者のケアの質を向上させること[6]とされ，その臨床への応用の方法として，「臨床倫理4分割法」がJonsenらによって提示された[5]．

表1のように「医学的適応」「患者の意向」「QOL」「周囲の状況」という4つの項目に分類し，事例検討を行う（項目の内容に生命倫理の原則が内包されている）．いくつもの枠に関わる問題は，複数の枠に入れ，どの枠に入れるかわからない問題は，とりあえず「周囲の状況」に入れておく．

4つの枠組みに規定することで，それ以外の問題点を考えなくなるという批判はあるが，とくに医師等は最初の医学的適応だけで判断しがちで，4つの枠を作って初めて別の側面を考えるようになる．この考え方は様々な立場の人が一緒に議論するための枠組みを提供することにもなり，メリットのほうが多いように思われる．

それぞれの項目について簡単に概説する．

表1　臨床倫理の4分割表

1) 医学的適応（medical indication）：無危害，善行の原則	2) 患者の意向（patient preferences）：自律性尊重の原則
1. 診断と予後 2. 治療目標の確認 3. 医学の効用とリスク 4. 無益性（futility）	1. 患者の判断能力 2. インフォームド・コンセント（コミュニケーションと信頼関係） 3. 治療の拒否 4. 事前の意思表示（living will） 5. 代理決定（代行判断，最善利益）
3) QOL（quality of life：生活の質）：自律性尊重，無危害，善行の原則	4) 周囲の状況（contextual features）：正義（公正）の原則
1. QOLの定義と評価（身体，心理，社会，スピリチュアル） 2. 誰がどのように決定するのか 　○ 偏見の危険 　○ 何が患者にとって最善か 3. QOLに影響を及ぼす因子	1. 家族や利害関係者 2. 守秘義務 3. 経済的側面，公共の利益 4. 施設方針，診療形態，研究教育 5. 法律，慣習 6. 宗教 7. その他

（赤林朗，ほか監訳．臨床倫理学：臨床医学における倫理的決定のための実践的なアプローチ．東京：新興医学出版社, 1997より引用）

1) 医学的適応（medical indication）

主に医師が考え，一般に討議されてきた内容であり，医療者としてこの部分をおろそかにすることは許されない．この部分の検討がきちんとできたうえではじめて，その他の様々な臨床倫理の検討が始まる．心不全の緩和ケアに循環器科医が関わる重要な意義がこの点において存在する．

2) 患者の意向（patient preferences）

「自律性尊重」の原則を背景としている．本項目を検討することで，患者本人でなく家族の意向により意思決定がなされているという問題点が浮き彫りになることも多い．

3) QOL

何が患者にとって最善かを評価する．患者本人が評価するのが前提であるが，判断力が低下し，評価が困難な場合には，代理意思決定者と本人の意思を推定し判断することになる．

4) 周囲の状況（contextual features）

医療は医療者と患者だけで行われるものではなく，周囲の家族，社会が複雑に絡み合っている．それらを調整する必要がある．

以上のように問題点を整理し，共有，議論することは患者，家族だけでなく関わった医療者の判断を助け，患者にとって良い医療，ケアの提供・選択につながる．残念ながら，全員が100％納得するような治療方針を見つけることは臨床医学が不確実性を含む学問である以上不可能である．

すべての患者に4分割法を使用するべきとは言えないが，臨床で合意形成が困難な場合に念頭においておくべき方法論であろうと考えられる．

臨床倫理4分割法を用いた検討事例

　症例：40歳代男性．劇症型心筋症による心原性ショックで来院．VA ECMOで循環動態を維持できず，来院翌日に体外設置型LVAD（Nipro-Toyobo），RVAD（FV脱血PA送血）挿入．Peak CPK/CKMB 13,600/920 IU/ℓ．

　病状が安定すれば，心臓移植の可能性も存在すると考え，集中管理を継続したが，術後多量出血，出血性DICを来し，第40病日にクモ膜下出血を認めた．感染症も合併し，敗血症を呈しており，続発性の汎血球減少も来した．

　家人から治療の中断について希望を伝えられたため，多職種から構成される院内臨床倫理委員会を招集．複数回，本患者の「医学的適応」，「患者の意向」，「QOL」，「周囲の状況」の倫理の4分割を用い検討（**表A**）し，"生命が人工的な装置に依存し，生命維持に必須な複数の臓器が不可逆的機能不全となり，移植等の代替手段もない場合"に相当し，終末期に相違ない（**表Bの「終末期の判断」の2参照**）ことについて合意形成を行った後，治療の中断（VADの中止）の是非について検討した結果，第60病日，VAD治療を中止した．

　今後，DT時代を迎えるに際し，VAD治療中止の議論は臨床倫理の考え方に基づき，症例ごとに議論をする必要がある．

表A　症例に基づいた臨床倫理4分割法

1) 医学的適応	2) 患者の意向
◦ 重症の劇症型心筋炎 ◦ 両心補助人工心臓のフルサポートにて循環が保たれている ◦ 左室は収縮を認めていない 　→救命には心臓移植が不可欠である ◦ 大脳機能は高度障害の可能性がある ◦ 肝機能障害，高度の腎機能障害 ◦ 緑膿菌感染症，汎血球減少	◦ 救命のために患者本人，家族の同意のもとに，両心補助人工心臓を植え込み施行 ◦ 現在本人は意思疎通をとれない状況である
3) QOL	4) 周囲の状況
◦ もともとADLは完全自立した40代男性 ◦ 現在両心補助人工心臓でフルサポートされ，寝たきりである． ◦ 鎮静薬freeでも，意思疎通はとれていない状況	◦ 妻や母は開胸手術等これ以上の侵襲的な処置は望んでいない ◦ 親族の身体的・精神的疲労の蓄積がある ◦ 今の状態を見るのが辛いと言われる

表B　終末期の定義・判断

終末期の定義
集中治療室等で治療されている急性重症患者に対し適切な治療を尽くしても救命の見込みがないと判断される時期

終末期の判断
1) 不可逆的な全脳機能不全（脳死診断後や脳血流停止の確認後等を含む）であると十分な時間をかけて診断された場合
2) 生命が人工的な装置に依存し，生命維持に必須な複数の臓器が不可逆的機能不全となり，移植等の代替手段もない場合
3) さらに行うべき治療方法がなく，現状の治療を継続しても近いうちに死亡することが予測される場合
4) 回復不可能な疾病の末期，例えば悪性腫瘍の末期であることが積極的治療の開始後に判明した場合

2-4 治療方針決定における医療連携

　以上の意思決定支援の流れや臨床倫理の問題解決法は在宅 VAD 治療においても十分に活用可能と考えられる．しかし，在宅においては，患者の意向や QOL，周囲の状況に関しては十分に判断可能ではあっても医療資源は相対的に病院と比べて乏しく，医学的適応についての判断は容易ではない．

　植込型補助人工心臓植実施設等と密接に連携を取り，医学的適応について検討し，その後の方針について決定していく必要があり，植込型補助人工心臓実施施設等は在宅スタッフからの倫理的疑問，相談にも対応できる体制，窓口を用意しておく必要があるものと思われる．

　また，在宅においては少数の医療者での介入となる可能性もあり，臨床倫理の観点から考えると，複数名で協議できる体制を取ることが望ましい．

　以上，在宅 VAD 治療における倫理的問題点について概説した．

　VAD 治療に関与する医療者は意思決定支援のプロセスに関する原則を共有し，そのうえで臨床倫理の問題解決技法を用いた方針決定の方法論を念頭に合意形成をしていくことが望まれる．その過程は病院，在宅で異なるものではない．在宅 VAD 治療の先に VAD 患者の在宅看取りまでを見据えるのであれば，患者の意向，代理意思決定者と話し合った内容等を含めた情報を病院，在宅で共有しておく必要があるものと考えられる．[**大石醒悟**]

文献

1) 日本循環器学会 / 日本心不全学会合同ガイドライン．急性・慢性心不全診療ガイドライン（2017 年度改訂版）．http://j-circ.or.jp/guideline/pdf/JCS2017_tsutsui_h.pdf Accessed 3 June 2018
2) 循環器疾患の患者に対する緩和ケア提供体制のあり方に関するワーキンググループ．循環器疾患の患者に対する緩和ケア提供体制のあり方について（2018 年 4 月）．厚生労働省．
http://www.mhlw.go.jp/file/05-Shingikai-10901000-Kenkoukyoku-Soumuka/0000204784.pdf Accessed 03 June 2018
3) Dudzinski DM. Ethics guidelines for destination therapy. Ann Thorac Surg 2006; 81: 1185-8.
4) 人生の最終段階における医療の普及・啓発の在り方に関する検討会．人生の最終段階における医療・ケアの決定プロセスに関するガイドライン解説編．改訂 2018 年 3 月．https://www.mhlw.go.jp/file/06-Seisakujouhou-10800000-Iseikyoku/0000197722.pdf Accessed 3 June 2018
5) 赤林朗，ほか監訳．臨床倫理学：臨床医学における倫理的決定のための実践的なアプローチ．東京：新興医学出版社，1997.
Jonsen AR, Siegler M, Winslade WJ. Clinical ethics: A practical approach to ethical decisions in clinical medicine, 3rd ed. New York: McGraw-Hill, 1992.
6) Siegler M, Pellegrino ED, Singer PA. Clinical medical ethics. J Clin Ethics 1990; 1: 5-9.
7) 日本集中治療医学会／日本救急医学会／日本循環器学会．救急・集中治療における終末期医療に関するガイドライン〜3 学会からの提言〜（2016 年 11 月）．http://www.jsicm.org/pdf/1guidelines1410.pdf Accessed 1 July 2019

3 VAD患者の在宅医療：地域連携，訪問診療の役割

3-1 地域連携・在宅医療の役割

　在宅医療の導入は，プライマリケア・緩和ケアの役割をもつが，VAD患者では，これにVAD関連の管理が加わる（図1）．医療と生活の両方を多施設多職種で包括的に管理することは，何らかの因子で長期入院を要するVAD患者の在宅療養を可能とし，増悪予防から早期治療介入，そして症例によっては最期の看取りまでを行うことにより，在宅VAD患者が再入院せず，住み慣れた場所で長く過ごすことをサポートできる．

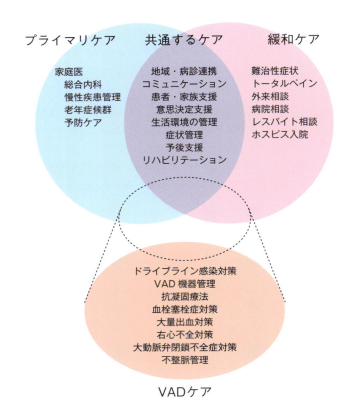

図1　在宅VAD管理における地域連携・在宅医療の役割

3-2 地域の社会資源の活用

　一般に，地域での医療や介護には，どのような社会資源があるかを**表1**にまとめた．基本は健康保険適用となり，医療保険と介護保険とを上手に組み合わせていく．VAD患者の場合も，既存の枠組みの中で対応することになる．VAD患者をとくに対象とした制度はないからである．

　介護保険は，原則65歳以上であるが，VAD患者の場合は原疾患が特定疾病かつ40歳以上の場合申請可能となる．介護保険サービスはケアマネジャー（介護支援専門員）がマネジメントし，医療保険での診療・サービスは医師からの指示が必要となる．介護保険に該当しない場合には介護保険に代わり障害福祉サービスを活用することとなる．

　障害福祉サービスを受けるには，国指定の難病に罹患するか，身体障害者手帳の取得が条件となる．利用開始にあたっては介護保険と同様に調査を受け，障害支援区分の決定後，相談支援専門員によるマネジメントのもとサービスが開始される．

　VAD患者への訪問看護の適応については，いまだ統一した方針はないので，同様に既存の枠組みの中で対応することになる．一般には，訪問看護においては，状態・疾患等により利用回数等が異なる．医師からの特別訪問看護指示書が発行された場合は，指示期間上限の14日間までは連日訪問・1日に複数回の訪問・2ヵ所の事業所の利用が可能となる．特別訪問看護指示書が発行可能なケースとしては例えば，1）退院直後，2）急性増悪時，3）終末期（悪性腫瘍を除く）である．発行は月1回が上限だが，真皮までの褥瘡・気管カニューレ使用の場合は月2回の特別訪問看護指示書が発行可能であり，事業所も3ヵ所まで利用可能となる．

表1　現有の地域の社会資源

制度	○介護保険：原則65歳以上，もしくは特定疾病に罹患，ただし40歳以上が申請可能．在宅生活のほか，施設入所にも利用する ○難病医療費助成：国もしくは都道府県の指定する難病に対する医療費の自己負担額を軽減する ○障害福祉サービス（障害者総合支援法）：身体障害者手帳の取得が要件．在宅生活を営むための各種サービスがある
居宅系サービス	○訪問診療：医療保険 ○訪問看護：医療保険または介護保険 ○訪問リハビリテーション：医療保険または介護保険 ○定期巡回・随時対応型訪問介護看護：日中から夜間まで，介護・看護の一体的な定期訪問や緊急時の随時訪問を受けられる．介護保険のみ（要介護度1以上） ○訪問鍼灸マッサージ：マッサージ・鍼灸・機能訓練を行い，痛みや自律神経症状の改善・緩和を目指す．医療保険のみ
入所系サービス	○地域包括ケア病棟：利用条件は，60日以内の在宅・居住系介護施設への退院．レスパイト入院・リハビリ等の目的が多い．医療保険のみ ○ショートステイ：特養・老健・有料老人ホームへも可能．介護保険のみ

3-3 在宅医療について

3-3-1 介入の役割

在宅医療の保険適用は,「在宅療養を行う患者であって,疾病・傷病のため通院が困難なものに対して定期的に訪問して診療を行うこと」とされている(2018年度診療報酬改定より).このうえで,VAD患者の在宅医療の適応として考えられるものを**表2**に示す.VADに伴う合併症または併存症の存在により通院が困難な状態が適応となる.

表2　VAD患者の在宅医療適応

1. 脳血管障害合併により通院困難な状態
2. ドライブライン感染(DLI)により頻回の通院を必要とする場合
3. そのほか併存疾患や合併症により通院困難な状態

図1に示したように,在宅介入の役割は,病診連携を取りながら,プライマリケア,緩和ケア及びVADケアを行っていく.一般的に在宅医療では,1)情報共有,2)介護負担軽減,3)意思決定支援の3つが重要なキーワードとなる.

生活の場で多施設多職種でのチーム医療を必要とするため,患者及び家族を含めた適切な情報共有が欠かせない.VAD患者の場合には,植込型補助人工心臓実施・管理施設と地域の医療施設の密なコミュニケーションが必須となる.情報共有ツールとしては,VAD患者の患者日誌(自己管理表)を利用し,日常的にはICT(information and communication technology)ツールを上手に利用するとよい.当クリニック(ゆみのハートクリニック)では医療介護専用SNS(MedicalCare STATION)等を使用し,院内・院外の情報共有に努めている.

介護負担の増大が在宅療養継続の障害となることはしばしば見られる.介護負担を軽減するためには,患者の症状緩和・介護者自身の問題解決・傾聴・マンパワーの強化・予後告知・レスパイト入院を検討する.

一般に在宅治療の役割は,1)長期入院から早い段階での在宅管理,2)再入院の予防ケア,3)急性増悪時の治療,4)症例によっては在宅での看取りまでを含めた管理を行うことで,QOLを保ちながら,できる限り在宅で生活することを可能とすることにある.長期入院後に在宅へ戻る際に病院と在宅の担当者(医師,看護師,MSW,ケアマネジャー等)が退院前カンファレンスにて病診連携を行う.

VAD患者の場合に必要と考えられる退院前カンファレンスでのチェック項目を**表3**に示す.病状や予後(とくに終末期の場合)をどのように説明し,患者本人,家族にどのように理解されているかを確認し,本人や家族が退院後の生活でどのようなことを希望しているのかを把握することが,退院後の療養を計画するうえで重要となる.

表3 退院前カンファレンスのポイント

- 病状や予後をどのように説明しているか？ とくに合併症などの発生により予後不良となった場合について患者本人，家族にどのように理解されているか？
- Bridge to Transplantation Destination Therapy 等の VAD 治療の目的
- 予測される症状と対処方法
- VAD 機器トレーニングの状況と本人，介護者の理解状況と注意点
- ドライブライン皮膚貫通部管理法
- 退院後の連携方法（緊急時連絡先等）
- 患者本人や家族が何を望んでいるか？
- 地域で支えるチーム構成を視覚化

表4 VAD 患者の在宅管理の課題と方策

課題	方策
□地域医療介護スタッフの不安	VAD の啓蒙と教育，病診連携
□生活環境の変化	地域の医療ソーシャルワーカーやケアマネジャーの導入
□加齢に伴う併存疾患への対応	地域かかりつけ医をもつ
□介護の負担軽減	地域でのレスパイト入院先の確保
□VAD 治療中止や機器管理	法整備
□VAD 患者の社会復帰支援	介護者（家族以外）の拡充
□訪問診療スタッフ（医師・看護師・理学療法士）の確保	地域かかりつけ医への診療報酬加算

3-3-2 急性増悪時の対応

　一般の場合，急性増悪時には緊急往診を行う．病院と違い，在宅医療の現場ではすぐに駆け付けることができないため，1）苦痛を予防する意識，2）患者及び家族，訪問看護師らが使用できる頓服配備，また3）血栓塞栓症や感染症等に対しては，通常の患者への在宅医療よりも緊急性があることを意識する，等の対応が必要になる（II 章3, 4 節参照）．

　VAD 患者においては，DT 目的または実質 DT となる症例が増加することが予想され，心不全増悪，脳血管障害，感染症，癌など VAD 関連，非関連の様々な原因で，在宅で看取る可能性もある．VAD 治療導入時から ACP や事前指示書等は変更されることがあり，定期的に ACP について話し合う機会を設け，病状の経過によってはその意思決定に変化がないかを確認し，患者及び家族と緩和ケアチームで共有することは治療を進めるうえでも重要である（詳細はVI章4, 5 節を参照）．

　VAD 患者においては，心不全等の原疾患，VAD 機器や合併症に関連する苦痛は緩和ケアの対象であり，植込型補助人工心臓実施・管理施設を含んだチーム医療による包括的ケアを行う必要がある．終末期の症状緩和は最も困難な点である．参考までに，当クリニックでの一般心不全の在宅患者に対する薬剤等の治療選択肢を示す．多いものから，利尿薬（経口，静脈内，皮下注射）84％，在宅酸素：非侵襲的陽圧換気療法（noninvasive positive pressure ventilation：NPPV）〔持続陽圧呼吸療法（continuous positive airway pressure：CPAP），適応補助換気（adaptive servo ventilation：ASV）〕70％，鎮静薬（直腸内投与：ブロマゼパム，ジアゼパム，フェノバルビタール，皮下投与：ミダゾラム）60％，

補液（静脈内，皮下投与）32％，オピオイド（経口，皮下投与：モルヒネ，コデイン）16％となっており，それぞれの症例に応じ治療を組み合わせて使用している．

まとめ

　これから増加することが予想されるVAD患者を地域でも診ていくために，その課題と方策をあげる（**表4**）．患者本人や家族等の介護者の高齢化により，いくつかの問題が生じる．特殊な領域ではあるものの，病院と地域が上手な医療・介護提供を行うためには，社会全体でこれらの問題を解決していく必要がある．［**弓野　大**］

4 VAD治療終末期の課題：意思決定支援，事前指示書に関して

4-1 心不全パンデミックとVAD治療

　わが国の慢性心不全患者は今後急速に増加し，"心不全パンデミック時代"が到来すると言われており，2018年脳卒中・循環器病対策基本法「健康寿命の延伸等を図るための脳卒中，心臓病その他の循環器病に係る対策に関する基本法」（平成30年12月14日法律第105号）も制定され，心不全に対する在宅医療や心不全緩和ケア（以下，緩和ケア）も注目されつつある．

　日本でも心臓移植を目指したVAD植込み手術が増加，一方で高齢者のVADの保険適用に向けDT目的の治験も2016年から開始された．心臓移植のドナー提供数の不足は，日本のみならず世界的な問題となっており，欧米ではすでにDT目的のVAD使用が全体の半数程度に普及しており，今後ますます増加すると見込まれる．

　このように心不全治療におけるイノベーションが急速に広がると同時に，これまで経験しえなかった終末期における倫理的課題が浮き彫りになりつつある．それは，VADが急速に普及する中，高度先進医療を中心とした心不全治療領域に終末期医療や緩和ケアが十分に行き届いていないという現状である．また，欧米とは患者の社会背景・死生観も異なり，さらにはVADの普及度や医療システムについても大きく異なるため，海外で行われる緩和ケアをそのまま当てはめるのではなく，日本の現状に則したVADの終末期医療を考えていく必要がある．

4-2 VAD患者にとっての終末期

4-2-1 循環器緩和ケアチームの活動

　VAD装着後のQOLは大きく改善するが，当院（大阪大学医学部附属病院）でもVAD患者の約2割が移植に到達せず亡くなっており，また死亡原因の5割以上を脳合併症が占めている（その他，感染・多臓器不全が約3割，機器トラブル1割，右心不全1割未満；36例〈2007～2018年1月〉）．VAD患者には突然終末期が訪れることもしばしば予想されるため，bridge to transplantation（BTT）やDTにかかわらず，患者・家族が希望する終末期医療の方針を事前に確認しておくことが必要となる．

しかしBTTとDTでは治療の方向性が異なり，患者の終末期に対する捉え方も大きく異なる．DTは必ずVADを装着した状態で終末期を迎えることを前提とした治療のため，患者・家族は終末期に対する「覚悟」をして治療に臨む一方，BTTは心臓移植を目標とした治療であり必ずしも終末期を迎えるとは限らないため，終末期を十分想定していない患者・家族も多い．そのため，終末期に対する患者家族の意思を確認する際には，患者・家族の背景（本人の性格，家族同士の関係，環境）に十分配慮する必要がある．

当院のハートセンターでは，2015年12月に心臓血管外科医師，循環器内科医師，集中医療（ICU）医師，精神科医師，緩和ケア専門医，レシピエント移植コーディネーター，看護師，臨床心理士，MSW等を中心に，多職種を含む循環器緩和ケアチームを立ち上げ，VAD植込み手術後に起こりうる身体的・心理的・社会的イベントにチームとして取り組むべく，2週間に1度の回診のほか2ヶ月に1度の定期的なカンファレンスを開催し，問題症例があった場合には，その都度カンファレンスを開催するなど活動を行っている．

4-2-2 "どれだけ頑張るか" 患者・家族にヒアリング

心不全に罹患してからは，なるべく早期に心不全の今後の経過について説明し，緩和ケアを導入すべきである（ACP）．当院では，コロンビア大学で行われているPreVAD evaluationを参考に，身体的・心理的・社会的イベントが起きた際に，1）どれだけ頑張るか，2）回復したあと何を望むのか，3）どの程度まで合併症を許容できるか，を患者や家族に対してヒアリングを行っている（図1）．

また，必ず訪れるVAD患者の終末期に対して，どのように対応すべきかが重要視されている．当院では，各ガイドラインに基づき作成した事前指示書に沿って，患者・家族が希

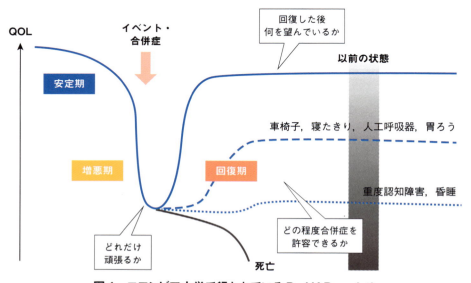

図1　コロンビア大学で行われているPreVAD evalution

（中川俊一．ハートチームのための心臓血管外科手術周術期管理のすべて．國原孝，編．東京：メジカルビュー社，2017：230-5より引用）

望する終末期医療の方針を確認してもいる（**図2**）．この事前指示書を用い，これまでBTT症例を含む重症心不全患者48例に対して終末期医療に関する説明を行った．32例から回答を得た結果，78%の症例が苦痛は望まず，意識レベルが低下しても疼痛緩和のために鎮静剤薬の投薬を希望するとの回答であった（**図3**）．

次の項で，緩和ケアを導入したBTT 2症例（①，②）とDT1症例（③）を提示する．BTT症例は緩和ケアチームを結成した当初の失敗事例であった．なにが失敗だったのか，とくにACPの導入，事前指示書と共に終末期医療の説明を行うタイミングを念頭に検討してほしい．

重症心不全治療を受けられる患者さんへ

重症心不全治療により、患者さんの心不全症状は改善し元気になり、生活の質が向上して寿命も延びることが多くの場合に期待できることは、すでにご理解いただいている通りです。またこの治療の過程で重篤な状態が生じても、医学的に回復の可能性があると判断される場合は、人工呼吸、人工心肺、人工透析等の生命維持処置を行なうことが第一選択肢です。これにより、一時的な重篤状態を脱して再び以前の生活に戻ることを図ることになります。

しかしながら、重症心不全治療にも限界があり、治療の中で突然の合併症などによって回復の見込みの無い終末期を迎えることになってしまう可能性もあります。こうなりますと、「自分の事を、自分で決めることができなくなってしまう」ことも、十分にありうることです。その場合は、患者さんの終末期の治療方針について、ご家族や介護者、医療者が、患者さんのご希望を推測して判断・決定しなければならないことが生じる可能性があります。そこで、予めご家族などと相談していただき、終末期(*)の治療方針についてのご自身の希望を表明する事前指示書を書いていただくことを、この文書でお願いしたいと思っています。

（*終末期とは：心不全の終末期とは、心不全という病いの最後の期間という意味ですが、終末期に関しての明確な決まりはありません。一般的には、終末期とは老衰や慢性疾患の進行、外傷による著しい障害により、病気を治癒することができるいかなる方法もなく、予想される余命がおよそ1-6か月程度と判断される時期と表現されています。我々がこの書類で定義する慢性心不全の終末期とは、生命予後を改善することが示されている治療を、個々の患者さんの病状に合わせて可能な限り行っているにもかかわらず、病状が進行していき、入退院を繰り返したり、日常生活でも強い症状のため、安静を中心とした生活をせざるを得ないような状態を想定します。こういう時期には、命を縮める可能性があっても、症状が楽になるような治療方法や、心不全のため厳格に制限されていた塩分や水分の制限を一部ゆるめることもありえます。）

これまで、こうした患者さんが意思を表明できなくなった場合に、どのような治療を行うかについては、医療者が幅広い裁量をもって、患者さんに最善であろうと思われる処置を決定してきました。しかしながら、今日、人の生き方・終わり方に対して非常に幅広い価値観が認められるようになり、何がその方に最善の方針なのかは、人によりさまざまなものとなっています。この事前指示書は、自分の意思を伝えることが出来なくなったときに、"どうしてほしいのか" ということを、医療者のみならずご家族などの親しい方に伝えることができ、自分らしい生き方を選択することに役立ちます。

終末期医療に関しての具体的な治療として、病状が進行していく過程での受ける治療の選択と心臓が停止した時の処置に分けられます。例えば、前者では、徐々に心不全症状が進行していく中で、明らか

終末期になった時の医療の希望について

心肺蘇生処置

- 心肺蘇生とは、不整脈など急激な状態の変化により死が迫った時に行われる、心臓マッサージ、電気的除細動、気管挿管（口や鼻から気管に管を入れ肺に酸素を送り込む）、気管切開（喉仏の下のあたりから直接気管に管を入れる）、人工呼吸器の装着、強心薬の投与等の医療行為をいいます。

延命のための人工呼吸器の装着

- 気管に通した管に機械をとりつけ呼吸をさせます。声を出したり、食事をしたりすることはできません。装着してから亡くなるまでの期間は病気により違います。

延命のための人工心肺装置の装着

- 足の付け根の太い血管から心臓まで管を通し心臓・肺へ流れる血液を体外に導き体外の人工心肺で再び酸素化して体内へ送りこむ装置です。座ったり、ベッドから起き上がる事はできません。装着に伴い出血傾向、血管損傷、塞栓症などの合併症が起こりえます。

人工透析

- 腎臓が機能しなくなった時に、足、首等の太い血管からカテーテルを挿入し、血液を体外の人工腎臓に導き、血液の老廃物を人工的に取り除くことです。24時間持続透析と1日数時間の間歇的透析があります。

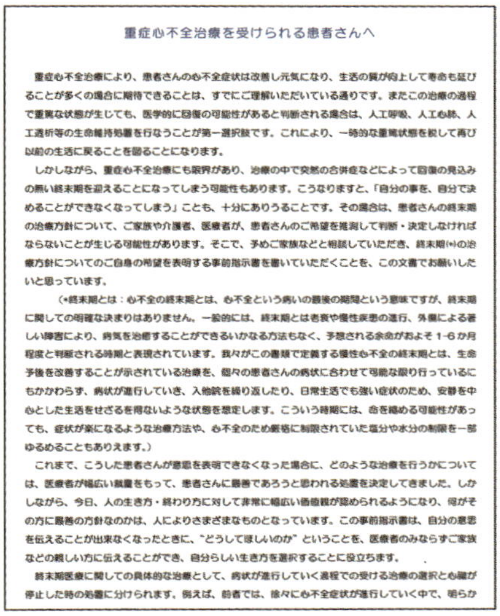

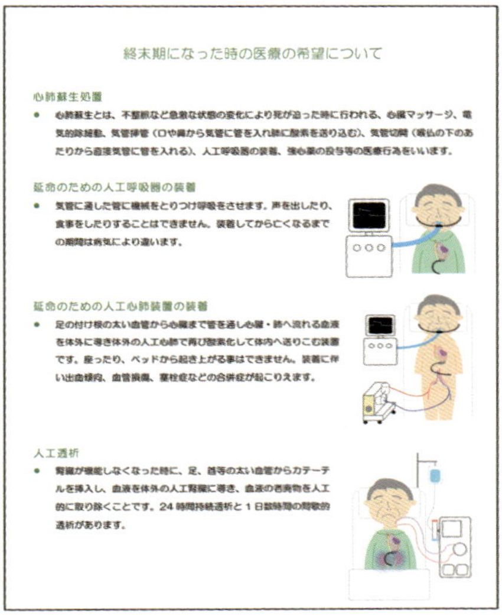

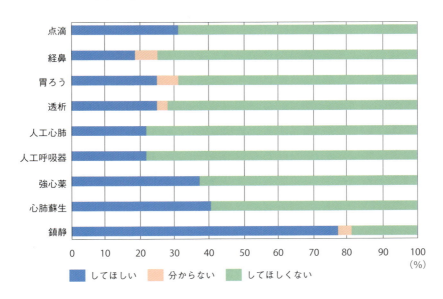

図2　各ガイドラインに基づき作成した事前指示書

図3　終末期医療に関する希望（32例）

4-3 ACP導入に必要なこと

4-3-1 症例検討

症例①

　　50代男性，虚血性心筋症でBTT治療

　　〔病歴〕

　　急性心筋梗塞（AMI），心室細動（VF）→経皮的冠（状）動脈インターベンション（PCI）

　　1ヶ月後冠動脈バイパス手術（CABG）＋僧帽弁形成術（MVP）＋体外設置型VAD装着

　　〔VAD装着後の経過〕

　　3ヶ月後　植込型VAD装着→縦隔炎治療

　　9ヶ月後　退院

　　2年後　血液ポンプ内感染の診断でVAD交換，術後脳梗塞合併（失語，右片麻痺）

　　2年8ヶ月後　退院

　　退院時に家族と共に事前指示書による説明を行ったが，本人・家族の受け取り方は悲観的であり，本人からは「退院前に聞きたくなかった」，「終末期のことは考えたくない」と言われた．

　合併症があるため万が一のことを考えてもらう必要があると判断したうえでの，退院時の事前指示書による説明ではあったが，患者−医師の信頼関係やコミュニケーション不足，話すタイミングにもう少し時間的余裕をもつ等，反省すべき点は多々あった．また，そもそもこういった背景のあるVAD患者に，改めて終末期の話をすべきだったのかという疑問も払拭できない．

　事前指示書の説明後も医師−患者関係は破綻したわけではないものの，その後再び事前指示書の話を切り出すことはできなかった．

症例②

　　40代女性，虚血性心筋症でBTT治療

　　〔病歴〕

　　失神発作，ショック・AMIの診断で緊急PCI施行→挿管・大動脈内バルーンポンプ（IABP）＋経皮的心肺補助（PCPS）装着→体外設置型VAD装着

　　〔VAD装着後の経過〕

　　1ヶ月後　VAD-off testにて離脱不能

　　2ヶ月後　心臓移植適応検討委員会で心臓移植適応となる

　　3ヶ月後　植込型VAD装着

　　6ヶ月後　経過良好にて退院

術前の手術説明と同時に，事前指示書の話を行ったが，「急に意識がなくなったらどうする?と聞かされて主人と一緒にパニックになってしまった」と流涙・過呼吸になりながら，看護師に訴えがあった．
　本人も夫も医療関係者で，精神科医からも心臓移植に問題となる精神疾患は指摘されなかった．しかしよく確認すると，以前パニック障害になった既往があったとのことであった．

　情報収集不足が招いた結果と言える．事前に関係者と十分情報共有をしたうえで進めていく必要があった．

症例③

　50代男性，拡張相肥大型心筋症でDT治療
　〔病歴〕
　拡張相肥大型心筋症と診断され，6年後，頻脈性心房細動に伴う心不全で入院となった．それから3年後，心不全で入院し adaptive servo-ventilation（ASV）導入となった．
　その翌年（心筋症と診断されてから10年後）心不全で再入院の際に心臓移植登録を準備していたところ，膀胱癌を指摘された．その後心不全が増悪し，一時的に VA ECMO を装着して血行動態は改善したが，患者申出療養による VAD 植込みを希望し当院に転院となった．
　DT 症例では事前指示書の提出を前提としていたが，患者・家族は治療内容の方向性についてすでに十分理解し，術前に事前指示書の提出となった．
　〔VAD 装着後の経過〕
　VAD 植込み術施行，Jarvik2000 耳介後部モデルを装着．術後3日目に抜管，その後神経症状なく VAD 管理の習熟とリハビリテーションを行っていた．
　2ヶ月後，血尿が出現し，膀胱癌の再発を認めたため，術後89日目に経尿道的膀胱腫瘍切除術（TUR-BT）を施行．
　約5ヶ月（141日）後，自宅に軽快退院の運びとなった．
　術後1年以上経った現在も元気に外来通院中である．その間，特に事前指示書の変更の申し出はなかった．

　DT 症例に関しては，他の症例においても ACP を比較的スムーズに導入できている．事前指示書は全例で提出してもらっている．
　なお DT 症例には，BTT から DT（BTD〈bridge to decision〉）に至るケースがある．心臓移植登録がステータス1から3に変更になり，この変更に伴う心境の変化は非常に複雑で，その中での ACP の導入は本人の性格や家族との関係，家庭環境も絡み，一概に説明できるものではないことを付け加えておく．

4-3-2 事前指示書の提出とACPが受け入れられるための努力

事前指示書は手術同意書等と異なり，期限を設定して患者に書かせ提出を義務付ける性格のものではないが，一方で事前指示書がなかったために意識障害が出現した際の意思決定にこれまで難渋してきたのも事実である．

現に事前指示書の提出によって，脳死（判定）後に臓器提供の意思をもっていることが明らかになったVAD患者もいることから，終末期に対する患者の意思を汲み取ることは不可欠である．

そこで当院では，基本的にはVADの植込み手術，移植登録を考慮した時点でACPを開始していくことを前提とし，

① VAD装着前に事前指示書は原則提出してもらう
② ただし事前指示書は白紙での提出でも構わない（提出してもらわないと，結局VADの植込み前に指示書が取得できないため）

といった当院の方針を患者・家族に十分理解してもらえるよう説明に努めている．

しかし，話す内容が患者・家族にとって非常に負担となるため，聞きやすい環境を十分整える必要があるため，

① 導入前に，十分なヒアリングを行い，患者背景の共有と信頼関係の構築を図る
② なるべく大きなイベント（手術・退院）とは期間を空け，時間的余裕をもって行う
③ キーパーソンはもちろん，患者の支えとなってくれる家族をなるべく多く同席させる

といった努力と配慮を行い，今に至っている．

4-4 患者1人ひとりに即した支援のあり方

実際に終末期と判断した症例に対して，患者・家族がVADを停止してほしいと希望した場合の対応にも課題は山積している．厚生労働省の終末期医療の決定プロセスに関するガイドライン[2]や3学会合同による救急・集中治療における終末期医療に関するガイドラインが提言されているが，尊厳死について法制化がされていない日本では，今後もVAD停止に関する法的・倫理的な議論を俟つ必要があると思われる．

意思決定支援の導入のタイミングや説明の仕方によっては信頼関係を損なう可能性もあり，医療者の精神的負担も危惧される．当然のことながら患者の性格や背景はそれぞれ異なるため，1人ひとりにあった支援が必要であり，医療者側も各々の事情を常に確認し，特定の医療者に負担がかかりすぎないようにチームで情報共有すべきであると考える．

事前にそしてなるべく安定期にACPを行うことによって，スムーズな緩和ケア導入がなされていることは間違いないが，細心の注意を払っても「VADを植え込んでもらうために阪大に来たのに，いきなり終末期の話をされた」という声も実は少なくない．循環器領域における緩和ケアは患者・家族だけでなく医療者にとっても依然馴染みの薄いものである．

当院では以前から治療前に紹介元病院へ積極的に現地訪問を行い，患者・家族に対してヒアリングと説明を行っている．在宅復帰や社会復帰を目標とした治療にはQOLの向上を目的とする緩和ケアのさらなる普及も必須であり，連携病院への協力依頼や啓蒙活動が不可欠であると考えている．［**松浦良平**］

文献

1) 中川俊一．ハートチームのための 心臓血管外科手術 周術期管理のすべて．國原孝，編．東京：メジカルビュー社，2017：230-5.
2) 人生の最終段階における医療の普及・啓発の在り方に関する検討会．人生の最終段階における医療・ケアの決定プロセスに関するガイドライン．改訂2018年3月．https://www.mhlw.go.jp/file/04-Houdouhappyou-10802000-Iseikyoku-Shidouka/0000197701.pdf Accessed 25 Jan 2019

5 米国における在宅VAD治療終末期の実際

5-1 避けられない終末期との対峙

　患者が術後に普通に近い生活を送れるために忘れられがちではあるが，植込型 VAD は人工呼吸や透析と同じ延命治療であり，合併症やデバイスの不具合は生死，または著しい QOL の低下に直結する．

　VAD 患者は BTT の場合は主に VAD による合併症で，DT の場合はそれに加えて VAD 以外の併存疾患，心不全の進行，また VAD で寿命が延びた場合は老衰により，終末期に対峙することになる．当然のことではあるが，DT では絶対に終末期を避けることはできない．VAD は重症心不全の患者の生存率と QOL を飛躍的に改善させた画期的な医療であると同時に，そのせいで逆に終末期を著しく難しくしてしまった，という側面も指摘できる．

　本節では米国における VAD 治療終末期の実際について，筆者の経験をもとに解説する．以下，患者の個人情報を含むため，詳細は若干変更を加えてある．

5-2 VAD患者を受け入れるホスピスプログラムの不足

症例 1

　70 歳男性
　既往歴：15 年前に悪性リンパ腫．化学療法で寛解したが心筋症を発症．
　社会歴：妻と 2 人暮らし．娘が 2 人．長女を代理意思決定者に指名していた．
　〔病歴〕
　2013 年　DT VAD．術後は胸部手術創の感染，脳梗塞による左半身の筋力低下等があったが，それ以外の経過は比較的順調で，自宅で自立して生活していた．
　2017 年　悪性リンパ腫の再発が見つかり，化学療法を開始した．
　2017 年 7 月　デバイス血栓症と診断され，デバイス交換を施行．この入院の際に，はじめて緩和医療科にコンサルトされた．妻同席のうえで，本人の人生観，価値観等を聞き出そうとしたが，本人は将来のネガティブなことは考えたくない，と会話を強く拒否．こういっ

た場合は無理強いできないので，それ以上は話さず，今後は主に家族を通してコミュニケーションを取ることにした．

その後，デバイス部の創感染で入退院を繰り返したため，悪性リンパ腫に対する化学療法は施行できないまま経過した．

2018年1月3日　植込型除細動器（implantable cardioverter defibrillator：ICD）ショックで入院．入院後に乳酸脱水素酵素（lactate dehydrogenase：LDH）の上昇によりデバイス感染症に起因したデバイス血栓症が疑われたが，デバイスポケット周囲の感染，及び悪性リンパ腫の病状のためにデバイス交換の適応なしと判断され，緩和医療科にコンサルトされた．この時点では，本人は自分の状態が良くないことを理解しており，「できるだけ自宅で家族と時間を過ごしたい」，「最期が近づいたときは，苦しまずにその時を迎えたい」という治療のゴールを明確に表明し，家族もそれに同意した．急変時には蘇生処置をしない，人工呼吸器等の延命治療は行わない，というdo not resuscitate, do not intubate（DNR/DNI）オーダーを確認した．

自宅で最期を迎える心不全患者が少ない理由

ホスピスはもともと巡礼者や貧しい人のための宿泊施設という意味であるが，1940年代にはじめて英国で終末期の患者のケアを行う施設としてホスピスが作られた．そのコンセプトは1960年代に米国に伝えられた．

日本では「ホスピス」という言葉が，しばしば終末期のケアを提供する施設を指すのに対し，米国では終末期に提供されるケアそのものを表すのに用いられる．

ホスピスケアのゴールは終末期の患者と家族の苦痛を取り除き，QOLを高めることにある．医師，看護師，MSW，チャプレンから構成されるチームによって自宅，ナーシングホーム，独立したホスピス病棟等で提供される．訪問診療をメインに行い，急変時に24時間対応することにより，基本的にはできるだけ自宅で最期を迎えることを目標とする．そういった意味で，日本の在宅医療に近いイメージであろう．

全米でホスピスプログラムは年々増加を続け，現在ではその数は6,000に近い．公的医療保険であるメディケアのデータによると2016年には全死亡者のほぼ半数である約143万人がホスピスケアを享受し，44.6％が自宅で，32.8％がナーシングホームで最期を迎えている[1]．

しかし，ホスピスケアを享受した死亡者の内訳を見ると50％が悪性疾患であるのに対し心不全は16％にとどまる．これは心不全が全米における死亡原因のトップ（32％）であることを考えると非常に少ないと言えよう[2]．

ホスピスケアを受けるためには医師が余命を6ヶ月以内であると診断する必要があるが，心不全では悪性疾患に比べて予後が予測しづらいことがホスピスケアの開始を遅らせる原因の1つになっている[2]．さらに終末期に症状が急激に増悪することの多い心不全ではホスピスケアを受けていても，症状がコントロールできない，本人や家族が不安になってホスピスチームではなくて救急車を呼んでしまう，等の理由で，自宅で最期まで看取るのは非常に難しい．

ペンシルバニア州における5,836人の心不全患者を対象にしたある調査では39%が急性期病院で，60%がナーシングホームで最期を迎えた，と報告されている[3]．

症例1〈続き〉

　2018年1月30日　在宅ホスピスケアの適応であり，本人もできるだけ自宅で過ごしたいという思いはあるものの，病状が悪化した際はやはり不安で，長年の関係があるコロンビア大学の主治医とVADチームに入院して診てもらいたい，という希望のため，ホスピスケアなしで自宅へ退院．
　採血で抗凝固療法をモニタリングしながら自宅で3週間程過ごすことができた．
　2月20日　PT-INR高値で入院した．数日後，LDHが上昇しデバイス血栓症が疑われた．
　2月26日　緩和医療科にコンサルト．患者本人は意識状態の悪化により，簡単な質問には答えられるが，治療方針に関する判断はできない状態だった．家族に余命が短くなってきていることを説明し，苦痛を取り除くことのみを目標とした治療にすることに同意した．前回の入院時の本人の希望が家族，VADチームで共有されていたため，スムーズに治療方針を決定することができた．この時点ではまだ簡単なコミュニケーションを取るのは可能であったことと，余命が短くなってきているという重大なニュースを伝えた後だったので，VAD治療の中止については言及しなかった．
　2月27日　本人の意識状態がせん妄によりさらに悪化し，会話ができなくなった．家族から本人が苦しんでいるように感じるという申し出があったのでVAD治療の中止に関して相談．妻，長女（代理意思決定者），次女は概ね同意するが，他の家族とも相談したい，ということで翌日に再度相談することにした．
　2月28日未明　状態が悪化し，VADを止める前に亡くなった．

　本人と家族が余命が短いという事実を受け入れて，自宅で過ごしたいという希望があっても，最期を自宅で迎えることの難しさを浮き彫りにしたケースであった．
　この症例のように長年の信頼関係がある医師やVADチームに終末期のケアを託したい，という希望にはよく遭遇する．

症例2

　63歳男性
　既往歴：虚血性心筋症により2014年に他院でBTT VAD．
　社会歴：妻と2人暮らし．ニューヨークから車で3時間ほどの遠方に居住．
　〔病歴〕
　心臓移植の待機リストに登録されていたが，体重コントロールに問題があり，2016年にリストから外れる．
　2017年　移植の可能性を模索して，コロンビア大学に来院．黄色ブドウ球菌（methi-

cillin-susceptible staphylococcus aureus)血症のため，経口抗菌薬を数ヶ月にわたって内服していた．また消化管出血，心不全の悪化等で入退院を繰り返してはいたが，自宅で自立して生活していた．

2018年3月9日　貧血で入院．その後血液培養陽性が遷延し，PETスキャンでの取り込み増加からデバイス感染症と診断．

4月1日　緩和医療科にコンサルト．デバイス交換の適応はなく，静脈注射の抗菌薬による保存療法しかないため，余命が短くなってきていることを説明した．本人も妻も将来の移植をながらく希望していたため，非常に落胆はしたものの，病状はしっかりと理解していた．本人は「少しでも長く自宅で過ごし，最期は絶対に自宅で迎えたい」と強く希望したため，在宅ホスピスケアの適応と考えられた．

VAD医療の特殊性

VAD患者における終末期は前述した心不全患者の終末期よりも格段に難しくなり，大多数の患者が急性期病院，とくにICUで亡くなる傾向が認められる．データ自体が非常に限られているが，メイヨークリニックによる89人のDT死亡症例の研究では77.6％が急性期病院で，そのうち87.7％の患者がICUで最期を迎えている．15.3％がホスピスケアを受けているが，自宅で看取られたかどうかは不明である[4]．コロンビア大学のデータ（DT 59人，BTT 30人）では75.9％が急性期病院で，そのうち83.3％がICUで亡くなっており，ホスピスケアを受けたのは9.0％であった[5]．

原因として，ただでさえ難しい心不全の予後予測がVADという延命治療のためにさらに困難になったことが考えられる．それまでに終末期に近い病状からVADを含めた種々の治療で回復した経験が何度もあるために，実際に終末期に対峙したときに患者や家族，時には医療者側も，なかなかそれを理解できず，侵襲的な治療を死の直前まで続けてしまう．それ以上に問題なのは，仮に終末期であることが認識され，できるだけ苦痛なく過ごすという治療ゴールが設定されたとしても，それを受け入れる体制が整わない，という点であろう．

VADは特殊な医療であり，その扱いに慣れている医師，看護師は非常に限られている．例えば手術直後のリハビリテーション目的でも，VAD患者を受け入れられる施設は限られており，コロンビア大学では患者を居住地の近くの施設に送ることができない．終末期のケアではさらに状況は厳しくなる．

後述するVAD治療のwithdrawalも関係していると思われるが，多くのホスピスプログラムが依然としてVADの取扱いに関するトレーニング不足のため，受け入れが実現しない．2018年12月現在ニューヨーク市内でも4つある大手のホスピスプログラムのうち，VADを取り扱えるのは2つのみである．これは，テクノロジーの進歩に医療制度が追いついていないためであろう．

症例2〈続き〉

在宅ホスピスケアを検討したが，患者の居住地のホスピスプログラムでは，VADに対応

できないので受け入れが不可能だった.

　2018年4月8日　そのまま自宅に退院. その後徐々に経口摂取の低下, 全身の衰弱が進行した.

　5月13日　自宅で転倒, 近医のERを受診. 軽度の脳梗塞と診断された. ERからVADチームに連絡が入り, 診察した医師, 妻と電話で相談した. 本人はベッドから起き上がるのも難しくなってきている, という状態だったため, 自宅で1人でケアする妻の負担を考慮し, コロンビア大学への転院を勧めた. しかし本人が引き続き自宅で過ごすことを強く希望し, 妻も不安はあるものの, それをサポートしたいと希望した. 背部痛に対して鎮痛薬を処方し, そのまま自宅で経過観察することとした.

　5月26日　自宅で死去という連絡が入った.

　このケースは本人の強い希望と家族のサポートの両方があったため, 自宅で最期を迎えるというゴールを達成できた. しかし, ホスピスケアを使えていたら, 疼痛や呼吸困難等の症状により迅速にかつ細やかに対応し, また終末期の患者を1人でケアする妻により手厚い心理的なサポートを提供することで, そのケアの質はかなり向上したはずである. そういった意味で非常に残念なケースであった.

5-3　治療の中止（withdrawal）という選択

　VAD患者に限らず, 終末期医療一般で日米の最も大きな違いは延命治療の中止というオプションの有無であろう.

　米国では1970年代から80年代にかけての社会的な議論を経て, これ以上本来の目的を満たさないと本人または家族が考えた場合には, 一度始めた延命治療（人工呼吸, 透析, 経管栄養等）を中止すること（withdrawal）が法的にも倫理的にも社会一般的にも認められており, 日常的に行われている. ペースメーカ, VADといった血行動態が直接それに依存している延命治療の場合, そのwithdrawalがそのまま死につながるため, 医療者の間でも誤解があり[6], それほど一般的ではないものの, その遂行に問題はない.

　日本ではしばしば用語が混同されているが, **表1**に米国における各用語の定義とwithdrawalと安楽死や自殺幇助との違いについてまとめた.

　日本ではwithholdingとwithdrawalの間に大きな境界が存在するが, 米国ではそれがwithdrawalとphysician assisted suicide（PAS）の間に存在する. もちろん"一度始めたものを中止する（withdrawal）"のは"最初から始めない（withholding）"よりも心情的により難しいわけではあるが, 米国ではwithholdingとwithdrawalは法的及び倫理的に同等だと捉えられている[7].

表1　Withdrawalと安楽死及び自殺幇助の違い

	定義	行為の目的	死亡の原因	米国法制化	日本法制化
Withholding（治療の差し止め）	治療を始めない		原疾患	○	○
Withdrawal（治療の中止）	一度始めた治療を中止する	辛い治療を止める		○	△
Physician assisted suicide（自殺幇助）	患者が自分の命を絶つことを目的に使用することを認識したうえで，致死量の薬剤を患者に処方する	生命を止める	行われた行為（投与された薬剤）	△ オレゴン州など数州でのみ合法	×
Euthanasia（安楽死）	患者の命を絶つことを目的に医師が致死量の薬剤を投与する			×	×

症例3

78歳男性

既往歴：慢性閉塞性肺疾患（chronic obstructive pulmonary disease：COPD），非虚血性心筋症

社会歴：50年以上連れ添った妻と2人暮らし．子供3人，孫7人，ひ孫7人．すぐ近くに住む長女を代理意思決定者に指名していた．

〔病歴〕

2012年11月　DT VAD．

術後は大きな問題もなく，順調に経過していたが，2014年10月ごろからCOPDによる呼吸困難が悪化し，ADLが低下．

2016年8月　外来で本人から主治医にVAD withdrawalの希望があったため，緩和医療科にコンサルトされた．

VAD withdrawalへのアプローチ

VADも延命治療であるので，その終末期では患者や家族がwithdrawalを選択するオプションが存在する．

VADはそれが何らかの目的を達成できている場合には続けられなくてはならない．ここでいう「何らかの目的」というのは患者固有の人生観や価値観に基づくものであり，それは「ゴルフができる」ことだったり，「自宅で生活できる」ことだったり，「寝たきりでも意識状態を保って家族とコミュニケーションが取れる」ことかもしれない．

重要なのはこの人生観や価値観は状況によって変化するので，医療者はVADの治療期間を通じて患者，家族と密なコミュニケーションを取っておく必要がある，という点である．人生観や価値観は人それぞれであり患者固有のものである．当然ここに正解はなく，医療者が自分の価値観を押しつけるのは慎まなければならない．

患者側からwithdrawalをリクエストされた場合，医療者側はそのときの患者の状態，治療法のオプション，予後等を勘案して，VAD治療の継続によるburdenがbenefitを上回り，

患者の苦痛を引き延ばすだけであるかどうか，を判断しなくてはならない．

　ICU で患者に意識がなく，多臓器不全で VAD 以外にも人工呼吸器，透析，昇圧薬，経管栄養等いくつもの延命治療が必要な場合は，この判断は比較的容易である．しかし，患者に判断能力はないが，自宅や一般病棟で VAD が唯一の延命治療の場合，VAD の withdrawal がそのまま患者の死に直結するため，医療者側のより慎重な判断が求められる．それ以前に患者の人生観や価値観がどれくらい共有されているかが判断に大きな影響を及ぼす．

　さらに難しいのは患者に判断能力があり，患者本人から withdrawal がリクエストされた場合である．この場合は患者本人を含めて，時間をかけて話し合う．それまでに共有されていた患者の価値観と乖離がないか，患者本人は一貫して withdrawal を希望しているか，といったことを総合的に判断する必要がある．

　ICU で多臓器不全の場合は，家族や医療者が患者の苦痛を比較的理解しやすいが，そうでない場合は，時間をかけて複数回のミーティングを経たうえで三者が合意に至るのが理想的であろう．

症例 3 〈続き〉

　2016 年 8 月　緩和医療科の外来を受診．妻，長女（代理意思決定者），義理の息子が同席．本人が言うには「以前は自立して自分で身の回りのことは何でもできていたのに，ここ数ヶ月は呼吸困難と衰弱のせいでそれがどんどん難しくなってきており，トイレに行くのにも椅子から立ち上がるのにも助けが必要になり，息切れで苦しい．もう十分です」とのこと．家族とも話し合っていたようで，同席していた家族も，「もちろん大好きなお父さんを失くすのは辛いのだけれど，今後良くなる見込みがない中で本人が苦しむのを見続けるほうが辛い」ということだった．

　こちらからは以下のように説明した．「本人が熟考を重ねたうえで決断に至ったのであれば，それを尊重して VAD を止めて平穏な最期を迎える，ということはできる．その際は自宅ではなくて入院施設で行うほうが色々な点で都合がいい．ただしこれは非常に重大な決断で取り返しがつかないので，時間をかけて家族ともう一度じっくり話し合ってから決めてみてはどうか？」，これに本人も家族も同意した．2 ヶ月後の次回受診の際にもう一度話し合うことにした．

　2016 年 10 月　本人の意思は変わらず VAD 治療の中止を希望．長女にも確認したが，家族全員が父親の意思を尊重したいという思いであった．VAD withdrawal 自体はホスピス病棟等の入院施設で行うのが可能である旨を説明したが，本人が信頼するコロンビア大学の VAD チームのケアを受けたいと強く希望した．

VAD withdrawal の実際 [8]

　Withdrawal が一旦決定された後は，それを遂行する場所を考慮しなくてはならない．そのプロセスは米国でもいまだに一般的ではなく，VAD の扱いに習熟した医師や看護師の存

在が不可欠である．在宅ホスピスケアという状況（自宅）で行われた例も報告されてはいる[9]が，withdrawal 前後に患者が苦しまず，家族に精神的なサポートを提供するためには，急性期病院やホスピスケア病棟等の入院施設で行われるのが大多数であろう．以下にその際のプロセスを説明する．

　患者も家族も不安であるので，医療者側が自信をもって1つひとつのステップを事前に説明し，ガイダンスを与える必要がある．

◆それまでの患者，家族との会話の内容（なぜ withdrawal が最良の方法だという決断に至ったのか，治療のゴールが延命から苦痛を引き延ばさないことに変わった理由等）がきちんと記録されているか確認する．

◆Withdrawal のタイミングを決める．VAD withdrawal 後は余命が非常に短い．家族がその前に十分な時間を過ごせるように withdrawal の日時（例：明日の午後1時）を明確にするほうがよい．遠方からくる家族の事情を考慮して，状況によっては何日か待つこともある．ただし，延ばせばそれだけ苦痛も引き延ばされるので，その辺りのバランスを患者，家族と相談する必要がある．

　患者の症状コントロール，家族に対する精神的サポートなど医療者側の人員が必要なため週末や夜間ではなく，平日の早い時間（午前11時～午後2時くらいの間）が理想的である．

◆その他の延命治療で直接循環動態に影響しないもの（経管栄養，植込型除細動器等）は事前に中止しておく．またあらかじめ各種モニタのアラームが鳴らないように設定する．

◆VAD に限らず，延命治療の withdrawal に際しては，家族は非常に不安であり，些細な躓きが，家族の心の傷を長年にわたって残す可能性があることを念頭におき，医療者側は薬剤の投与から withdrawal の1つひとつのプロセスが滞りなく進むように細心の注意を払う．

　ICU で人工呼吸など VAD 以外の延命治療が行われている場合，どの順序で誰が何を止めるのか，といった手順を事前に医療者間で十分に確認しておく．とくに VAD は種々のモデルがあるので，そのモデル特有の扱い方，アラーム音の消し方等を VAD チームと相談して事前に確認しておく．

◆VAD を止めた瞬間に患者の循環動態が大きく変化し，即座に症状が現れることを考慮し，事前に十分な薬剤を投与しておく必要がある．一般的に withdrawal の前は，疼痛，呼吸困難，不安等に備えてオピオイド，ベンゾジアゼピンを投与する．VAD の場合は時間が数分～数時間と非常に短く，症状が現れてから対応する余裕はないため，筆者は十分量のオピオイドとベンゾジアゼピンを投与し，患者を深く鎮静させるようにしている．

◆上記薬剤を投与後，10～15分ほど待って患者が深く鎮静されていることを確認してから，各種の延命治療を止める．

症例 3 〈続き〉

2016 年 10 月 13 日　入院．本人，家族の決断に変わりがないことを確認．
10 月 14 日　家族の見守る中で，VAD withdrawal を遂行．
10 月 17 日　死去．

　この症例では withdrawal から患者が亡くなるまで通常より長く，3 日弱かかった．VAD を止めた後の余命は通常数分〜数十分と非常に短い[4]が，時にはこのように数時間〜数日に及ぶこともあり，医療者側はこのタイミングをコントロールできない．モルヒネを使うと死期が早まる（早められる）という誤解が医療者の間でもよく見受けられるが，それを裏付けるデータはない[10),11)]．

　この時点での治療のゴールは苦痛を取り除くことのため，疼痛，呼吸困難，不安，せん妄等の終末期の症状に気を配りながら，安らかに最期を迎えることができるようにする[12),13)]．

5-4 術前のコミュニケーションの重要性

　VAD 患者の終末期は，以上のように単純に医学的なことのみではなく倫理的及び社会的な問題も加わるために，非常に複雑になる．そういった意味で，社会的背景が異なる日本では米国とは違ったアプローチが必要かもしれない．

　ただし，確実に言えることは VAD 患者の終末期を難しくしている一番の原因が早期からのコミュニケーション不足にある，ということである．VAD 患者の場合，手術の前から治療の目的や患者本人の人生観や価値観について，患者，家族，医療者の三者間で共有されていることが非常に重要である．

　米国では DT の治療には，緩和医療の専門家が何らかの形で関わることが義務付けられている．その関わり方は施設によってまちまちであるが，メイヨークリニックでは DT 患者において preparedness planning という術前のコミュニケーション方法が行われており[14)]，これにより術前の事前指示書の記入率が有意に上昇した[15)]．コロンビア大学では，2014 年から VAD 患者は DT，BTT にかかわらず全例術前に緩和医療科へコンサルトされ，できるだけ家族を含めた形でコミュニケーションを取るようにしている（preVAD evaluation）[16)]．

　このように緩和医療科が積極的に関わることにより，ICU で人工呼吸や透析等の延命治療を受けながら亡くなる患者の数が有意に減ったことが報告されている[5)]．また，ホスピスプログラムへの紹介も増加はしているが，自宅で終末期のケアを行うまでには至っていない．

まとめ

　米国における VAD 患者終末期医療の実際を，筆者の経験をもとに紹介した．

様々な要因で，重大な合併症で突然亡くなる場合を除き，VAD 患者が自宅で最期を迎えるのは，2019 年の時点では極めてまれである．今後ホスピスケアのさらなる充実，社会一般への VAD 治療の浸透，及び緩和医療の早期からの積極的な介入が重要になると思われる．［中川俊一］

文献

1) NHPCO Facts and Figures: Hospice care in America, rev. ed. Alexandria: National Hospice and Palliative Care Organization, April 2018.
2) Warraich HJ, Hernandez AF, Allen LA. How medicine has changed the end of life for patients with cardiovascular disease. J Am Coll Cardiol 2017; 70: 1276-89.
3) Setoguchi S, Glynn RJ, Stedman M, et al. Hospice, opiates, and acute care service use among the elderly before death from heart failure or cancer. Am Heart J 2010; 160: 139-44.
4) Dunlay SM, Strand JJ, Wordingham SE, et al. Dying with a left ventricular assist device as destination therapy. Circ Heart Fail 2016; 9. pii: e003096.
5) Nakagawa S, Garan AR, Takayama H, et al. End of life with left ventricular assist device in both bridge to transplant and destination therapy. J Palliat Med 2018; 21: 1284-9.
6) Swetz KM, Cook KE, Ottenberg AL, et al. Clinicians' attitudes regarding withdrawal of left ventricular assist devices in patients approaching the end of life. Eur J Heart Fail 2013; 15: 1262-6.
7) Lampert R, Hayes DL, Annas GJ, et al. HRS Expert Consensus Statement on the Management of Cardiovascular Implantable Electronic Devices (CIEDs) in patients nearing end of life or requesting withdrawal of therapy. Heart Rhythm 2010; 7: 1008-26.
8) Gafford EF, Luckhardt AJ, Swetz KM. Deactivation of a left ventricular assist device at the end of life #269. J Palliat Med 2013; 16: 980-2.
9) Panke JT, Ruiz G, Elliott T, et al. Discontinuation of a left ventricular assist device in the home hospice setting. J Pain Symptom Manage 2016; 52: 313-7.
10) Morita T, Tsunoda J, Inoue S, et al. Effects of high dose opioids and sedatives on survival in terminally ill cancer patients. J Pain Symptom Manage 2001; 21: 282-9.
11) Wilson WC, Smedira NG, Fink C, et al. Ordering and administration of sedatives and analgesics during the withholding and withdrawal of life support from critically ill patients. JAMA 1992; 267: 949-53.
12) Blinderman CD, Billings JA. Comfort care for patients dying in the hospital. N Engl J Med 2015; 373: 2549-61.
13) 森田達也，白土明美．緩和治療薬の考え方，使い方．東京：中外医学社，2014．
14) Swetz KM, Kamal AH, Matlock DD, et al. Preparedness planning before mechanical circulatory support: a "how-to" guide for palliative medicine clinicians. J Pain Symptom Manage 2014; 47: 926-35.e6.
15) Verdoorn BP, Luckhardt AJ, Wordingham SE, et al. Palliative medicine and preparedness planning for patients receiving left ventricular assist device as destination therapy-challenges to measuring impact and change in institutional culture. J Pain Symptom Manage 2017; 54: 231-6.
16) Nakagawa S, Yuzefpolskaya M, Colombo PC, et al. Palliative care interventions before left ventricular assist device implantation in both bridge to transplant and destination therapy. J Palliat Med 2017; 20: 977-83.

VII 章

植込型補助人工心臓管理施設設立のための準備

1 植込型補助人工心臓管理施設とは

1-1 日本版Shared Care Programを目指して

　わが国において最初に保険償還された植込型補助人工心臓（implantable ventricular assist device，以下植込型VADまたはVAD）である拍動流型補助人工心臓であるNovacorは，2004年に導入されて，わずか2年で市場から撤退した．その原因として，著しいデバイスラグと社会基盤の整備不足が挙げられ，大きな反省材料となった．

　これを受けて，2008年に補助人工心臓治療関連学会協議会が発足し，2010年には「植込型補助人工心臓の使用に関する体制等の基準案」が示された．これに基づいて植込型補助人工心臓実施施設（以下，VAD実施施設）・実施医，人工心臓管理技術認定士が認定されており，2019年現在ではVAD実施施設47施設，実施医140名が認定され在宅VAD治療を行っている．

　この「体制等の基準案」の中には，在宅治療安全管理基準が示されており，①在宅治療体制，②患者・介護者の遵守事項，③退院許可基準，④緊急時の対応，⑤機器モニタリング，⑥機器保守点検，⑦トラッキングの7項目が定められ，各VAD実施施設において安全かつ有効なVAD治療を目指して診療が行われている．

　これらの努力の甲斐あって，J-MACS（Japanese registry for Mechanically Assisted Circulatory Support）Statistical Reportによると，わが国では2011年4月保険償還後から2018年10月までに879例に植込型補助人工心臓が植え込まれた（血液ポンプ交換症例を含めると984例）．これらの症例の2年生存率は88％で，世界的にも類をみない良好な治療成績を上げている．

　しかし，装置の不具合，感染，神経機能障害，右心不全等も多く報告されており，これらの様々な合併症を乗り越えての生存率であることが示されている．事実，再入院率をみると2年間再入院なく経過した症例は2割程度しかおらず，多大な医療資源と労力が投入された結果の治療成績であることが分かる．

　従来，本治療は認定を受けたVAD実施施設においてのみ施行されてきた．限られたマンパワーで十分な医療の質を提供することは困難を極め，症例数の増加に伴って救急対応や外来診療に人手を取られて，新たなVAD植込み手術が困難となっている施設もある．また，VAD実施施設の地域遍在性も問題となっており，いまだ実施施設のない県も多い．各

医療圏における中核病院の参加が望まれているが，VAD実施施設として本治療を遂行するに足る人的資源の確保が困難で十分には進んでいない．

これらの問題を打破するために，2017年より「植込型補助人工心臓管理施設」（以下，VAD管理施設）の認定が開始され運用されている．VAD管理施設では，植込み手術の実施はできないが，それ以外の外来管理は可能で，通常の外来診療や合併症に対する対処を行っている．本制度は，米国でHeartMate IIの管理として導入されたShared Care Programの日本版ともいえるもので，術後慢性期に入った症例の管理をVAD実施施設から地域の循環器（心不全）専門医に移行するものである．

地域の循環器専門医にとっては，術前から慢性期まで患者を一貫して診ることができる点や，慢性期の患者の生活の質（quality of life；QOL）の改善を実際に目の当たりにすることによって多くの患者に対してVAD治療を勧めるきっかけを作る点がメリットとなる．患者にとっては，より住居地に近い病院で管理してもらえるため，通院の負担が軽減し，緊急時の対応もより速くなる点がメリットである．また，VAD実施施設にとっても，管理に関する労力が軽減され，地域の循環器専門医との関係も強化できる．

1-2 補助人工心臓治療関連学会協議会による認定

VAD管理施設は，補助人工心臓治療関連学会協議会によって審査され認可される．具体的な申請書類とその作成要領は同協議会ホームページからダウンロードできる．以下に申請書作成要領の写しを示す．

（1）心臓血管外科専門医修練施設(基幹・関連)あるいは日本循環器学会指定研修施設である．
　（1-1）心臓血管外科専門医認定修練施設(基幹・関連)証明書（写し）あるいは日本循環器学会指定研修施設証明書（写し）を添付すること．
（2）①体外設置型補助人工心臓認定施設，または②植込型補助人工心臓実施認定施設と密接に連携を取れる施設で，認定施設と協力して保険償還された植込型補助人工心臓装着患者の管理を入院の場合1ヶ月以上，外来の場合3ヶ月以上行なった経験がある．なお，連携とは，装着患者の管理の指導ならびに支援が受けられる条件にあることを意味し，この関係を示す書類を添付すること．
　（2-1）補助人工心臓（体外設置型）に関する地方厚生局が発行する施設基準申請書類（写し）または認定書（写し）を添付すること(届出受理医療機関名簿で代用しても良い)．
　（2-2）体外設置型補助人工心臓認定施設以外では，植込型補助人工心臓実施認定施設と密接に連携を取れる施設であることを示す資料を添付すること．なお，資料で

は，申請施設が既存植込型補助人工心臓実施認定施設と密接に連携（装着患者管理の指導ならびに支援を受けること）を行う意思を示すとともに，既存植込型補助人工心臓実施施設が申請施設と密接に連携を行う意思を示すこと．

（2-3）植込型補助人工心臓実施施設と協力して保険償還された植込型補助人工心臓装着患者の管理を入院の場合1ヶ月以上，外来の場合3ヶ月以上行なった経験を示す資料を添付すること．また，申請までの補助人工心臓管理経験例リストを作成，提出すること．

（2-4）これまでに植込型補助人工心臓実施認定施設であった場合にはその旨記載すること．

（3）植込型補助人工心臓実施医，心臓血管外科専門医あるいは循環器専門医の資格を有する常勤医が1名以上いる．

（3-1）植込型補助人工心臓実施医，心臓血管外科専門医あるいは循環器専門医の認定書（写し）を添付すること．

（3-2）心臓血管外科専門医あるいは循環器専門医の場合には，申請前3年以内における以下の経験を示す資料を添付すること．

（3-2-1）日本臨床補助人工心臓研究会，または日本胸部外科学会・日本心臓血管外科学会・日本人工臓器学会・日本体外循環技術医学会のいずれかにおける人工心臓・補助循環に関連したセッション，日本人工臓器学会教育セミナー，日本体外循環技術医学会教育セミナー，人工心臓と補助循環懇話会（AHACの会），Destination Therapy（DT）研究会に1回以上参加している．

（3-2-2）補助人工心臓治療関連学会協議会植込型補助人工心臓実施基準管理委員会が承認した研修プログラム（※1）に1回以上参加していること．

（4）管理する植込型補助人工心臓に関する所定の研修を修了している医療チーム（心臓外科及び循環器内科を含む医師，看護師，臨床工学技士を含む）があり，人工心臓管理技術認定士あるいは体外循環技術認定士が1名以上いる．

（4-1）補助人工心臓医療チーム構成員の氏名，役職，植込型補助人工心臓装着患者管理における役割，申請前3年以内における植込型補助人工心臓に関する受講研修（チーム全員）（※1）を示す書類を添付すること．

（4-2）構成員が関係学会の指導医，専門医，認定医，人工心臓管理技術認定士資格を有する場合には，その旨記載し，認定書を添付すること．

（4-3）体外循環技術認定士のみの場合には，申請前3年以内における以下の経験を示す資料を添付すること．

（4-3-1）日本臨床補助人工心臓研究会，または日本胸部外科学会・日本心臓血管外科学会・日本人工臓器学会・日本体外循環技術医学会のいずれかにおける人工心臓・補助循環に関連したセッション，日本人工臓器学会教育セミナー，日本体外循環技術医学会教育セミナー，人工心臓と補助循環懇話会（AHACの会），Destination Therapy（DT）研究会に1回以上参加している．

（4-3-2）補助人工心臓治療関連学会協議会植込型補助人工心臓実施基準管理委員会 が承認した研修プログラム（※1）に1回以上参加していること．

※1 以下のいずれかであること．
東京大・東京女子医大共催補助人工心臓研修コース／国立循環器病研究センター・JACVAS のコース／西日本補助人工心臓研修セミナー／東北北海道地区補助人工心臓研修コース／九州・沖縄地区補助人工心臓研修コース

（5）補助人工心臓装着患者の在宅治療管理体制が組め，緊急対応が取れる

（5-1）補助人工心臓装着患者の在宅治療／管理マニュアル（写し可）と申請時に整備されている在宅治療体制を示す資料を添付すること．

（5-2）在宅治療経験がある場合は，その経験を示す資料を添付すること．

（6）補助人工心臓治療関連学会協議会植込型補助人工心臓実施基準管理委員会における認定・評価を受けること．なお，評価を受けることの同意，並びに，評価にて重大な問題点を指摘された場合には，管理中の患者に不利益が生じないよう然るべき措置を速やかにとることに同意を示すこと．

（6-1）別紙に示す同意書を添付すること．

（7）Japanese registry for Mechanically Assisted Circulatory Support（J-MACS）に参加し，その運営に協力することに同意していること．また，J-MACS が ISHLT Mechanical Assisted Circulatory support (I-MACS) Registry に参加することに同意すること．なお，J-MACS への登録業務を 申請施設で行う場合には参加後に諸手続きを行うこと．登録業務を申請施設で行わない場合には，認定施設が継続して行うことに同意すること．

（7-1）J-MACS への登録業務を自施設で行う事を希望する施設は，J-MACS 参加同意書（別紙）を添付すること．

（7-2）J-MACS への登録業務を自施設で行う事を希望しない施設は，J-MACS 参加同意書（非業務施設）（別紙）を添付すること．

1-3 在宅VAD治療に対する報酬

　VAD 管理施設におけるこれらの活動を支える診療報酬として，「C116 在宅植込型補助人工心臓（非拍動流型）指導管理料　45,000 点」が準備されている．これには注として，「別に厚生労働大臣が定める施設基準に適合しているものとして地方厚生局長等に届け出た保険医療機関において，体内植込型補助人工心臓（非拍動流型）を使用している患者であって入院中の患者以外のものに対して，療養上必要な指導を行った場合に算定する．」と付記されている．

　この施設基準に適合するためには，在宅植込型補助人工心臓指導管理を行うにつき十

分な体制が整備されていることを担保する意味で「地方厚生（支）局長に届け出ていること」と「関係学会（注：本件では補助人工心臓治療関連学会協議会）から認定され，その旨が当該学会のホームページ等で広く周知された施設であること」の2点が要求されている．

また，C116に係る通知として以下の記載がある．（1）在宅植込型補助人工心臓（非拍動流型）指導管理料は，植込型補助人工心臓（非拍動流型）を使用している患者であって入院中の患者以外のものについて，当該月に区分番号「K604-2」植込型補助人工心臓（非拍動流型）を算定したか否かにかかわらず，月に1回に限り算定できる．（2）当該指導管理料は，駆動状況の確認と調整，抗凝固療法の管理等の診察を行った上で，緊急時の対応を含む療養上の指導管理を行った場合に算定する．（3）当該指導管理に要する療養上必要なモニタ，バッテリ，充電器等の回路部品その他附属品等に係る費用及び衛生材料等は，第4節に定めるものを除き，当該指導管理料に含まれ，別に算定できない．（4）機器の設定内容と，指導管理の内容を診療録に記載すること．

在宅VAD治療を支えるために必須の指導管理料であるが，管理体制の整備と適切な管理の実践及びその記録が要求されており，これらすべてを満たすことが在宅治療維持のためには必要である．［西村　隆］

2 植込型補助人工心臓実施施設と連携するには

2-1 多職種によるVADチームを構築する

　VAD装着症例を在宅で管理するうえで重要な点の1つに，多職種が参加するVADチームで管理することがあげられる．在宅管理中に注意を要する合併症はきわめて多岐にわたり，機器故障など機械にかかわる合併症もあれば，ドライブライン皮膚貫通部の感染やスキントラブル等の創傷関連合併症もある．また，右心不全や不整脈など循環器内科的に服薬調整が必要な合併症もあるし，ポンプポケット感染など外科的処置が必要な合併症もある．

　これらの様々な合併症に適切に対処するためには，それぞれに対して十分な知識と経験を有する職種のメンバーが情報を共有しつつ，共同で対処する必要がある．VADチームを構成する職種は，個々のチームによって異なり特色が現れるものである．本節では，一般的なVADチーム構成について紹介するが，これらを基本として各チームなりの構成に変更する必要がある．

　医師としては，循環器内科医，心臓外科医が中心となることが多いが，destination therapy（DT）治療を見据えた慢性期管理としてリハビリテーション医や緩和ケア医等も参加した層の厚い管理が望まれる．実際の管理の中心的役割を果たすのは人工心臓管理技術認定士が多い．職種としては臨床工学技士（ME）と看護師，医師がいるが，いずれの職種であっても機器管理から合併症対策まで幅広い知識を有していることが試験によって担保されている．人工心臓管理技術認定士が所属していない施設での機器管理は，トレーニングを受けた体外循環技術認定士が行うこととなる．

　ドライブライン皮膚貫通部の管理において，周囲の皮膚の管理や固定器具の選択は重要となるため，皮膚・排泄ケア（WOC）認定看護師の支援は極めて有効である．また，長期間にわたって継続的に様々なリスクや不自由に晒される患者へのメンタルケアも重要な管理課題であり，公認心理士や臨床心理士の補助が有用である．一方，医学的な管理以外にも社会的・経済的支援を要する症例もあるため，医療ソーシャルワーカー等の医療福祉支援担当者の参加も望ましい．

2-2 継続性をもった在宅管理を行う

　植込型 VAD 症例の在宅管理を行ううえで，植込み手術前後の状況や，術後に行われた在宅治療に向けた患者・ケアギバー教育の内容を把握しておくことは極めて重要である．これらの情報をそれぞれの職種ごとに十分に引き継いだうえで，VAD 実施施設から管理施設へ継続性をもった在宅管理を行うことが望まれる．しかし，複数の VAD 実施施設から症例を受け入れている VAD 管理施設では，VAD 実施施設ごとに管理方法に多少の違いがあるため，これらすべてを引き継いで管理すると煩雑になって混乱を来すこととなる．

　例えば創部の消毒管理法やコアグチェックを使ったワルファリン服用量の調節等は，十分に定まったものがなく，各施設によって多少の方法論の差がある．個々の患者に対して別々の管理法を運用することは医療事故を引き起こす可能性もあるため好ましくはない．事前に VAD 実施施設と十分に協議して方針を決めておくことが肝要である．

　また，管理中に起こる合併症への対処においても，VAD 実施施設との連携が重要となる場合がある．とくに，装置の不具合やポンプ関連感染症等の外科的処置を要する合併症への対応においては，VAD 管理施設のみでは十分に対処しきれないことが多い．VAD 実施施設と密接に連携を行って適切なタイミングで対応することが望まれる．日ごろから合同カンファレンスを行って，VAD 実施施設と情報を共有している VAD 管理施設もある．

2-3 在宅治療／管理マニュアルを作成する

　VAD 管理施設の新規認定申請の審査要領に，「補助人工心臓装着患者の在宅治療／管理マニュアルと申請時に整備されている在宅治療体制を示す資料を添付すること」と記されている．マニュアルは各施設の実状に沿った実践的なものが必要である．

　この管理マニュアル作成にあたって，VAD 実施施設におけるマニュアルは大変参考になり，これに準じて作成するとつくりやすい．しかし，植込み手術，周術期管理，退院前患者教育はほとんど VAD 実施施設のみで運用されるため，VAD 管理施設のマニュアルでは参考までとなることが多い．逆に，VAD 実施施設との連携については VAD 管理施設特有のものであり，各 VAD 管理施設でマニュアル化しておくと緊急時に対応しやすい．各症例や各 VAD 実施施設の治療方針によって様々な対応が要求されるが，どのような状態になったら連絡するか，転院させるか等すり合わせてマニュアル化する努力は有用である．［西村　隆］

参考●在宅治療／管理マニュアル実例

　植込型 VAD 装着患者の安全な在宅療養や再入院予防，QOL 向上のためには VAD チームによる患者・家族支援を継続していくことが重要になる．VAD チームメンバーが誰も同じような支援をしていくためには VAD チームのためのマニュアルの作成は必須である．

　以下に，植込型補助人工心臓管理認定施設である当センター（東京都健康長寿医療センター）の「在宅医療／管理マニュアル」を示すが，施設ごとに運用しやすいものに改変して用いることが望ましい．とくに，「日常生活管理」や「外来」，「緊急時の対応」等は施設ごとに違いがあるため，実情に合わせて改変していく必要がある．[**本田博一**]

I　植込み手術（例：Jarvik2000）

（1）手術前日
　手術前日はしっかりシャワー浴を行い，皮膚の清潔を保つ．シャワー浴ができないときは清拭にて清潔に努める．

（2）ドライブラインマーキング
　ドライブラインの皮下走行とアウトレット（皮膚貫通部）を以下の点を考慮してマーキングする（**図1**）．
- 横隔膜，腹直筋，側腹筋の位置とドライブラインの屈曲角度
- ズボンをはいたときにアウトレットがベルトに干渉しない位置

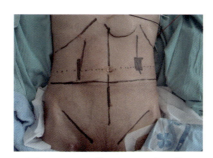

図1　ドライブラインマーキング

（3）動作チェック
　手術室で Jarvik2000 システムを開梱し，動作チェックを行う（詳細は後述）．

（4）手術手順
　胸骨正中切開し皮下ドライブライン走行−貫通部の作成（**図2**）．
- ① 右側腹切開：縦隔内から後鞘に穴を開け，筋層を通して一度右側腹体外へ引き出す
- ② 臍下部切開：右傍腹直筋から臍下まで筋層内を通す
- ③ 左側腹切開：臍下から筋層を通り左側腹よりアウトレットする

ポンプアウトレットの屈曲を防止するためJarvik2000送血人工血管にリング付カバードグラフトを縫い付ける（図3）.

Jarvik2000送血人工血管を4-0ネスピレン22mmプレジェット付で大動脈に縫合する.

上行大動脈送血, 上下大静脈脱血にて人工心肺を開始する.

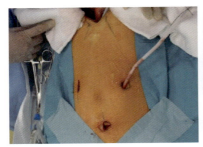
図2　トリプルトンネル法

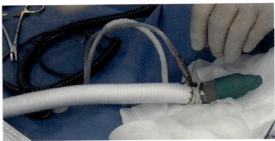
図3　カバードグラフト

（5）ソーイングカフの装着

心尖部（LAD〈left anterior descending, 左前下行枝〉にかからないように）ソーイングカフのナイロン紐が大動脈弁側を向くようにポジションし縫着ラインを皮膚ペンでマーキング, 2-0エチボンドプレジェット付で8〜12針逢着する.

（6）コアリング, 血液ポンプ固定（図4）

ソーイングカフを縫着した心尖部に11番メスで十字切開を入れ, コアリングナイフを挿入し心筋をコアリングする. コアリングナイフを引き抜いたら, プロテクションリングを取り外す. 血液ポンプを留置する. このとき血液ポンプの向きが僧帽弁側を向いているか経食道心エコー図検査（transesophageal echocardiography：TEE）で確認する. また, ナートラインまで血液ポンプを入れ, ソーイングカフから伸びているナイロン紐でしっかりとナートラインに固定し, さらに結束バンドで固定を行う.

18G針で脱気しながらポンプの回転数のダイヤルを「1」に設定し, Jarvik2000を駆動させる. 心腔内のエアもTEEで確認する. エアの確認ができたところで人工心肺を離脱する.

送脱血管を抜去, プロタミンリバースをし, ドレーン（心嚢, 前縦隔〈必要なら胸腔〉）, ペーシングカテーテル（心室〈必要なら心房〉）を留置し, バイタルや出血がコントロールされていれば閉胸する（図5）.

（7）Jarvik2000の駆動確認

必要物品：Jarvik2000ポンプ, ガーゼ10枚, ボウル1つ, 布鉗子, 絹糸2本, 7号滅菌茶手袋

- ME2人で1人は清潔野の担当となる.
- ワゴンに滅菌覆布を被せ清潔野を確保する.
- ショックインジケータを確認し, 慎重にポンプを開梱.
- 体内ケーブルと体外ケーブルを接続しコントローラ接続コネクタを不潔野に下す（誤って落ちないように布鉗子でケーブル固定）. コントローラにはつなげない.

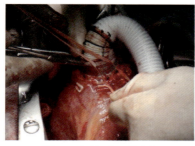
図4 血液ポンプ固定

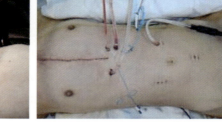
図5 術直後の状態

- 血液ポンプに衝撃を与えないようにガーゼ5枚程度の上に置く．
- ボウル1つに生理食塩水を満たし，血液ポンプを沈める．このときポンプの回転数を「1」に設定する．電源に接続し，本体梱包ケースに生理食塩水を100mℓ程度吐出させ，血液ポンプの動作チェックと内部の洗浄を行う（バッテリとYケーブルは半接続しすぐに切断できるようにしておく）．血液ポンプがボウルの底に当たらないように注意して行う．
- 血液ポンプに7号滅菌茶手袋の親指部分を被せ，ポンプをガーゼに包んで保護する（図6）．次にドライブライン接続部に小指部分を被せて絹糸で結紮する．
- トンネラーを使用しない場合はソラシックドレーン内径10mmに手袋カバーをしたコネクタに絹糸で強固に接続する（図7）．

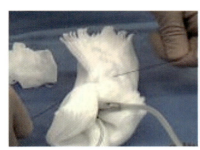
図6 血液ポンプ本体の保護

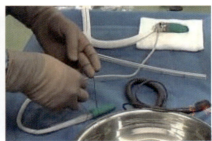
図7 ソラシックドレーンの手袋カバー

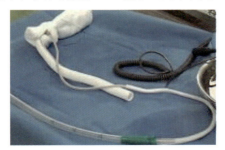
図8 血液ポンプ準備全体像

Ⅱ　自宅環境の確認

患者宅の居住環境の情報提供をしてもらう．以下に観察点を列挙する．
- 自宅の間取り，とくに寝室とトイレ，浴室及び階段やエレベーター等の確認
- 自宅周囲の環境（庭や直近道路〈緊急車両が患者宅前まで侵入できるか，停車できるか／カースペースがないときは路上に停められるか〉），救急隊の患者宅へのアクセス経路確認
- 3P コンセント設置確認（寝室は必須．電気工事を業者に委託してもらい，工事終了後に当センターよりアースチェッカー※を渡し導通確認してもらう）

　　※当センターでは未来工業社製 OK チェッカーを患者・家族へ貸し出している

Ⅲ　退院に向けたプログラム

術後から 6 週間での退院を目標に「機器管理」，「創部（ドライブライン皮膚貫通部）管理」，「日常生活管理」，「リハビリテーション」，「栄養管理」，「服薬管理」を並行して行っていく．患者へは獲得目標が分かるように進行カレンダーを作成し，病室に掲示している．

Ⅳ　機器管理

在宅での機器管理の主なものとして，駆動状況の確認，電源管理，機器の外装確認及びクリーニングがあり，アラームメッセージの意味の理解と対処方法を覚える必要もある．バッテリの残量低下やコントローラの故障の可能性を考慮し，予備のコントローラは常に持ち歩く．

（1）Jarvik2000 機器概要

血液ポンプ，コントローラ，携帯型バッテリ，据置型バッテリ，携帯型バッテリ専用充電器，バッテリケーブル，Y ケーブル，体外ケーブルの 8 つの要素から構成される．このシステムは携帯バッテリ 1 個で 8〜12 時間駆動させることができ，据置型バッテリでは最長 24 時間駆動させることができる（推奨 10〜12 時間使用）．またコントローラ内には警報用リチウム乾電池が入っている．

（2）駆動状況

日々の自己管理項目には体重・脈拍・血圧等のバイタルサイン，VAD の駆動状況（回転数の設定，消費電力等），活動量（歩数），ドライブライン皮膚貫通部の状況があり，メールにて毎日報告してもらう．血液ポンプ内血栓形成時は，設定した回転数や消費電力に変化が生じるため日々の記録を経時的に確認することが重要となる．そのような変化が認められたときは当センターへ連絡をするよう指導している．

（3）電源管理

電源管理では，据置型バッテリから携帯型バッテリへの駆動切り替え，バッテリ残量の確認，バッテリ交換，充電を行う．

バッテリにはナンバリングをし，バッテリカレンダー（**図 9**）を見ながら順序よく使用する．バッテリは使用回数に偏りがないようにする．同じバッテリを繰り返し使用すると，バッテリの劣化が進む．

日	月	火	水	木	金	土
1 am携帯② pm携帯③ night据置②	2 am携帯① pm携帯② night据置①	3 am携帯③ pm携帯① night据置②	4 am携帯② pm携帯③ night据置①	5 am携帯① pm携帯② night据置②	6 am携帯③ pm携帯① night据置①	7 am携帯② pm携帯③ night据置②
8 am携帯① pm携帯② night据置①	9 am携帯③ pm携帯① night据置②	10 am携帯② pm携帯③ night据置①	11 am携帯① pm携帯② night据置②	12 am携帯③ pm携帯① night据置①	13 am携帯② pm携帯③ night据置②	14 am携帯① pm携帯② night据置①
15 am携帯③ pm携帯① night据置②	16 am携帯② pm携帯③ night据置①	17 am携帯① pm携帯② night据置②	18 am携帯③ pm携帯① night据置①	19 am携帯② pm携帯③ night据置②	20 am携帯① pm携帯② night据置①	21 am携帯③ pm携帯① night据置②
22 am携帯② pm携帯③ night据置①	23 am携帯① pm携帯② night据置②	24 am携帯③ pm携帯① night据置①	25 am携帯② pm携帯③ night据置②	26 am携帯① pm携帯② night据置①	27 am携帯③ pm携帯① night据置②	28 am携帯② pm携帯③ night据置①
29(昭和の日) am携帯① pm携帯② night据置①	30(振替休日) am携帯③ pm携帯① night据置②	1 am携帯② pm携帯③ night据置①	2 am携帯① pm携帯② night据置②	3 am携帯③ pm携帯① night据置①	4 am携帯② pm携帯③ night据置②	5 am携帯① pm携帯② night据置①

2018.03.03作成

図9　バッテリカレンダー

　バッテリの残量は，バッテリ駆動中はもちろんのこと，バッテリ充電後に満充電されているか必ず確認する．残量インジケータが正常に表示されているかも確認する．

　バッテリの交換のタイミングは，バッテリ駆動時間（6時間）による交換または残量インジケータのメモリが1つになった時点での交換を推奨している．バッテリ交換の際は座って，かつコントローラを置ける場所を探し，安全に交換できる環境で行う．

　Jarvik2000では充電のたびに携帯型バッテリ専用充電器の自己診断（点検）を行う必要がある．据置型バッテリに限っては残量インジケータがないため満充電かどうかを確認する術がない．そのため当センターでは「CHARGE」のメモリ消灯を確認したら充電済のタグ（**図10**）を付けるよう指導している．

（4）機器の外装確認とクリーニング

　機器の外装確認やクリーニングについては週1回程度を推奨している．

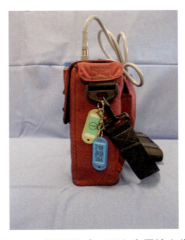

図10　据置型バッテリと充電済タグ

コントローラはメーカーより渡された専用バッグや各個人で用意したバッグに入れ持ち歩いているが，ほぼすべてにファスナーが付いている．このファスナーにドライブラインやケーブル類を挟んでしまうと被膜の亀裂やケーブル断線の危険がある．また，バッグにコントローラを入れる際にケーブルを強く曲げたことでケーブル根元の被膜が剥がれるといったこともある．機器への負荷をなくす取扱い方やしまい方の工夫が必要となる．個人で使用したいバッグがある場合は強度や放熱性及び遮音性を臨床工学技士（ME）が確認し許可を出している．

スピーカ部の破損は注意が必要である．Jarvik2000では血液ポンプを停止した状態にしなければ確認できないため，アラームチェックは外来時に医療者立ち会いのもと行う．

クリーニングはしっかり絞ったタオルで拭くか，汚れが酷い場合は中性洗剤を少量含ませたタオルにて行う．

(5) アラーム対応

アラームでは，表示ランプの色（黄色や赤色）やアラーム音（連続音や断続音）で注意か警告かを把握し適切な対応が求められる．その中でも，ポンプ停止警報は循環不全を来す重篤なアラームである．血液ポンプ停止時はVAD装着患者を安全な場所に座らせ，予備のコントローラやバッテリなど一式を取り出し，指導した手順にてコントローラ交換を行う．

機器トレーニングの際にアラームの表示と対処法の冊子を配布している（**表1**）．

表1 Jarvik2000 アラーム表示と対処方法

アラーム表示	アラーム種類 警報音／表示ランプ	現象	対処方法
（ベルマーク）	ポンプ停止警報 連続音／赤色	・血液ポンプ停止または回転数が5,000rpm以下に低下 ・バッテリが完全に放電 ・ケーブルの接続が外れている ・コントローラやケーブルの損傷	・体内ケーブルに接続されている体外ケーブルを取り外し，直接予備のコントローラに接続する ・予備のバッテリケーブルを予備のコントローラに接続し，予備の携帯型バッテリに接続する
（バッテリマーク）	バッテリ電圧低下警報 断続音／黄色	・携帯型バッテリ残量5〜10分未満 ・据置バッテリ残量15分未満	・バッテリ交換
12 13	バッテリ電力過剰警報 警報音なし／黄色	・血液ポンプ内血栓 ・ポンプベアリング破損 ・13W以上の消費電力を検知	・予備のコントローラに交換
（ポンプマーク）	ポンプ低回転 警報音なし／黄色	・十分に充電されていないバッテリの使用 ・ケーブルの損傷 ・設定された回転数から200rpm低下	・バッテリ交換 ・予備のYケーブルに交換 ・予備の体外ケーブルに交換

(6) 機器トレーニングと確認テスト

下記のようなトレーニング内容を患者とケアギバーへ講義形式とハンズオン形式で実施する．講義形式トレーニングは容態が許せば，VAD植込み前早期より行う．また，植込み後リハビリテーションの進行具合を見てハンズオンが可能と思わる時期より開始する．トレーニングはケアギバーの予

定者全員に行う．目標は機器管理テストの合格である．
- コントローラの管理方法
- アラームの知識と対処方法
- バッテリの管理方法，交換手技
- 緊急時対応が必要な際の判断，緊急時コントローラ交換の手技
- 日常生活での注意点（EMI は植込型ペースメーカ基準）

生活を共にする家族には患者と同等のスキルを獲得してもらう．親戚や職場関係，友人等のケアギバーは機器トレーニングのみとし，緊急時対応や危機回避スキルの獲得に主眼をおく．家族の精神的・肉体的負担軽減は非常に重要で，職場や友人の助力を得やすくすることで長期にわたる VAD 装着下の生活の苦難を少しでも軽減させる．

V 創部管理

(1) ドライブライン皮膚貫通部の安静

ドライブライン皮膚貫通部が動くと，貫通部がルーズになり不良肉芽が形成され，感染リスクが上がる．そのため貫通部が動揺しないよう固定位置を決定する．とくに日常の体をひねる動作（車の乗り降り等）やトイレ時の前傾姿勢時にドライブライン皮膚貫通部が動揺するのを回避するのは極めて重要である．

当センターでは，フォーリーアンカーでドライブラインを固定し創部開放にて管理している．

(2) 自己消毒

ドライブライン皮膚貫通部の自己消毒について，当センターで作成したパンフレットを用いて看護師が指導する．創部管理トレーニングは，創部状態が安定した段階で医師に確認し開始する．

手洗い方法，必要物品，消毒手順，皮膚貫通部観察方法について説明する（家族にも一緒に説明する）．

実際に看護師が消毒を行い，消毒時の注意点について説明する．

説明の翌日から，看護師立ち会いのもと自己消毒を行う．手順はじめ清潔野や不清野での操作等を指導し，できている点・できていない点をフィードバックする．

数回実施後，自己消毒可能であるかチェックリストにて評価する（**表 2**）．

(3) シャワー浴

シャワーバッグの使用方法，創部の洗浄方法や洗う順番など細かに指導する．チェックリスト（**表 3**）を用いて安全に実施できるか確認する．患者宅の浴室環境が分かっているのであればさらに具体的な指導を行う．

家族にはシャワー中のアラームや転倒したときの音が聞こえる範囲に待機するように指導する．

(4) ドライブライン固定

仮固定で実際に体をねじる，前屈を行うなどドライブライン皮膚貫通部にストレスがかからないことを確認し，他に問題がなければフォーリーアンカーで固定する．皮膚貫通部の動揺を完全に回避するのは極めて難しく，フォーリーアンカーから貫通部までの距離を若干とり，あそびを適度にも

表2 創部管理チェック表

創部管理内容	患者チェック 1回目	看護師チェック 1回目	患者チェック 2回目	看護師チェック 2回目
【洗浄・消毒】				
☐ 創部洗浄, 消毒の目的が言える				
☐ ドライブライン固定の目的が言える				
☐ 創部洗浄・消毒に必要な物品が準備できる				
☐ 正しい手順で, 洗浄が行える				
① 適切な体位を考えることができる(フォーリンアンカーが濡れないよう)				
② 大綿棒を使用し正しい順序で洗浄が行える(皮膚貫通部近位→遠位→ケーブル)				
③ ケーブルを注意深く持ち上げ, 小綿棒でケーブルの裏側を洗浄できる				
④ 皮膚は優しく, ケーブルはごしごし丁寧に汚染を除去できる				
⑤ 皮膚貫通部創部の観察項目・異常の状態が言える				
⑥ 洗浄後, 水分を拭き取ることができる				
☐ 正しい手順で, 消毒が行える				
① 消毒液に綿棒を浸す(綿棒の上を持ち, 消毒液ボトルの入り口に手が触れない)				
② 綿棒を使用し, 正しい順序で消毒が行える(皮膚貫通部近位→遠位→ケーブル)				
③ ドライブラインの裏側も小綿棒を使い消毒できる				
④ 綿棒は上を向けず, 一度使用した綿棒は捨てることができている				
⑤ 消毒薬が乾いてから, Yガーゼを下に向け, 挟むことができる				
⑥ 8折りガーゼを1枚, 半分に折ってYガーゼの上に載せる				
⑦ ガーゼを扱うときは, 端を持ち, 不潔にならないように注意できる				
⑧ リモイスコートの目的が言え, 10cm以上離し, ガーゼ周囲に噴霧できる				
⑨ 優肌絆にてガーゼを横方向2ヵ所固定できる				
【フォーリンアンカー交換】				
☐ 適切な体位をとり, フォーリンアンカーを外すことができる				
☐ 剥離剤スプレーを使い, フォーリンアンカーを剥がすことができる				
☐ フォーリンアンカー貼用部位の観察項目が言える				
☐ ベーテルFで, フォーリンアンカー除去後の洗浄ができる				
☐ ベトベトがとれるまで, しっかり洗い流すことができる				
☐ 洗浄・消毒後に座位で固定位置を決めることができる				
☐ 皮膚が乾燥後に, フォーリンアンカーを貼り, 適切な位置で固定できる				
☐ 貼った後に身体を動かしてもらい, ストレスがかからないか確認できている				
☐ 固定時の注意点が言える(埋め込まれているケーブルに沿っていたか)				
☐ 皮膚貫通部にストレスがかかっていないか, 体内ケーブルと体外ケーブルの接続部が屈曲していないか				
	日付( )		日付( )	
	サイン( )		サイン( )	

(1) チェック方法は○(できる) △(助言があればできる) ×(助言があってもできない)
(2) 自己消毒開始前に, パンフレットを用いて, 患者・家族へ説明
(3) チェック表にしたがって手順を確認し, 自己チェックしてもらう
(4) 受け持ち看護師にて, 1回目のチェックを行う. できていない項目については再度説明を行う
(5) 受け持ち看護師にて, 2回目のチェックを行う. すべての項目がクリアするまでチェックを継続する

表3　シャワー浴チェックリスト

シャワー浴チェック内容	シャワー浴前	シャワー1回目	シャワー2回目
□ シャワー浴時の注意点を言える			
① コントローラやバッテリ，ケーブル接続部は水で濡らさない			
② 入浴はできない			
③ シャワー音でアラームが聞き取りにくいため，介護者はシャワーの近くで待機する			
④ 滑りやすいため，転倒しないように注意する			
□ 必要物品が準備できているか（シャワーバッグ，ラップ，ガーゼ，優肌絆，綿棒：大2／小1，ボディソープ，シャンプー，タオル，着替え）			
□ シャワー浴中にバッテリの交換をしないように，シャワー浴前にバッテリ残量を確認できている			
□ シャワーバッグにコントローラとバッテリを入れ，防滴処理ができている			
□ シャワー浴の前に，体内ケーブルと体外ケーブルの接続部をラップ＋ガーゼ＋テープで覆って防水処理ができている			
□ ラップで保護した後，再度フォーリンアンカーでドライブラインの固定を行える			
□ シャワーバッグを適切な位置に置くことができる（浴室の外の水のかからない平らなところ，病院ではカゴの中に入れ安定させる）			
□ ケーブルがドアに挟まらないように工夫できている（タオルを挟む，ドアを完全には閉めない等）			
□ ドライブラインにテンションがかからないように確認して座ることができる			
□ 全身を洗い，シャンプー，タオルで拭くまでのすべての行為を自分でできる			
□ 頭→前胸部・背部→下肢→陰部・足先，不潔部分が最後になるように洗えている			
□ シャワーを上からあて，観察しながら綿棒大・小を使い，創部洗浄，ケーブルの洗浄ができる			
□ 全身を拭いた後に，体内ケーブルと体外ケーブルの接続部を覆っていたラップを濡れないようにして外すことができる			
□ 創部とケーブルをきちんと乾燥させることができる			
□ シャワー浴後，創部をガーゼ（清潔でなくて可）で保護できる			
□ シャワー浴後，速やかにドライブライン皮膚貫通部の消毒を行える			
日付	(　　)	(　　)	(　　)
サイン			

(1) チェック方法は○（できる）△（助言があればできる）×（助言があってもできない）
(2) シャワー浴開始前に，パンフレットを用いて，患者・家族へ説明
(3) シャワー浴前に，チェック表にしたがって説明を行い，理解度を確認する
(4) 受け持ち看護師にて，1回目のチェックを行う．できていない項目については再度説明を行う
(5) 受け持ち看護師にて，2回目のチェックを行う．すべての項目がクリアするまでチェックを継続する

たせるよう指導する．
　また，フォーリーアンカー貼付部の皮膚状況の確認も指導する．夏場は汗，皮脂により発赤やかぶれが，冬場は乾燥により掻痒を生じることがある．リモイストコートで皮膚を保護しアダプト剥離剤を使用して愛護的にフォーリーアンカーを剥がすように指導する．皮膚が荒れているならば腹帯の使用を考慮する．

Ⅵ　リハビリテーション

　リハビリテーションは，患者の自立可能な活動範囲を 3 段階に分けて計画を進める．患者の動作自立活動度は①ベッド上フリー（free），②室内フリー，③病棟内フリーの 3 段階であり，それぞれの段階で必要な評価（表 4）を月 1 回（合併症等による全身状態の変化があった場合には適宜）実施し，医師，看護師，ME の評価と合わせて自立度を決定する．

　ベッド上フリーの段階では起き上がり等のベッド上起居動作を身辺機器に注意しながら行えるか，端座位が可能であるか，室内フリーでは身辺機器に留意して安全に室内歩行が行えるか，病棟内フリーでは歩行持久力が十分か，後ろ歩行や横方向歩行が可能か等，応用歩行が主たる評価項目である．

表 4　目標自立度

		実施場所	プログラム	目標活動量 （< Borg13）	目標自立度
周術期	Phase0 POD(1D〜7D)	CCU／病棟	○ ベッド上 Ex. ○ 起居動作 Ex. ○ 歩行 Ex.	車いす座位 30 分	ベッド上 free
周術期	Phase1 POD(1W〜2W)	病棟／リハビリ室	○ 歩行 Ex. ○ 筋力増強 Ex.	連続歩行 100m	室内 free
安定期	Phase2 POD(2W〜3W)	リハビリ室	○ ADL 動作 Ex. ○ 歩行 Ex. ○ 筋力増強 Ex.	連続歩行 300m	病棟内 free
安定期	Phase3 POD(3W〜4W)	リハビリ室	上記に加え ○ 心肺運動負荷試験 ○ 自転車エルゴメーター ○ 階段昇降 Ex.	連続歩行 500m	院内 free

Ⅶ　精神面のサポート

　実生活に大きな変化や制限が加わり，患者や家族は困惑と不安に苛まれることが往々にしてある．当センターでは入院，外来ともにそのような言動，訴えがあれば臨床心理士による介入を行い適宜対応する．

Ⅷ　外出及び外泊トレーニング

　機器管理，創部管理，リハビリテーションのいずれにおいても自立できていると判断されると外出トレーニングが行われる．内部障害者は一見して分からないため，見やすいところにヘルプマークを装着，原則医療者の同行なしで以下の項目をクリアすることを目標とする．

・行き先等は患者と家族で計画する
・公共交通機関を使用
・外環境でのバッテリ交換

外出トレーニングをクリアし服薬管理，栄養管理も指導済みの段階で，自宅での外泊トレーニングを行う．自宅環境で不都合の生じそうなところを見極め，クリアすればVADチームカンファレンスを経て退院となる．

Ⅸ　日常管理

退院までに自己管理表記入に必要な体温計，簡易心電計，血圧計，万歩計，コアグチェックの使用法を指導する．とくに血圧計は非生理的循環動態となっているため測定できないこともあることを理解してもらう．コアグチェックは安定していれば2回／週程度，PT-INRの変動が大きいときには毎日測る． PT-INRの目標値は2.5～3.0で担当医の指示を仰ぐ．

- 患者は毎日メールでの報告をし，VADチームは持ち回りで担当を決めメールをチェックし指示を電話またはメールで出している．内服量の変更など重要な指示は確実に患者に伝えるため電話で行う．患者は変更された指示内容をメールで送り返し，担当者に確認してもらうことにしている．在宅での実際を以下に記載する．
- 自己管理表（**図15**），ドライブライン皮膚貫通部及び心電図の写真を10:00までにメール添付にて送信してもらう．
- コアグチェック，体重をVAD担当医師に報告し，内服量の確認を行う．患者に電話にて医師

Jarvik2000 自己管理表

年　　月　　　　　　　　　　　　　　　　氏名

日	測定時間	体重	脈拍	血圧	歩数	ダイヤル	消費電力	据置バッテリ 充電有無とその番号	機器 トラブル	皮膚貫通部 トラブル	ワルファリン 内服量	PT-INR	特記事項
1日	:			／				有·無／番号（　）	有・無	有・無	mg		
2日	:			／				有·無／番号（　）	有・無	有・無	mg		
3日	:			／				有·無／番号（　）	有・無	有・無	mg		
4日	:			／				有·無／番号（　）	有・無	有・無	mg		
5日	:			／				有·無／番号（　）	有・無	有・無	mg		
6日	:			／				有·無／番号（　）	有・無	有・無	mg		
7日	:			／				有·無／番号（　）	有・無	有・無	mg		
8日	:			／				有·無／番号（　）	有・無	有・無	mg		
9日	:			／				有·無／番号（　）	有・無	有・無	mg		
10日	:			／				有·無／番号（　）	有・無	有・無	mg		
11日	:			／				有·無／番号（　）	有・無	有・無	mg		
12日	:			／				有·無／番号（　）	有・無	有・無	mg		
13日	:			／				有·無／番号（　）	有・無	有・無	mg		
14日	:			／				有·無／番号（　）	有・無	有・無	mg		
15日	:			／				有·無／番号（　）	有・無	有・無	mg		
16日	:			／				有·無／番号（　）	有・無	有・無	mg		
17日	:			／				有·無／番号（　）	有・無	有・無	mg		
18日	:			／				有·無／番号（　）	有・無	有・無	mg		
19日	:			／				有·無／番号（　）	有・無	有・無	mg		
20日	:			／				有·無／番号（　）	有・無	有・無	mg		
21日	:			／				有·無／番号（　）	有・無	有・無	mg		
22日	:			／				有·無／番号（　）	有・無	有・無	mg		
23日	:			／				有·無／番号（　）	有・無	有・無	mg		
24日	:			／				有·無／番号（　）	有・無	有・無	mg		
25日	:			／				有·無／番号（　）	有・無	有・無	mg		
26日	:			／				有·無／番号（　）	有・無	有・無	mg		
27日	:			／				有·無／番号（　）	有・無	有・無	mg		
28日	:			／				有·無／番号（　）	有・無	有・無	mg		
29日	:			／				有·無／番号（　）	有・無	有・無	mg		
30日	:			／				有·無／番号（　）	有・無	有・無	mg		
31日	:			／				有·無／番号（　）	有・無	有・無	mg		

※起床時に記載してください　　　　東京都健康長寿医療センター臨床工学科　　2015年6月作成

図15　自己管理表

起床時に記入してもらう．なお，植込機種によってパラメータに違いがある

の指示内容を伝え，復唱及びメールにて内容を送信してもらう（とくに変更がなければ行わない）．
● VAD 当番者は服薬の変更があった場合や，状態の変化など患者からの相談があった場合には「VAD 外来患者情報共有」のため院内電子カルテ内メールを使用し，VAD チームメンバーへ周知させる．

X　外　来

VAD 外来は患者状態が安定している場合は月 1 回,定期検査入院は年 1 回程度としている．外来の流れは以下のとおりである．

① 外来受付後にオーダーされた検査を外来受診前までに終了させておく

② 看護師により自己管理表をもとに在宅での状況を問診の後，ドライブライン皮膚貫通部の皮膚の状態観察・写真撮影を行う．また，衛生材料物品（フォーリーアンカーや創部消毒セット等）及びコアグチェック（のテストスリップや穿刺具）など次回外来までの必要分を渡す．その後 ME による機器チェックや定期交換チェック等を実施する．その後医師も交えて診察を行う

③ 採血，X 線撮影，心電図検査（毎回），心エコー図（3 ヶ月ごと），CT 撮影（必要時）

④ 次回の外来，検査日の予約

⑤ 通常時の検査メニューは医師がオーダーする．また半年に 1 度の J-MACS 定期調査入力用の検査を行う．

その他，定期検査入院ではスワンガンツカテーテル検査など侵襲的検査を行っている．
　主たる外来管理を植込型補助人工心臓管理施設で行ううえで，植込型補助人工心臓実施施設との情報共有が必要になる．診療情報録の郵送，または IT の活用（厚生労働省「オンライン診療の適切な実施に関する指針」を満たすもの）で日々の管理を効率的にできる．

XI　緊急時の対応

　VAD 装着患者が在宅療養により心臓移植待機中であることを院内外へ周知させる必要がある．当センターでは，VAD 専用電話（PHS）を設け，緊急時の迅速な対応はもとより，些細なことでも VAD チームが対応できるようにしている．そのため，VAD 専用電話がスムーズにつながるために院内の関係部署に書面による文書を配布し周知させている．
　また，患者居住地区管轄消防署へ患者情報の提供を FAX で行う．患者情報には住所，電話番号，患者・家族（介護者）氏名，主治医，指定緊急搬送病院を記載している．

付録

目指せ！ VADコーディネーター
―― 人工心臓管理技術認定士試験「過去問」セレクト及び解答・解説 ――

戸田宏一・西村 隆　編集・解説

　　本篇は，これまでに行われた人工心臓管理技術認定士認定試験問題（第4回～7回）の中から，「IABP・PCPS（V-A ECMO）・V-V ECMO」，「体外式補助人工心臓」，「植込型補助人工心臓」，「補助人工心臓の適応と使用目的」，「補助人工心臓装着患者管理」，「人工心臓管理技術認定士・J-MACS」に関する問題を独自に精選，これから「人工心臓管理技術認定士」に挑戦する人たちの知識の確認や習得に供する目的で編集した．

人工心臓管理技術認定士とは……
　　医師の指示のもと，（補助）人工心臓症例の管理を行う技能・知識を有する者である．4学会1研究会合同認定委員会[*1]が毎年実施する人工心臓管理技術認定士認定試験にて認定される．医師や臨床工学技士，看護師を対象とし，5年ごとの更新を義務付ける．2019年7月までに11回の試験が行われ，現在有資格者は379名に及ぶ．
　　また，補助人工心臓治療関連学会協議会認定の植込型補助人工心臓実施・管理施設となるためには，人工心臓管理技術認定士が施設に1名以上いることが条件となる．
　　試験の実施に関すること等くわしくは日本人工臓器学会及び補助人工心臓治療関連学会協議会のHP[*2]を参照のこと．

[*1] 日本人工臓器学会，日本胸部外科学会，日本心臓血管外科学会，日本体外循環技術医学会，日本臨床補助人工心臓研究会
[*2] 日本人工臓器学会　https://www.jsao.org/gijutsu-ninteishi/nintei-02/
　　補助人工心臓治療関連学会協議会　http://j-vad.jp/certification/

* 試験問題の掲載・利用にあたっては，認定試験を実施する「4学会1研究会 合同人工心臓管理技術認定士認定委員会」の許諾をいただいた．
* 試験問題以外の内容，すなわち解答や解説については編者ならびに日本人工臓器学会がその編集の責を負うものである．
* 各問題の出題回等は「解答・解説」ページの末尾を参照願いたい．

IABP・PCPS（V-A ECMO）・V-V ECMO

多肢選択形式問題の正解を（a）〜（e）の5つの中から1つを選び，○印にて正解をマークしてください．

問1　大動脈内バルーンパンピング（IABP）のタイミングについて正しいものはどれか．
　　（1）過度に早期の拡張は僧帽弁閉鎖不全を起こす
　　（2）過度に早期の収縮は後負荷を増加させる
　　（3）過度の拡張遅延は前負荷を減少させる
　　（4）過度の収縮遅延は後負荷を増加させる
　　（5）適切なタイミングは収縮期圧上昇によって判断する
　　　　a（1）　　　b（2）　　　c（3）　　　d（4）　　　e（5）

問2　経皮的心肺補助装置（PCPS）からの離脱について正しいものはどれか．
　　（1）離脱前にヘパリンは中和する
　　（2）On-Offテストを行う
　　（3）メシル酸ナファモスタットに変更する
　　（4）IABPは離脱しておく
　　（5）Swan-Ganzカテーテルは抜去しておく
　　　　a（1）　　　b（2）　　　c（3）　　　d（4）　　　e（5）

問3　PCPSについて正しいものはどれか．
　　（1）酸素加血は肺動脈に送られる
　　（2）IABPは不要になる
　　（3）ローラーポンプを使用することが多い
　　（4）気泡型肺を使用する
　　（5）人工肺は血液ポンプの末梢側に設置する
　　　　a（1）　　　b（2）　　　c（3）　　　d（4）　　　e（5）

問4　PCPS（経大腿静脈右心房脱血，大腿動脈送血の場合）について誤っている

ものはどれか．
(1) 自己心機能およびPCPSの送血流量にかかわらず右橈骨動脈の酸素飽和度は自己肺の酸素加能を反映する
(2) 人工肺の膜からの血漿リークが起こることをウェットラングと呼ぶ
(3) 送血流量の増加は心臓の後負荷を上昇させる
(4) 脱血カニューレは通常その先端が右心房に達するように挿入する
(5) 送血側回路は陽圧がかかっているので採血は脱血回路側から行う

a(1),(2),(3)　　b(2),(3),(4)　　c(3),(4),(5)
d(1),(3),(5)　　e(1),(2),(5)

問5　V-V ECMOについて正しいものはどれか．
(1) 酸素加血を肺循環に流せる
(2) 肺動脈血栓塞栓症に有用である
(3) 酸素化効率はPCPSより良い
(4) 慢性呼吸不全が良い適応である
(5) 全身循環補助が可能である

a(1)　　b(2)　　c(3)　　d(4)　　e(5)

問6　V-V ECMOについて正しいものはどれか．
(1) 左心負荷が起る
(2) 体内酸素分圧が均一になる
(3) 右心負荷を軽減させる
(4) 肺血流を減少できる
(5) 肺動脈圧亢進を是正できる

a(1)　　b(2)　　c(3)　　d(4)　　e(5)

問7　ECMOについて正しいものはどれか．
(1) ワルファリンの投与を行いPT-INRをモニタするのが一般的である
(2) 膜型人工肺において，一般に多孔質膜は均質膜に比較してガス交換能が高い
(3) 膜型人工肺において，中空糸膜は，その内部に血液を灌流させるのが一般的である
(4) 遠心ポンプの場合，ポンプの回転を開始する前に必ずチューブクランプを外す
(5) 新生児の羊水吸引症候群症例へのECMO施行は禁忌である

a(1)　　b(2)　　c(3)　　d(4)　　e(5)

体外設置型補助人工心臓

多肢選択形式問題の正解を（a）～（e）の5つの中から1つを選び，○印にて正解をマークしてください．

問8　ニプロ VAD について正しいものはどれか．
　（1）駆動装置 VCT-50 では，駆動ラインの閉塞，リークが生じてもアラームが鳴らないので注意が必要である
　（2）体格の大きい人に左心補助人工心臓（LVAD）として用いた場合 10ℓ/min のポンプ補助流量が期待される
　（3）駆動装置 VCT-50 で internal mode とは自己心に同期させて補助人工心臓を駆動させる様式である
　（4）心臓移植待機患者以外には医学的適応がない
　（5）急に停止した場合，先ずハンドポンプによる駆動を開始する
　　　a(1), (2)　　b(1), (5)　　c(2), (3)　　d(3), (4)　　e(4), (5)

問9　体外設置型補助人工心臓（VAD）について正しいものはどれか．
　（1）心電図同期を利用して VAD を駆動する
　（2）急性心筋梗塞に対しては装着禁忌である
　（3）条件を満たせば植込型 VAD への植替えが可能である
　（4）左房脱血で行うことが一般的である
　（5）右心不全がある場合には装着禁忌である
　　　a(1)　　b(2)　　c(3)　　d(4)　　e(5)

問10　VAD 装着による自己心機能回復（bridge to recovery）について正しいものはどれか．
　（1）虚血性心筋症で回復の頻度が高い
　（2）特発性拡張型心筋症で回復の頻度が高い
　（3）VAD 停止テスト時の左室駆出率が 45% を超えるもので成功率が高い
　（4）VAD 停止テスト時の平均肺動脈圧が 40mmHg を超えるもので成功率が高い
　（5）高齢者で回復の頻度が高い
　　　a(1), (2)　　b(2), (3)　　c(3), (4)　　d(4), (5)　　e(1), (5)

問 11　ニプロ VAD について誤っているものはどれか．
　　(1) 人工弁が組み込まれている
　　(2) 血液ポンプ内血栓の検出には目視が有効である
　　(3) 拍動流式ポンプである
　　(4) 連続流式 VAD より脈圧が小さい
　　(5) 駆動陽陰圧を調整することができる
　　　a(1)　　　b(2)　　　c(3)　　　d(4)　　　e(5)

問 12　ニプロ VAD について，誤っているものはどれか．
　　(1) ダイアフラムはセグメント化ポリウレタンでできている
　　(2) ダイアフラムとハウジングの接合部は，血流がよどみやすい
　　(3) 血液接触面に偽内膜を形成させることで血栓を生じにくくしている
　　(4) 人工弁の弁葉はパイロライトカーボンでできている
　　(5) % systole はポンプ1回拍出量を調節する
　　　a(1)　　　b(2)　　　c(3)　　　d(4)　　　e(5)

問 13　両心補助について，誤っているものはどれか．
　　(1) 左心補助量と右心補助量は同じにする
　　(2) ニプロ VAD で両心補助を行う場合の駆動圧の設定は，左右とも陽圧：
　　　　+250mmHg，陰圧 − 80mmHg が基本である
　　(3) 肺機能障害が高度の場合，右心補助に人工肺を組み込むことがある
　　(4) 左心補助が停止した場合でも右心補助はそのまま継続する
　　(5) 多くの場合，比較的短期間で右心補助の離脱ができる
　　　a(1),(2),(4)　　　b(1),(2),(5)　　　c(2),(3),(4)
　　　d(2),(3),(5)　　　e(3),(4),(5)

問 14　体外設置型 VAD について，正しいものはどれか．
　　(1) VAD の駆動には心電図同期が必要である
　　(2) 右心補助は行うことができない
　　(3) 左心補助の場合は左房脱血を第1選択とする
　　(4) 機械弁による僧帽弁置換術の既往があっても装着は可能である
　　(5) 開心術後低心拍出量症候群には禁忌である
　　　a(1)　　　b(2)　　　c(3)　　　d(4)　　　e(5)

植込型補助人工心臓

多肢選択形式問題の正解を（a）～（e）の5つの中から1つを選び，○印にて正解をマークしてください．

問15 植込型補助人工心臓（VAD）装着手術で適切なものを2つ選べ．
　（1）上行大動脈に送血管を吻合する
　（2）左房に脱血管を挿入する
　（3）高度な三尖弁逆流を修復する
　（4）Ⅲ度以上の大動脈弁逆流合併に対して機械弁で人工弁置換する
　（5）卵円孔開存は閉鎖してはいけない
　　a(1),(2)　　b(1),(3)　　c(2),(3)　　d(3),(4)　　e(4),(5)

問16 連続流式VADについて，誤っているものはどれか．
　（1）羽根車の回転数の上昇に伴ってポンプ内のせん断応力が増加する
　（2）羽根車の回転数の上昇に伴って流量は増加する
　（3）ポンプ入口側では圧力が高く，出口側では低くなる
　（4）流路を遮断しても羽根車の回転は停止しない
　（5）羽根車の回転数の調整で，拍動流を実現することが可能である
　　a(1)　　b(2)　　c(3)　　d(4)　　e(5)

問17 連続流式左心補助人工心臓（LVAD）について，誤っているものはどれか．
　（1）生体心の拍出能が残存している場合，収縮期にLVAD流量が低下し，拡張期に増加する
　（2）連続流式LVADは，拍動流式LVADより心機能回復判定のためのオフポンプテストが容易である
　（3）遠心ポンプのほうが軸流ポンプよりも動脈圧の変動に対し流量の変化が大きい
　（4）LVAD内部に血栓が形成されるとモータ電流が増加する可能性がある
　（5）連続流式LVADの羽根車直径と必要回転数はほぼ反比例する
　　a(1),(2)　　b(1),(5)　　c(2),(3)　　d(3),(4)　　e(4),(5)

問 18　連続流式 LVAD に用いられる軸受けとして，適切でないものはどれか．
　　(1)　転がり軸受け
　　(2)　ピンベアリング（軸受け）
　　(3)　コーンベアリング（軸受け）
　　(4)　動圧軸受け
　　(5)　磁気軸受け
　　　a(1)　　　b(2)　　　c(3)　　　d(4)　　　e(5)

問 19　EVAHEART 補助人工心臓について，誤っているものはどれか．
　　(1)　軸流ポンプ型連続流式 VAD である
　　(2)　血液ポンプの回転数が一定間隔で増減することによって拍動流が得られる
　　(3)　遠心ポンプ型連続流式 VAD である
　　(4)　交換式バッテリ 2 個のほかに緊急用バックアップバッテリをもつ
　　(5)　血液ポンプ前後の圧較差変化によって自己心収縮期‒拡張期間の流量変化が比較的大きくなる傾向がある
　　　a(1),(2)　　b(1),(5)　　c(2),(3)　　d(3),(4)　　e(4),(5)

問 20　植込型補助人工心臓 Heart Mate II について，正しいものはどれか．
　　(1)　遠心ポンプ型 VAD である
　　(2)　逆流防止のために人工弁が組み込まれている
　　(3)　左室心尖部から脱血する
　　(4)　至適 PT-INR は 2.0 ～ 2.5 である
　　(5)　合併症として最も多いのは脳血管障害である
　　　a(1),(2)　　b(2),(3)　　c(3),(4)　　d(4),(5)　　e(1),(5)

問 21　Jarvik 2000 LVAD について，正しいものはどれか．
　　(1)　遠心ポンプである
　　(2)　コントローラに内臓バッテリを備える
　　(3)　ポンプ回転数は 1,000 回転 / 分ごとに設定可能である
　　(4)　ILS（intermittent low speed）mode は大動脈弁の開放を促す
　　(5)　左室心尖部脱血管はマイクロスフェアコーティングされている
　　　a(1),(2)　　b(2),(3)　　c(3),(4)　　d(4),(5)　　e(1),(5)

問 22　インペラ（羽根車）が浮上して回転している体内植込型 VAD について，正しいものはどれか．
　　(1)　動圧浮上のポンプは回転してはじめてインペラが浮上する

(2) 動圧浮上のポンプは全ての電源が切れている状態でもインペラは浮上している
(3) 磁気浮上のポンプは回転してはじめてインペラが浮上する
(4) 磁気浮上のポンプは全ての電源が切れている状態でもインペラは浮上している
(5) 磁気浮上のポンプはインペラの浮上位置を計測するセンサが組み込まれている
　　a (1), (4)　　b (1), (5)　　c (2), (3)　　d (2), (4)　　e (2), (5)

問23　EVAHEART（C-02）植込型VAD装着患者の旅行に際して，正しいものはどれか．
(1) 観光地にある自転車で観光地を巡った
(2) 診断書を提出し航空機で旅行を行った
(3) 宿泊先に3Pコンセントの設置はなかったが予約をした
(4) 貸し切り家族風呂だったので温泉に入った
(5) 緊急時に備えて緊急カードを携帯する
　　a (1), (2), (3)　　b (2), (3), (5)　　c (3), (4), (5)
　　d (1), (3), (5)　　e (2), (4), (5)

補助人工心臓の適応と使用目的

多肢選択形式問題の正解を (a) ～ (e) の5つの中から1つ選び，○印にて正解をマークしてください．

問24　植込型補助人工心臓（VAD）の適応について適切なもの2つ選べ．
(1) 劇症型心筋炎
(2) 急性心筋梗塞症
(3) 虚血性心筋症
(4) 拡張型心筋症
(5) 拘束型心筋症
　　a (1), (2)　　b (1), (5)　　c (2), (3)　　d (3), (4)　　e (4), (5)

問25 VAD装着手術の適応について誤っているものはどれか．
(1) 薬剤抵抗性の重症心不全は，大動脈内バルーンパンピング（IABP）や経皮的心肺補助装置（PCPS）による補助を行っていなくても，VADの適応となることがある
(2) 重症感染症を伴っていてもVADの適応禁忌とはならない
(3) 慢性心不全急性増悪例は，心機能回復を目的としたVADの良い適応（bridge to recovery：BTR）である
(4) 右心不全が非常に強い場合は，両心補助人工心臓（BVAD）の適応である
(5) 薬剤性心筋症はVADの適応になることがある
　　a(1),(4)　　b(2),(3)　　c(2),(4)　　d(4),(5)　　e(1),(5)

問26 植込型VADの適応除外となる条件はどれか．
(1) 30日以内に発症した肺動脈塞栓症
(2) 糖尿病
(3) アルコール依存症
(4) 肺血管抵抗4 wood単位
(5) 血液透析
　　a(1),(2),(3)　　b(2),(3),(4)　　c(3),(4),(5)
　　d(1),(3),(5)　　e(1),(2),(5)

問27 VADの適応について，誤っているものはどれか．
(1) 劇症型心筋炎では直ちに両心補助を行う
(2) 現状では，心臓移植適応患者が植込型VADの適応例である
(3) 植込型VADの適応判定では，在宅治療も重要な検討事項である
(4) INTERMACS profile level 1 は，植込型VADの適応である
(5) 現状の植込型VADは左心補助用であり，適応判定においては，自己右心機能を検討する必要がある
　　a(1),(2)　　b(1),(4)　　c(2),(5)　　d(3),(4)　　e(3),(5)

問28 VAD装着による自己心機能回復（BTR）について正しいものはどれか．
(1) 虚血性心筋症で回復の頻度が高い
(2) 特発性拡張型心筋症で回復の頻度が高い
(3) VAD停止時の左室駆出率が45％を超えるもので成功率が高い
(4) VAD停止時の平均肺動脈圧が30mmHgを超えるもので成功率が高い
(5) 高齢者で回復の頻度が高い
　　a(1),(2)　　b(2),(3)　　c(3),(4)　　d(4),(5)　　e(1),(5)

がある
(5) 患者への VAD 機器トレーニングは臨床工学技士だけが行い，看護師は機器教育にはかかわらなくてよい

a(1),(2)　　b(2),(3)　　c(3),(4)　　d(4),(5)　　e(1),(5)

問 36　LVAD を駆動中に起こる右心不全の症状について，正しいものはどれか．
(1) 四肢の浮腫が出現する
(2) 頸静脈が怒張する
(3) LVAD の脱血が不良となる
(4) 肺うっ血が著明となる
(5) 体重が減少してくる

a(1),(2),(3)　　b(1),(2),(5)　　c(1),(4),(5)
d(2),(3),(4)　　e(3),(4),(5)

問 37　心不全の内科管理について，正しいものはどれか．
(HFrEF：収縮力の低下した心不全，HFpEF：収縮力の保たれた心不全)
(1) HFrEF に対して β 遮断薬は陰性変力作用があるので使用しない
(2) HFrEF に対してアルドステロン拮抗薬は予後を改善する
(3) HFrEF に対して強心薬持続静注は予後を改善しない
(4) HFpEF に対して ARB は予後改善効果がある
(5) HFpEF に対して心臓再同期療法は適応外である

a(1),(2),(4)　　b(1),(2),(5)　　c(2),(3),(4)
d(2),(3),(5)　　e(3),(4),(5)

問 38　VAD 装着中の大動脈弁逆流について，正しいものはどれか．
(1) 術後新規に発症する症例はまれである
(2) 自己大動脈弁の開放のある症例ではまれである
(3) 拍動流ポンプより連続流ポンプに多い
(4) 人工心臓で補助していれば心不全は生じない
(5) 大動脈弁置換の際は機械弁が耐久性の面で推奨される

a(1),(2)　　b(1),(5)　　c(2),(3)　　d(3),(4)　　e(4),(5)

問 39　植込型 VAD 装着患者への指導内容について，正しいものはどれか．
(1) ドライブライン皮膚貫通部は，清潔で湿った状態で保つのが最もよいと説明する
(2) シャワー浴を実施する際，システムコントローラは多少濡らしてもよいと説

明する
(3) 睡眠をとるときの姿勢は，仰臥位または側臥位が妥当であると説明する
(4) ドライブライン皮膚貫通部の消毒は，週に1回程度が最もよいと説明する
(5) 機器トラブルが生じた際には，すぐに機器メーカーへ連絡するように説明する

　　a(1)　　　b(2)　　　c(3)　　　d(4)　　　e(5)

問40　植込型LVAD装着患者の在宅復帰プログラムについて，正しいものはどれか．
(1) 植込型LVAD装着患者の在宅復帰プログラムにおける機器に関するトレーニングは，生命維持装置であることから必ず医師が行う
(2) 植込型LVAD装着患者の在宅復帰プログラムにおいては，患者・介護者が十分理解し，実施できるまでトレーニングを行わなければならない
(3) シャワー，自己消毒など，患者が日常生活に必要なことも患者にのみ行い，介護者にトレーニングに参加してもらう必要はない
(4) 病院から患者の自宅が近ければ，外出・外泊トレーニングを省くことができる
(5) 植込型LVAD装着患者の在宅復帰プログラムは，多職種で連携して行うため，プログラムを作る時は，チームで相談しながら行う

　　a(1), (5)　　b(2), (3)　　c(2), (5)　　d(3), (5)　　e(2), (4)

問41　植込型VADのドライブライン刺入部管理について，感染兆候を認める場合の初期対処方法として，誤っているものはどれか．
(1) 安静療法
(2) 抗生物質投与
(3) 胸腹部CT検査
(4) ドライブライン刺入部の細菌培養検査
(5) 陰圧閉鎖療法・外科的デブリードマン

　　a(1)　　　b(2)　　　c(3)　　　d(4)　　　e(5)

問42　VADにおける創部（ドライブライン，送脱血管）管理として，適切なものはどれか．
(1) 創部の固定は統一された一定の固定方法を実施する
(2) 創部の細菌培養は定期的に行い，菌種の記録を行う
(3) 創部の感染予防のために，シャワー浴はしないほうがよい
(4) 創部周囲の皮膚のただれを認めた際には，処置法を変更する
(5) 術後創傷治癒遅延を予防するために栄養管理に配慮する

　　a(1)のみ　　b(2), (4)　　c(1), (3), (5)

d (2), (4), (5)　　　e (1)〜(5) すべて

問 43　急性期の VAD 装着患者のリハビリテーションについて，誤っているものはどれか．
(1) 術後，血圧，心拍数，酸素飽和度などをモニタ監視し，早期離床を進めることが望ましい
(2) 周術期は姿勢の変化により容易に循環動態が変化しうるため，端座位・立位で起立性低血圧を起こす可能性がある
(3) 周術期は高負荷の運動は行わないため，血液ポンプ，送脱血管・ドライブライン皮膚貫通部の固定は不要である
(4) 頭痛・嘔気などの脳血管障害合併による神経学的所見を認める場合，速やかにリハビリを中止する
(5) 術後の坐位姿勢は呼吸機能改善効果も得られる
a (1)　　b (2)　　c (3)　　d (4)　　e (5)

問 44　VAD 装着患者の回復期リハビリテーションについて，誤っているものはどれか．
(1) 自転車エルゴメーター運動中の自覚的疲労度が「かなりきつい（Borg 指数 17）」であったが，心拍数が安静時と変化がなければ運動継続は可能である
(2) VAD 装着患者はポンプやドライブラインなど，身辺機器に十分に注意を払って動作を行えるかを加味し，動作能力を評価することが重要である
(3) 新たな運動プログラムを開始する場合，低負荷・短時間より開始し，徐々に運動負荷を漸増していく
(4) レジスタンス運動で四肢の筋力向上を図っても，心肺機能向上には寄与しない
(5) 植込型 VAD 装着患者の場合，自宅退院・社会復帰が目標となるため，自宅での生活を想定した動作練習，体力向上が重要な目標となる
a (1), (5)　　b (2), (3)　　c (3), (4)　　d (2), (5)　　e (1), (4)

問 45　連続流式 VAD 治療について，正しいものはどれか．
(1) ワルファリンと抗血小板剤の投与量は PT-INR をモニタリングしながら決定する
(2) 血栓塞栓症の抑制には，適切な抗凝固療法，抗血小板療法の他，脱水の回避や右心不全のコントロールが重要である
(3) 神経症状が出現した場合にはまず，頭部 CT を可及的早期に施行すべきである
(4) 神経症状が出現した場合には脳梗塞の発生している可能が最も高いので，まず，ヘパリンの投与を可及的早期にすべきである

(5) 脳出血の多くは出血性脳梗塞であるので，脳出血急性期にも抗凝固療法を継続すべきである

a (1), (2)　　b (1), (5)　　c (2), (3)　　d (3), (4)　　e (4), (5)

問 46　VAD 治療中の合併症管理として，誤っているものはどれか．
(1) 貧血をきたす消化管出血の原因として，小腸出血も含まれる
(2) 脳出血を合併した際には，一時的に抗凝固療法の中止を考慮する
(3) VAD 治療中に感染症を合併すると血液凝固系が不安定になる
(4) 心室性不整脈が突然に発症した場合には，薬物治療に先行して血行動態的評価を行う
(5) 拍動流式ポンプとは異なり，定常流式ポンプでは血圧上昇を伴う血管抵抗上昇は問題となりにくい

a (1)　　b (2)　　c (3)　　d (4)　　e (5)

人工心臓管理技術認定士・J-MACS

多肢選択形式問題の正解を (a) ～ (e) の 5 つの中から 1 つを選び，○印にて正解をマークしてください．

問 47　人工心臓管理技術認定士の資格・役割について適切なものはどれか．
(1) J-MACS データの入力の役割を持つ
(2) 植込型補助人工心臓（VAD）症例の在宅環境の整備を行う
(3) 受験資格は，看護師，准看護師，臨床工学技士である
(4) 日本臨床 VAD 研究会会員でなければならない
(5) 本邦で製造販売承認を得ている全ての VAD システムについて研修を受けていなければならない

a (1), (2), (3)　　b (2), (3), (4)　　c (3), (4), (5)
d (1), (3), (5)　　e (1), (2), (5)

問 48　J-MACS 登録に関して，誤っているものはどれか．
(1) 植込型 VAD 装着例は全例が対象となる
(2) 体外設置型 VAD 装着例は，植込型補助人工心臓装着に準じた適応例が対象となる
(3) 有害事象報告において，主要な感染，装置の不具合，神経機能障害，大量出血は，定期調査時に報告する
(4) 植込型補助人工心臓実施施設認定においては，J-MACS 及び I-MACS への参加同意が必須である
(5) 有害事象報告は，各施設の判断にて行う
a(1), (2)　　b(2), (3)　　c(3), (4)　　d(3), (5)　　e(4), (5)

解答と解説

IABP・PCPS（V-A ECMO）・V-V ECMO

問 1　**答え**　d (4)

解説　大動脈内バルーンパンピング（IABP）のタイミング調節は，バルーン拡張開始は心電図での T 波の頂点もしくは動脈圧波でのディクロティック・ノッチに合わせ，バルーン収縮開始は心電図での P 波の終わりもしくは動脈圧波での拡張末期圧最低時に合わせる．
(1) 過度に早期の拡張は，大動脈弁の閉鎖前に大動脈圧を上昇させて，左心室の後負荷を増大させる可能性があるが，直接的に僧帽弁閉鎖不全を引き起こすことはない．
(2) 過度に早期の収縮は，拡張期血圧上昇時間の短縮を来す可能性がある．急速な大動脈圧低下によって冠動脈からの逆行性血流を生じて，心筋虚血を誘発する可能性もある．
(3) 過度の拡張遅延は拡張期の大動脈圧上昇効果が小さくなり，冠血流の増加効果も小さくなる．左室前負荷に影響を与えることはない．
(4) 過度の収縮遅延によって，次の心周期でバルーン拡張に抗うように拍出する必要があり，左室後負荷は増大する．
(5) 適切なタイミングによって，左室拡張期圧は増加し，拡張末期圧及び次の心周期の収縮期圧も低下する．

問 2　**答え**　b (2)

解説
(1) 離脱前に全身ヘパリン投与を行い，経皮的心肺補助装置（PCPS）を停止する．停止下に血行動態や血液ガスをチェックして，維持可能であれば離脱する．ヘパリン化していない場合には PCPS を再開することができないことが多い．
(2) On-Off テストで呼吸循環が維持可能であることを確認してから離脱することが望ましい．
(3) メシル酸ナファモスタットは血中半減期が極めて短く，On-Off テストでの抗凝固維持は困難である．
(4) PCPS 離脱時に，IABP 程度の補助の持続が望ましい症例もあり，必要であれば PCPS 離脱後の IABP 補助を継続することはできる．
(5) PCPS 離脱時の血行動態評価に，Swan-Ganz カテーテルは有用である．

問3 答え e（5）

解説
(1) 一般的な PCPS 症例では，大腿静脈から右房に挿入された脱血カニューレから脱血し，人工肺で酸素化された血液は血液ポンプによって，大腿動脈から挿入された送血カニューレを通して大腿から外腸骨動脈に送血される．
(2) PCPS 使用中の症例で，極めて自己心機能の低下している場合には，動脈圧はほぼ定常流となる．冠血流の更なる増加や，脳や腎還流圧の上昇が必要な症例では IABP との併用が考慮される．
(3) ローラーポンプで送血した場合には，回路の閉塞によって回路破損のリスクがあるため，ベッドサイドで使用する際にリスクを生じる．一般的には遠心ポンプ等の定常流式ポンプを用いた PCPS システムが多い．
(4) 閉鎖回路で生体適合性を向上させた PCPS システムでは，膜型肺を使用するのが一般的である．
(5) 血液ポンプの中枢側（脱血側）は陰圧が発生しているため，空気引き込み事故が発生する可能性がある．人工肺は血液ポンプの末梢側（送血側）に設置する．

問4 答え e（1），（2），（5）

解説
(1) 自己心機能と PCPS 送血流量の変化によって動脈血の mixing zone（自己肺と人工肺でそれぞれ酸素化された血液が混じりあう場所．通常は大動脈弓部付近にある）は移動する．自己心機能が極端に悪化している症例では，上行大動脈まで PCPS に依存していることもあり，右橈骨動脈も PCPS で還流される．
(2) PCPS 内に流れる血液から気化した水蒸気が，外部に放出される際に生じる温度差によって水滴となり，ガス交換能が低下することを"ウェットラング"と呼ぶ．
(3) PCPS 送血量を増加させると血圧は上昇し，自己心にとっての後負荷が増大する．
(4) 通常，脱血カニューレは大腿静脈から挿入され，先端が右心房に位置するように留置する．
(5) 脱血側回路には陰圧がかかっているため，採血時に空気引き込みの事故を起こす可能性がある．必要性を十分に考慮し，できる限り避けるべきである．

問5 答え a（1）

解説
重症の呼吸機能障害に対して，大腿静脈や内頚静脈からカニュレーションして脱血し，膜型人工肺で酸素化した血液をポンプで静脈系に脱血するシステムを V-V（veno-venous）ECMO と呼ぶ．
(1) 膜型肺で酸素化した血液を静脈系に送血するため，肺循環には酸素加血が流される．
(2) 肺動脈血栓塞栓症では塞栓によって肺循環が障害されており，V-V ECMO では肺高血圧のために循環維持できないことが多い．動脈に送血する V-A ECMO 使用による救命例が多く報告されている．
(3) 膜型肺で酸素化された血液が，再度，脱血カニューレから人工肺に送られる再循環が一定の割合で起こるため，PCPS と比較すると効率は低下する．
(4) 長期にわたる補助は，様々な合併症やシステム自体の維持困難のために極めて難しい．したがって，短期間で呼吸機能が改善しやすい急性呼吸不全がよい適応と言える．
(5) 右心系へ送血するシステムであるため，左心系（全身循環）は自己心によって賄われる．

問6 答え b（2）

解説
(1) 左心系に送血する V-A ECMO は左心の後負荷を増大させるが，右心系から脱血して右心系に送血する V-V ECMO は左心の前負荷にも後負荷にも影響を与えない．
(2) 末梢動脈から送血する V-A ECMO では，自己肺の酸素化に依存する上行大動脈等の中枢側と，人工肺で酸素化された血液が環流する下行大動脈等の末梢側では酸素分圧が異なる

場合がある．酸素化された血液が均一に混ざってから左心系に還流する V-V ECMO では全身の動脈血酸素分圧は均一となる．
(3) V-V ECMO は静脈系から脱血して送血するため，右心にとって前負荷も後負荷も変えることはない．
(4) V-V ECMO は静脈系から脱血して送血するため，肺血流も増減することはない．
(5) V-V ECMO は静脈系から脱血して送血するため，肺血流も増減することはなく，肺動脈圧を下げることもできない（酸素化された血液を肺動脈に送り込むため，若干の肺血管抵抗の減弱は起こる場合もあるが，それだけで肺高血圧を改善できることは困難である）．

問7 答え b (2)

解説
(1) ECMO 使用中の抗凝固療法はヘパリンを用いるのが一般的で，モニタリングは活性凝固時間（ACT）か活性化部分トロンボプラスチン時間（APTT）で行われる．
(2) 一般的に多孔質膜の膜型人工肺のほうが均質膜よりガス交換能は良好であるが，血漿リークが起こりやすく，生体適合性もやや劣ることが多いため，均質膜を用いた人工肺が多く用いられている．
(3) 一般的な膜型人工肺では，中空糸膜の外部を血液が流れる外部灌流方式が用いられている．
(4) 遠心ポンプの駆動前にチューブクランプを外すと，圧の高い動脈送血側から回路を通って静脈脱血側に血液が逆流してしまう．
(5) 羊水（胎便）吸引症候群では胎児循環が持続し，生後1週間前後正しく管理できれば改善するものであり，ECMO の絶好の適応である．

体外設置型補助人工心臓

問8 答え b (1), (5)

解説
ニプロ VAD は空気駆動型拍動流式の体外設置型補助人工心臓（VAD）である．通常は，左室心尖部に縫着された心尖カフを通して左室内に挿入された脱血管は上腹部より体外に導出され，血液ポンプに接続される．送血管は人工血管部分で上行大動脈に縫着され，脱血管と同様に上腹部から導出されて血液ポンプに接続される．血液ポンプは駆動チューブで駆動装置（据置型の VCT-50 と携行可能型の MOBERT の2種類がある）と接続され，出し入れする空気によって駆動される．この他にも，左房脱血や下行大動脈送血，右心補助人工心臓（RVAD）など様々な使用方法でも用いられている．
(1) VCT-50 には血液ポンプの駆動状態に関するセンサがなく，血液ポンプ駆動に支障が起こってもアラームが鳴らないので注意が必要である．
(2) 体格が大きくて脱血が良好な状態であっても，血液ポンプの最大流量は 6〜7 ℓ/分程度で頭打ちとなる．
(3) VCT-50 の internal mode は，設定した一定の頻度で駆動させるモードで，自己心に同期させるものではない．
(4) 急性心不全や慢性心不全急性増悪の症例に対する bridge to recovery（BTR）として用いられることが可能である．
(5) 駆動装置の不具合による急な血液ポンプ停止の際には，ハンドポンプで血液ポンプを駆動させ，その間にバックアップの駆動装置のセットアップを行う．

問9 答え c (3)

解説
以前はニプロ VAD や EXCOR 等の拍動流式の体外設置型 VAD が主流であったが，近年は遠心ポンプ等の連続流式血液ポンプを用いた補助循環装置が多用されている．

(1) ニプロ VAD を VCT-50 で駆動する際には，心電図同期をさせることは可能であったが，抗血栓性や流量維持の観点より使用されることがなくなった．
(2) 急性心筋梗塞に伴う重症心不全症例において，全身循環を維持しながら左室を unload し，冠血流も増加させる目的で，体外設置型 VAD が用いられることがある．
(3) 植込型 VAD の使用にいくつかの制限があるわが国の現状においては，植込型の適応決定までに体外設置型 VAD が用いられ，準備が整ってから植込型に植え替える bridge to bridge (BTB) と呼ばれる使用法も行われている．
(4) 急性心筋梗塞発症急性期など左室の状態等のために左房脱血で行わざるをえない場合もあるが，左室内血栓形成を防ぐために左室心尖部脱血で使用するのが一般的である．
(5) 機械的に循環補助を要する右心不全が生じた場合には，体外設置型 VAD を RVAD として用いることが多い．

問 10 答え b (2), (3)

解説 VAD を装着して循環補助を行う中で，自己心機能が回復して VAD が不要になる症例が散見される．自己心機能の回復を目指して VAD を装着する治療法を BTR と呼ぶ．
(1) 虚血性心筋症では補助によって心機能が回復して離脱できる症例は少ない．
(2) 特発性拡張型心筋症において循環補助による心機能回復症例が散見される．とくに急性増悪等で，十分な内科的治療が行われていなかった症例において回復率が高いと考えられている．
(3) オフテストが可能な場合，停止中の左室駆出率（LVEF）が十分に高い症例の離脱成功率は高い．
(4) オフテスト時に肺動脈圧が顕著に上昇する症例では，左心機能の回復が不十分なことが多く，左心機能の回復が不十分なため離脱不能のことが多い．
(5) 高齢者になると自己心機能の回復が困難なことが多い．

問 11 答え d (4)

解説
(1) CL-III 機械弁（傾斜弁）がインレット・アウトレット各ポートにそれぞれ 1 つ取り付けられており，血液の流れを制御している．
(2) 血液ポンプ内血栓は血液内にあるために観察が困難ではあるが，懐中電灯や鏡を用いて丁寧に観察することによって，その存在のみならず，大きさ・色調・性状など多くの情報を得ることも可能な場合もある．
(3) 空気駆動型の拍動流式ポンプで，空気室と血液室を薄いダイアフラムで区切る構造をしており，空気室に出し入れされる空気によってダイアフラムが移動して，拍動流が形成される．
(4) 拍動流式 VAD では，毎拍動ごとに駆出される血液によって脈圧が形成される．
(5) ニプロ VAD では一般的に，駆動陽圧は収縮期圧 +100mmHg 程度で，およそ 180～200mmHg にコントロールされる．駆動陰圧は－40～50mmHg 程度で使用されることが多いが，過度に陰圧がかかると溶血が起こるので注意が必要である．

問 12 答え c (3)

解説
(1) ダイアフラムは抗血栓性素材であるセグメント化ポリウレタンで製造されている．
(2) ダイアフラムとハウジングの接合部は D-H ジャンクションと呼ばれ，血栓好発部位の 1 つである．
(3) 血液接触面は抗血栓性処理がなされており，電子顕微鏡検査にてアルブミンが接着していることが知られている．表面に偽内膜が形成されることはない．
(4) ニプロ VAD に内蔵されている 2 つの人工弁は，CL-III という機械弁で，弁葉はパイロライトカーボン製である．

(5) % systole は1回の拍動周期のうち駆出期の占める割合のことで，一定の範囲内で1回拍出量を調節することができる．

問13 答え a (1), (2), (4)

解説 右心不全を有する症例にVADを装着する場合には，RVADが必要となる場合もある．植込型のRVADは製造販売承認が得られたものがないため，通常は体外設置型のVADを用いることとなる．左心補助と異なる点も多いため，両心補助の場合には十分な注意が必要である．

(1) 肺静脈で左房に還流してくる血液は，右心系から肺動脈を介して還流する血液に加えて，気管支動脈の血流も還流してくるため，通常，左心補助量は右心補助量よりやや多めになることが多い．ただし，肺動脈弁や大動脈弁に逆流がある場合にはその分を加えて補助する必要がある．

(2) 右心補助の設定値を左心同様に高く設定すると，極めて重篤な肺高血圧を生じ危険である．肺動脈圧を参考にしながら駆動陽圧を調節する必要がある．

(3) 右心補助として連続流ポンプを用いる場合には，血液ポンプの送血側に人工肺を組み込み酸素化した血液を送血する場合もある．

(4) 左心不全症例では，左心補助が予期せぬ停止をした場合に右心補助を継続すると極度の肺高血圧を来し気道出血に至る場合がある．MOBERTを用いてニプロVADを両心補助で用いる場合には，LVADが停止すると自動的にRVADが停止するmaster-slave設定を行っておくとよい．

(5) 周術期の肺高血圧によって右心の後負荷があがって右心不全に陥っている症例では，除水等によって肺高血圧が是正されると徐々に改善してくる場合が多い．術後数日から数週間でRVADから離脱できる症例も多い．

問14 答え d (4)

解説
(1) 現在，心電図同期できる駆動装置は限られており，ほとんどは自己心拍出とは独立して駆動させている．心電図同期させる場合には，心拍数の変化や不整脈出現によって補助流量や抗血栓性を維持しにくくなる可能性があり，管理に注意を要する．

(2) 重篤な右心不全を合併する症例において，体外設置型VADを用いて右房脱血，肺動脈送血の右心補助を行うことがある．

(3) 左室壁に問題がある症例等で左房脱血を用いる場合もあるが，一般的には左室心尖部脱血が用いられる．やむなく左房脱血を用いる際には，左室内血栓の形成とその飛散に伴う血栓塞栓症に十分注意を払う必要がある．

(4) 左室壁運動次第で機械弁による僧帽弁置換術後であっても安全に体外設置型VADを駆動しうる症例がある．また，機械弁が開放位で固定される症例もあるが，十分な左心補助を行って左房の減圧が維持できる場合は，循環維持が可能である．このような症例では，VAD離脱時に僧帽弁再手術を要する．

(5) 開心術後低心拍出量症候群（LOS）は体外設置型VADの良い適応である．開心術によってしっかりと原疾患を治療できており，開心術の侵襲がとれるまでの期間をVADで補助できれば，離脱して回復する症例が多い．

植込型補助人工心臓

問15 答え b (1), (3)

解説 (1) 通常の植込型補助人工心臓（VAD）装着時には，送血管の人工血管は上行大動脈に縫着する．Jarvik2000のように下行大動脈に縫着するオプションをもつ人工心臓もあるため，必須では

ない．
(2) 現在のところ全機種で左室からの脱血を行う．長期にわたる左房脱血では，左室の駆出が減少した際に左室内血栓を生じる可能性がある．
(3) 高度な三尖弁逆流は右心不全を来して VAD の駆動に悪影響を及ぼす可能性があるため，装着時に修復することが望ましい．
(4) 軽度以上の大動脈弁逆流（AR）は，長期補助中に増悪して循環維持困難にまで至る可能性がある．このため装着手術時に外科的介入を要するが，機械弁を用いた人工弁置換術は，心拍出がなくなった際に血栓を生じる可能性が高いため用いられない．
(5) 卵円孔開存を放置すると，補助中に右心系からシャントを生じて酸素飽和度（SpO_2）の低下を来すことがあるため，原則として閉鎖する．

問 16　答え c（3）

解説　連続流式 VAD は高速で回転する羽根車（インペラ）によって血液に運動エネルギーが与えられるポンプで，その流入口と流出口の角度によって直角方向の遠心ポンプ，直線方向の軸流ポンプ，その中間の斜流ポンプに分けられる．高流量の補助が可能で，操作も簡単である特長によって，拍動流式ポンプにかわって，機械的循環補助の中心的役割を果たしている．
(1) 羽根車先端でのせん断応力（shear stress）は直径と角速度によって変化するため，回転数が上昇して角速度が上がると，せん断応力も増加する．
(2) 羽根車の回転数が上昇することによって，血液に与えられる運動エネルギーも上昇して流量は増加する．しかし，注意する点は羽根車とケーシングの間には隙間（ギャップ）が作られており，ローラーポンプのように回転数と流量が完全な相関関係にはないことである．
(3) 連続流式ポンプは基本的に圧力発生装置であり，入口側で陰圧を作り血液を吸い込み，出口側で陽圧を発生して血液を吐出することによって血液の流れを発生させている．
(4) 羽根車とケーシングの間にはギャップがあるため，流路を遮断すると血中に浮いた羽根車が高速で回転しているだけの状態となる．このため羽根車は回転し続けることができる．この際の羽根車の回転は運動エネルギーを発生しないため，電力消費は 0 に近くなる．
(5) 回転数の増減によって拍動流モードを作ったポンプもある．心拍に同期させて駆動する研究も行われている．

問 17　答え a（1），（2）

解説
(1) 連続流式左心補助人工心臓（LVAD）では血液ポンプの入口と出口の圧較差によって流量が変動する．通常は，入口圧は左室圧で出口圧は大動脈圧であり，収縮期には大動脈−左室圧較差が減少して補助流量が低下する．逆に拡張期には大動脈−左室圧較差が増加して補助流量が上昇する．
(2) 連続流式 LVAD の血液ポンプは拍動流式と異なり逆流防止弁をもたない．このため通常は，補助を中止すると大動脈から左室へ血液が逆流してオフポンプテストが困難である．
(3) 遠心ポンプや軸流ポンプ等の連続流ポンプはすべて，工学的に決定された圧力−流量曲線にのっとって駆動している．一般に，遠心ポンプは軸流ポンプよりも圧力−流量曲線が緩やかに設計されており，圧力の変動に対して流量の変化は大きくなる．
(4) 血液ポンプ内部の血栓は，羽根車の回転に対して抵抗となり得るため，外部仕事が同一であっても消費するエネルギーが増大し，モータ電流（消費電力）は増加する．
(5) 羽根車とケーシングの間の隙間，羽根の数や形状によって効率が変化するため詳細は影響を受けるが，概して，同程度の流量を発生させるには直径の大きな遠心ポンプでは回転数はさほど高くなく，直径の小さな軸流ポンプでは回転数が高い傾向があり，ほぼ反比例する．

問 18 答え a (1)

解説　連続流式 LVAD に用いられる血液ポンプは，羽根車を回転させて駆動させるものであるが，その回転軸を安定させるために軸受けと呼ばれる部品が必要である．工学的に様々な軸受けが用いられており，主に「接触型」と「非接触型」に分けられる．この軸受けの性能が血液ポンプの抗血栓性，溶血性能，耐久性等に影響を与えるため，いかなる軸受けを用いた血液ポンプか知っておくことは極めて重要である．

(1) 転がり軸受けは，軸と軌道輪（レース）の間に転動体（ローラー）と呼ばれる円柱等を置いてその隙間を埋めたものである．工学的には多用されているシステムであるが，血液ポンプには耐久性や抗血栓性等の面から用いられていない．

(2) ピンベアリングはピボットベアリングとも呼ばれ，多くの血液ポンプで用いられてきた軸受けである．点で支えるために接触面の血球破壊が少なく血液適合性の高いシステムと言われている．

(3) コーンベアリングは Jarvik2000 の軸受けとして用いられているシステムで，改良前のピンベアリングと比べて抗血栓性が向上したと言われている．

(4) 長期使用目的の連続流式 LVAD の軸受けとして用いられている非接触型の軸受けである．軸と軸受けが偏心することによって隙間が楔形状になって，その隙間内に血液が押し込まれて圧力が発生して負荷を支える滑り軸受けである．耐久性に優れている特徴をもつが，駆動開始時には少し摩擦が大きくなる特徴も重要である．

(5) 長期使用連続流式 LVAD としては DuraHeart で初めて臨床応用された非接触型軸受けで，HeartMate III にも用いられている．羽根車を電磁石による磁気力によって非接触で支持するシステムで長期の耐久性が得られると考えられている．

問 19 答え a (1), (2)

解説　EVAHEART は遠心ポンプによる植込型 VAD で，容積 97 mℓ，重量 262 g とコンパクトでありながら最大 20 ℓ/分の高い流量性能を有している．非常にフラットな H-Q カーブを持っているため，圧変動に対して大きな流量変動が得られる特徴をもち，VAD 装着患者の脈圧が大きくなる傾向がある．

(1) EVAHEART は軸流ポンプではない．遠心ポンプと軸流ポンプのもっとも簡単な見分け方は，血液流入方向（脱血管の向き）もしくは羽根車の回転軸と，血液流出方向（送血管の付け根の向き）が直線なのが軸流ポンプで直角なのが遠心ポンプである．

(2) 現在のところ，EVAHEART は回転数一定制御しか持っておらず，セットした回転数を維持するように制御されている．ゆえに，拍動流が得られるのは回転数が変動するためではなく，先述した圧－流量特性のためである．

(3) EVAHEART は遠心ポンプである．

(4) EVAHEART は通常は充電式の交換式バッテリ 2 個を交換しながら用いることができるが，誤って 2 本同時に外してしまった場合や 2 本とも残量がなくなってしまった場合に備えて，コントローラ内部に非常用バッテリが内蔵されている．

(5) ポンプヘッド（血液ポンプ前後の圧較差のことで，LVAD の場合は左室圧と大動脈圧の差に近い）の変化に対して大きく流量が変動する特徴をもったポンプであるため，収縮期と拡張期で大きな流量変動が得られ，脈圧が大きくなる．

問 20 答え c (3), (4)

解説　HeartMate II は軸流型血液ポンプで，直径 43 mm，長さ 81 mm の大きさで，重量は 281 g である．内部に有するチタン製の羽根車は毎分 6,000〜15,000 回転（rpm）の速度で回転し，最大 10 ℓ/分の血流で補助可能である．内部と心室内の脱血管はテキスチャード加工がなされており，抗血栓性が良好である．

(1) HeartMate Ⅱは軸流型 VAD である．血液ポンプに対して直角方向に送血管が配置されて血液を駆出しているように見えるかもしれないが，これは直線方向に駆出された後に送血管の中で方向が変えられているので，構造上，ポンプの種類は軸流ポンプである．
(2) 連続流ポンプは逆流防止弁をもたない．人工弁をもつのは拍動流ポンプのみである．
(3) HeartMate Ⅱは脱血管を心尖部に固定した心尖部カフから挿入し，左室心尖部脱血を行う構造になっている．
(4) 推奨されるワルファリンによる抗凝固療法は PT-INR で 2.0〜2.5 程度とされている．この強度は各システムによって異なるが，HeartMate Ⅱは抗血栓性が良好なために比較的弱い抗凝固療法で維持できるシステムである．
(4) HeartMate Ⅱの補助中に起こり得る合併症の中で，神経機能障害は一旦起こると極めて重篤になるなものではあるが，頻度としてはドライブライン感染（DLI）を含む感染症のほうが高い．

問21　答え　c（3），（4）

解説　Jarvik2000 は第 2 世代の植込型軸流ポンプで，単 1 電池程度の大きさで，容量は 25㎖，重量は 90g と極めて小型のポンプである．脱血管がなく，ポンプそのものが心尖部より挿入されて左室内に収まる構造である．ポンプ回転数は毎分 8,000〜12,000 回転で設定することができる．64 秒中 8 秒間 7,000 回転／分に自動的に回転数が下がる設定（ILS：intermittent low speed）が装備されており，とくに下行大動脈送血の際の大動脈弁周囲の抗血栓性を高めることに寄与している．
(1) Jarvik2000 は軸流ポンプである．
(2) コントローラは極めてシンプルに作られており，内臓のバッテリはない．コントローラに内蔵する電池は，電源喪失時にアラームを鳴らすためのものであり，駆動はできない．
(3) ポンプ回転数はダイヤル 1 から 5 まで動かすことによって，毎分 8,000 から 12,000 回転まで 1,000 回転刻みで設定することができる．
(4) ILS 中は補助流量が減少するため，自己心機能が残存している心臓では自己心の駆出が増加し，大動脈弁が開放することによってその周囲が洗い流される効果をもつ．
(5) Jarvik2000 は，以前は左室内に露出するポンプ本体側面に smooth surface を採用して抗血栓性の向上を目指したが，塞栓症が多発したために，rough surface としてマイクロスフェアコーティングを施し成績が向上した．しかし，本システムは脱血管をもたないシステムでありコーティングしたのはポンプ本体の外表面である．

問22　答え　b（1），（5）

解説　近年，植込型 VAD として多用されている連続流（無拍動流・定常流等の呼称も使われている）ポンプは，高速で回転するインペラ（羽根車）により血液を送脱血しているが，このインペラの回転には安定して回転するための軸が必要である．従来，使用されていた接触型の軸受け（ピボットベアリング，ピンベアリングなど第 2 世代 VAD に使用）が用いられていたが，近年は，耐久性に優れて抗溶血性・抗血栓性も良い非接触型軸受け（動圧浮上や磁気浮上）が使用され良好な成績を上げている（第 3 世代 VAD）．
(1) 動圧浮上は軸と軸受けの相対すべり運動によって潤滑流体（VAD では血液）に圧力を発生させて軸を支持する方法．軸と軸受けが偏心することによって隙間が楔形状になって，その隙間内に血液が押し込まれて圧力が発生して負荷を支える滑り軸受けである．一定範囲の速度で運動すると動圧が生じて浮上して非接触で駆動できるが，静止している状態では動圧を生じないため負荷を支持することができず，浮上していない．
(2) 電源が切れて，一定以上の回転数で回転していない動圧浮上のインペラは浮上しておらず軸と軸受けは接触している．

(3) 磁気浮上はインペラの動きとは関係なく，制御された磁気の力でインペラを血中に浮かせて使用する．センサによってインペラの浮上位置を把握したうえで制御システムによって軸を安定させて駆動するものである．インペラの浮上には回転は必要なく，先に磁力でインペラを浮かせてから回転させることが多い．
(4) 磁気浮上のインペラの浮上は，制御された電磁石によって行われており，すべての電源が切れている状態ではインペラは浮上できない．
(5) 磁気浮上のインペラ浮上位置は，脱血の状態や大動脈圧など様々な因子に影響を受けて常に移動する．これを安定させて管理するために変位センサが組み込まれており，目標位置とのずれを計測して制御している．

問23 答え b （2），（3），（5）

解説
(1) 自転車は意識消失発作を起こして転倒する可能性があるため，患者自身で運転することは禁止されている．また，転倒によって機器を損傷する可能性があるため，後部座席への二人乗りも禁止されている．
(2) 診断書を提出してセキュリティーゲートを通過できれば飛行機に搭乗することはできる．バッテリ（リチウムイオン2次電池）は機内持ち込み可能な容量である．貨物室への預け入れはできない場合が多い．ただし，飛行機に乗る場合は行く先が遠方になる場合が多いため，計画全体は注意して立てる必要がある．
(3) EVAHEARTは2Pコンセントを採用しているため，HeartMate IIやJarvik2000で用いられているような3Pコンセントは必要ない．
(4) 温泉に入って湯に浸かる（ドライブライン皮膚貫通部を水没させる）行為は禁止されている．流水でないことや，水圧が創部にかかって内部にまで入る可能性がある等のリスクが考えられている．
(5) 緊急カードの常時携帯はすべての植込型VAD装着患者に求められている．とくに，緊急時の連絡先や心臓マッサージの可否等，緊急時で本人の意識がない場合に必要な情報が記載されているためである．

補助人工心臓の適応と使用目的

問24 答え d （3），（4）

解説 現在のわが国における植込型補助人工心臓（VAD）の適応は，心臓移植までの橋渡し治療（bridge to transplantation：BTT）のみである．したがって，植込型VADを装着し得る症例の原疾患は，心臓移植適応となるものに限られる．
(1) 劇症型心筋炎は急性心不全であり，一定の確率で心機能の回復が見られるため心臓移植の適応とはならない．炎症消褪後にも心機能低下が遷延し，重症心不全状態が持続する心筋炎後心筋症となれば，植込型VADの適応となる場合もある．
(2) 急性心筋梗塞も急性心不全を来し得る疾患で，慢性期に入らなければ心機能的予後の予測が困難なため，急性期の植込型VADの適応はない．
(3) 虚血性心筋症はわが国の心臓移植登録希望者の原疾患としては第2位の疾患である．他の動脈硬化性疾患の合併には注意を要するが，適応原疾患としては適切である．
(4) J-MACSの報告によれば，わが国の植込型VAD症例の約3分の2は拡張型心筋症である．
(5) 拘束型心筋症では左室内腔が極めて小さい症例が多く，植込型VADの適応としては，禁忌ではないがまれであり，適切とは言い難い．

問 25 答え b (2), (3)

解説
(1) VADの適応決定時に，他の機械的循環補助の有無は必須要件ではない．とくに植込型VADを心臓移植待機目的で装着する症例では，多くの場合，機械的補助を要する前に装着に至っている．
(2) 治療抵抗性の活動性感染症はVADの適応禁忌である．しかし，循環の改善に伴い，感染症の治療を進めることができる場合も考えられるため，慎重に判断するべきである．いずれにしろ，少なくとも「禁忌にならない」とは言えない．
(3) 虚血性心筋症は補助循環を行っても心機能の回復を得ることが困難な疾患である．Bridge to Recovery (BTR) の良い適応とは言えない．
(4) 両心補助人工心臓 (BVAD) 装着は一定のリスクを伴う手術であるため，そのリスクとベネフィットを十分に勘案して適応を決定するべきである．しかし，術前の右心不全症状は，BVADの適応となり得る病態である．
(5) 薬剤性心筋症による治療抵抗性の重症心不全は，VADの適応となり得る病態である．

問 26 答え d (1), (3), (5)

解説
植込型VADの適応を考慮する際に，わが国においては現在のところ心臓移植待機目的しか適応がないため，心臓移植適応がない症例は適応除外となる．また，植込型VADの在宅での長期管理ができない症例も適応除外となる．
(1) 肺動脈塞栓症の発症急性期には肺高血圧症を来しやすいため，肺静脈血流減少からVADの脱血不良がおこる可能性がある．また，「肺梗塞症の既往」は心臓移植の相対的適応除外条件になるため，慢性期に入ってVAD装着を考慮する際にも，事前にしっかりとした評価を行う必要がある．
(2) 糖尿病はVAD管理中の感染症や末梢血管病変等の合併症を来し得る可能性がある疾患ではあるが，しっかりとした血糖管理によってこれらのリスクを低減できる可能性がある．また，心臓移植の相対的適応除外条件に「インスリン依存性糖尿病」があるが，糖尿病自体を禁忌としているわけではない．
(3) アルコール依存症は心臓移植の絶対的除外条件である．
(4) 肺高血圧症は心臓移植の絶対的除外条件ではあるが，除外される重症度は「肺血管抵抗が血管拡張薬を使用しても6wood単位以上」の症例であり，4wood単位であれば適応除外とはならない．
(5) 腎臓の不可逆的機能障害は心臓移植の絶対的除外条件であるため，慢性血液透析であれば植込型VADの適応はない．

問 27 答え b (1), (4)

解説
(1) 劇症型心筋炎は重篤化して機械的補助を要する可能性のある疾患である．また，その心機能障害は両心に及ぶ可能性も高く，両心補助を要する場合も多い．しかし，その障害の程度と範囲，持続時間は，個々の症例によって差が大きく，補助方法の決定は様々なデータを考慮して行ったほうが良い．
(2) わが国における植込型VADの保険適応条件は，心臓移植待機患者に対するBTTのみである．今後，海外と同様にdestination therapy (DT) 等に適応拡大されてくる見込みである．
(3) 植込型VADは在宅治療が行えることが最も大きな特徴である．適応判定の段階から，在宅環境やサポート体制等を含めて在宅治療が可能かどうかも考慮して検討することが重要である．
(4) 植込型VADは長期の補助を目指した機器であるため，profile level 1の状態における回復までの一時的補助を目指すことは望ましくない．十分に適応検討されたうえで，植込みを予定されていた手術日の直前にcrashしてしまった症例のように，非常に特殊な場合を除いて

level 1 の症例に植え込まれることはまれである．J-MACS の報告では level 1 の症例は全初回（primary）植込型 VAD 装着症例の 6％であった．

(5) 現在，わが国で保険使用可能な植込型 VAD はすべて左心補助用であり，右心補助を要する症例では体外設置型 VAD を使用することとなり退院できない．このため，適応判定時点から右心機能も考慮に入れる必要がある．

問 28 答え **b (2), (3)**

解説 VAD を装着して循環補助を行う中で，自己心機能が回復して VAD が不要になる症例が散見される．自己心機能の回復を目指して VAD を装着する治療法を BTR と呼ぶ．

(1) 虚血性心筋症では補助によって心機能が回復して離脱できる症例は少ない．
(2) 特発性拡張型心筋症において循環補助による心機能回復症例が散見される．とくに急性増悪等で，十分な内科的治療が行われていなかった症例において回復率が高いと考えられている．
(3) オフテストが可能な場合，停止中の左室駆出率（LVEF）が十分に高い症例の離脱成功率は高い．
(4) オフテスト時に肺動脈圧が顕著に上昇する症例では，左心機能の回復が不十分なことが多く，離脱成功率が低い．
(5) 高齢者になると自己心機能の回復が困難なことが多い．

問 29 答え **e (1), (5)**

解説
(1) BTB とは VAD から他の VAD へのブリッジのことではあるが，ここでいう他の VAD とは，より長期に補助することを目指したシステムであり，具体的には植込型 VAD のことである．何らかの理由で最初から植込型 VAD を用いることができない場合に，一時的に適応の広い体外設置型 VAD を用いて状態を安定させ，植込型の適応を取得確認するものである．
(2) 植込型 VAD が感染して，一旦別の体外設置型 VAD を装着して感染をコントロールした後に，再度植込型 VAD を使用した症例は報告されているが，決して頻度は高くない．
(3) 植込型右心補助人工心臓（RVAD）として製造販売承認を得ているものがないため，BVAD のままで BTB とすることはできない．早期の RVAD 離脱をめざし，左心補助人工心臓（LVAD）が体外設置型であった場合に植込型 LVAD への BTB となり得る．
(4) 以前，ニプロ VAD と DuraHeart の脱血管サイズが同じであったために心尖カフを残したままで BTB が行われていたこともあった．しかし，現在は同サイズの脱血管をもったシステムがないことから，心尖カフを取り換えることが多い．
(5) 体外設置型の VAD では，長期に使用した場合に送脱血管皮膚貫通部から送脱血管に沿って体内深部に感染波及している可能性が高まる．ドレナージが効いている間は全身性感染症に発展しないことも多いが，BTB として人工物と共に隔離されると，膿瘍を形成する可能性があり，注意を要する．

補助人工心臓装着患者管理

問 30 答え **d (2), (4)**

解説
(1) 慢性期における大動脈弁逆流（AR）は補助人工心臓（VAD）補助下での心不全の原因となり得る．定期的な心エコー図検査での評価が必要である．
(2) 感染症によって凝固活性があがり，血栓形成につながることがある．全身性の感染症を発症している際には，凝固機能検査を含めて慎重な管理が必要である．
(3) ドライブライン感染（DLI）は VAD 長期管理中の患者の半数以上が経験する合併症であるが，

慎重な管理によって発症率を低減できる可能性もある．
(4) 植込型VADによって10年以上補助されている症例も複数報告され始めている．ちなみに，J-MACSの報告によると，わが国におけるVAD症例の5年生存率は70％程度とされている．
(5) 慢性期の高いQOLを維持するためには，適度なリハビリテーションは効果的である．

問31 答え **d (4), (5)**
解説
(1) 肺静脈からの還流血に加えて，大動脈弁から逆流する血液も増えるためにVADの脱血は良好になる．
(2) 機械弁による人工弁置換術を行うと，一旦は逆流を止めることが可能であるが，心機能の低下によって弁閉鎖状態が続きスタックする可能性がある．
(3) 拍動流式VADの場合，駆動回数を減らすと1回駆出量が多くなり，VAD駆出中の血圧の上昇を介してARの増悪を来す場合が多い．
(4) ARの増加によって，前方駆出分が減少して，心不全症状が出現することが多い．
(5) 血管拡張薬を用いて血圧を下げると，大動脈-左心室圧較差が減少して，ARが減少する．

問32 答え **e (4), (5), (6)**
解説
体外設置型VADと植込型VADの最も大きな違いは，在宅治療ができるか否かにある．病院外で自由に生活できることは，高いQOLを提供するうえでも極めて重要である．しかし，一方で在宅治療中に事故や合併症で死亡する症例もあるため，安全確保のためにも一定の規制が必要である．
(1) 水道水のようなある程度菌量の少ない流水以外で，ドライブライン皮膚貫通部を濡らすことは，感染予防の観点から禁止されている．
(2) 突然の血液ポンプの停止により意識を失い大事故につながる可能性があるため，自動車，バイク，自転車等，車両の運転は禁止と考える．道路交通法上では，意識を失う可能性のある患者の自動車運転は禁止されている．
(3) 現在使用されている植込型VADはすべてMRI対応ではない．血液ポンプ停止や故障など重篤な合併症を引き起こす可能性が高いため厳禁である．
(4) 運転するのではなく，自動車の後部座席に乗って移動することは問題ない．ちなみに，バイクの後部座席への二人乗りに関しては，外部との接触による機器の損傷や転倒の危険性があり原則禁止されている．
(5) 携帯電話の使用はVADの駆動に影響を与えない．
(6) 医療機関から2時間以内の範囲での宿泊は禁止されていない．しかし，在宅環境がチェックされていない場所なので，緊急時の移動方法や連絡方法など事前に計画を立ててから行うことが望ましい．

問33 答え **b (2)**
解説
(1) 継続した適度なスポーツは，心肺機能を高めるうえでも重要であり可能な範囲での活動拡大は推奨される．ただし，相手との接触の多いスポーツ（バスケットボール，ラグビー等）は，機器の故障や出血の危険性が考えられるため避ける必要がある．また，運動強度を高める場合には担当医に相談する必要がある．
(2) 妊娠は禁忌である．胎児の成長により血液ポンプが損傷する可能性があり，また，VAD治療に必要な抗凝固薬は催奇形性や習慣流産を引き起こす可能性がある．
(3) 性生活は精神的な安定のためにも重要であり，退院した症例の30～40％で性生活を行うことができたと報告されている．ドライブライン皮膚貫通部に注意して，引っ張られないように注意する必要がある．
(4) X線検査はとくにVADに対して悪影響を及ぼすことはなく，治療中に必須の検査の1つ

でもある．
(5) シャワー浴は VAD 治療中の全身の清潔を維持するために必要なものである．退院前にシャワー浴の方法，注意点等について十分にトレーニングを受けて，安全に自分でシャワーを浴びられるようになる必要がある．

問 34　答え　d (3), (4)

解説
VAD 装着前には「将来の不安」，「死の恐怖」等に加え，VAD に対する不安があるが，装着後に全身状態の改善に伴って安定することが多い．しかし，VAD 装着下での生活に焦り，いらだちや落胆する場合もある．精神状態の管理には，精神科，臨床心理士，リエゾンナース等によって患者・家族が相談しやすい場を設けることが有用である．
(1) 長期入院に対して，たまの差し入れはよいストレスの解消になる場合がある．しかし，全面可にすると塩分やカロリーの摂取コントロールができなくなり，治療戦略全体に影響を及ぼす可能性があるためよくない．
(2) 精神ケアにおいては患者のみならず家族も治療対象となり得る．また，長期にわたる精神的負荷を克服するにあたって，家族サポートは極めて重要である．
(3) 長期入院を強いられるニプロ VAD 装着患者の管理において，気分転換となる場を提供することは有用である．
(4) 精神ケアを行うに当たって，「傾聴」，「受容」，「共感」は重要な要素である．これらの要素を基本として，チーム内でそれぞれに役割を分担してケアを行っていく必要がある．
(5) 精神ケアではそれぞれの立場によって異なるアプローチが要求され，それが功を奏する場合が多い．単独の部門のみで対処しようとすると，精神的に追い込まれて一層治療が困難となる場合があるので注意を要する．

問 35　答え　e (1), (5)

解説
(1) 体外設置型 VAD で院内使用中であっても，ある程度患者自身が活動できる状態であれば，機器の取扱いに関する知識がないと事故につながる可能性がある．例えば空気駆動ラインの捻じれや閉塞等は原理を理解したうえで注意すれば予防することができる．また，故障時にも患者自身で対応して大事に至らなかった症例もある．
(2) 植込型 VAD 症例の在宅治療において，食事療法は大きな役割を果たす．塩分やカロリーの過剰摂取を防ぐことは更なる心不全の増悪予防や心臓血管系の新たな病気の発症の予防に有用である．また，バランスの良い食生活は VAD 補助下での QOL の高い生活を送るためにも必要である．
(3) とくに，在宅治療を行う植込型 VAD 症例では，家族は介護者として重要な役割を果たすため，教育は必須である．
(4) 退院前に十分に教育を受けた患者や家族であっても，年余にわたる在宅治療の中で記憶があいまいになってしまうことはよく経験される．このような症例に対して，外来で定期的に再教育を行うことは安全確保の面から推奨されている．
(5) 人工心臓管理技術認定士は看護師資格と臨床工学技士資格を有する人に分かれるが，機器の管理や創部管理など全般的な在宅治療の教育に係ることが要求される．専門性に伴う役割分担を行うことは施設によって行われてはいるが，決して独立して連携をもたない状態で成立するものではない．

問 36　答え　a (1), (2), (3)

解説
LVAD 駆動によって左心不全が十分に治療できていても，右心不全を併発すると十分な補助流量が維持できなくなり，低心拍出量症候群（LOS）にまで陥ることもある．LVAD 装着中の右心不全発生の機序として，①強い左心不全によって臨床上右心不全がマスクされていた，②

LVAD 駆動によって静脈還流が増加してそれに右室が耐えられなくなる，③ LVAD による補助によって心室中隔が左室側に引き込まれて右室収縮が妨げられる，等が考えられている．しかし，術後急性期のこれらの急性右心不全を乗り切っても，術後慢性期に徐々に右心不全が悪化して，在宅加療を継続できなくなる症例もある．J-MACS の報告によると，右心不全にて右心補助人工心臓（RVAD）や NO（一酸化窒素），強心薬等の治療を要した症例は 1 年で 7％だが 2 年でも 10％と慢性期にも増え続けている．この原因としては，両心室を傷害する原疾患の増悪が考えられており，LVAD 装着後も継続した原疾患の治療の必要性が示唆される．

(1) 右心不全によって右房圧が上昇し，体循環における静脈うっ血が顕在化すると，全身静脈還流の悪化によって四肢の浮腫が出現する．とくに下腿浮腫は患者本人も容易に気づくために，外来における右心不全の初発症状となる場合もある．
(2) 頸静脈の怒張の観察は，右心不全による中心静脈圧（CVP）の上昇を非侵襲的に観察する診察手技であるため，VAD 症例の外来診察時には重要な観察事項の 1 つである．
(3) 右心不全によって肺動脈血流の減少が起こり，左室への血液還流は減少する．この結果として LVAD の脱血は不良となる．逆に，LVAD の脱血不良が認められた場合には，原因の鑑別疾患の中に右心不全の増悪も考えておく必要がある．
(4) 右心不全による肺動脈血流の減少によって，肺うっ血はほとんど見られなくなる．LVAD 駆動中の右心不全の所見としては，胸部 X 線検査で肺うっ血が消失して肺野が明るくなることが多い．
(5) 右心不全による全身浮腫の結果，体重は増加することが多い．日々の体重測定は右心不全の早期発見に有用との報告もある．

問 37　答え　d　(2)，(3)，(5)

解説　植込型 VAD 治療を含む重症心不全治療戦略は外科的治療単体では成立しえず，薬物治療や非薬物治療等の内科的治療と共働して初めて効果を発揮できるものである．これらの内科的治療は，植込み手術の術前の評価・適応決定に留まらず，術後の右心不全や不整脈コントロール，他の臓器機能の維持，QOL の維持等に大きく影響する治療であるため，周術期から慢性期に至るまで十分な注意を払う必要がある．

(1) HFrEF 症例に対する β 遮断薬の使用は予後改善効果についていくつかのエビデンスが示されている．「急性・慢性心不全診療ガイドライン」では有症状の HFrEF 患者において予後改善目的での β 遮断薬の投与は推奨クラス I である．β 遮断薬は陰性変力作用を有するため，忍容性に注意しつつ増量していく必要はあるが，左室機能を機械的に補助している LVAD 症例では，比較的高い忍容性を示すことが多い．
(2) ミネラルコルチコイド受容体拮抗薬（MRA）とも呼ばれるこの薬剤は，前述のガイドラインでは，ループ利尿薬，ACE 阻害薬が既に投与されている NYHA II 度以上，LVEF < 35％ の患者に対する投与は推奨クラス I である．LVAD 装着後にも継続される場合も多いが，利尿効果も有するために血管内容量の維持には留意する必要がある．
(3) HFrEF 症例が心原性ショックに陥ったときに，短期的に血行動態や臨床所見の改善目的で使用される．しかし，心筋酸素需要が増大し，心筋カルシウム負荷を誘導するので，不整脈，心筋虚血，心筋障害をきたし，生命予後を不良にすることがある．病態に応じた適応，薬剤の選択，投与量，投与期間に十分注意を払い，必要最小量及び最短期間での使用に留めるのが望ましいとされている．
(4) 左室収縮力が維持されており左室拡張障害が多く占める HFpEF 症例では，アンジオテンシン受容体拮抗薬（ARB）を使用した前向き介入研究で設定した 1 次エンドポイントの発生率低下をもたらさなかった．現段階で ARB に HFpEF 症例に対する予後改善効果があるとは言えないが，同様の結果が観察研究やメタ解析で報告され始めており，今後の研究が待たれる．

(5) 心臓再同期療法（CRT）は心室内伝導障害を有する心収縮障害症例が適応であり，HFpEF 症例は適応外である．

問 38 答え c (2), (3)

解説
VAD 補助中の AR は，補助によって大動脈に駆出された血液が大動脈弁を通って再度左室内に流入するため，補助の効率を低下させるために臨床上大きな問題となる．

(1) 術前に AR が中等度以上認める症例では，術後に逆流が増悪して循環維持困難となる場合があるため，VAD 装着と同時に大動脈弁に介入することが多い．しかし，術前に AR がなかった症例にも新たに逆流が発生することもあるため，VAD 補助中には定期的な心エコー図検査等によって観察することが望ましい．
(2) AR 増悪の機序は十分には解明されていないが，VAD 補助中に自己心の駆出が弱く大動脈弁が開かない症例で逆流が増悪しやすいと言われている．そのために，VAD 管理中も運動負荷によるリハビリテーションや過度の流量補助を避けることが必要と考えられている．
(3) VAD 補助中の AR の増悪は，連続流ポンプによる長期補助が行われるようになってから，とくに注目され始めた病態である．拍動流ポンプでは，自己心とポンプの拍動のタイミングのずれによって自己心が駆出して大動脈弁が開放する頻度が高いことが，連続流ポンプと比べて AR が悪化しにくい一因ではないかと考えられている．
(4) 人工心臓が十分な補助流量を駆出しても，その一部が大動脈弁の逆流を介して左室内に戻ってしまうため，補助効率が低下して心不全を生じることがある．補助流量を増加しても逆流が増加するために実効的な補助の増加にはつながらず，心不全コントロールできる補助方法は明らかではない．
(5) 大動脈弁位の機械弁は，自己心による拍出が低下して開閉が減るとスタックすることがある．開放位でスタックした場合には重度の AR が生じて緊急手術が必要となる場合がある．新たに弁置換術を行う場合には生体弁を用いることが推奨されており，弁置換を行わないで大動脈弁閉鎖させる方法も用いられている．

問 39 答え c (3)

解説
(1) 植込型 VAD の在宅管理中の合併症でもっとも頻度が高いものが，ドライブライン皮膚貫通部の感染である．この予防として有用と言われているものは，手術時のドライブライン取り回しのデザインの他に固定方向がある．また，日々の管理の中で，創部の清潔と乾燥を心掛けることも重要である．
(2) シャワー浴の際のドライブライン皮膚貫通部の処置は，施設によって様々な方法が処方され，一定の見解は得られていない．しかし，システムコントローラが濡れることは，極めて重篤な不具合を生じる可能性があるため，厳に慎まなければならない．
(3) ドライブライン皮膚貫通部や皮下トンネルに無用な圧がかからないように，腹臥位で睡眠をとることは避けてもらう．睡眠時の姿勢は未覚醒時には完全にはコントロールしかねるが，指導して患者自身が注意することによってトラブルを避けることができる場合が多い．
(4) ドライブライン皮膚貫通部の消毒頻度は，通常は毎日行うよう指導をする．患者や創部の状態を見て主治医と相談しながら決める必要があるが，長期間観察しないことは好ましくない．
(5) 機器トラブルの種類にもよるが，機器のメンテナンスを含めて，機器の状態は管理している施設が掌握しておくべきである．機器メーカーとの連絡は，植込型補助人工心臓実施・管理施設を介して行われる．

問 40 答え c (2), (5)

解説
植込型 VAD は在宅治療を行うことができ，そのおかげで高い QOL を提供できることが特徴である．しかし，従来，院内で医療者によって行われてきた日々のケアを患者自身もしくは介護

者が行う必要があるため，在宅治療開始前に十分なトレーニングを行う必要がある．これを在宅復帰プログラムとして，各々の施設で工夫されている．
(1) 医師である必要はない．医療機器に関する基礎的な知識を十分にもち，十分なトレーニングを積んだ臨床工学士が機器に関するトレーニングの中心となっている施設が多い．人工心臓管理技術認定士はVADの在宅治療に関して十分な知識と経験を有することが条件である．
(2) 在宅環境において，緊急時には医療機関受診までは患者自身と介護者しか介入することができないため，十分な理解と実践能力が必要である．
(3) シャワー浴や自己消毒は通常は患者自身が行うことが多いが，体調不良の場合など介護者の支援が必要な場合もあり得るため，介護者も共にトレーニングを受けてもらう．
(4) 院外の在宅環境は，院内と違って多くの人と共に生活することになるため，在宅治療開始当初は，人とすれ違うだけでストレスを感じる患者もいる．自宅までの距離に関係なく，院外環境における問題点を抽出する意味でも外出・外泊トレーニングを行うことが必要である．
(5) 在宅復帰プログラムにおいては，在宅環境におけるあらゆるリスクを十分に勘案して進める必要があり，様々な側面からプログラムの進捗状況を評価しながら進める．そのためにも多職種で意見を出し合って進めていくことが肝要である．

問41 答え e (5)

解説 植込型VADの在宅管理において最も多い合併症がドライブライン皮膚貫通部の感染等の問題である．ドライブライン皮膚貫通部に不良肉芽を形成しているだけで疼痛や滲出液等によって，在宅管理中のQOLを低下させる大きな原因となり得るため，気を付ける必要がある．さらに，同部位の感染はドライブラインに沿って体内に進展し，敗血症や縦隔炎，ポンプポケット感染等の重篤な感染を引き起こす可能性があり，その管理は極めて重要である．
(1) ドライブライン皮膚貫通部の感染は，同部位に反復的に加わる力学的刺激が引き金になっている場合が多く，ドライブラインの固定方法や日常動作における腹部への刺激を避ける工夫等，皮膚貫通部の安静療法を行うだけで改善する場合も多い．コントロール不良の症例に対しては，一定期間のベッド上安静を行う施設もある．
(2) ドライブライン皮膚貫通部の感染は，起因菌が同定されている場合において短期間抗菌薬を用いることによって劇的に改善する場合がある．かなり長期にわたって管理する必要があるVAD在宅治療において耐性菌の出現は不利益につながるので，漫然と継続することは勧められない．
(3) ドライブライン皮膚貫通部に感染兆候が出現した際に，その拡がりが皮下にとどまっているのか，それより深く進んでいるのかは治療方針を決定するうえで重要である．
(4) 創部治療戦略に抗菌薬を組み込まざるをえなくなる場合も多くみられるが，かかる場合においてその起因菌はなにか，感受性があるか等の情報は極めて重要である．
(5) 一旦，保存的治療を初期対処法として開始したうえで，さらに増悪する場合には，躊躇せずに陰圧閉鎖療法（VAC）やデブリードマンを行う必要がある．

問42 答え d (2), (4), (5)

解説
(1) ドライブラインの固定は，各症例においてその体動の仕方や創部の状態によって変更していく必要がある．個々のバリエーションが大きく，1種類の方法では対処しきれない．
(2) 創部の定期監視培養を行うことによって，感染が疑われた際の抗菌薬治療戦略をより早く決定できるメリットがある．医療経済的側面やマンパワーの許す範囲で勧められる．
(3) シャワー浴において，創部自体に水道水をかけることがよいかどうかは意見が分かれるところで，一定の見解が得られていない．しかし，シャワー浴自体を否定する意見はない．
(4) 創部周囲の皮膚の健康状態は創感染自体の発生頻度や遷延率に影響を与える重要な因子である．周囲皮膚が健康で菌量が少ないほうが，より早く治癒しやすい．表皮剥離等の皮膚

障害が発症誘因になり得るため，処置法を変更して試す必要がある．
(5) 創傷治癒には栄養状態が大きく影響することが知られている．早期の治癒を目指して，栄養療法を導入することは有意義である．

問43 答え c（3）

解説 VAD装着患者のリハビリテーションは有効性が示されており，装着手術後の早期離床が心肺機能や日常生活動作能力の向上に重要とされている．VAD治療目的や術前の状態によって，個々に必要なリハビリテーションの量と質は異なるが，急性期に適切なリハビリテーションが必要であることは共通している．

(1) 早期離床が重要であることは上述の通りであるが，術直後のリハビリテーションにおいてはポンプの駆動状態や循環状態が変動しやすいため，注意を要する．そのため血圧，心拍数，酸素飽和度（SpO$_2$）等のモニタが重要である．
(2) とくに長期臥床症例や利尿による循環血液量減少症例，抗心不全薬（とくにα遮断薬を含有しているものが顕著）増量中の症例等は，姿勢変化による起立性低血圧を来しやすい．転倒等の事故を予防するためにも，予備動作を含めてゆっくり時間をかけて慣らしていくことが必要である．
(3) 周術期のリハビリテーションにおいては，ドライブライン皮膚貫通部等の癒着が十分でないため，軽度の負荷によっても容易に破綻する可能性がある．慢性期の固定とは異なる目的や方法において，急性期にも固定は必要である．
(4) VAD治療は急激に発症する重篤な合併症が起こり得る治療である．このような症例に対するリハビリテーションであるため，合併症発症時の安全確保，早期対処のためにもリハビリテーション中止基準を設けることが勧められる．とくに，脳血管障害が出現した際の対処は急を要するため，リハビリテーションをすぐに中止して精査することが重要である．
(5) 術後の座位姿勢は，臥床による背面無気肺の解除や喀痰の喀出，肺活量の増加に有用である．しかし，植込型VAD装着急性期の患者には，突然の体幹の深屈曲や回旋は合併症を誘発し得るため，理学療法士等の指導のもとに行うとよい．

問44 答え e（1），（4）

解説
(1) Borg指数（自覚的疲労度，自覚的運動強度）で「17」とは，対象にとってかなりの苦痛を伴うトレーニングとなる．通常の回復期リハビリテーションでは「13」程度を指標とすることが多い．
(2) VAD装着患者の回復期リハビリテーションの大きな目的に1つに，ボディイメージの獲得がある．新たに装着されたドライブラインやコントローラを体の一部のように自然に扱うことができ，かつ，ドライブライン皮膚貫通部にストレスをかけないように動く練習が必要である．
(3) 新たなプログラムを開始する際には，その運動強度が適切か，その動きの中でドライブライン皮膚貫通部にいかなるストレスがかかるか，等を観察しながら徐々に負荷量や時間を漸増するのがよい．
(4) 筋肉量の増加は末梢循環の改善につながり，心肺機能向上に寄与すると考えられている．さらに，レジスタンス運動自体も液性因子を介して長期の心肺機能維持改善に役立つ可能性がある．
(5) 植込型VAD装着患者の回復期リハビリテーションでは，自宅生活を見据えたプログラムの立案と遂行が必須であり，自宅や活動範囲の環境把握が重要である．それに合わせて，自宅での生活様式に合わせた動作練習（布団や床からの立ち上がり等），階段昇降，屋外歩行，坂道歩行等の能力が獲得できるプログラムを組む必要がある．

問 45 答え c (2), (3)

解説 植込型 VAD 装着患者の在宅管理において，脳梗塞や脳出血等の中枢神経系合併所の管理は，生命予後や QOL に与えるインパクトの大きさからも極めて重要視されており，管理業務の中でも大きな割合を占めている．現在，使用されている全機種において，ワルファリンによる抗凝固療法と抗血小板薬の服用が必須とされており，各機種によってそれぞれの治療目標が定められている．しかしながら，これらを適正に行っていても一定の確率で中枢神経系合併症が発症しているのが現状である．J-MACS の報告によると，最初から植込型 VAD が選択された事例では脳出血・脳梗塞等の脳卒中の発生率は 1 年で 24％，2 年で 30％とされている．

(1) ワルファリンは一定量の投与下でも，食事によるビタミン K の摂取量の変化や肝臓における薬物代謝速度，他の薬物との相互作用等によって，容易にその活性が変化することが知られている．そのため，PT-INR の定期的なモニタリングが行われており，多くの施設や症例ではコアグチェックを用いて在宅中にも PT-INR を用いたワルファリンコントロールが行われている．しかしながら，抗血小板薬の効果は PT-INR には反映されず，これをモニタリングしながら投与量を調節することはできない．TEG など血小板の凝集を計測して抗血小板薬の種類や量を適正化しようとする試みは行われているが，まだ，わが国における標準治療にはなっていない．

(2) 血栓塞栓症の原因となる血栓の形成には，①血液と接触する異物の因子，②血液の固まりやすさ，③血液の流れ（澱み）の 3 つの因子がかかわっている．①の異物の因子は LVAD 装着時にすでに決まっているので，その条件の中での管理となる．②の血液凝固にかかわる治療が抗凝固療法と抗血小板療法である．さらに，③の血液の流れにかかわる因子として左心室への流入血流量があげられる．脱水や右心不全によって左心室に流入する血流量が減少すると LVAD 内を通過する血流が減少するのみならず，左心室内腔の狭小化を経て，左心室内に突出している脱血管周囲に血液の澱みを発生させ，脱血管周囲血栓を発生させることが危惧されている．これらの予防のためには，適切な水分摂取や右心不全のコントロールによって左心室内腔を確保するように心がけ，定期的に心エコー図等によってそれを確認するのが良いとされている．

(3) 中枢神経系疾患に起因する神経症状が出現した場合，最も緊急で鑑別しなければならない疾患は脳出血である．ワルファリン投与中の脳出血であるため，緊急でリバースを行わないと致死的となる場合や機能的予後が悪化する場合がある．脳梗塞と違い，脳出血は発症の初期段階から頭部 CT で診断できるため，可及的早期に頭部 CT をする必要がある．

(4) 植込型 VAD 管理中に生じる脳卒中の中で脳梗塞の占める割合は高率であるが，発症が疑われた際の緊急処置については，症例によって異なり定まったものはない．とくに，脳出血の可能性が否定できていない時点からヘパリンの投与を開始することは，予後を悪化させる可能性があるため，まず，先に頭部 CT 検査を行うべきである．また，早期の抗凝固療法の強化が血液ポンプ関連塞栓症による次の発作を防ぎ得るかどうかについても一定の見解は得られていない．

(5) 一言で脳出血と言っても，その出血が動脈性か静脈性か，その部位，出血の大きさ，出血時の抗凝固状態等，多くの要因でその後の経過は変わってくる．一般に小さな梗塞巣内に出血性変化がみられる程度の場合には，抗凝固療法を継続しながら頭部 CT で慎重に経過を追うことができる症例もある．しかしながら，出血性脳梗塞であってもその大きさ次第では急速に脳幹を圧迫する可能性もあり，緊急止血を要する症例も散見される．つまり，様々な因子を総合的に判断し治療方針を決定する必要がある．

問 46 答え e (5)

解説 植込型 VAD の生命予後は良好で，使用機器や管理技術の進歩に従ってさらに改善されつつある．一方で，様々な合併症の発生は高率で続いており，慎重な管理が必要とされている．つまり，

管理中に発生する種々の合併症を早期に発見して適切に対処し，重篤化させないことが重要である．

(1) 連続流式の植込型 VAD に特徴的な合併症の１つに消化管出血があげられる．高速で回転するインペラ（羽根車）付近で発生する高いせん断応力（shear stress）によって，フォン・ヴィレブランド因子（vWF）が障害されて出血を来す可能性や，脈圧の低下から血球のスラッジングを来して消化管粘膜における毛細血管怒張を来して出血する可能性等，様々な説が唱えられている．出血部位として，小腸からの出血も多数報告されており，注意しておく必要がある．

(2) 脳出血発症時の緊急対処は，個々の症例で様々で，多くの因子を考慮して慎重に判断する必要がある．しかし，緊急性と予後に与える影響の大きさから，重症の脳出血を来した場合に備えて緊急での抗凝固療法のリバースは考慮しておく必要がある．ワルファリンのリバースとしては従来ビタミンK製剤を用いる場合があったが，その効果発現までの時間から緊急リバースには不十分と考えられている．新鮮凍結血漿（FFP）による凝固因子の補充が効果的であるが，解凍に時間がかかること，かなりの容量負荷になり得る等の問題がある．近年，乾燥濃縮人プロトロンビン複合体（PCC）が市販されて，ワーファリン投与中の急性重篤出血に対して保険適応が得られている．

(3) VAD 治療中には，ドライブライン関連感染症など様々な感染性合併症を来す場合がある．多くの場合は局所的，限局的な感染に留まって，局所の処置にて治療できる場合も多い．しかし，中には敗血症にまで至らなくても高い発熱を来して白血球数の高値や C 反応性蛋白（CRP）の上昇を来す場合もある．これらの全身性感染症状態では血液凝固能が亢進することが知られており，全身性感染症に引き続いて血栓塞栓症が発症する場合がある．これに対して，感染症状を示す症例では一時的に抗血小板薬を追加する場合や PT-INR をやや高めに管理する工夫を行っている施設もある．しかし，かかる状況では抗菌薬や解熱薬の投与など他の投薬が開始されている場合や食事の経口摂取が不十分な場合があり，PT-INR が変動しやすいため，慎重な管理が必要である．

(4) 心室細動（VF）や一部の心室頻拍（VT）等，通常であれば致死的となりうる心室性不整脈が LVAD 装着患者に発生する場合がある．J-MACS の報告では，除細動が必要となった症例は 1 年で 8％，2 年で 11％であった．しかし，これらは全例が発症時にすぐに除細動を行ったというわけではない．不整脈発症時に LVAD 駆動中であれば，血行動態が維持されている症例が多く，ICD の駆動時には覚醒状態の症例が多い．しかし，長時間不整脈が持続すると LVAD で補助していない右心機能が障害され右心不全に陥る場合も多く，放置できないことも多い．最初に血行動態を評価して，適切な治療を追加していく必要がある．

(5) 定常流式ポンプはポンプの入口と出口の圧力の違い（圧較差）に応じた血流量を補助する仕組みとなっている．このため，末梢血管抵抗上昇によって血圧が上昇した場合には容易に補助流量が低下することとなる．動脈狭窄病変がない症例では，十分な心拍出量（補助流量込み）がある場合には高い灌流圧が必要ない場合が多く，血圧を低めに管理するのが一般的である．

人工心臓管理技術認定士・J-MACS

問 47 　**答え**　e (1), (2), (5)

解説　人工心臓管理技術認定士とは，植込型補助人工心臓在宅治療プログラムの中核的役割を持つ資格で，以下の 6 つの役割を持つものである．①補助人工心臓（VAD）関連機器管理，②患者・家族教育，③在宅環境整備，④就学・就労支援と精神的ケア，⑤緊急時の対応，⑥ J-MACS 患者データ入力．

(1) J-MACS のデータ入力は，すべての植込型補助人工心臓実施・管理施設に課せられた重要な業務であり，植込型 VAD 症例全例の入力が必須である．人工心臓管理技術認定士はこの事業維持のため，極めて大きな役割を果たしている．
(2) 在宅環境の整備も重要な役割の1つで，家庭電源の確認や非常時の電源確保方法，職場環境の確認や通勤・通学経路の安全点検等の業務も含まれている．
(3) 人工心臓管理技術認定士の受験資格に「心臓血管外科専門医認定機構が認定する認定修練施設（関連施設を含む）または日本循環器学会指定研修施設において下記の経験年数を満たす者であること．心臓血管麻酔専門医・心臓血管外科専門医 1 年，医師・臨床工学技士・看護師 3 年」とある．
(4) 「日本臨床補助人工心臓研究会会員（施設会員を含む），または日本人工臓器学会，日本胸部外科学会，日本心臓血管外科学会，日本体外循環技術医学会のいずれかの学会員であること」が受験資格の1つである．
(5) 「本邦で製造販売承認されている全ての（補助）人工心臓システムについて各製造販売企業が開催するデバイス管理研修セミナー（またはそれに相当するセミナー）を受講し，研修修了資格を有すること」が受験資格の1つである．

問 48　答え　d (3)，(5)

解説　J-MACS とは日本の補助人工心臓市販後レジストリーで，2010 年 6 月より登録開始された多施設共同による観察的レジストリーである．すべての植込型補助人工心臓実施施設が参加する産官学連携の事業で，市販されている植込型 VAD 全機種全例及び対象として体外設置型 VAD 1 機種の適応が同等な症例の登録を行っている．
(1) 植込型 VAD 装着例の全例が登録対象である．ただし，市販後調査であるため，治験症例や医師主導臨床試験症例は登録されていない点だけは注意を要する．
(2) 植込型補助人工心臓実施施設において，体外設置型 VAD のうちニプロ VAD を装着した症例で，適応としては心臓移植を目指した bridge to bridge（BTT）症例（植込型 VAD の適応に準じた症例）のみが対象群として J-MACS に登録される．
(3) 「主要な感染」，「装置の不具合」，「神経機能障害」，「大量出血」の 4 種類の有害事象が発生した場合，その都度，速やかに関連する項目のデータを収集し，「有害事象フォーム」にて報告する．遅くとも発生日から 30 日以内には報告することとなっている．
(4) 植込型補助人工心臓実施施設認定基準の中に，以下の要件が含まれている．「施設認定を申請する段階で J-MACS へ参加し，その運営に協力することに同意を示すこと．また，J-MACS への患者登録の同意取得に適正に対応することに同意を示すこと．さらに，J-MACS が，I-MACS に参加することに同意を示すこと」．
(5) J-MACS のプロトコール別添 3 に「有害事象の定義」が定められており，随時報告が求められる 4 種類の有害事象と定時調査で報告する 14 種類の有害事象について，その定義と判断の基準が示されている．

人工心臓管理技術認定士試験「過去問」セレクト／出題回参照リスト

IABP・PCPS（V-A ECMO）・V-V ECMO
問 1　　第 4 回 VerA 問 1
問 2　　第 4 回 VerA 問 4
問 3　　第 5 回 VerB 問 4
問 4　　第 5 回 VerB 問 8
問 5　　第 4 回 VerA 問 5
問 6　　第 5 回 VerB 問 5
問 7　　第 5 回 VerB 問 10

体外設置型補助人工心臓
問 8　　第 4 回 VerA 問 8
問 9　　第 4 回 VerA 問 11
問 10　　第 4 回 VerA 問 18
問 11　　第 5 回 VerB 問 15
問 12　　第 6 回 VerA 問 4
問 13　　第 6 回 VerA 問 14
問 14　　第 6 回 VerA 問 18

植込型補助人工心臓
問 15　　第 4 回 VerB 問 2
問 16　　第 6 回 VerA 問 5
問 17　　第 6 回 VerA 問 6
問 18　　第 6 回 VerA 問 7
問 19　　第 7 回 VerA 問 12
問 20　　第 7 回 VerA 問 14
問 21　　第 7 回 VerA 問 16
問 22　　第 7 回 VerA 問 18
問 23　　第 7 回 VerB 問 8

補助人工心臓の適応と使用目的
問 24　　第 4 回 VerB 問 1
問 25　　第 4 回 VerB 問 6
問 26　　第 5 回 VerA 問 14
問 27　　第 7 回 VerA 問 1
問 28　　第 4 回 VerB 問 18
問 29　　第 7 回 VerA 問 15

補助人工心臓装着患者管理
問 30　　第 5 回 VerA 問 19
問 31　　第 5 回 VerB 問 19
問 32　　第 6 回 VerB 問 3
問 33　　第 6 回 VerB 問 4
問 34　　第 6 回 VerB 問 7
問 35　　第 7 回 VerA 問 3
問 36　　第 7 回 VerA 問 4
問 37　　第 7 回 VerA 問 9
問 38　　第 7 回 VerA 問 10
問 39　　第 7 回 VerB 問 7
問 40　　第 7 回 VerB 問 10
問 41　　第 7 回 VerB 問 11
問 42　　第 7 回 VerB 問 12
問 43　　第 7 回 VerB 問 13
問 44　　第 7 回 VerB 問 14
問 45　　第 7 回 VerC 問 13
問 46　　第 7 回 VerC 問 19

人工心臓管理技術認定士・J-MACS
問 47　　第 5 回 VerA 問 15
問 48　　第 7 回 VerA 問 2

索引

あ

ILS………17, 110
アウトフローグラフト………13, 17, 20, 22, 24, 35, 38, 49
アスピリン………14, 18, 21, 24, 38, 47, 128, 199, 263
アセトアミノフェン………132, 292
（カテーテル）アブレーション………50, 180, 181, 262
アミオダロン………41, 132, 180, 181, 193, 262
アラーム履歴………108, 110, 115, 118, 122, 208, 223
アンジオテンシン受容体拮抗薬（ARB）………39, 41, 129, 130, 261
アンジオテンシン変換酵素（ACE）………7, 39, 41, 129, 130, 261
安楽死………324
意識消失………164, 178
意思決定支援………63, 294, 303, 307, 310, 318
イベントコード………102, 217
医療ソーシャルワーカー（MSW）………67, 155, 234, 248, 269, 294, 295, 298, 310, 314, 321, 337
医療用電源ステーション………125
陰圧閉鎖療法（NPWT）………45, 46, 93
院外トレーニング………37, 59, 61
INTERMACS………5, 7, 21, 40, 43, 139

院内トレーニング………37, 61
植込型除細動器（ICD）………41, 50, 178, 182, 185, 262, 321
植込型補助人工心臓管理施設（VAD 管理施設）………8, 31, 36, 53, 65, 74, 138, 152, 169, 170, 176, 203, 234, 245, 248, 265, 286, 298, 311, 333, 338, 350
植込型 VAD………4, 7, 9, 10, 12, 27, 31, 32, 34, 39, 43, 58, 65, 74, 79, 90, 100, 126, 155, 164, 170, 189, 191, 208, 244, 261, 266, 270, 284, 290, 301, 320, 332, 339
植込型補助人工心臓実施医（実施医）………5, 8, 28, 29, 31, 332
植込型補助人工心臓実施施設（VAD 実施施設）………5, 8, 28, 36, 53, 65, 74, 158, 169, 170, 175, 203, 234, 245, 248, 265, 284, 296, 310, 332, 338, 350
右室補助人工心臓………182
右心不全………13, 14, 35, 37, 40, 50, 59, 71, 137, 179, 180, 184, 205, 245, 262, 263, 271, 274, 332, 337
右心補助装置（RVAD）………50
運転中止………164
運転免許………164
運動強度………134, 136
運動耐容能………7, 40, 134, 143, 269
運動負荷………136, 137, 268, 269

運動目標………134, 137
運動量………136, 137, 140, 143, 146, 151, 257
運動療法………134, 137, 143, 247, 270
衛生材料費………31, 83, 285
HVAD………4, 12, 23, 86, 113, 122, 123, 124, 157, 225, 228
栄養管理………36, 61, 142, 152, 247, 279
栄養スクリーニング方法………278
栄養評価ツール………279
AC アダプタ………113, 114, 117, 120, 122
ACE 阻害薬………7, 39, 41, 129, 261
エドモントン症状評価システム………295
エナラプリル………129
エネルギー温存療法………293
エネルギー出納………144, 277
EVAHEART………4, 19, 86, 100, 119, 122, 124, 157, 192, 217, 228, 231, 253, 286
EVAHEART 2………19, 86, 139
エプレレノン………131
遠隔モニタリング………185, 186
遠心ポンプ………19, 23, 100, 113
塩分制限………63, 143, 152
オキシドール………231
オクトレオチド………200
オピオイド………312, 327

か

介護者………10, 32, 37, 58, 60, 66, 68, 70, 76, 96, 129, 139, 143, 149, 166, 168, 170, 173, 175, 191, 203, 206, 245, 248, 253, 255, 257, 265, 267, 290, 297, 310, 332
外食………150, 280
外泊トレーニング………37, 59, 61, 349
カウンセリング………134, 159, 293
核医学検査（ガリウムシンチグラフィー）………45, 93
（特発性）拡張型心筋症………9, 245, 279
家族アセスメント………96
家族支援（体制）………70, 295, 339
可聴式アラーム………102, 217
活性化部分トロンボプラスチン時間（APTT）………18
活動係数………278
カテコラミン………14, 58, 139
カプセル内視鏡………200
空咳………129, 130
カルシウムチャネル阻害薬………179
カルベジロール………40, 131
環境調整………139
監視培養………93, 257
患者緊急カード………169, 176
患者日誌………256, 265, 310
間食………151, 280
乾燥濃縮人プロトロンビン複合体製剤（PCC）………46, 47, 126, 195, 199
カンデサルタン………130
漢方薬………293
緩和ケア………64, 245, 290, 293, 295, 297, 305, 310, 313, 314
緩和ケア認定看護師………294, 297
機器トラブル………164, 173, 176
気胸………34, 51
基礎代謝量………278
吸引不良（suction failure）………272
急性・慢性心不全診療ガイドライン………143, 145, 295
教育委員会………156

胸郭インピーダンス………184
強心薬………7, 34, 38, 40, 50, 181, 266, 304
胸水………41, 153, 271
虚血性心筋症………7, 15, 139, 316, 322
緊急（時）対応………37, 46, 54, 68, 116, 158, 162, 171, 173, 176, 204, 260, 298, 335, 345
菌血症………15, 46
筋力………85, 90, 96, 134, 136, 137, 143, 247, 268, 269
クールシール………19, 101, 120, 217, 253, 286
組換型第Ⅶa因子………197
クモ膜下出血………46, 198, 306
クロピドグレル………39
クロルヘキシジン………80, 82, 206
ケアギバー………65, 66, 68, 100, 105, 116, 118, 123, 124, 338, 344
携帯型バッテリー………110, 121, 123, 228, 342
傾聴………260, 297
血圧管理………24, 101, 261
血液凝固能モニタリング………191
血液検査………45, 50, 128, 144, 150, 151, 215, 222, 277
血液ポンプ交換………18, 22, 38, 46, 50, 54, 231, 247, 263, 332
血液ポンプ停止………38, 48, 74, 111, 228, 231, 247, 263, 344
血液ポンプ内血栓症………38, 47, 49, 152, 191, 194, 205, 216, 246, 261, 263, 342
血管イベント………152, 191
血管浮腫………129, 130
血栓形成………16, 17, 20, 36, 109, 110, 126, 128, 214, 222, 273
血栓塞栓症………18, 35, 49, 132, 179, 189, 200, 268
血栓溶解療法………38, 47, 50, 216
血栓予防………126, 157, 161, 172
血尿（・血便）………125, 192, 205
減塩………144, 147, 149
（全身）倦怠感………50, 180, 198, 205, 266, 279, 292
コアグチェック………35, 38, 189, 190, 191, 192, 195, 204, 209,

239, 246, 260, 285, 338, 349, 350
降圧薬………203, 261
抗アルドステロン薬………7, 130
公安委員会………164, 165
抗凝固薬………35, 47, 126, 148
抗凝固療法………14, 18, 21, 24, 35, 36, 38, 47, 50, 51, 53, 126, 152, 189, 197, 199, 204, 247, 263, 284, 298, 336
抗血小板薬………14, 21, 24, 35, 38, 47, 128, 263
抗血栓性………2, 113
高血糖………145, 276
鉱質コルチコイド受容体拮抗薬………39, 41, 129, 130
高次脳機能障害………111, 255, 297
後天性フォン・ヴィレブランド（vWF）病………18, 197
公認心理士………337
高齢………16, 64, 72, 73, 96, 100, 108, 138, 152, 255, 260, 266, 267, 297, 312, 313
呼吸困難………292, 295, 324, 327
国立循環器病センター型（国循型）………2, 4

さ

再移植率………155
再教育………70, 118, 191, 265
最高酸素摂取量………40, 267, 270
在宅医療………186, 233, 234, 284, 308, 310, 313, 321
在宅VAD管理………111, 126, 142, 149, 203, 205, 235, 236, 296
在宅復帰プログラム………58, 60, 63, 90, 191
左室駆出時間………273
左室駆出率（LVEF）………40
左室リバースリモデリング（LVRR）………39, 48
左心不全………50, 205, 262, 263
サポーター………66, 67, 68, 70, 248, 255
サリドマイド………200
三環系抗うつ薬………293

産業医……162, 163
三尖弁逆流（TR）……13, 263
三尖弁閉鎖不全（TI）……40, 271, 274
シートベルト（の着用）……166, 167, 172
J-MACS……5, 7, 9, 28, 39, 43, 228, 248, 286, 332
軸流ポンプ……13, 16, 35, 100, 180, 197
自己管理表……36, 61, 176, 253, 349
ジゴキシン……179
自己測定……35, 189, 191, 192, 208, 239, 285
自殺幇助……324
事前改札……167
事前指示書……64, 71, 233, 236, 296, 311, 314, 316, 318, 328
質問票……164, 165
（在宅植込型補助人工心臓）指導管理料……31, 83, 248, 284, 335
（搬送，通学・通勤）シミュレーション……74, 156, 161
Jarvik2000……4, 16, 74, 86, 89, 110, 120, 123, 124, 155, 157, 171, 172, 173, 192, 223, 228, 231, 254, 317, 339, 342
社会資源……37, 71, 72, 309,
シャワー浴……36, 61, 68, 78, 85, 91, 102, 299, 345
縦隔炎……46, 316
重症心不全治療……2, 244
重症心不全に対する植込型補助人工心臓治療ガイドライン……7, 34, 39
就労率……160
出血シンチグラフィー……200
出血性合併症……18, 38, 47, 189, 195, 197
循環器緩和ケアチーム……294, 297, 313
身体障害者手帳……168, 176, 309
消化管出血……15, 18, 22, 35, 47, 128, 191, 195, 199, 323
（上部・下部）消化管内視鏡検査……36, 47, 200
消毒液……82, 83, 206

消費電力……17, 103, 111, 113, 192, 194, 211, 214, 215, 217, 219, 252, 263, 342
消防署……36, 228, 350
除細動……21, 41, 50, 180, 181, 183, 262
シルデナフィル……40
心エコー図……17, 34, 40, 41, 45, 49, 50, 245, 246, 262, 270, 271, 273, 275, 276, 350
腎機能障害……7, 35, 132, 146, 246, 292
神経機能障害……11, 35, 46, 79, 332
人工心臓管理技術認定士……5, 28, 31, 67, 96, 235, 245, 332, 337
心室細動（VF）……13, 21, 36, 50, 178, 183, 262
心室性不整脈……36, 41, 48, 50, 180, 182, 262
心室頻拍（VT）……50, 51, 178, 180, 182, 183, 245
滲出液……45, 80, 83, 85, 87, 90, 92, 206, 207
新鮮凍結血漿（FFP）……46, 199
心臓悪液質……279
心臓移植……2, 5, 7, 15, 19, 22, 25, 34, 58, 70, 126, 142, 144, 152, 156, 160, 178, 233, 244, 265, 276, 290, 296, 313, 316, 350
心臓再同期療法（CRT）……7, 178, 182,
心臓リハビリテーション……53, 80, 134, 138, 247, 269
診断書……162, 164, 167
心タンポナーデ……14, 34
心肺運動負荷試験（CPX）……136, 268, 269
心不全緩和ケア……290, 313
心不全モニタ……184, 185
心房細動（AF）……178, 179, 183, 245
心保護薬……41, 129
診療情報提供書……173, 176
水分摂取……109, 172, 205
据置型バッテリ……110, 121, 123, 228, 342

ストレス係数……278
スピロノラクトン……131
3Pコンセント……36, 74, 107, 117, 157, 161, 172, 228, 342
スワンガンツカテーテル検査……350
生活の質（QOL）……11, 43, 54, 65, 79, 138, 152, 160, 172, 182, 244, 276, 290, 304, 320, 333, 339
性生活……92
セルフテスト……208, 211
セルフ・モニタリング……83, 90, 92
セロトニン・ノルアドレナリン再取り込み阻害薬（SNRI）……293
全人的苦痛……293
選択的セロトニン再取り込み阻害薬（SSRI）……293
せん断応力……19, 35, 197,
送血管……13, 17, 35, 246, 273
相互作用……127, 132, 142, 193
総菜……151, 280
創部管理……37, 61, 79, 109, 345, 348
僧帽弁逆流……7, 179
ソタロール……41, 262

た

退院前カンファレンス……269, 310
体液貯留……143, 292
ダイエット……151, 265, 280
体外設置型補助人工心臓（体外設置型VAD）……2, 4, 7, 10, 22, 25, 29, 31, 172, 270, 316, 333
体調管理カード……203
大動脈内バルーンパンピング（IABP）……14, 18, 22, 35, 47, 128, 191, 195, 199
大動脈弁逆流（AR）……22, 50, 261
大動脈弁閉鎖不全症（AI）……22, 36, 41, 50, 163, 205, 245, 262
第VIII因子……197
代理意思決定者……302, 303, 305, 307, 320
大量出血……11, 47, 54

索引 | 391

ダウングロース部………83, 93
多職種………143, 152, 155, 233, 234, 235, 245, 249, 256, 261, 269, 279, 280, 293, 294, 297, 308, 310, 314, 337
多臓器不全………79, 313, 326
タダラフィル………40
脱血管………13, 21, 35, 38, 41, 113, 180, 222, 262, 272, 273, 276
脱血不良………38, 48, 262, 271
脱水………34, 49, 157, 161, 172, 180, 194, 222, 264, 271
WHO方式三段階鎮痛法（WHOラダー）………292
ダブルバルーン小腸内視鏡………200
治療抵抗性心不全患者………301
付添い………157, 159, 268, 299
DCアダプタ………113, 114, 120, 122, 124, 228
DT………2, 11, 12, 16, 19, 24, 25, 32, 34, 63, 71, 73, 96, 100, 132, 138, 152, 176, 236, 244, 290, 295, 297, 302, 311, 313, 315, 317, 320, 323, 328, 337
低栄養………35, 153, 276, 281
デイサービス………64, 298
低心拍出症候群（LOS）………274, 276
低用量アスピリン製剤………128
デクスメデトミジン………293
デバイス血栓（症）………18, 197, 320
デバイスラグ………4, 332
デブリードマン………46, 54,
DuraHeart………4, 172, 175, 192, 214, 215, 228, 230
テレビ電話………208, 237
電源喪失………19, 47, 111, 122, 228, 253, 254
電子カルテ………118, 240, 252, 295, 350
東京大学型（東大型）………2, 4
動静脈瘻（aAVMs）………199, 200
疼痛………45, 46, 131, 206, 246, 257, 292, 294, 315, 327
糖尿病………7, 145, 280
特発性心筋症………7, 181
ドブタミン………40

ドライブライン皮膚貫通部感染（症）（DLI）………15, 18, 24, 38, 39, 45, 54, 79, 83, 92, 96, 127, 132, 193, 205, 233, 239, 244, 263, 267, 280, 290
ドライブライン管理………39, 263, 297
ドライブライン固定（管理）………79, 80, 85, 89, 91, 92, 345
ドライブライン断線………13, 231
ドライブライン皮膚貫通部ケア………79, 80, 82, 90, 93, 96, 233
トラブルシューティング………108, 110, 255

な

納豆………128, 149, 193, 194
鉛蓄電池………120, 122
難治性心不全患者………302
2時間以内………36, 158, 170
日常生活動作（ADL）………35, 58, 79, 87, 91, 126, 139, 143, 162, 244, 247, 267, 290, 294
日本補助人工心臓研究会………8
乳酸脱水素酵素（LDH）………49, 215, 246, 263, 321
脳合併症………16, 24, 157, 161, 249, 261, 313
脳梗塞………14, 15, 16, 35, 46, 47, 145, 191, 216, 246, 247, 296
脳性ナトリウム（Na）利尿ペプチド（BNP）………184, 221, 222, 263
脳卒中………24, 164, 173, 198, 246, 290, 313
ノルアドレナリン作動性・特異的セロトニン作動性抗うつ薬（NaSSA）………293

は

HeartMate Ⅱ………4, 12, 35, 74, 86, 104, 120, 122, 124, 157, 172, 175, 192, 199, 208, 220, 228, 231, 254, 333
バイアスピリン………39, 128

肺うっ血………35, 41, 184, 292
肺血管抵抗………14, 35, 40, 48, 50, 178, 245, 265
敗血症………15, 46, 96, 306
拍動指数（PI）………13, 106, 199, 220, 254
拍動流………2, 19, 178, 182, 199,
バッテリ交換………37, 61, 110, 112, 123, 231, 257, 342, 348
（在宅）VAD管理………8, 47, 50, 51, 90, 111, 126, 142, 149, 203, 205, 236, 260, 265, 296, 298
VADコーディネーター………67, 118, 261, 265, 266,
VADチーム………51, 80, 85, 90, 93, 96, 156, 161, 191, 199, 209, 244, 246, 327, 337, 339, 349, 350
VAD停止………249, 302, 318,
パラメータ………106, 109, 113, 205, 211, 214, 250, 252, 253,
ハリス・ベネディクト式………278
パワーモジュール（PM）………13, 105, 120, 220
晩発性右心不全………40
PT-INR（過）延長………194, 195
PT-INR短縮………193, 194
PDE3阻害薬………40
PDE5阻害薬………40
BTT………2, 4, 5, 7, 11, 15, 16, 22, 24, 34, 73, 113, 178, 315, 317, 320, 323, 328
非常用バッテリ………19, 102, 120, 122, 228, 253,
ビソプロロール………131
肥大型心筋症………9, 245, 317
ビタミンK………127, 144, 148, 151, 193, 276
ビタミンK依存性凝固因子………127
ビタミンK製剤………46, 126, 195, 199
非治癒感染症………297
Pigtail法………86
非拍動流………2, 4, 189, 284, 335
皮膚貫通部自己観察シート………84, 92
被覆材………80, 82, 206, 207, 263
皮膚・排泄ケア（WOC）認定看護師………60, 245, 337

ピモベンダン………40
頻脈(性)………179, 205
ファブリック………82, 231
フォン・ヴィレブランド因子(vWF)
………14, 35, 197, 199
副作用チェックシート………129
腹水………40, 278
腹部(造影)CT………93, 200
服薬管理………37, 59, 61, 132, 342, 349
浮腫………35, 40, 129, 147, 205, 257, 277, 279
不整脈………7, 50, 132, 178, 180, 182, 222, 245, 262
不定愁訴………159
不良肉芽………45, 92, 206, 207, 345
米国胸部医学会(ACCP)………195
米国食品医薬品局(FDA)………15, 25, 113
米国心臓協会(AHA)………195
ペースメーカ(PM)………116, 178, 182, 184, 186, 236, 324
β遮断薬………7, 39, 41, 131, 179, 262, 293
ヘパリン………13, 18, 38, 47, 194
ベンゾジアゼピン系抗不安薬………292, 293, 327
弁当………151
訪問介護………64, 266
訪問看護………36, 71, 72, 233, 266, 298, 309
訪問看護師………37, 204, 233, 298, 311
訪問看護ステーション………204, 234, 260, 298, 299
訪問診療………64, 97, 132, 223
訪問リハビリテーション………266, 298
保険適用(保険償還)………4, 7, 12, 19, 31, 65, 189, 284, 332
保護者………156, 159
補助人工心臓治療関連学会協議会
………4, 27, 34, 65, 332
歩数………137, 143, 211, 280, 342
ホスピス………321
発赤………45, 92, 206, 245, 257, 347
ポビドンヨード………206

Borg 指数………136
ポンプ・カニューレ感染………45, 46, 54
ポンプポケット感染………45, 54, 79, 93, 337

ま

末期心不全………233, 290, 292, 293
ミダゾラム………293, 311
ミルリノン………40
メンタルケア………73, 248, 260, 295, 337
プロトロンビン時間国際標準比(PT-INR)………14, 18, 21, 24, 35, 38, 46, 126, 128, 143, 148, 194, 189, 192, 197, 205, 222, 239, 260, 263, 349
モルヒネ………292, 312, 328

や

有害事象判定委員会………5, 230
有酸素運動………136, 268
溶血………16, 18, 38, 47, 49, 128, 263
養護教諭………156, 158
抑うつ………71, 293
予備コントローラ………109, 116, 157, 161, 169, 171, 174, 175, 176
予備バッテリ………116, 166, 169, 174, 175, 176
四環系抗うつ薬………293

ら

ランジオロール………41
Ramp テスト(試験)………50, 246
リズムトラブル………178, 179
リチウムイオン(2次)電池………13, 119, 120, 121, 122, 125
利尿薬………38, 41, 50, 203, 262, 277, 292, 311
リハビリテーション………36, 41, 53,

61, 80, 85, 134, 136, 137, 138, 139, 234, 247, 266, 269, 270, 296, 298, 323, 337, 348
両室ペーシング機能付き植込型除細動(CRT-D)………41, 182, 184, 185, 186
緑黄色野菜………128, 145, 193, 194
緑色野菜………148
臨床工学技士(ME)………63, 110, 115, 155, 174, 208, 215, 234, 245, 250, 257, 264, 269, 337, 344
臨床心理士………63, 72, 248, 260, 280, 314, 337, 348
レートコントロール………179
レシピエント移植コーディネーター
………67, 132, 155, 173, 252, 280, 295, 297, 298
レスパイト入院………298, 310
連続流………14, 22, 36, 40, 47, 104, 178, 247

わ

Y ケーブル………110, 121, 342
ワルファリン………14, 21, 24, 35, 38, 126, 132, 142, 148, 175, 189, 192, 194, 197, 199, 211, 239, 246, 263, 338

欧文

advance care planning (ACP)
………55, 296, 302, 311, 314, 318
bridge to transplant (BTT)………2, 4, 5, 7, 11, 15, 16, 22, 24, 34, 73, 113, 178, 315, 317, 320, 323, 328
CS speed………217, 219
destination therapy (DT)………2, 11, 12, 16, 19, 24, 25, 32, 34, 63, 71, 73, 96, 100, 132, 138, 152, 176, 236, 244, 290, 295, 297, 302, 311, 313, 315, 317, 320, 323, 328, 337

implantable ventricular assist device……58, 322
intermittent low speed (ILS) ……17, 110
International Mechanical Circulatory Suport Device Registry (IMACS) ……5, 28
Japanese registry for Mechanically Assisted Circulatory Support (J-MACS) ……5, 39, 248, 332

kinking……21, 38, 228, 246
left ventricular assist system (LVAS) ……16
low speed limit……106, 222
metabolic equivalents (METs) ……136, 269
non-steroidal anti-inflammatory drugs (NSAIDs) ……132, 193, 199, 292
preparedness planning……328
preVAD evaluation……314, 328

pump flow……13, 106
pump power……13, 106, 109
pump speed……13, 14, 106, 222
Shared Care Program……333
sucking……20, 40, 48, 50, 106, 180, 222,
withdrawal……323
withholding……324

必携！在宅VAD管理
―植込型補助人工心臓による治療の進歩とQOLの向上―

2019年12月5日　初版第1刷発行

監　修───　日本人工臓器学会
編　集───　松宮護郎／西村 隆他
発行所───　株式会社はる書房
　　　　　　〒101–0051 東京都千代田区神田神保町1– 44 駿河台ビル
　　　　　　電話・03–3293–8549　FAX・03–3293–8558
　　　　　　http://www.harushobo.jp
　　　　　　郵便振替　00110–6–33327
校　正───　COSMIC（角田優子）
組　版───　エディマン（原島康晴）／シナプス（三宅秀典）
装　丁───　ジオングラフィック（森岡寛貴）
印刷・製本 ─　中央精版印刷

©Nihon Jinkou-Zouki Gakkai, Printed in Japan 2019
ISBN978-4-89984-187-6